"十二五"普通高等教育本科国家级规划教材
国家高等学校精品课程教材
普通高等教育精品教材

供临床、预防、基础、口腔、麻醉、影像、药学、检验、护理、法医等专业使用

医学免疫学

第3版

主　　编　龚非力
副 主 编　熊思东　李卓娅
编　　者　(以姓氏笔画为序)
王建莉　浙江大学医学院
王　玲　昆明医科大学
田野苹　中国人民解放军第二军医大学
李　一　吉林大学白求恩医学院
李伟毅　上海交通大学医学院
李卓娅　华中科技大学同济医学院
陈政良　南方医科大学
吴长有　中山大学中山医学院
张利宁　山东大学医学院
范桂香　西安交通大学医学院
周　洪　南京医科大学
徐　薇　苏州大学医学院
龚非力　华中科技大学同济医学院
章崇杰　四川大学华西医学中心
富　宁　南方医科大学
熊思东　苏州大学医学院

科学出版社

北京

内 容 简 介

本教材为国家教育部审定、批准的"十二五"普通高等教育本科国家级规划教材。由国内13所医科大学和综合大学医学院免疫学专业教师，根据各自多年的教学经验，并针对国内高等医学院校医学本科生的现状，共同编写而成。教材在章节设置、内容编排和取舍、"文""图"配合、版式设计、基础与临床结合等方面做了较大改进，使之更有利于教师的"教"和学生的"学"，以提高本科生免疫学课程的教学质量。着眼于医学生的综合素质培养，本版教材在相应章节简明介绍免疫学进展、发展史及临床免疫学的相关知识，以期拓展医学生的知识面，并为教师备课和开展PBL教学提供知识点。

全书分为"医学免疫学概论"、"免疫分子与免疫细胞"、"免疫应答"、"免疫病理"和"免疫学应用"五篇。各章重点突出、层次清楚、逻辑性强，文字力求通顺、流畅、简明，既强调"三基"，又适当反映现代免疫学最新进展。书后附若干附录和索引，以利读者检索。本教材精心设计和绘制了200余幅示意图，均附简明图注，并以全彩色印刷，以求图文并茂。

本教材主要读者对象为医药院校五年制本科生，也可供七年制/八年制医学生、研究生、专科生和教师作为参考书。

图书在版编目(CIP)数据

医学免疫学 / 龚非力主编 .—3版 .—北京:科学出版社,2012. 8

"十二五"普通高等教育本科国家级规划教材 · 国家高等学校精品课程教材 · 普通高等教育精品教材

ISBN 978-7-03-035054-1

Ⅰ. 医…　Ⅱ. 龚…　Ⅲ. 医学-免疫学-高等学校-教材　Ⅳ. R392

中国版本图书馆CIP数据核字(2012)第145531号

责任编辑:邹梦娜　李国红 / 责任校对:包志虹

责任印制:赵　博 / 封面设计:范璧合

科学出版社 出版

北京东黄城根北街16号

邮政编码:100717

http://www.sciencep.com

三河市骏杰印刷有限公司印刷

科学出版社发行　各地新华书店经销

*

2003年1月第　一　版　　开本:850×1168　1/16

2012年8月第　三　版　　印张:17

2022年12月第三十八次印刷　　字数:447 000

定价: 88.00元

(如有印装质量问题,我社负责调换)

前 言

免疫学教学实践中，令教师和学生深感困惑的是："教"与"学"均不易。现代免疫学进展日新月异，而医学教育是以培养临床医生为主要目标，故"医学免疫学"教材必须适应医学专业教育特点，准确定位医学本科生必须掌握的免疫学基础知识，以有利于教师的"教"和学生的"学"。

本教材编者根据各自多年的教学经验，并针对国内高等医学院校医学本科生教学现状，对全书的章节设置、内容编排和取舍、"文""图"配合、基础与临床医学相结合等方面进行了某些探索，以期提高本科生"医学免疫学"课程的教学质量。

(一) 内容

1. 框架：全书分为"医学免疫学概论"、"免疫分子与免疫细胞"、"免疫应答"、"免疫病理"和"免疫学应用"五篇。

2. 编排：各章均突出中心内容和主线，文字力求通顺、流畅、简明，对重要的概念和专业术语（以黑体字标识）均给予准确定义。

3. 取舍：坚持系统性和完整性，务求准确阐明基本概念和基础理论，其原则为：①正文内容尽可能精炼，避免繁琐，主要介绍定论的学术观点，一般不提及相关实验依据；②以介绍免疫学现象和机制为主，一般不介绍分子生物学（分子量、分子结构、编码基因及其定位等）和生物化学特征（如胞内信号转导途径等）；③仅可能结合免疫学理论介绍相关临床疾病和病理过程，重点阐述免疫学发病机制和免疫学防治策略，一般不涉及临床表现、诊断等。

(二) 附图

为提高教材质量和利于教学，本书以全彩色印刷插图，力求图文并茂。示意图的目的是帮助学生理解课文内容，各位编者精心设计、绘制插图，并附图注，力求将复杂的文字叙述简明化。

(三) 附录

书后列若干附录，包括细胞因子及趋化因子、黏附分子、免疫学词汇中英文对照、中文索引、英文索引、主要参考书目等。

(四) 若干说明

1."免疫耐受"、"肿瘤抗原"、"移植免疫"等章节简介某些经典实验研究，以利借鉴前辈的科学思维。"免疫应答"、"免疫调节"、"固有免疫"等章节提出某些新的学术观点，并按新思路对相关素材进行取舍和编排。

2. 着眼于医学生综合素质培养，本版教材在各章节均增加相关的"知识拓展"，涉及免疫学新进展和新概念、免疫学发展史的重大事件和突破、免疫学与临床医学的关系等。其中某些内容尚未成定论（如Ⅰ型超敏反应的"卫生假说"），但有利于拓宽学生思路。该部分内容均为小字并作特殊标记，可供医学生自主选择阅读，以期启发思维，并辅助教师备课和开展 PBL 教学。

3. 为强调适应性免疫的特点，本教材专设一章，集中介绍适应性免疫应答的特异性、记忆性、耐受性及其分子机制。鉴于感染性疾病的重要性，本教材专设"感染性免疫"章，部分内容可能与微生物学教材有重复，但仍属必要。鉴于黏膜免疫研究进展及其重要性，本教材新增"黏膜免疫"一章。

4. 全书各章内容间若出现交叉，一般在文内注明与之相关的章节，但必要的重复仍在所难免，某些插图也存在类似情况，请教师酌情取舍。全书章节划分及其排列顺序，乃根据编者对免疫学理论的理解而定，在“教”与“学”时可根据具体情况适当调整。

本版教材进行上述改革和尝试，妥否，有待在教学实践中检验，并期盼同道们反馈意见。

本教材是国内13所医科大学和综合大学医学院免疫学专业教师共同努力的成果，华中科技大学同济医学院免疫学系全体教师和研究生对教材编写给予大力支持：尹丙娇教授、郑芳教授、谭政讲师、雷萍副教授、段利华博士参与全书校稿，并提出许多宝贵的修改意见；段利华博士和硕士研究生明冰霞、高明精心绘制全书插图，并修改和编撰附录；郑芳教授、谭政讲师和祝娜老师承担全书大量编务；免疫学系博士研究生陈火英、杨艳、邹慧娟、汤贤英、李柏华、杨鹏、苗琨、周雯婧、于敏、黄进，硕士研究生石丽峰、陈小红、明冰霞、张斌、李大玲、夏全松、丁玉、吴昊、张萌、李英雨、姜锐、江亚萍、甘辉、韩璐、李铖，本科生李磊、陶慧珊等参与全书文字校对和附录编撰。另外，本版教材聘请中国科技大学生命科学院孙汭教授审阅全书；中山大学医学院黄俊琪副教授、南方医科大学吴砂副教授协助相关章节撰稿。在此，对参与教材编写的所有教师和研究生表示衷心感谢。

受编者学识水平、教学经验等限制，本教材肯定尚存在诸多不足（甚至错误）之处，恳请国内同道和广大读者指正。

主 编

2012年5月

目　录

第三篇 免疫应答

第四篇　免疫病理

第五篇 免疫学应用

第一篇　医学免疫学概论

第一章　医学免疫学绪论

第一节　免疫学概述

现代免疫学是一门与医学、生物学多学科广泛交叉、理论体系极为复杂的学科。教材使用者在接触免疫学之初，短时间内面对大量专业术语和学说，往往有“入门难”的感觉。本节极为简明地概述全书所涉及的主要知识点，以有助于初学者了解医学免疫学概貌。

对“免疫”的认识起源于人类对传染性疾病的抵御能力。“免疫（immunity）”一词源于拉丁文 immunitas，其原意是免除税赋和差役，引入医学领域则指免于罹患瘟疫（传染病）（图 1-1）。通过百余年的科学实践，“免疫”的概念已被拓展为：机体对“自己”和“异己（非己）”识别、应答过程中所产生的生物学效应的总和，正常情况下是维持内环境稳定的一种生理性功能。换言之：机体识别“非己”（抗原），对其产生免疫应答并清除之；正常机体对“自己”（自身组织抗原）不产生免疫应答，即维持耐受。

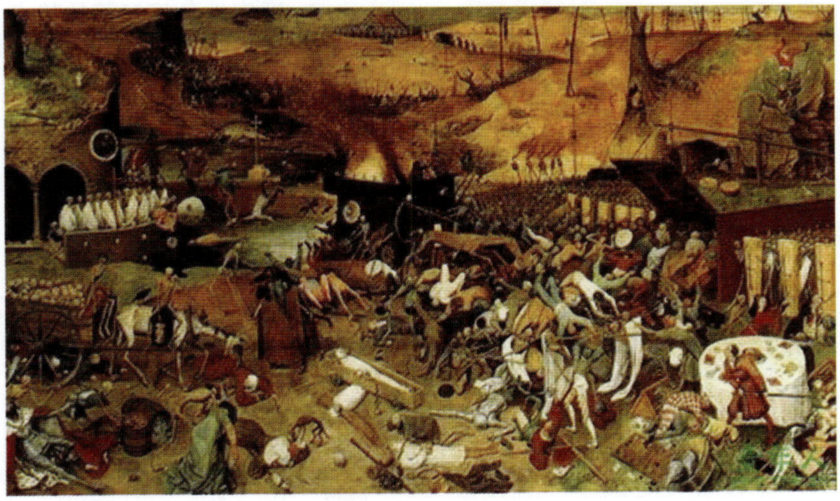

图 1-1　14～15 世纪肆虐欧洲大陆的黑死病（鼠疫）

免疫学中所指“自己”，须符合下列条件：①属机体胚系基因（gene in germ-line）编码的产物；②是机体免疫系统发育过程中遭遇过的物质。因此，原属“非己”的外来成分，若一旦进入发育中的免疫系统，即有可能被视为“自己”。

理论上，免疫病理过程的发生和发展，均因机体识别“自己”和“非己”的功能发生紊乱所致。例如：病毒感染或基因突变可导致细胞癌变，后者所表达的肿瘤抗原并非由胚系基因编码（属“非己”），但由于机体免疫监视障碍，以至不能识别并清除之，导致肿瘤发生和发展；自身抗原由胚系基因编码，免疫系统功能紊乱可将其视为“非己”，从而发动免疫攻击并引发自身免疫病。

免疫学是一门既古老又年轻的学科。其建立之初，主要研究机体对致病微生物的免疫力，故在很长时间内，免疫学仅为从属于微生物学的一个分支。随着生物医学研究进展，人们对免疫的本质及重要免疫学现象的机制有了更全面认识。目前，免疫学已发展为一门独立的学科，主要研究机体免疫系统的结构和功能，包括：免疫系统的组织结构，免疫系统对抗原的识别及应答，免疫系统对抗原的排异效应及其机制，免疫耐受的诱导、维持、破坏及其机制等。医学免疫学除涉及上述研究领域外，还探讨免疫功能异常所致的病理过程及其机制，以及免疫学理论、方法和技术在疾病预防、诊断和治疗中的应用等。

(一) 免疫的类型

机体的“免疫”可分为固有免疫和适应性免疫两类。(见表 1-1)

表 1-1 固有免疫和适应性免疫比较

	固有免疫	适应性免疫
参与应答的细胞	黏膜和上皮细胞、吞噬细胞、NK 细胞、NK T 细胞、γδT 细胞、B-1 细胞	T 细胞、B 细胞、抗原提呈细胞
应答时效	即刻至 96 小时内	96 小时后
	作用时间短	作用时间长
应答特点	先天获得，无须抗原刺激	依赖于抗原刺激
	非特异性	特异性
	不涉及免疫细胞增殖分化	特异性细胞克隆增殖和分化
	应答迅速	应答速度较慢
	无免疫记忆	有免疫记忆
刺激应答的物质	病原体相关分子模式	非己蛋白质抗原
识别分子	模式识别受体	TCR、BCR

1. 固有免疫(innate immunity) 亦称天然免疫或**非特异性免疫**(nonspecific immunity)，乃种群长期进化过程中逐渐形成，是机体抵御病原体侵袭的第一道防线。其特点是：个体出生时即具备，作用范围广，并非针对特定抗原。固有免疫的主要效应机制为：皮肤、黏膜及其分泌的抑菌/杀菌物质具有屏障效应；体内多种非特异性免疫效应细胞和效应分子发挥生物学作用。

现代免疫学取得的突破性进展之一是发现固有免疫也具有识别功能，其靶目标是病原或组织损伤相关的分子模式。识别上述分子模式的结构基础是表达于吞噬细胞、树突状细胞表面的模式识别受体，包括 Toll 样受体(TLR)、甘露糖凝集素受体、清道夫受体、NLR 等。(见第十五章)

2. 适应性免疫(adaptive immunity) 亦称**特异性免疫**(specific immunity)或**获得性免疫**(acquired immunity)，乃个体接触抗原而产生，仅针对该特定抗原而发生反应。此类免疫主要由可特异性识别抗原的淋巴细胞(即 T 细胞和 B 细胞)所承担，其在机体免疫效应机制中发挥主导作用。

适应性免疫应答可分为 3 个阶段：T/B 细胞特异性识别阶段；T/B 细胞活化、增殖阶段；免疫效应阶段。另外，适应性免疫应答可分为若干类型。(见第十、十一章)

(1) 体液免疫和细胞免疫：①体液免疫，由 B 细胞介导，主要通过抗体发挥免疫效应；②细胞免疫，由 T 细胞介导，主要通过 T 细胞胞毒作用和所分泌细胞因子而发挥免疫效应。

(2) 初次应答和二次应答：①初次应答，其潜伏期长，应答强度低；②二次应答，即免疫记忆应答，其潜伏期短，应答强度大。

(3) 主动免疫和被动免疫：①主动免疫，指外来抗原刺激机体所产生的特异性应答；②被动免疫，指从抗原致敏的机体获得免疫细胞或血清，将其过继转移至另一未致敏个体，使之产生对该抗原的特异性应答能力。

3. 适应性免疫应答的特点(图 1-2) 适应性免疫应答是由抗原刺激机体免疫系统所致，其具有特异性(specificity)、获得性(adaptiveness)、排他性(discrimination)、多样性(diversity)、记忆性(memory)、转移性(transferability)和耐受性(tolerance)等特点，其中以特异性、记忆性和耐受性最为重要。(见第十二章)

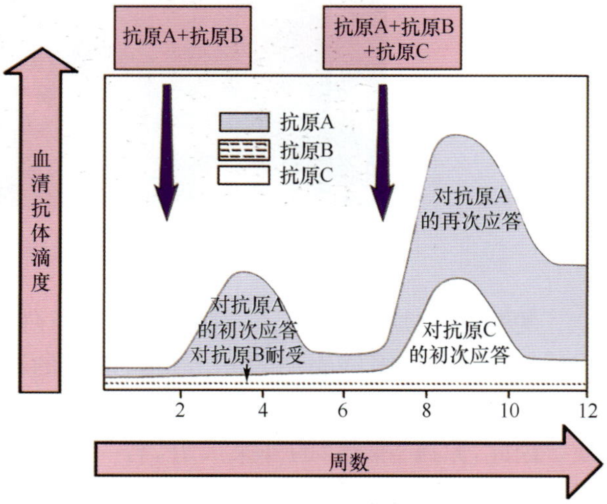

图 1-2 适应性免疫应答的特点

①特异性：注射抗原 A 或抗原 C→机体仅产生针对 A 或 C 的特异性抗体；②耐受性：注射抗原 B→机体对其无应答(但对抗原 A、C 的应答正常)；③记忆性：初次注射抗原 A→6～8 周后再次给同一个体注射抗原 A→记忆反应→产生更为强烈、迅速的特异性(针对抗原 A)抗体应答

（1）特异性：①特定的免疫细胞克隆仅能识别特定抗原；②应答所形成的效应细胞和效应分子（抗体），仅能与诱导其产生的特定抗原发生反应。

（2）记忆性：参与适应性免疫的 T/B 细胞均具有保存抗原信息的能力。它们初次接触特定抗原并产生应答后，可形成特异性记忆细胞，以后再次接触相同抗原刺激，可迅速被激活并大量扩增，产生强的再次应答。

（3）耐受性：免疫细胞接受特定抗原刺激后，既可产生针对该抗原的特异性应答，也可导致针对该抗原的特异性不应答，后者即免疫耐受。机体对自身组织成分的耐受遭破坏或对致病抗原（如肿瘤抗原或病毒抗原）产生耐受，均可引发某些免疫病理过程。

（二）免疫功能

免疫系统具有重要生物学功能（表 1-2），但其对机体的影响具有双重性：①正常情况下，免疫功能维持机体内环境稳定，具有保护性作用；②免疫功能异常，可能导致某些病理过程的发生和发展。

表 1-2　免疫系统的功能

功能	生理性表现	病理性表现
免疫防御	防御病原微生物侵害	超敏反应/免疫缺陷
免疫自稳	清除损伤或衰老细胞	自身免疫病
免疫监视	清除复制错误/突变细胞	细胞癌变、持续感染

1. 免疫防御（immune defence）　即抗感染免疫，主要指机体针对外来抗原（如微生物及其毒素）的免疫保护作用。在异常情况下，此类功能也可能对机体产生不利影响，表现为：①若应答过强或持续时间过长，则在清除致病微生物的同时，也可能导致组织损伤和功能异常（如发生超敏反应）；②若应答过低或缺如，可发生免疫缺陷病（见第十九章）。

2. 免疫自稳（immune homeostasis）　机体免疫系统存在极为复杂而有效的调节网络，借以实现免疫系统功能的相对稳定性。该机制若发生异常，可能使机体对"自己"或"非己"抗原的识别和应答出现紊乱，从而破坏自身耐受，导致自身免疫病发生。（见第十七章）

3. 免疫监视（immune surveillance）　由于各种体内外因素影响，正常个体的组织细胞不断发生畸变和突变。机体免疫系统可识别此类异常细胞并将其清除，此为免疫监视。若该功能发生异常，可能导致肿瘤发生或持续的病毒感染。（见第二十一章）

第二节　免疫系统

免疫系统（immune system）乃执行免疫功能的组织系统，是机体对抗原刺激产生应答、发挥免疫效应的物质基础。从宏观至微观，免疫系统包括免疫器官（和组织）、免疫细胞及免疫分子（及相关的编码基因）。（图 1-3）

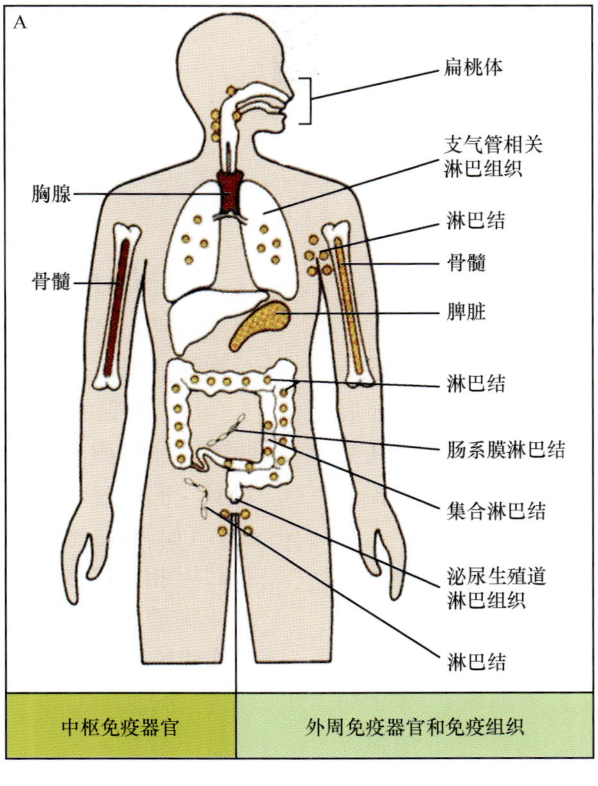

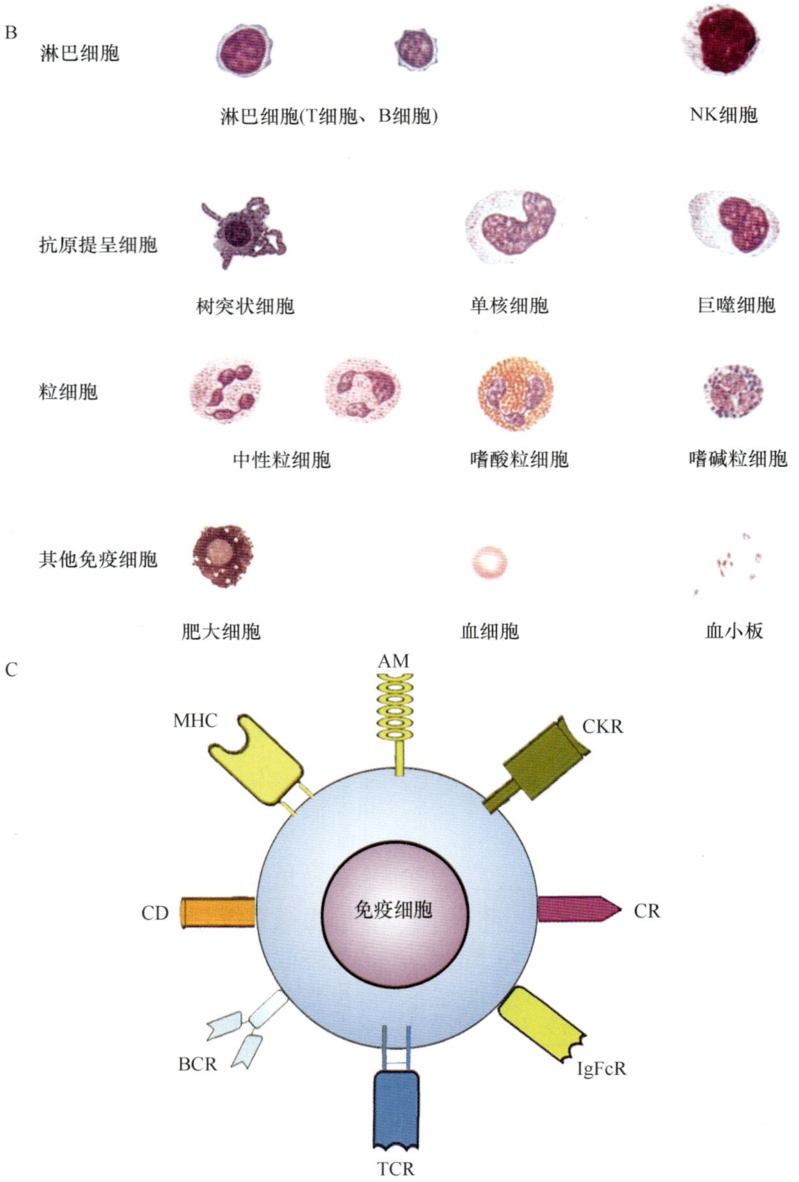

图 1-3 免疫系统的组成

(A)免疫器官;(B)免疫细胞;(C)免疫分子:TCR(T 细胞受体)、BCR(B 细胞受体)、IgFcR(免疫球蛋白 Fc 受体)、CR(补体受体)、CKR(细胞因子受体)、AM(黏附分子)、MHC(主要组织相容性抗原)、CD(分化抗原)

(一)中枢免疫器官

中枢免疫器官(central immune organ)是免疫细胞发生、分化、发育、成熟的场所,并对外周免疫器官的发育起主导作用。人和其他哺乳类动物的中枢免疫器官包括胸腺和骨髓,鸟类腔上囊(法氏囊)的功能相当于骨髓。

1. 胸腺 人胸腺(thymus)大小和结构随年龄不同而有明显差别。新生期胸腺重量约 15～20g;以后逐渐增大,青春期可达 30～40g,其后随年龄增长而逐渐萎缩退化;老年期胸腺明显缩小,大部分被脂肪组织所取代。胸腺是 T 细胞分化、成熟的场所,其功能状态直接决定机体细胞免疫功能,并间接影响体液免疫功能。图 1-4 显示胸腺组织结构。

(1)胸腺的细胞组成:胸腺内细胞主要包括两类:①**胸腺基质细胞**(thymus stromal cell,TSC),主要是胸腺上皮细胞(thymus epithelial cell,TEC),还包括 Mϕ、DC 及成纤维细胞等。TSC 互相连接成网,并表达多种表面分子和分泌多种胸腺激素,从而构成重要的胸腺内环境;②**胸腺细胞**(thymocyte),即由骨髓产生、经血循环进入胸腺的前 T 细胞,其在胸腺内逐渐分化为成熟 T 细胞。

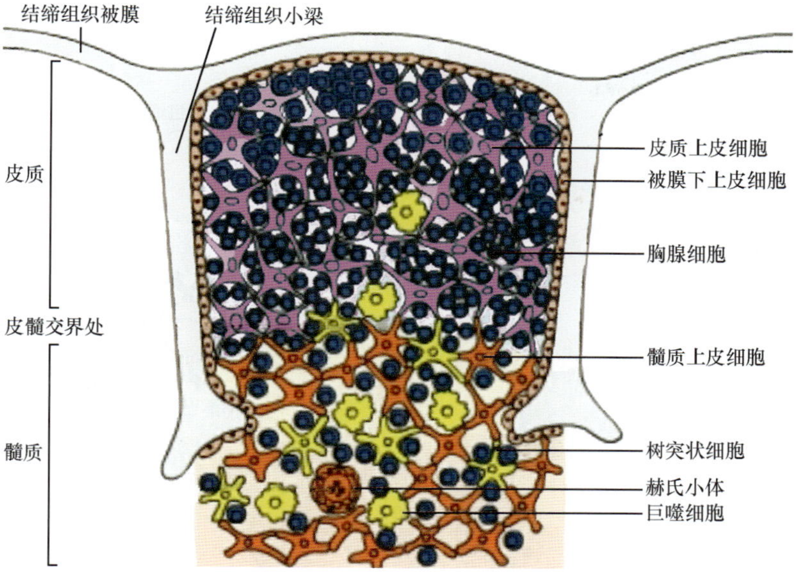

图 1-4　胸腺组织结构

胸腺组织结构示意图：结缔组织构成小梁，将胸腺分隔为多个小叶

（2）胸腺微环境：由 TSC、**细胞外基质**（extracellular matrix）及局部活性物质组成，在胸腺细胞分化过程的不同环节均发挥重要作用。胸腺上皮细胞是胸腺微环境的最重要组分，其参与胸腺细胞分化的机制为：①分泌胸腺激素[包括胸腺素（thymosin）、胸腺刺激素（thymulin）、胸腺体液因子（thymus humoral factor）、胸腺生成素（thymopoietin，TP）、血清胸腺因子（serum thymic factor）等]，参与胸腺细胞增殖、分化、发育；②产生多种细胞因子，通过与胸腺细胞表面相应受体结合，调节胸腺细胞发育和细胞间相互作用；③上皮细胞与胸腺细胞通过二者表面不同分子对（如黏附分子及其配体、细胞因子及其受体、抗原肽-MHC 分子复合物与 TCR）的结合而发生相互作用。

（3）胸腺的功能：①T 细胞分化、成熟的场所（见第九章）；②胸腺基质细胞产生多种肽类激素，不仅促进胸腺细胞分化、成熟，也参与调节外周成熟 T 细胞；③皮质内毛细血管及其周围结构具有屏障作用，可阻止血液中大分子物质进入胸腺，此为**血-胸腺屏障**（blood-thymus barrier）。

2. 骨髓　**骨髓**（bone marrow）是重要的中枢免疫器官，具有如下功能：

（1）各类免疫细胞发生的场所：骨髓造血干细胞具有分化成不同谱系血细胞的能力，称为**多能造血干细胞**（multiple hematopoietic stem cell，HSC）。骨髓微环境中，HSC 首先分化为髓样祖细胞（myeloid progenitor）和淋巴样祖细胞（lymphoid progenitor）。髓样祖细胞最终分化成熟为粒细胞、单核细胞、红细胞、血小板；淋巴样祖细胞分化为 T 淋巴细胞（简称 T 细胞）、B 淋巴细胞（简称 B 细胞）和自然杀伤细胞（NK 细胞）（图 1-5）。

（2）B 细胞分化成熟的场所：骨髓中产生的淋巴样祖细胞循不同途径分化发育：一部分经血液迁入胸腺，发育为成熟的 T 细胞；另一部分则在骨髓内继续分化为成熟 B 细胞。与 T 细胞在胸腺中分化的过程类似，B 细胞在骨髓中也经历选择性发育，并发生表型改变。成熟的 B 细胞进入血循环，最终也定居在外周免疫器官。

（3）再次体液免疫应答中抗体产生的主要场所：初次应答所产生的记忆性 B 细胞定居于外周免疫器官，其接受相同抗原刺激后被激活、分化为浆细胞，后者经淋巴液和血液进入骨髓，并在骨髓中持续产生大量抗体，是血清抗体的主要来源。

（二）外周免疫器官

外周免疫器官（peripheral immune organ）包括淋巴结、扁桃体、脾脏和黏膜免疫系统，是成熟 T 细胞、B 细胞等免疫细胞定居的场所，也是产生免疫应答的场所。

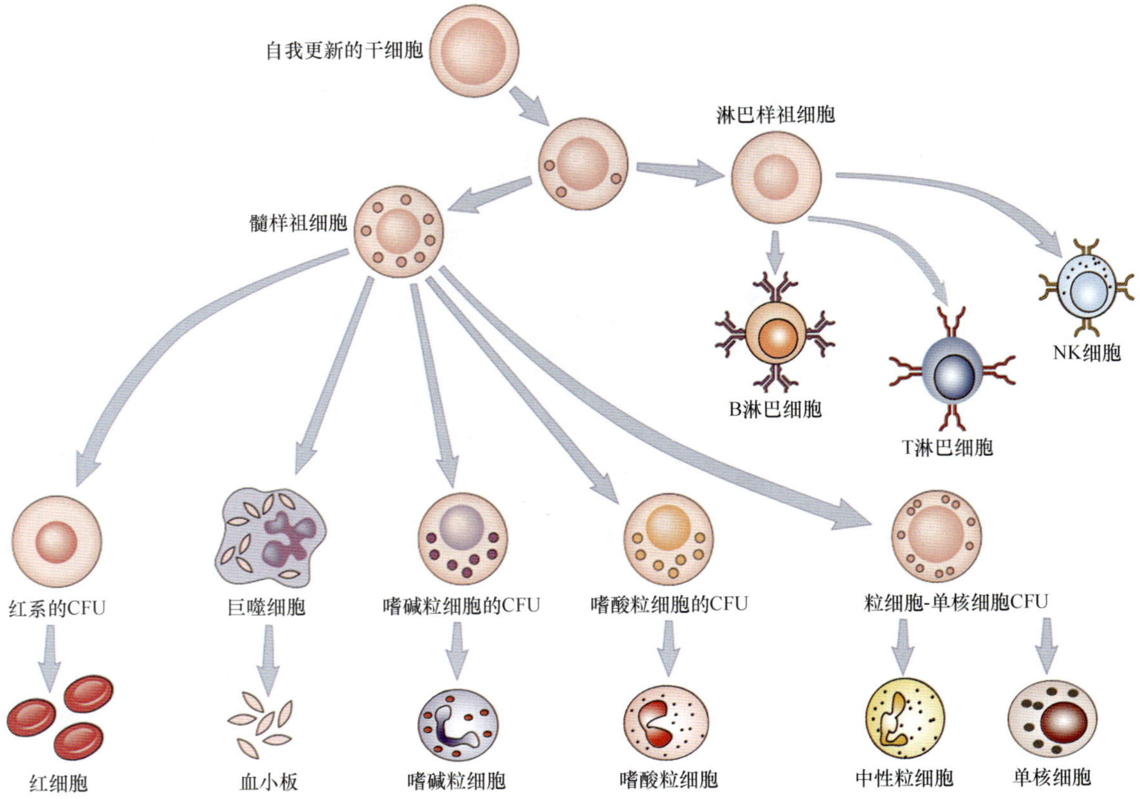

图 1-5 血细胞的来源

CFU:集落形成单位

1. 淋巴结 淋巴结(lymph node)广泛分布于全身非黏膜部位的淋巴通道上。

(1) 淋巴结的结构(图 1-6):①浅皮质区,又称非胸腺依赖区(thymus independent area),是 B 细胞定居的场所,该区含未受抗原刺激的初级滤泡(无生发中心,主要为静止的成熟 B 细胞)和受抗原刺激的次级滤泡(其内出现生发中心,含大量增殖分化的 B 细胞);②深皮质区,即副皮质区,又称胸腺依赖区(thymus dependent area),位于浅皮质区和髓质之间,是 T 细胞定居的场所;③髓质,包括髓索(内含 B 细胞、T 细胞、浆细胞、肥大细胞及 Mϕ)和髓窦(主要含 Mϕ,有较强滤过作用)。

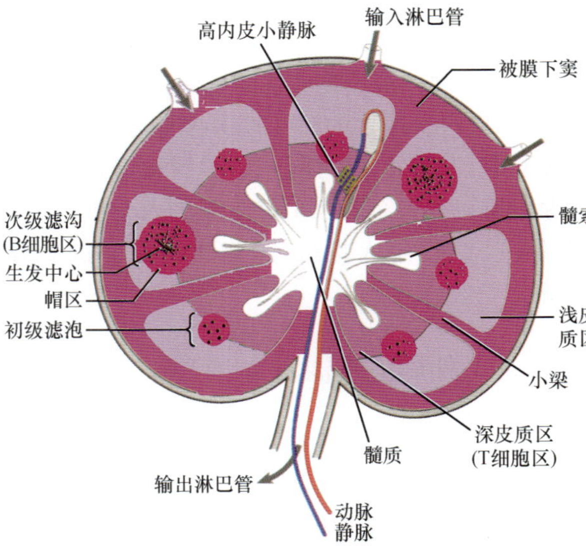

图 1-6 淋巴结组织结构

(2) 淋巴结的功能:①T 细胞、B 细胞定居的场所;②免疫应答发生的场所;③参与淋巴细胞再循环;④过滤作用。

2. 脾脏

(1) 脾脏的结构(图 1-7):**脾脏**(spleen)是人体最大的淋巴器官,其结构为:①白髓,动脉周围淋巴鞘为 T 细胞居住区,鞘内淋巴滤泡为 B 细胞居住区;②红髓,分布于白髓周围,包括髓索(主要为 B 细胞居留区,也含 Mϕ 和 DC)和髓窦(内为循环的血液);③边缘区(marginal zone),位于白髓与红髓交界处,是血液及淋巴细胞进出的重要通道。

(2) 脾脏的功能:①免疫细胞定居的场所,B 细胞约占脾脏中淋巴细胞总数的 60%,T 细胞约占 40%;②是淋巴细胞接受(血源性)抗原刺激并

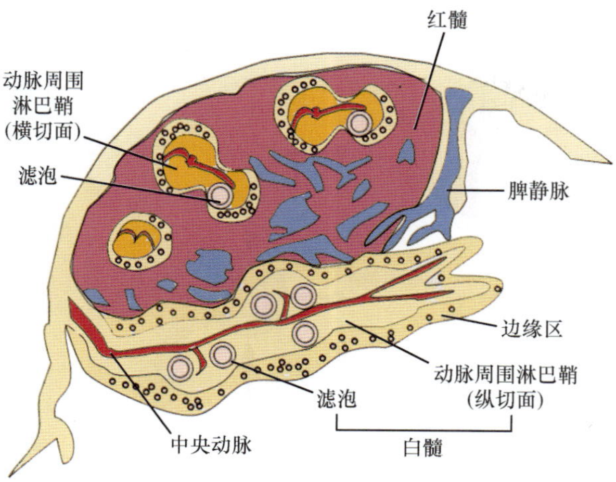

图 1-7 脾脏结构

发生免疫应答的重要部位；③合成并分泌补体、干扰素等生物活性物质；④滤过作用。

3. 黏膜免疫系统 黏膜免疫系统(mucosal lymphoid system，MIS)亦称**黏膜相关淋巴组织**(mucosal associated lymphoid tissue，MALT)，主要指呼吸道、肠道及泌尿生殖道黏膜固有层和上皮细胞下散在的无被膜淋巴组织，以及某些带有生发中心的、器官化的淋巴组织，如扁桃体、小肠的派氏集合淋巴结(Peyer's patch)、阑尾等。黏膜系统的重要性表现为：①人体黏膜表面积约400m²，乃阻止病原微生物等入侵机体的主要物理屏障；②机体近50%的淋巴组织存在于黏膜系统，故MALT被视为执行局部特异性免疫功能的主要部位。(见第十四章)

(三) 免疫细胞

免疫系统中具体执行免疫功能的主要是各类免疫细胞，包括淋巴细胞(如T淋巴细胞、B淋巴细胞、自然杀伤细胞等)、抗原提呈细胞(如树突状细胞、单核/巨噬细胞等)、粒细胞(如中性粒细胞、嗜酸粒细胞和嗜碱粒细胞)及其他参与免疫应答和效应的细胞(如肥大细胞、红细胞、血小板等)。(分别见第九章、第十章)

各类免疫细胞均来源于骨髓多能干细胞，后者分化为两个细胞谱系(lineage)：①**髓样祖细胞**(myeloid progenitor)，进一步分化为单核细胞、巨噬细胞和中性粒细胞；②**淋巴样祖细胞**(lymphoid progenitor)，进一步分化为T、B淋巴细胞和NK细胞。(见图 2-3)

诸多免疫细胞在免疫应答中发挥不同功能：T/B细胞是参与特异性免疫应答的关键细胞，分别发挥细胞免疫和体液免疫效应；抗原提呈细胞具有摄取、加工、处理抗原的能力，并可将经过处理的抗原肽提呈给特异性T细胞；各类粒细胞主要发挥非特异性免疫效应。

(四) 免疫分子

从微观角度，多种免疫分子也被视为免疫系统组分，包括：由活化的免疫细胞所产生的多种效应分子(如抗体、细胞因子)、表达于免疫细胞表面的各类膜分子(如特异性抗原受体、CD分子、黏附分子、主要组织相容性分子、补体受体、细胞因子受体、黏附分子受体、模式识别受体、Fc受体、死亡受体等)。(分别见第二至七章)

附：淋巴细胞再循环

定居于外周免疫器官的淋巴细胞，可由输出淋巴管进入胸导管，经上腔静脉进入血液循环，在毛细血管后微静脉处穿越HEV，并重新分布于全身淋巴器官和组织。淋巴细胞在血液、淋巴液、淋巴器官和组织间周而复始循环的过程称淋巴细胞再循环(recirculation)或淋巴细胞归巢(homing)(图 1-8)。

淋巴细胞表面的归巢受体(homing receptor)和HEV表面的地址素(addressin)等相应配体，是参与淋巴细胞再循环的重要分子。其机制为：运行至外周免疫器官或组织中的淋巴细胞，通过其归巢受体与HEV表面相应地址素结合，促使淋巴细胞黏附于HEV，继而迁移至血管外(见第九章)。

淋巴细胞乃不均一的群体，不同亚群淋巴细胞所表达归巢受体各异，不同组织HEV表达的地址素也有差异，由此决定不同淋巴细胞亚类迁移和再循环有一定选择性，并分布或定居于淋巴器官和组织的不同部位。

淋巴细胞再循环的生物学意义在于：①使淋巴细胞在淋巴组织和器官中分布更为合理；②淋巴组织不断从循环池中补充新的淋巴细胞，有助于增强整个机体的免疫功能；③有利于淋巴细胞与抗原和抗原提呈细胞接触；④有利于动员效应淋巴细胞迁移至炎症部位；⑤定居于外周免疫器官的记忆性细胞也参与再循环，其可在全身各组织器官接触相应抗原，然后进入淋巴组织并迅速发生活化、增殖和分化，产生再次免疫应答。因此，淋巴细胞再循环是维持机体正常免疫应答并发挥免疫功能的必要前提。

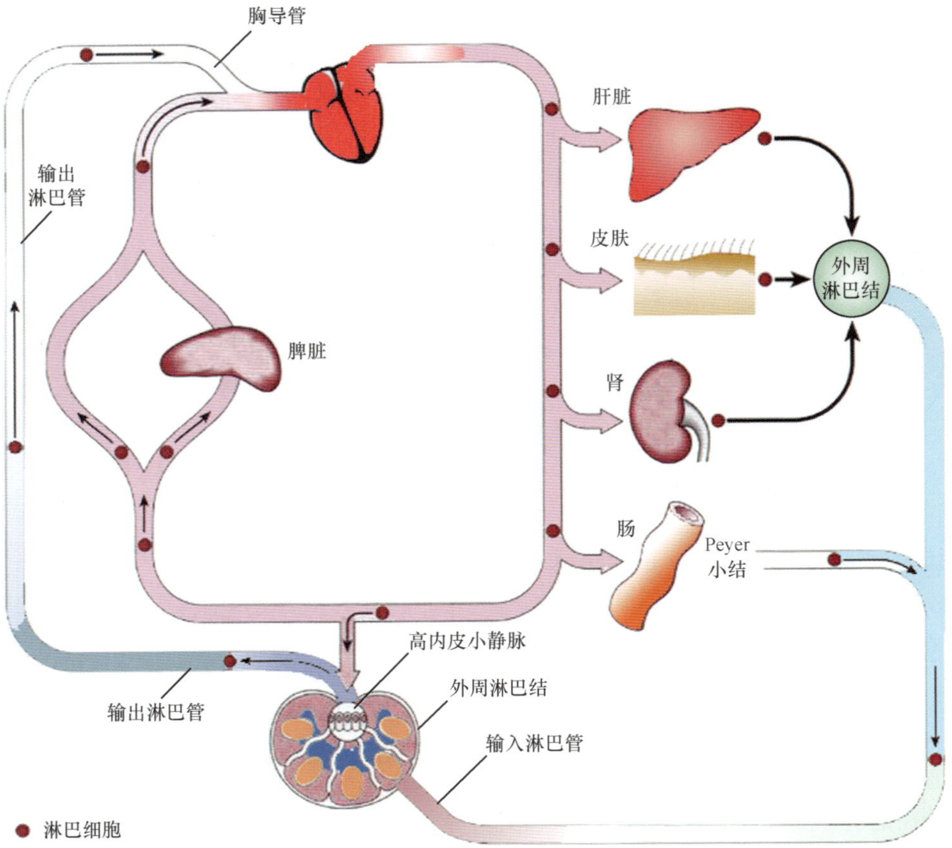

图 1-8 淋巴细胞再循环示意图
淋巴细胞周而复始地循环于血液、淋巴液、淋巴器官和组织间

第三节 免疫学发展史概述

(一) 免疫学发展经历的阶段

人类历史上，多种烈性传染病(如黄热病、鼠疫、霍乱、天花、流感等)流行直接威胁人类的生存。例如，18 世纪天花大流行，造成六千万人死亡。18 世纪末，通过从牛痘中制备活疫苗，成功用于防治天花，成为真正意义上的“免疫”。人痘和牛痘的发明及其应用，激发、推动了对微生物致病及疫苗抗病机制的研究，由此催生了免疫学学科。

根据免疫学发展的特点，可将其分为若干时期。

1. 经验免疫学时期(17～19 世纪) 此阶段，人们主要从感性上观察和认识某些免疫学现象。早在 16～17 世纪(明代)我国史书已有应用人痘苗预防疾病的正式记载。例如：①将沾有疱浆的天花患者衣服给正常儿童穿戴；②将天花愈合后的皮肤痘痂磨碎成细粉，经鼻给正常儿童吸入(旱苗法)；③将干粉用水调和后塞入鼻孔(水苗法)。上述措施可造成预防性轻度感染，从而预防天花(图 1-9)。上述医学实践可视为人类认识机体免疫力的开端，也为其后牛痘苗和减毒疫苗的发明提供了宝贵经验，是我国传统医学对人类的伟大贡献。

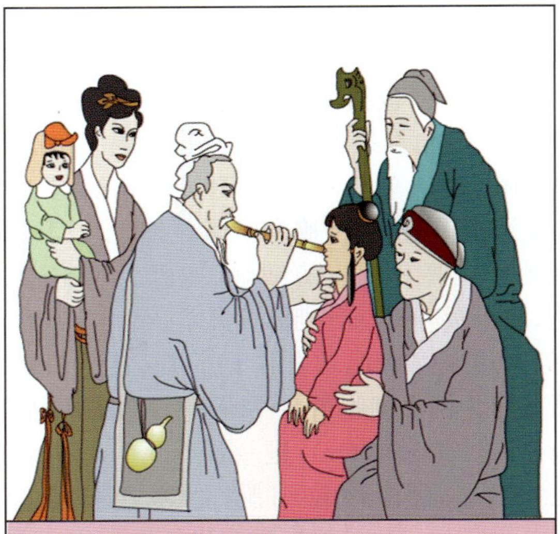

中国古代种人痘

图 1-9 人痘苗的应用

18世纪末，英国医生Edward Jenner（图1-10）首先观察到挤奶女工感染牛痘后不易患天花，继而通过人体试验确认接种牛痘苗可预防天花。他把接种牛痘称为"Vaccination"（拉丁文Vacca为牛），于1798年发表了相关论文。接种牛痘苗是划时代的发明，成为人工免疫预防人类传染病的先声。以此为起端，经百余年努力，世界卫生组织于1979年10月正式宣布全世界消灭天花。此乃人类首次借助免疫干预手段而成功控制烈性传染病，是现代医学最辉煌的成就之一。

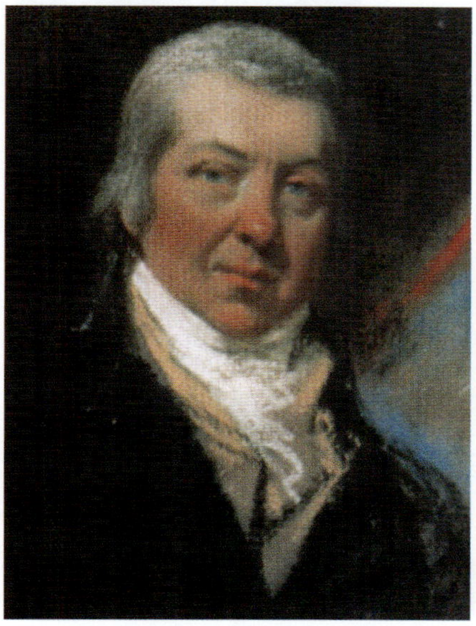

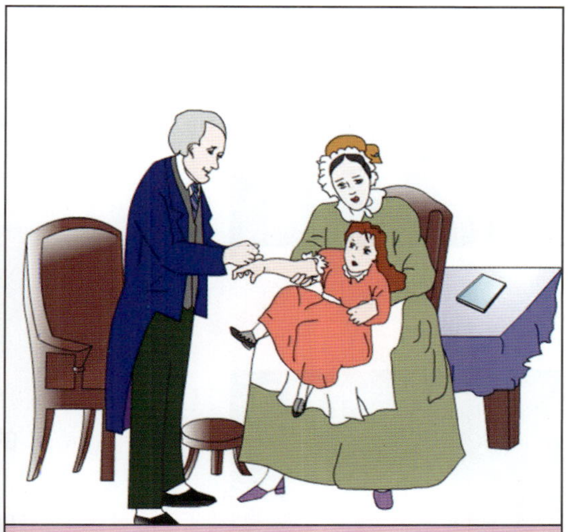

图1-10　英国医生Edward Jenner
（1749～1823）

2. 经典免疫学时期（19世纪中叶～20世纪中叶）　自19世纪中叶始，L. Pastuer（图1-11）等先后发现多种病原菌，极大促进了疫苗研制和使用。人们开始尝试应用灭活及减毒的病原体制成多种疫苗，分别预防相应传染性疾病。因此，初期免疫学的发展与微生物学密切相关，并成为微生物学的一个分支。

在此阶段，人们已开始通过科学实验而观察"免疫"现象并探讨其规律，所取得的主要进展为：E. Metchnikoff（图1-12）于19世纪末发现细胞吞噬作用，提出细胞免疫理论；E. A. Behring（图1-13）和P. Ehrlich（图1-14）发现免疫血清具有抵抗病原菌的作用，并研制出白喉抗毒素，提出体液免疫理论；免疫化学研究获得重要突破；对多种基本免疫学现象的本质开始获得初步认识。

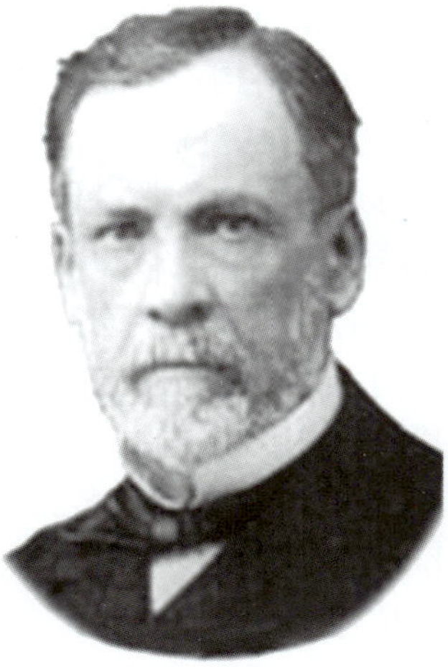

图1-11　法国微生物学家L. Pastuer
（1822～1895）

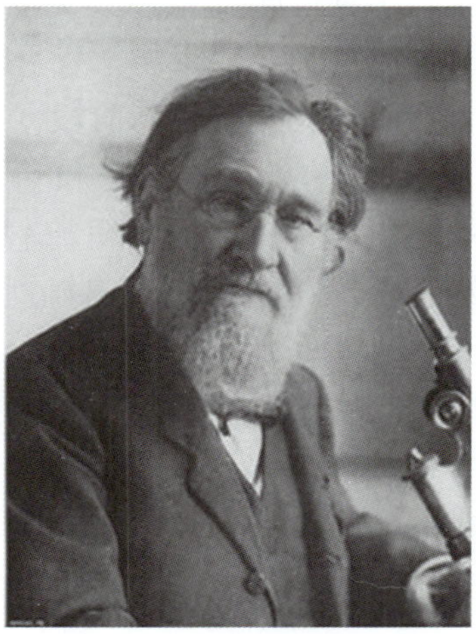

图1-12　俄国动物学家E. Metchnikoff
（1845～1916）

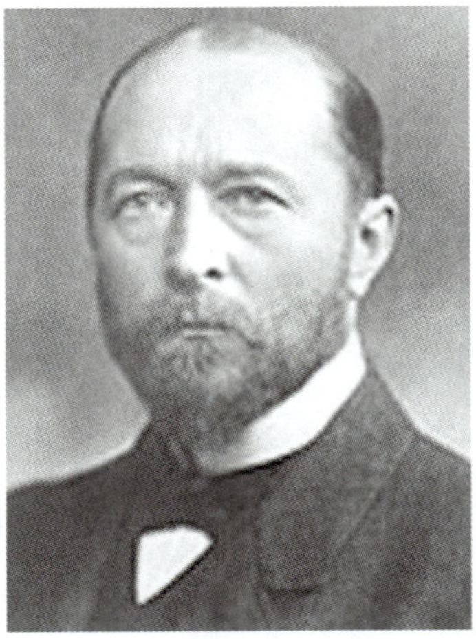

图 1-13 德国细菌学家 E. A. Behring
(1854～1917)

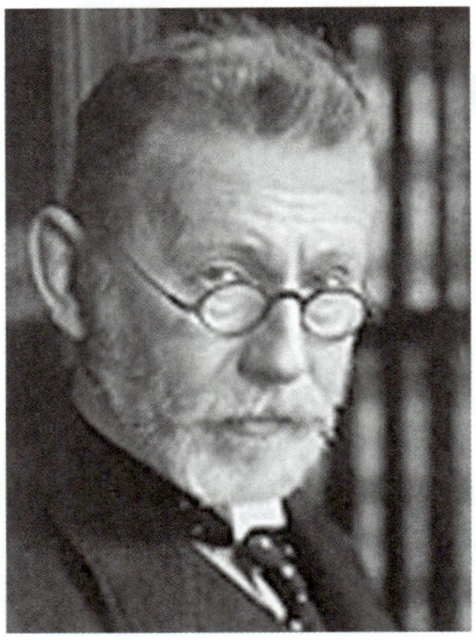

图 1-14 德国医学家 P. Ehrlich
(1853～1915)

3. 近代和现代免疫学时期(自 20 世纪中叶至今) F. M. Burnet(图 1-15)在前人研究基础上于 1957 年提出了克隆选择学说,使免疫学超越了传统的抗感染免疫,为免疫生物学发展奠定了理论基础,并开启了现代免疫学新阶段。半个世纪来,人们从整体、器官、细胞、分子和基因水平探讨免疫系统的结构与功能,并阐明基本免疫学现象的本质及其机制,在涉及免疫学基础理论和实践应用的广泛领域展开了深入而系统的研究,并不断取得突破性进展,对生物学和医学发展产生了深刻影响。至今,免疫学已成为一门覆盖面极广的前沿学科,是现代生物医学的支柱学科之一。

(二) 免疫学进展概述

回顾 19 世纪中叶至今的发展史,免疫学取得的主要进展可概述如下:

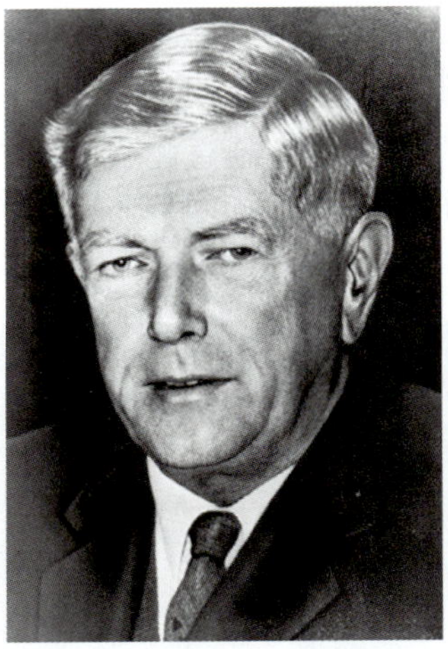

图 1-15 澳大利亚免疫学家 F. M. Burnet
(1899～1985)

1. 免疫化学进展——奠定现代免疫学研究的基石

(1) 抗体、补体被发现:19 世纪 80 年代后期,发现白喉杆菌可分泌白喉外毒素而致病,并发现再感染者血清中出现“杀菌素”(bactericidin)。其后,在免疫血清中相继发现溶菌素、凝集素、沉淀素等组分,它们分别能与相应细胞或细菌发生特异性反应。据此,人们将上述特异性反应物质统称为抗体(antibody),而将能引起抗体产生的物质统称为抗原(antigen)。19 世纪末发现免疫溶菌现象,并证实该现象不仅有赖于特异性抗体参与,还需要血清中一种不耐热的非特异性物质,即补体(complement)。

由于抗体、抗原和补体概念的形成,人们开始研究它们的理化性质,并探讨抗原-抗体反应特异性的化学基础,逐渐形成免疫化学研究领域。

(2) 免疫球蛋白结构:20 世纪初,应用偶氮蛋白的人工结合抗原研究抗原-抗体反应特异性,发现抗原分子的某些特殊化学基团(即抗原决定基)决定抗原特异性。20 世纪 30 年代,发现抗体主要存在于血清的 γ-球蛋白组分中,其后证明抗体是四肽链结构,借二硫键连接在一起,并发现抗体分子氨基端可变区是与抗原特异性结合的部位。60 年代初将抗体统一命名为免疫球蛋白(immunoglobulin, Ig),并将其分为 IgG、IgM、IgA、IgD、IgE 五类。

2. 细胞免疫学进展——揭示免疫学本质的物质基础

(1) 免疫系统解剖学:20 世纪 50～60 年代建立了高等动物免疫系统的组织学和细胞学基

础，主要成就为：1957 年发现禽类动物腔上囊组织的免疫功能；60 年代初证明胸腺的免疫功能；1965 年证明淋巴细胞的免疫功能；1969 年提出 T 细胞和 B 细胞亚群概念；60 年代末证明淋巴细胞在周围淋巴组织的分布与定位并证实所有免疫细胞均来源于骨髓多能造血干细胞。

在此基础上，近 10 余年来对淋巴细胞分化、发育和死亡方式的微环境及其信号转导、淋巴细胞类别及其亚群、以树突状细胞为代表的抗原提呈细胞及其生物学功能、NK 细胞表面受体及其生物学特征等开展了深入研究。

（2）T 细胞及其亚群的生物学特征：T 细胞是 20 世纪 70～80 年代的重要研究领域，相关进展包括：70 年代证明体内存在辅助性 T 细胞，其对免疫应答发挥重要调节作用；1983 年证实小鼠和人 T 细胞表面均表达抗原受体（T cell antigen receptor，TCR），其由异二聚体肽链组成，可特异性识别抗原肽-MHC 分子复合物；80 年代证明人 TCR 基因与 Ig 基因相似，均由多个基因片段组成，也存在基因重排现象，由此阐明 TCR 多样性和免疫应答特异性的遗传学基础。

30 余年来，依据细胞表型和功能特征，陆续发现了若干新的 T 细胞亚群，如 $CD4^+$ Th1 细胞、Th2 细胞、Th17 细胞、滤泡辅助性 T 细胞（Tfh）以及调节性 T 细胞（Treg）等，为阐明免疫应答的机制及某些免疫生理和免疫病理现象的本质提供了重要依据。

（3）细胞免疫和体液免疫应答：1942 年发现结核菌素反应并非由抗体、而是由致敏细胞引起，从而证实体内存在体液免疫和细胞免疫。至 70 年代，逐步阐明免疫应答的机制：发现 B 细胞表达膜表面免疫球蛋白，即 B 细胞抗原受体（B cell antigen receptor，BCR），乃 B 细胞特征性表面标志；证明 T 细胞和 B 细胞在抗体产生中相互作用；发现巨噬细胞是参与免疫应答的重要细胞；初步揭示 T/B 细胞的识别、活化、分化和效应机制。

（4）免疫耐受及其细胞学机制：1945 年发现异卵双生小牛体内发生血型嵌合现象，证明存在天然耐受。1953 年发现机体可对抗原出现特异性不应答，证实了免疫耐受现象。F. M. Burnet 提出克隆选择假说，对耐受的形成提出如下解释：胚胎期个体免疫系统与自身抗原接触，自身抗原特异性细胞克隆可被清除或处于禁闭状态，使成年个体丧失对"自身"抗原的反应性，即产生自身耐受。

（5）抗体生成理论：从 19 世纪末至 20 世纪中叶，提出许多有关抗体生成的理论，其中重要者为：①1897 年提出"侧链学说"，认为进入体内的外毒素与存在于细胞表面的抗毒素结合，由此刺激细胞产生更多抗毒素，并可由细胞表面脱落至血流；②20 世纪 30 年代提出"模板学说"，认为抗体是以抗原为模板而生成。

以前人研究成果为基础，Burnet 于 20 世纪 50 年代末提出抗体生成的**克隆选择**（clonal selection）学说（图 1-16）。该学说被视为免疫学发展史上一个里程碑式的成就，其不仅阐明了抗体产生机制，同时解释了抗原识别、免疫记忆、自身耐受以及自身免疫应答等重要的免疫生物学现象。有关一个细胞克隆产生一种特异性抗体的预见，在 1975 年被单克隆抗体技术所证实。

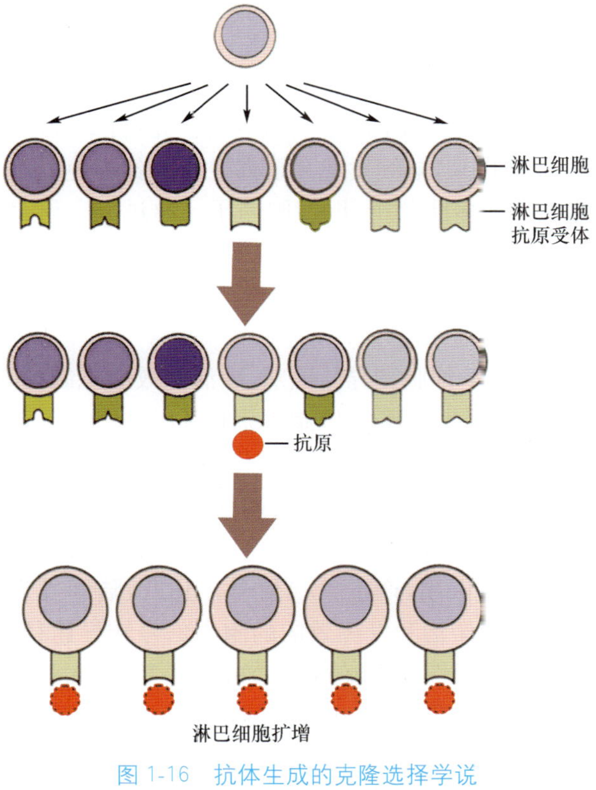

图 1-16　抗体生成的克隆选择学说

上：体内存在随机形成的多样性免疫细胞克隆，每一克隆的细胞均表达同一特异性受体；中：抗原进入体内→选择表达特异性受体的免疫细胞与之反应；下：识别（并结合）抗原的细胞克隆扩增→产生大量后代细胞→合成大量具有相同特异性的抗体

（6）模式识别理论：基于克隆选择学说，很长时期内将识别"自己"与"非己"视为免疫应答的核心，人们主要关注 T/B 淋巴细胞的特异性识

别。现代免疫学对免疫识别和免疫应答获得新的认识，并提出模式识别理论，其要点是：以树突状细胞(DC)为代表的固有免疫细胞是启动适应性免疫应答的关键环节；DC借助其表面模式识别受体(PRR)识别某些分子模式(主要是微生物的保守结构)而被激活；激活的DC表面表达肽-MHC复合物，提供T细胞激活的第一信号，激活的DC表面高表达共刺激分子，提供T细胞激活的第二信号，从而启动适应性免疫应答。换言之，固有免疫应答是适应性免疫应答的基础和前提。

3. 分子免疫学进展——拓展免疫学理论与应用研究的催化剂

(1) 抗体多样性的遗传学基础：20世纪70年代，通过克隆出编码Ig分子V区和C区的基因，证明编码免疫球蛋白(immunoglobulin，Ig)肽链的基因是由胚胎期彼此分隔的基因群组成。在B细胞分化发育过程中，这些基因群通过重排和拼接才能编码相应产物(即产生Ig)，由此阐明Ig分子的抗原结合部位具有多样性的起源，以及遗传和体细胞突变在抗体多样性形成中发挥的关键作用。

(2) 细胞因子的基础与应用研究：自20世纪80年代以来，陆续发现一系列主要由各类免疫细胞产生的多肽分子，即细胞因子。通过深入研究它们的生物学特征，已证实：细胞因子具有广泛的生理功能，参与多种疾病过程的发生和发展，也可用于临床治疗。

(3) T细胞特异性识别、激活和效应机制：20世纪80年代发现T细胞识别抗原的MHC限制性。90年代发现T细胞活化需要双信号：TCR特异性识别并结合抗原肽-MHC分子复合物，产生第一信号；CD28/B7、CD40/CD40L等共刺激分子相互作用，产生第二信号。其后，陆续发现T/B细胞激活和发挥效应的胞内信号转导途径；证实细胞毒性T细胞(CTL)可通过Fas/FasL途径介导靶细胞凋亡(apoptosis)，从而阐明CTL的效应机制。

(4) 抗原提呈机制：20世纪90年代中期以来，逐渐阐明抗原提呈细胞摄取、加工、处理和提呈抗原的主要环节及其机制，从而对特异性免疫应答的启动及其本质有了更深入认识。

4. 应用免疫学进展——赋予免疫学旺盛生命力的源泉

(1) 疫苗的发明、应用及推广：19世纪中叶提出病原菌致病的概念，并发现感染病原体的患者病愈后能获得免疫力。至19世纪后叶，细菌分离培养方法被建立，继而获得多种病菌和病毒减毒株，并制备了相关疫苗(如炭疽菌苗和狂犬病疫苗等)。为纪念Jenner，乃将疫苗称为"Vaccine"。迄今，不断改进和完善的疫苗使多种烈性传染病得以被有效控制或消灭(如天花)，成为免疫学对人类的最大贡献。

(2) 免疫学技术的建立和发展

1) 血清学技术和免疫标记技术：自20世纪初开始，逐渐建立各种体外检测抗原-抗体反应的血清学技术(如沉淀反应、凝集反应、补体结合反应等)，为鉴定病原菌和检查血清抗体提供了可靠方法，并被广泛用于传染病诊断和流行病学调查。至20世纪中叶起，又建立了各种免疫标记技术，从而极大促进免疫学基础研究和应用。

2) 细胞融合技术：1975年成功建立小鼠骨髓瘤细胞和致敏小鼠脾细胞的融合细胞(B细胞杂交瘤)，并用于制备针对单一抗原表位的单克隆抗体。此项突破性的生物学技术为生物医学研究和应用开拓了广阔前景。

3) T细胞克隆技术：1976年建立了T细胞克隆技术，直接应用于研究T细胞受体(TCR)、淋巴因子分泌以及细胞间相互作用等，有力推动了细胞免疫学发展。

4) 分子生物学技术：近20年来，核酸杂交、多聚酶链式反应(PCR)、基因工程、转基因动物等技术极大促进了分子免疫学发展。由此，逐步揭示了免疫球蛋白、T细胞受体、补体、细胞因子以及MHC分子等的基因结构、功能及其表达机制。

(3) 免疫生物治疗：有赖于日新月异的分子生物学理论和技术，促进应用免疫学获得长足进展。目前，应用DNA疫苗防治某些传染性疾病已进入临床试验；以基因工程抗体为主要导向分子的靶向治疗、基因工程细胞因子和其他肽类分子等，均已开始在临床得到应用；借助不断改善的细胞培养技术，包括造血干细胞及某些效应细胞(如效应性/调节性T细胞、树突状细胞)在内的细胞过继疗法已用于治疗多种血液病及肿瘤。可以预期，肿瘤的免疫生物治疗将成为继化学疗法、手术疗法、放射疗法之后的又一重要疗法。(图1-17)

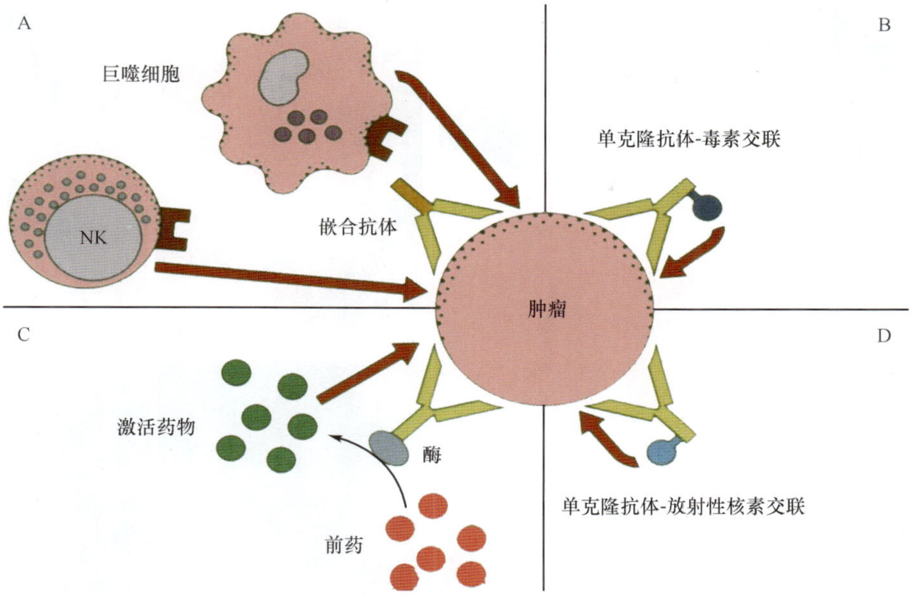

图 1-17　免疫生物治疗模式

A：嵌合抗体→抗体依赖性细胞介导的细胞毒作用→杀伤肿瘤细胞；B、C、D：单克隆抗体分别携带毒素、水解前药的酶、放射性核素至肿瘤局部→靶向杀伤肿瘤细胞

第四节　免疫学在医学生物学的重要地位

现代免疫学已成为生命科学的支柱学科之一。随着免疫学理论和技术发展，已从基因、分子、细胞、动物模型等不同水平揭示与免疫学的密切关系，并直接指导临床实践。

（一）免疫学与医学

现代免疫学发展迅速，不断向基础与临床医学各学科渗透，并已逐渐形成诸多分支学科和交叉学科，如免疫生物学、免疫病理学、免疫遗传学、免疫药理学、免疫毒理学、神经免疫学、肿瘤免疫学、移植免疫学、生殖免疫学、老年免疫学、感染免疫学、临床免疫学等，从而极大促进了现代医学发展。迄今，基础和临床医学各学科的理论及实践均直接或间接涉及免疫学。人们探讨各种病理和生理过程（如恶性肿瘤、器官移植、传染病、免疫性疾病、生殖控制、衰老）的机制，以及探索相应临床干预手段，均有赖于免疫学理论与技术的发展。

1. 免疫学理论与临床医学　现代免疫学理论直接指导和促进了临床医学研究。

（1）免疫学与器官移植：免疫遗传学进展阐明了移植排斥反应的发生机制，并使组织配型技术成为临床上选择供体的重要手段；免疫耐受机制逐渐被阐明，为通过人工诱导耐受延长移植物存活期展示了前景。（见第二十章）

（2）免疫学与肿瘤：细胞和分子免疫学进展使得有可能发现肿瘤特异性抗原及其他肿瘤标志物；深入阐明机体的抗瘤免疫效应机制，开拓了肿瘤生物治疗的全新前景；通过探讨诸多基本免疫学现象的分子机制，为揭示肿瘤逃避机体免疫攻击的本质提供了重要依据。（见第二十一章）

（3）自身免疫病：阐明自身免疫应答及自身耐受的机制，以及遗传因素对免疫应答的调控，有助于探讨自身免疫病发生机制，并为临床上采用特异性干预措施治疗自身免疫病提供重要线索。（见第十七章）

（4）传染性疾病：临床传染病学面临严峻形势：

1）新的传染病在人群中传播：伴随生物进化和环境因素影响，某些致命性传染病（尤其是人畜共患传染病）在人群中流行已成为影响社会安定、甚至威胁人类生存的严重问题。例如：人类免疫缺陷病毒（HIV）传播导致艾滋病流行，成为人类遭遇的一场劫难（图 1-18）；艾博拉病毒和朊病毒感染（导致疯牛病）于近十年对人类健康造成新的威胁；禽流感正逐渐演变，其病原体在禽→人间的传播已成为现实的威胁。

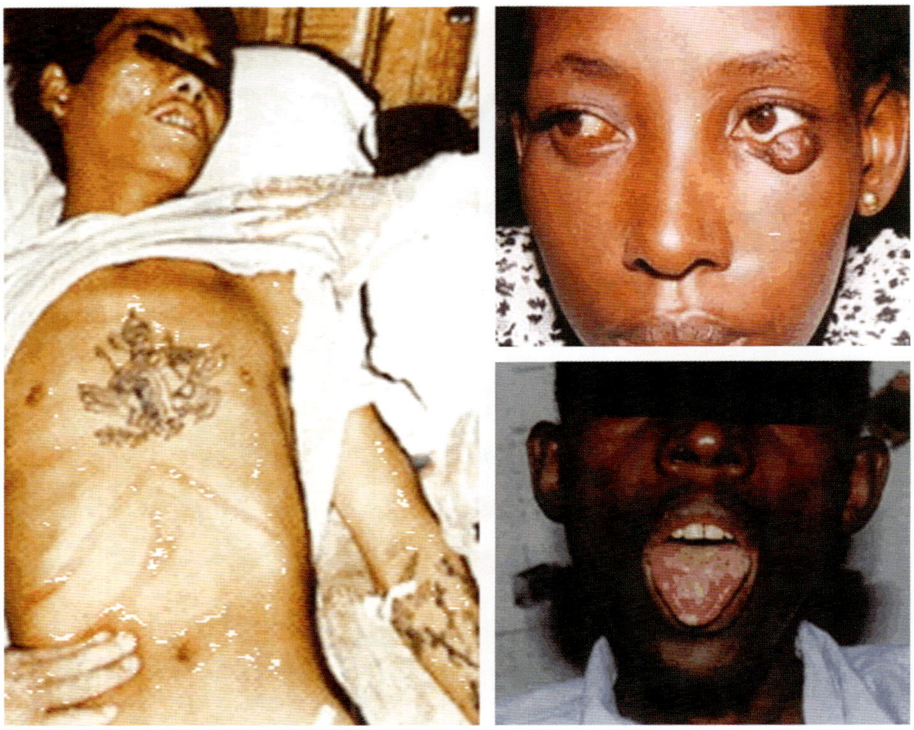

图 1-18 超级“肿瘤”——艾滋病

2）原已被有效控制的“老”传染病卷土重来：由于病原体变异或环境因素的改变，某些已被有效控制的传染性疾病又“死灰复燃”（如结核病），重新成为棘手的公共卫生问题。

阐明上述传染性疾病发病机制并探讨其防治措施，无疑对免疫学理论和应用提出新的挑战。HIV/艾滋病研究领域取得的进展，已成为临床医学与免疫学二者间互动关系的范例：一方面，艾滋病流行极大拓展了免疫学研究领域，成为推进现代免疫学飞速发展的巨大动力；另一方面，基础和应用免疫学研究进展为阐明艾滋病发病机制和探寻有效防治方案展示了令人鼓舞的前景。

2. 应用免疫学与医学 目前，转化医学（translational medicine）受到基础医学和临床医学专业人员高度重视，其目标是加强从实验室到临床病床旁的连接，加速基础研究成果向临床应用转移。令人兴奋的是，迄今已获得确切进展的转化医学成果，相当部分是免疫制剂、免疫细胞或免疫相关的干预策略，从而极大促进临床医学发展。

（1）免疫学预防：免疫学起源于人类与传染性疾病的斗争。从 18 世纪末 Jenner 发明牛痘苗开始，一系列预防传染性疾病的疫苗陆续问世，20 世纪 70 年代末人类宣布消灭天花，全球消灭脊髓灰质炎及麻疹也指日可待，无一不是免疫学对人类作出的重大贡献。对于防治某些新的烈性传染病，其根本出路仍有赖于研制高效疫苗。

（2）免疫学诊断：抗原-抗体反应的最大特点是其具有高度特异性。因此，免疫学技术和制剂在临床诊断中得到广泛应用，例如：检测多种病原体、体液中的生物活性物质（抗体、细胞因子、激素、神经递质等）、细胞组分（淋巴细胞、血细胞、肿瘤细胞等）和肿瘤标志物；判断机体免疫功能状态，等等。至今，免疫学诊断和免疫学检测已成为临床医学不可或缺的重要手段和指标。

（3）免疫学治疗：免疫生物治疗的发展方兴未艾，以抗体为基础的靶向治疗（表 1-3）、细胞因子治疗（表 1-4）、免疫细胞过继治疗、免疫相关分子的基因治疗、分子疫苗等均已在动物实验和临床应用中获得肯定疗效，从而为防治许多疾病展示了光明前景。另外，高效免疫抑制剂的应用极大改善了器官移植术和自身免疫病的预后。

表 1-3 已获美国 FDA 批准临床应用的单克隆抗体药物

单克隆抗体名称	靶向	应用疾病
Muromonab-CD3	TCR/CD3	移植排斥
Abciximab	糖蛋白Ⅱb/Ⅲa	心血管疾病
Daclizumab	IL-2 受体 α 链(CD25)	移植排斥
Rituximab	CD20	非霍奇金淋巴瘤
Basiliximab	IL-2 受体 α 链(CD25)	移植排斥
Infliximab	TNF-α 信号	自身免疫病
Palivizumab	RSV F 蛋白	呼吸道合胞病毒
Trastuzumab	ErbB2	乳腺癌
Gemtuzumab	CD33	急性髓系白血病
Alemtuzumab	CD52	慢性淋巴性白血病
Adalimumab	TNF-α 信号	自身免疫病
Efalizumab	CD11a	银屑病
Ibritumomab tiuxetan	CD20	非霍奇金淋巴瘤
Tositumomab	CD20	非霍奇金淋巴瘤
Bevacizumab	血管内皮生长因子	直肠结肠癌
Cetuximab	表皮生长因子	直肠结肠癌
Omalizumab	IgE	变态原相关的哮喘
Natalizumab	α4 整合素	多发性硬化、克罗恩病
Panitumumab	表皮生长因子受体	直肠结肠癌
Ranibizumab	血管内皮生长因子-A	黄斑变性
Eculizumab	补体 C5	阵发性睡眠性血
Certolizumab pegol	TNF-α 信号	克罗恩病
Canakinumab	IL-1β	Cryopyrin 蛋白相关综合征
Golimumab	TNF-α	类风湿关节炎、强直性脊柱炎
Ofatumumab	CD20	慢性淋巴性白血病
Denosumab	RANK 配体	绝经后骨质疏松症
Tocilizumab	IL-6R	类风湿关节炎
Belimumab	B 细胞活化因子	SLE
Brentuximab vedotin	CD30	未分化大细胞淋巴瘤(ALCL)和霍奇金淋巴瘤
Ipilimumab (MDX-101)	CTLA-4	黑色素瘤

表 1-4 临床使用的重组细胞因子

名称	效应	临床用途
IFN-α	抗病毒、抗增殖	慢性丙型肝炎、AIDS 相关的 Kaposi 肉瘤、黑色素瘤
IFN-β	抗病毒、抗增殖	缓解多发性硬化所致间歇疼痛
IFN-γ	免疫刺激、抗病毒	慢性肉芽肿病、恶性骨硬化病
IL-2	免疫刺激	肾细胞癌、转移性黑色素瘤
IL-11	血小板生长因子	化疗后引起的低血小板症
EPO	促红细胞生成	慢性肾功能衰竭的贫血、化疗后引起的贫血等
G-CSF	促粒细胞生成	化、放疗后的粒细胞减少症
GM-CSF	促粒细胞、单核巨噬细胞生成	化、放疗后的粒细胞减少症

3. 免疫学与医学教育 医学免疫学探讨免疫相关疾病和病理过程的发生机制，以及免疫学理论和技术在疾病预防、治疗和诊断中的应用。因此，免疫学在医学教育中占有极其重要的地位。

免疫学理论涵盖面极广，几乎涉及基础医学和临床医学各学科。在基础医学领域，免疫学与细胞生物学、分子生物学、医学遗传学、分子生物学、生物化学、胚胎发育学等学科同步发展，互相促进；在临床医学领域，许多疾病的免疫学发病机制不断被阐明，免疫学研究进展成为临床医学各学科的重要理论基础。医学免疫学发展至今，其不仅是一门独立的前沿学科，也成为与医学各分支学科具有广泛联系的交叉学科。因此，医学免疫学已列为医学本科生必修的主干课程，也是医学各专业研究生最重要的选修课程之一。

(二) 免疫学与生物学

1. 免疫学促进了生命科学发展 作为一门新兴的交叉学科，免疫学研究进展为现代生命科学的持续发展不断注入新的活力，尤其对阐明生命活动的本质提供了重要线索。

(1) 免疫应答涉及复杂的细胞间信息交通、细胞内信号转导和能量转换，阐明其本质，有助于深化对生命过程中诸多生物学现象基本特性的认识。

(2) 广义上，机体所有生理功能均受遗传控制，但迄今对其确切机制知之甚少。近 20 年来免疫遗传学(主要涉及MHC/HLA)进展迅速,揭示了遗传控制机体免疫应答的机制,从而为在基因水平探讨机体生理功能展示了全新前景。

(3) 随着许多基本免疫生物学现象的本质不断被阐明(如MHC的结构和功能、免疫球蛋白基因表达的等位排斥、免疫球蛋白及其他免疫因子的分子生物学特征、细胞因子表达及其调控机制等),极大拓宽了分子生物学研究领域,并深化了对真核细胞基因结构和表达调控的认识。

(4) 日新月异并不断完善、改进的免疫学技术和试剂,为生命科学研究提供了有力手段和工具。例如:单克隆抗体问世开拓了生命科学研究的新纪元;免疫组织化学结合分子杂交技术,使得有可能定量、定性、定位检测基因及其产物。生命科学的实践证明:现代生物学进展在相当程度上有赖于免疫学新技术的建立、应用和推广。

2. 免疫学极大促进生物技术及生物产业发展 免疫学从其建立之日始,所取得的每一项重要进展均对生物技术及产业起巨大推动作用,形成极富生命力的"基础研究—应用研究—高科技开发"发展模式。免疫学创建之初,抗感染免疫研究进展有力推进了以疫苗研制为主的生物制品产业发展,并使人工主动免疫和被动免疫得以被广泛应用。近30年来,现代免疫学在更深层次和更广范围内推动了生物高技术产业发展,其实例为:借助细胞工程制备单克隆抗体;借助基因工程制备细胞因子、抗体及其他免疫调节药物。这些新型药物可有效调节机体免疫功能,且副作用较小,具有传统药物不可替代的治疗作用。目前,以细胞因子和单克隆抗体为主要产品的生物制药,已发展为具有巨大市场潜力的新兴产业。

纵观免疫学的发展史,以及免疫学及其分支学科令人瞩目的进展,免疫学受之无愧地与神经生物学、分子生物学并列为生命科学三大支柱学科之一。作为支持这一评价的佐证,20世纪近百项诺贝尔医学或生理学奖中,有16项颁发给免疫学领域的科研成果(表1-5)。

表1-5 获诺贝尔医学或生理学奖的免疫学家

续表

年代	学者姓名	国家	获奖成就
1901	E. A. Behring	德国	发现抗毒素,开创免疫血清疗法
1905	R. Koch	德国	发现结核杆菌,发明诊断结核病的结核菌素
1908	P. Ehrlich	德国	提出体液免疫理论和抗体生成的侧链学说
	E. Metchnikoff	俄国	发现细胞吞噬作用,提出细胞免疫理论
1913	C. Richet	法国	发现过敏现象
1919	J. Bordet	比利时	发现补体,建立补体结合试验
1930	K. Landsteiner	美国	发现人红细胞血型
1951	M. Theler	南非	发明黄热病疫苗
1957	D. Bovet	意大利	抗组胺药治疗超敏反应
1960	F. M. Burnet	澳大利亚	提出抗体生成的克隆选择学说
	P. B. Medawar	英国	发现获得性移植免疫耐受性
1972	G. M. Edelman	美国	阐明抗体的本质
	R. R. Porter	英国	阐明抗体的化学结构
1977	R. S. Yalow	美国	创立放射免疫测定法
1980	J. Dausset	法国	发现人白细胞抗原
	G. D. Snell	美国	发现小鼠H-2系统
	B. Benacerraf	美国	发现免疫应答的遗传控制
1984	N. Jerne	丹麦	提出天然抗体选择学说和免疫网络学说
	G. Kohler	德国	建立杂交瘤技术制备单克隆抗体
	C. Milstein	阿根廷	单克隆抗体技术及免疫球蛋白基因表达的遗传控制
1987	Tonegawa	日本	阐明抗体多样性的遗传基础
1990	J. Merrill	美国	首创人类肾移植术
	E. Thomas	美国	首创人类骨髓移植术
1996	P. Doherty	澳大利亚	提出MHC限制性,即T细胞的双识别模式
	R. Zinkernagel	瑞士	同上
2011	B. Beutler	美国	发现模式识别受体(Toll样受体)
	J. Hoffmann		同上
	R. Steinman		发现树突状细胞

2011年诺贝尔医学或生理学奖由美国科学家布鲁斯·巴特勒(Bruce A. Beutler)、法国科学家朱尔斯·霍夫曼(Jules A. Hoffmann)和加拿大科学家拉尔夫·斯坦曼(Ralph M. Steinman)分享,以表彰他们在固有免疫研究领域做出的杰

出贡献。其中，巴特勒和霍夫曼首先发现 Toll 样受体可识别侵入人体的微生物并激活固有免疫，斯坦曼首先发现重要的抗原提呈细胞——树突状细胞，并证明其在固有免疫和适应性免疫应答中的作用。上述研究进展使人们对免疫系统和免疫应答的本质有了全新的认识，并为设计新的免疫干预策略奠定了理论基础。

3. 现代生物学进展促进了免疫学发展　现代生命科学特点之一是，多学科间表现出极为明显的相辅相成和互动性。现代生物学的巨大进展，也有力促进了免疫学发展。

（1）现代生物学进展奠定了免疫学研究的理论基础：依托现代细胞生物学、分子生物学和分子遗传学等学科的研究进展，使得有可能在分子和基因水平阐明基本免疫学现象的本质。例如：人类基因组计划取得突破性成果，为探寻免疫相关疾病的易感基因、发现新的免疫分子并研究其功能等奠定了基础；胚胎发育学和干细胞生物学日新月异的研究进展，不仅有助于深入研究免疫细胞的起源、分化和功能调控，也为器官移植学和移植免疫学实践展示了全新前景；细胞周期研究进展为阐明免疫细胞的生物学特征及其调控奠定了基础；以凋亡为代表的细胞死亡方式及其机制的研究，为探讨诸多免疫学现象的本质提供了重要线索。

（2）现代生物学技术为免疫学研究提供了不可或缺的手段

1）基因操作与分析技术：基因打靶和各类反义技术可用于分析免疫分子或胞内信息分子的生物学特征；大规模 DNA 测序、多种基因分析技术（如限制性片段长度多态性、微卫星、单核苷酸多态性分析等）和 DNA 芯片等技术的建立，其检测灵敏度和分辨率不断提高，从而有可能进行快速、高通量的免疫相关基因分析；多聚酶链式反应及其层出不穷的衍生技术，更为分子免疫学研究提供了有效手段。

2）蛋白分析技术：借助基因工程技术，使得有可能按人们的意愿获得各种免疫分子或其融合蛋白，并被广泛应用于免疫学研究领域；有赖于蛋白纯化技术的不断完善，可获得稳定的蛋白结晶体，用于分析免疫分子的三维结构；噬菌体肽库、酵母双杂交、计算机分子模拟技术等，可用于抗原表位分析及探讨免疫分子间相互作用；氨基酸多肽合成技术可用于分析多肽分子间细微的结构差异及其生物学功能的改变，并指导新型疫苗和药物设计；二维电泳可用于分析复杂的蛋白谱，并发现新的免疫分子；微量传感器（microsensor）可用于检测蛋白质、酶、胞内信息分子活性，并对抗体-抗原、受体-配体的结合及其亲和力进行分析。

3）细胞与组织学技术：杂交瘤技术的建立为制备单克隆抗体奠定了基础；造血/胚胎干细胞培养与定向分化技术的完善，使得有可能深入研究免疫细胞的分化、发育及其调控；细胞分离技术（流式细胞分选、激光显微切割仪、免疫磁性微球等）和显微观察、分析技术（流式细胞术、激光共聚焦显微镜、隧道扫描显微镜、计算机成像与图像分析技术）为分析特定细胞群或单一细胞的生物学特征提供了工具。

＊ **“医学免疫学”教材基本轮廓**

本教材共五篇，分为二十三章，所涉及内容为：

第一篇医学免疫学概论，包括绪论、抗原。

第二篇免疫分子与免疫细胞，包括：抗体、补体系统、细胞因子等可溶性免疫效应分子；CD 分子、黏附分子、主要组织相容性抗原等表达于免疫细胞表面的重要膜分子；重要的免疫细胞，包括固有免疫细胞、T 淋巴细胞和 B 淋巴细胞等。

第三篇免疫应答，包括 T 细胞介导的细胞免疫应答、B 细胞介导的体液免疫应答、适应性免疫应答的特点及其机制、固有免疫、黏膜免疫、免疫调节。

第四篇免疫病理，包括超敏反应、自身免疫、抗感染免疫、免疫缺陷、移植免疫、肿瘤免疫等。

第五篇免疫学应用，包括免疫学检测原理及临床应用、免疫防治等。

图 1-19 为本教材所涵盖内容的基本轮廓，也粗略反映了各章之间的联系。

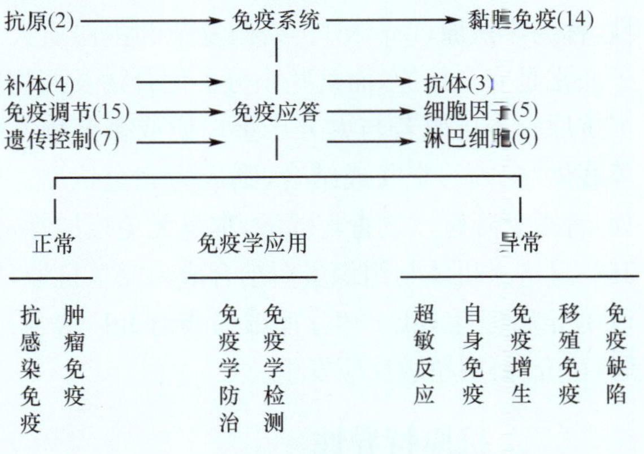

图 1-19　“医学免疫学”教材内容概要

（龚非力）

第二章 抗 原

第一节 抗原的概念及特点

抗原(antigen，Ag)指所有能启动、激发和诱导免疫应答的物质，其可被T、B淋巴细胞表面特异性抗原受体(TCR或BCR)识别及结合，激活T/B细胞产生应答产物(特异性抗体和效应淋巴细胞)，并与之发生特异性反应。抗原可来自外界或自身，机体免疫细胞通常识别的抗原是蛋白质，也可识别多糖、脂类和核酸等。

(一) 抗原的性质

抗原同时具有免疫原性和反应原性(抗原性)。

1. 免疫原性 抗原能被T、B淋巴细胞表面特异性抗原受体(TCR或BCR)识别及结合，刺激机体产生适应性免疫应答(抗体或活化T/B淋巴细胞)的能力，称为**免疫原性**(immunogenicity)。

2. 反应原性 抗原可与免疫应答效应物质(抗体或活化T/B淋巴细胞)特异性结合的能力，称为**反应原性**(reactigenicity)或**抗原性**(antigenicity)。

一般的完全抗原既可诱生特异性免疫应答，又可与应答产物(如抗体或活化T细胞)特异性结合，故同时具备免疫原性和反应原性。某些结构相对单一的小分子物质，仅当与载体蛋白偶联后才可诱导特异性免疫应答，即仅有反应原性而无免疫原性，称为**半抗原**(hapten)。结构复杂的蛋白质大分子通常是完全抗原，而某些小分子化合物及药物属半抗原。半抗原若与大分子蛋白质或多聚赖氨酸等**载体**(carrier)交联或结合，则成为完全抗原。例如：青霉素降解产物青霉烯酸，本身无免疫原性，但其一旦进入机体与组织蛋白结合成为完全抗原，即可诱导病理性IgE产生；青霉烯酸与IgE结合、交联，可介导Ⅰ型超敏反应发生。

(二) 抗原特异性

抗原诱导机体产生特异性免疫应答及与应答产物结合均呈**抗原特异性**(antigenic specificity)。一种特定抗原仅能激活特异性识别该抗原的淋巴细胞克隆，后者所产生的抗体或效应T细胞仅可与该抗原发生特异性结合。

1. 决定抗原特异性的分子基础 T、B淋巴细胞识别抗原呈现高度特异性，其分子基础取决于抗原分子所含的抗原**表位**(epitope)，亦称**抗原决定基**(antigenic determinant)。表位是抗原分子中决定免疫应答特异性的特殊化学基团，是抗原与T/B细胞抗原受体(TCR/BCR)或抗体特异性结合的最小结构与功能单位。表位通常由5～15个氨基酸残基组成，也可由多糖残基或核苷酸组成。1个蛋白分子中能与抗体结合的抗原表位总数称为**抗原结合价**(antigenic valence)。1个半抗原相当于1个抗原表位，仅能与抗体分子的1个结合部位结合。

天然蛋白大分子是良好的抗原，一般含多个不同的抗原表位，属多价抗原，可与多个抗体分子结合。大分子蛋白抗原免疫机体后，可产生针对不同表位的多种不同特异性抗体，即多克隆抗体。因此，所谓抗原诱导机体产生特异性应答，是蛋白抗原中不同表位所诱导的免疫应答具有特异性，即某一特定抗原表位仅能刺激机体产生相应产物(表位特异性抗体和效应T细胞)，而后者也仅能与该特定抗原表位发生特异性结合。

2. 抗原表位的分类 根据抗原表位氨基酸排列的空间结构特点，可分为两类：①**序列表位**(sequential epitope)，由连续排列的氨基酸构成，又称为**线性表位**(linear epitope)；②**构象表位**(conformational epitope)，由不连续排列的若干氨基酸构成，在空间上彼此接近而形成特定构象。

T细胞仅识别由APC降解、与MHC分子结合为复合物并表达于APC表面的序列表位，此类表位亦称T细胞表位(图2-1A)。

B细胞表面抗原受体(BCR)或B细胞所分泌特异性抗体识别的表位，既可是序列表位，也可是构象表位(以后者居多)。B细胞表位氨基酸长度变化较大,含5～15个氨基酸,多位于抗原分子表面,无需APC加工、处理和提呈即可直接激活B细胞(图2-1B)。

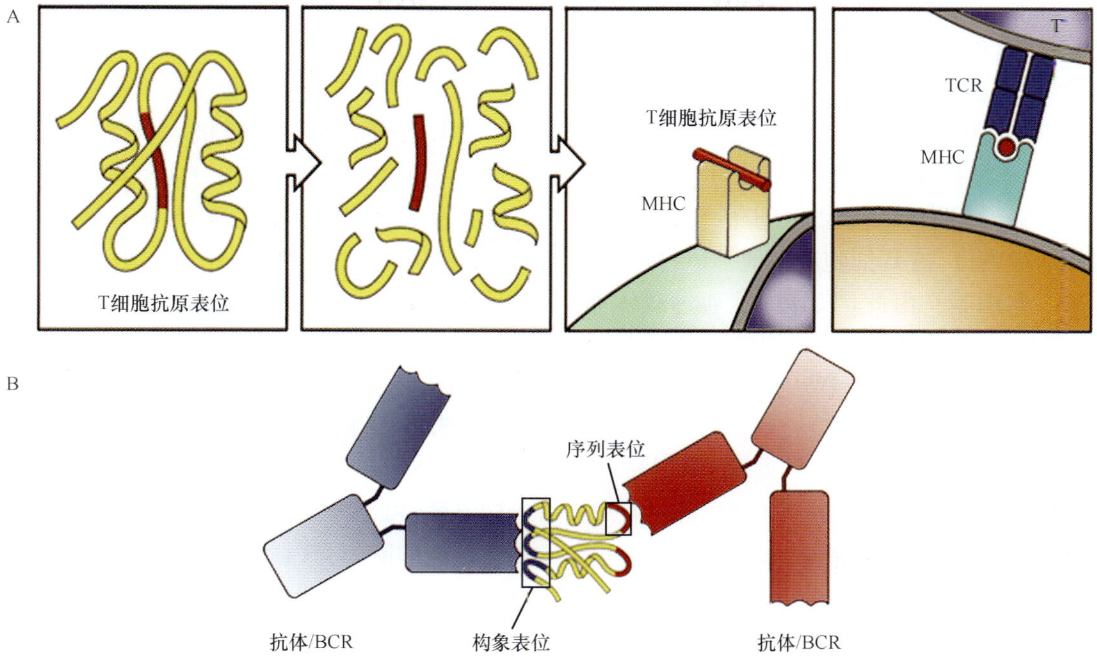

图2-1 抗原表位的类型

A. T细胞抗原表位:为序列表位,通常位于蛋白抗原内部,抗原经抗原提呈细胞摄取和降解后,T细胞表位才得以暴露并与MHC分子结合为复合物,被TCR识别;B. B细胞抗原表位:包括序列表位和构象表位,可被BCR或抗体直接识别

T细胞表位和B细胞表位的特性和比较见表2-1。

表2-1 T细胞表位与B细胞表位特性

	T细胞表位	B细胞表位
识别表位受体	TCR	BCR
MHC分子参与	必需	无需
表位性质	多肽	多肽、多糖、脂多糖、有机化合物
表位大小	8～10个氨基酸($CD8^+$ T细胞) 12～18个氨基酸($CD4^+$ T细胞)	5～15个氨基酸或单糖、核苷酸
表位类型	序列表位	构象表位或序列表位
表位位置	抗原分子任意部位	抗原分子表面

(三)交叉抗原与交叉反应

某些抗原分子中含多个抗原表位,而不同抗原间可能含相同或相似的抗原表位,称为**共同抗原表位**(common epitope)。因此,某些抗原诱生的特异性抗体或活化淋巴细胞,不仅可与自身抗原表位特异性结合,还可与其他抗原中相同或相似的表位反应,此为**交叉反应**(cross reaction)(图2-2)。含共同抗原表位的不同抗原称为**交叉抗原**(cross antigen)。交叉抗原的存在有助于阐明某些疾病(如链球菌感染所致风湿性心脏病等)的发病机制,也是疫苗研制需关注的问题。

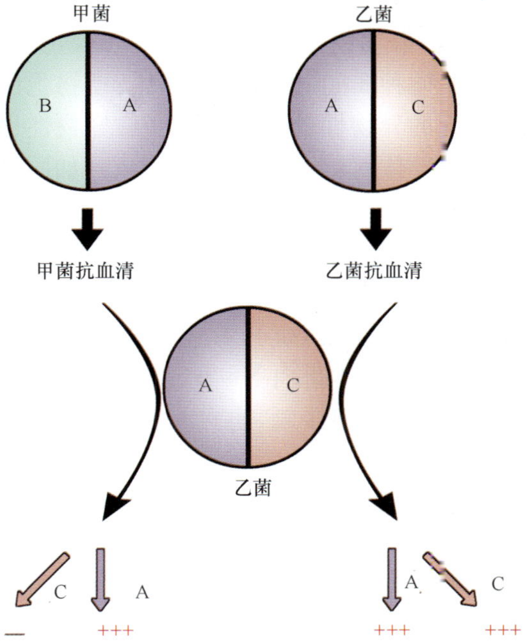

图2-2 交叉抗原与交叉反应

甲、乙两菌含共同表位(A),由甲菌刺激机体产生的抗A抗体(α)可与乙菌含有的A表位结合,即发生交叉反应

(四) 半抗原-载体效应

天然蛋白抗原同时存在T和B细胞表位，可分别被T细胞和B细胞识别，其中B细胞激活有赖于T细胞辅助。某些人工合成的简单有机化学分子属半抗原，免疫原性很低，须与蛋白质载体偶联才可诱导抗半抗原的抗体产生。其机制为：B细胞特异性识别半抗原，初步活化；蛋白载体含Th细胞表位，被B细胞或其他APC提呈并活化$CD4^+$ T细胞。由此，T、B细胞通过载体而相联系(即形成T-B桥联)，Th细胞借此桥联辅助激活B细胞。(见第十一章)

第二节 影响抗原免疫原性的因素

抗原的免疫原性主要取决于其本身异物性和特殊理化特性，也与抗原进入机体的方式及机体本身生物学特性有关。

(一) 抗原的理化性质

1. 异物性 除自身抗原外，抗原一般均为非己物质。抗原与机体间亲缘关系越远，分子结构差异越大，则异物性和免疫原性越强。例如：鸡卵蛋白对鸭是弱抗原，对哺乳动物则是强抗原；灵长类(猴或猩猩)组织成分对人是弱抗原，而对啮齿动物则多为强抗原。异物性不仅存在于不同种属间，如各种病原体、动物蛋白制剂等对人的异物性较强，为强抗原；异物性也存在于同种异体间(由MHC差别所致)，如同种移植物具有强免疫原性。自身成分若发生改变，也可被机体视为异物；即使自身成分未发生改变，但在胚胎期若未与淋巴细胞充分接触而诱导特异性免疫耐受，也具有免疫原性，如精子、脑组织、眼晶状体蛋白等一旦因创伤或感染等释出，与淋巴细胞接触，也可被视为异物，诱导强免疫应答。

2. 化学性质 天然抗原多为大分子有机物。蛋白质一般是良好抗原。糖蛋白、脂蛋白和脂多糖均有免疫原性。脂类和哺乳动物的细胞核成分(如DNA、组蛋白)通常无免疫原性，但组织细胞、免疫细胞和肿瘤细胞过度活化并发生凋亡时，其染色质、DNA和组蛋白发生化学修饰等变化，可具有免疫原性，并诱导生成相应自身抗体。

3. 分子量 抗原分子量越大、含抗原表位越多、结构越复杂，则其免疫原性越强。大于100kD的抗原为强抗原，小于10kD的抗原通常免疫原性较弱，甚至无免疫原性。

4. 分子结构 分子量大小并非决定免疫原性的绝对因素。明胶分子量为100kD，但其由直链氨基酸组成，缺乏苯环氨基酸，稳定性差，免疫原性很弱。明胶分子偶联2%的酪氨酸后，则免疫原性明显增强。胰岛素分子量仅5.7kD，因其序列中含芳香族氨基酸，故免疫原性较强。

5. 分子构象(conformation) 某些抗原分子在天然状态下可诱生特异性抗体，但经变性改变构象后，由于所含构象表位改变，可失去诱生同样抗体的能力。因此，抗原分子空间构象在很大程度上影响其诱导抗体应答的免疫原性。

抗原表位中所含化学基团数目、位置和空间构象均可影响抗原表位的免疫原性和反应原性。例如：①氨苯磺酸、氨苯砷酸和氨苯甲酸在结构上相似，仅1个有机酸基团存在差异，但均可诱生特异性抗体，但抗氨苯磺酸抗体仅可与氨苯磺酸高亲和力结合，对结构相似的氨苯砷酸和氨苯甲酸仅发生中等或较弱反应(表2-2)，表明化学基团性质可决定抗原表位特异性；②即使均为氨苯磺酸，但抗间位氨苯磺酸抗体仅与间位氨苯磺酸发生强反应，对邻位或对位氨苯磺酸仅呈弱或无反应，表明化学基团空间位置可决定抗原表位特异性(表2-3)；③抗右旋、抗左旋和抗消旋酒石酸抗体仅与相应旋光性的酒石酸发生反应，即空间构象可决定抗原表位特异性。

表2-2 化学基团性质对抗原表位反应原性的影响

半抗原		针对氨苯磺酸的免疫血清与不同半抗原的反应强度
氨苯磺酸	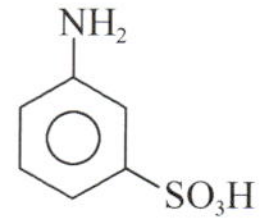	+++
氨苯砷酸	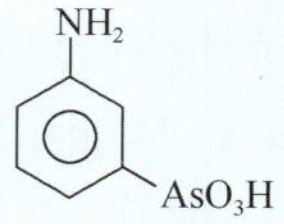	+
氨苯甲酸	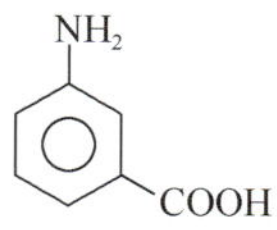	+/−

表 2-3 化学基团位置对抗原表位反应原性的影响

半抗原		针对间位氨苯磺酸的免疫血清与不同半抗原的反应强度
间位氨苯磺酸	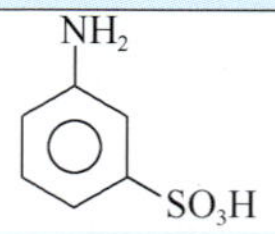	+++
对位氨苯磺酸	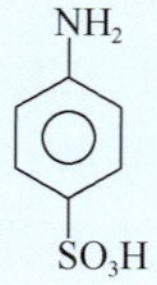	+/−
邻位氨苯磺酸	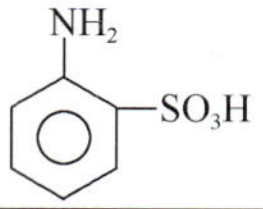	++

6. 易接近性(accessibility) 指抗原表位可被淋巴细胞抗原受体所接近的程度。抗原分子氨基酸残基所处侧链位置不同可影响抗原与TCR/BCR结合，从而影响抗原免疫原性。如图2-3所示：A与B相比，氨基酸残基在侧链的位置不同，其免疫原性各异；B与C相比，因侧链间距不同，导致BCR可接近性不同，故免疫原性各异。

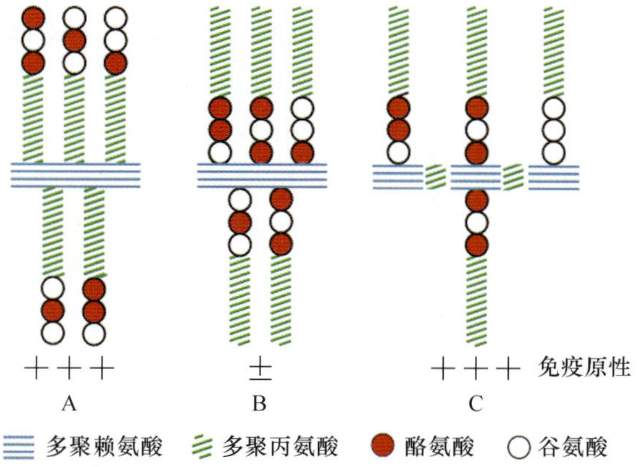

图 2-3 抗原表位易接近性影响抗原免疫原性

多聚赖氨酸和多聚丙氨酸结构简单，无免疫原性，可作为支架。酪氨酸和谷氨酸残基位于侧链最外侧，最易被BCR接近，故该结构蛋白质免疫原性强；若上述残基位于侧链内侧，由于难以被接近，故免疫原性几乎丧失；若侧链间距增大，位于内侧的酪氨酸和谷氨酸残基又具有可接近性，则免疫原性增强

7. 物理状态 一般聚合态蛋白质较其单体有更强免疫原性；颗粒性抗原免疫原性强；可溶性抗原免疫原性较弱。因此，将免疫原性弱的物质吸附于颗粒表面，可增强其免疫原性。

(二) 机体的生物学特性

1. 遗传因素 不同遗传背景的小鼠(对应于人类同种异体)对特定抗原的应答能力各异，提示机体对抗原的应答受遗传(基因)控制。例如：对某一抗原呈高反应的小鼠品系对其他抗原可能呈低反应性；不同品系小鼠对同一抗原的反应性各异；多糖抗原对人和小鼠具有免疫原性，对豚鼠则无。

主要组织相容性复合体(MHC)基因多态性是调控抗原特异性免疫应答“质”和“量”的关键因素，导致不同人类个体对同一抗原表位产生应答的强度各异。

2. 年龄、性别与健康状态 与幼年和老年相比，青壮年通常可对抗原产生较强免疫应答；新生动物或婴儿对细菌多糖类抗原无应答，故易发生细菌感染；雌性比雄性个体抗体产生水平高；感染或免疫抑制剂能显著干扰和抑制对抗原的应答。

(三) 抗原进入机体的方式

抗原进入机体的量、途径、次数、频率及免疫佐剂的应用和佐剂类型等均可影响机体对抗原的应答。适量抗原可诱导免疫应答，而剂量过低或过高均可诱导免疫耐受；皮内注射和肌内注射易诱导免疫应答，皮下免疫次之，而腹腔注射和静脉注射效果差，口服则易诱导耐受；适时间隔注射抗原可诱导强应答，频繁注射抗原易诱导免疫耐受；佐剂类型可明显影响免疫应答格局，弗氏佐剂主要诱生IgG类抗体，明矾佐剂可能诱生IgE类抗体。

第三节 抗原的种类及其医学意义

抗原种类繁多，可根据不同方法分类。

(一) 依据抗原诱生抗体时对T细胞的依赖性分类

1. 胸腺依赖性抗原(thymus dependent antigen, TD-Ag) 一般情况下，抗原刺激B细胞产生抗体时依赖于T细胞辅助，此类抗原即TD-Ag，亦称T细胞依赖性抗原。绝大多数蛋白类抗原(如病原微生物、血清蛋白、肿瘤细胞等)均属TD-Ag。先天性胸腺缺陷和后天性T细胞功能缺陷的个体，TD-Ag诱生抗体的能力明显低下。

2. 胸腺非依赖性抗原(thymus independent antigen, TI-Ag) 抗原刺激B细胞产生抗体时无

需T细胞辅助，此类抗原即TI-Ag，亦称T细胞非依赖性抗原。TI-Ag可分为两类：①TI-1抗原，如细菌脂多糖（LPS）等，其既含抗原表位，又具有丝裂原性质，可非特异性激活多克隆B细胞；②TI-2抗原，如肺炎球菌荚膜多糖、聚合鞭毛素等，其含多个重复B细胞表位，通过交联BCR仅能刺激成熟B细胞应答。婴儿和新生动物B细胞发育不成熟，故仅对TI-1 Ag应答而对TI-2 Ag无应答或低应答。

表2-4显示TD-Ag和TI-Ag的特点及比较。

表2-4 TD-Ag与TI-Ag特点

特点	TD-Ag	TI-Ag
抗原性质	蛋白质等天然抗原	一般为多糖
结构特点	结构复杂，含多个表位	结构简单，表位种类单一
含有表位	T、B细胞表位	重复的B细胞表位
免疫应答特点		
APC参与	需要	多数不需要
T细胞依赖性	有	无
MHC限制性	有	无
应答类型	细胞免疫和体液免疫	体液免疫
激活的B细胞亚类	B-2	B-1
诱生的Ig类别	各类Ig	主要为IgM
免疫记忆	形成	不形成

（二）根据抗原与机体的亲缘关系分类

1. 异嗜性抗原（heterophilic antigen） 为一类存在于人、动物及微生物等不同种属之间的共同抗原，最初由Forssman发现，故又名**Forssman抗原**。例如，溶血性链球菌表面成分与人肾小球基膜及心肌组织具有共同抗原，故链球菌感染机体所产生抗体可与具有共同抗原的心、肾组织发生交叉反应，导致肾小球肾炎或心肌炎；大肠埃希菌O_{14}型脂多糖与人结肠黏膜有共同抗原，可能导致溃疡性结肠炎发生。

2. 异种抗原（xenogenic antigen） 指来自另一物种的抗原物质，如病原微生物及其产物、植物蛋白、治疗用动物抗血清（含抗体）及异种器官移植物等，对人而言均为异种抗原。微生物结构虽然简单，但其化学组成却相当复杂，对于人均有较强免疫原性。临床治疗所用动物免疫血清（如马血清抗毒素）既含特异性抗毒素可中和毒素，同时又是异种抗原，可刺激机体产生抗马血清的抗体，反复使用可致超敏反应。

3. 同种异型抗原（allogeneic antigen） 指同一种属不同个体间所存在的不同抗原，亦称同种抗原或同种异体抗原。常见的人类同种异型抗原有两类：①血型（红细胞）抗原，已发现40余种抗原系统，主要为ABO（A1、A2、B、H抗原）系统和Rh（D、C、E、L、W抗原）系统；②主要组织相容性抗原（HLA），是人体最为复杂的同种异型抗原，在人群中具有高度多态性，可介导人体间移植排斥反应。

4. 自身抗原（autoantigen） 指自身组织细胞所表达的抗原，正常情况下机体对其不产生免疫应答，即形成自身耐受。某些情况下自身抗原发生改变，可诱发自身免疫应答。例如：①感染、外伤和某些药物破坏隔绝屏障，使“免疫赦免区”（与免疫细胞隔离）的自身抗原被释放；②物理、化学或生物（如感染）因素使自身组织成分发生改变或修饰。

5. 独特型抗原（idiotypic antigen） TCR、BCR或IgV区内的互补决定区（CDR），是TCR/BCR和抗体特异性结合不同抗原的部位，其在每种特异性TCR、BCR、Ig均各不相同，具有独特的氨基酸顺序和空间构型，可作为抗原诱生特异性抗体。此类独特的氨基酸序列称为**独特型**（idiotype，Id）抗原，其所诱生的抗体（即抗抗体，或称Ab1）称**抗独特型抗体**（anti-idiotype antibody，AId）。Ab1还可作为抗原，以Ab1→Ab2→Ab3→Ab4……的形式诱生次级的特异性AId，从而形成独特型网络并调节免疫应答（见第十五章）。

（三）根据抗原提呈细胞内抗原的来源分类

1. 内源性抗原（endogenous antigen） 指在抗原提呈细胞（APC）内新合成的抗原（如病毒感染细胞合成的病毒蛋白、肿瘤细胞内合成的肿瘤抗原等），其在APC胞质内被加工处理为抗原肽，与MHCⅠ类分子结合为复合物，被$CD8^+$ T细胞识别。（见第十章）

2. 外源性抗原（exogenous antigen） 指细菌蛋白等外来抗原，其通过胞吞、胞饮和受体介导内吞等作用进入APC，在内体溶酶体中被降解为抗原肽并与MHCⅡ类分子结合为复合物，被$CD4^+$ T细胞识别。（见第十章）

（四）其他分类

根据抗原产生方式的不同，可将抗原分为天然抗原和人工抗原；根据物理性状不同，可分为颗粒性抗原和可溶性抗原；根据抗原化学性质，可分为蛋白质抗原、多糖抗原及核酸抗原等；根据抗原来源及其与疾病相关性，可分为移植抗原、肿瘤抗原、自身抗原等，能诱导变态反应（过敏反应）的抗原又称为变应原（allergen）或过敏原；可诱导机体产生免疫耐受的抗原又称为耐受原（tolerogen）。

第四节 非特异性免疫刺激剂

与抗原特异性激活 T/B 细胞应答不同，某些物质可非特异性激活 T 细胞和 B 细胞，称为免疫刺激剂（stimulator）。

（一）免疫佐剂

佐剂（adjuvant）指预先或与抗原同时注入体内、可增强机体对抗原的应答或改变应答类型的非特异性免疫增强性物质。佐剂的种类很多：①生物性佐剂，包括卡介苗（BCG）、短小棒状杆菌（CP）、脂多糖（LPS）和细胞因子（如 GM-CSF）等；②无机化合物，如氢氧化铝［$Al(OH)_3$］等；③人工合成物，如双链多聚肌苷酸：胞苷酸（poly I:C）等；④有机物，如矿物油等。

佐剂作用的机制主要为：①改变抗原物理性状，促使抗原缓释，延长抗原在体内滞留时间；②刺激单核-吞噬细胞，增强其对抗原的处理和提呈；③刺激淋巴细胞增殖分化，增强和放大免疫应答。

不同佐剂其作用机制各异，例如：①脂质体如免疫刺激复合物（ISCOM）等可与抗原形成油-水复合物，促使抗原缓释；②人工合成的 CpG 寡核苷酸（模拟细菌来源的低甲基化 CpG），可刺激巨噬细胞等分泌炎性细胞因子，是有效的 Th1 型佐剂；③弗氏完全佐剂（Freund's complete adjuvant，CFA），含灭活的结核分枝杆菌（BCG）和矿物油，BCG 具有 Th1 佐剂作用，而矿物油可与抗原形成油-水复合物，可同时增强机体体液和细胞免疫应答；④弗氏不完全佐剂（Freund's incomplete adjuvant，IFA），仅含矿物油成分，可增强机体抗体应答。CFA 和 IFA 是动物试验中最常用的佐剂，氢氧化铝则是安全的人用佐剂。

佐剂主要用于配制疫苗，可显著增强疫苗免疫效果，也可用于抗肿瘤等免疫生物治疗，增强患者免疫力。

***免疫佐剂新进展**

佐剂已广泛应用于多种临床生物制剂，例如：①用于疫苗成分，以增强机体体液免疫应答，提高抗血清水平；②作为非特异性免疫增强剂，用于抗肿瘤与抗感染的辅助治疗。

目前已被批准应用于人类疫苗的佐剂包括 6 种：铝盐（Alum）、MF59™（水包油型乳剂）、MPL®（糖脂）、病毒样颗粒（VLP，Viral Like Particle）、免疫增强的再造流感病毒小体（IRIV，immunopotentiating reconstituted influenza virosome）和霍乱肠毒素（CT，cholera toxin）。在研的新型疫苗佐剂包括皂苷及其衍生物 QS-21 及 ISCOM（immunostimulating complex）、固有免疫激动剂（如 TLR 的天然及合成配体、细菌/真菌来源的 β-葡聚糖）、新型细胞因子佐剂、新型 Th1/Th2 佐剂、黏膜佐剂等。

细菌来源的质粒载体具有非特异性激活作用，机制是：细菌抗性基因含多个免疫激活序列（ISS），即富含 CpG 基序的非甲基化 CpG 寡核苷酸序列。人工合成含 CpG 基序的 ODN 序列，开创了 CpG 佐剂新领域。CpG 作为 TLR9 的配体，可激活 DC 和巨噬细胞分泌多种促炎细胞因子，从而有效增强 Th1 细胞和 CTL 效应。根据 DNA 骨架差异，CpG 分为两型：①K/B 型 CpG DNA，其具有磷硫酰 DNA 骨架，可激活人 pDC 分化并分泌 TNF-α，还可促进 B 细胞分泌抗体；②D/A 型 CpG DNA，其骨架含磷酸二酯和磷硫酰，可激活人 pDC 分化并分泌 IFN-γ，但对 B 细胞无作用。多数情况下，K/B 型 CpG DNA 在初次和再次免疫中具有更强诱生抗体的作用。出于安全性考虑，CpG 佐剂被限制在治疗性疫苗领域。此外，环二鸟苷酸（cyclic-diguanylic acid，c-di-GMP）是新近证实的强 Th1 佐剂；天花粉蛋白（Trichosanthin，TCS）是候选的新型 Th2 佐剂。

（二）超抗原

普通蛋白质抗原一般激活机体总 T 细胞库中万分之一至百万分之一的 T 细胞克隆。然而，某些抗原物质，仅需极低浓度（1～10ng/ml）即可非特异性激活高达 2%～20%的 T 细胞克隆，产生极强免疫应答，此类抗原称为**超抗原**(superantigen，SAg)，属多克隆激活剂。

普通蛋白质抗原表位被结合于 MHC 分子沟槽内，继而与 T 细胞的特异性 TCR 相互作用。SAg 的作用机制与普通蛋白抗原不同：其一端直接与 TCR V_{β} 链 CDR3 外侧区域结合，另一端与 APC 表面 MHC Ⅱ类分子抗原结合槽外部结合，以完整蛋白形式激活 T 细胞，故 SAg 不涉及与 TCR 特异性识别，亦无 MHC 限制性(图 2-4)。SAg 所诱导的 T 细胞应答，其效应并非针对超抗原，而是通过非特异性激活 T 细胞分泌大量细胞因子，继而参与某些病理过程发生。还发现，热休克蛋白(heat shock protein，HSP)和金黄色葡萄球菌蛋白 A(staphylococcus protein A，SPA)分别是刺激 TCR $\gamma\delta^{+}$ T 和 B 细胞的 SAg。

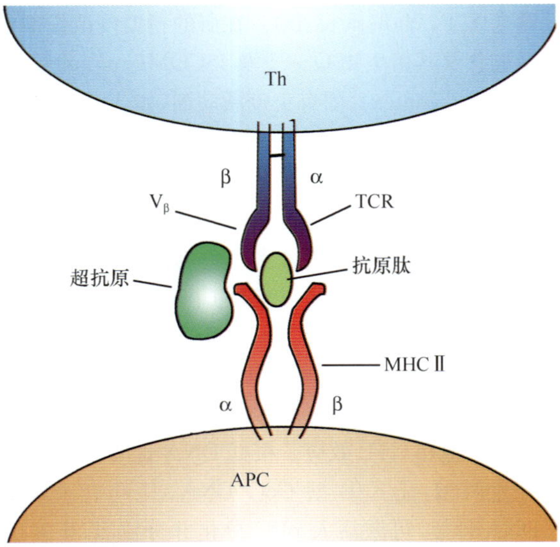

图 2-4 超抗原激活 T 细胞的机制

普通抗原肽结合于 MHC Ⅱ 类分子多态样区的肽结合槽，由 TCR(α、β 链 V 区)识别；超抗原直接与 MHC Ⅱ 类分子非多态样区和 TCRβ 链 V 区结合，无 MHC 限制性

根据 SAg 来源，可分为两类：①外源性超抗原，如金黄色葡萄球菌肠毒素 A～E(staphylococcus enterotoxin A～E，SEA～SEE)等；②内源性超抗原，如小鼠乳腺肿瘤病毒蛋白，可作为次要淋巴细胞刺激抗原(minor lymphocyte stimulating antigen，MLS)而刺激 T 细胞增殖。SAg 多为病原微生物的代谢产物或致病因子，可大量激活 T 细胞和巨噬细胞而启动炎症效应，导致中毒性休克、多器官衰竭等严重临床表现，也可应用于抗肿瘤生物治疗。

＊超抗原与中毒性休克

超抗原过量释放可导致某些严重临床症侯，如中毒性休克(septic shock)及弥散性血管内凝血(disseminated intravascular coagulation，DIC)等。

兹以中毒性休克为例：该症临床表现为发热、低血压导致的血管塌陷、皮疹、结膜炎和组织缺氧、代谢紊乱、细胞损害甚至多器官功能衰竭。美国每年约发生 20 万例，死亡率高达 40%～70%，常见于使用卫生棉条的行经妇女。其主要病因是微生物感染所释放的毒性物质，如革兰阴性菌的 LPS、革兰阳性菌的磷壁酸和超抗原成分[尤其是金黄色葡萄球菌中毒性休克综合征外毒素(staphylococcal toxic shock syndrome toxin，TSST)和葡萄球菌致热外毒素(staphylococcal pyrogenic exotoxin，SPE)]。如图 2-5 所示，G^{-}菌 LPS 和 G^{+}菌 LTA(磷壁酸)可通过 TLR 激活巨噬细胞分泌炎症细胞因子，激活补体系统并释放 C3a 等过敏毒素，继而激活肥大细胞释放组胺、白三烯等增加血管通透性。同时，TSST-1 和 SPE 与巨噬细胞表面 MHC 分子结合，通过与 TCR 交联，诱发多克隆 T 细胞活化并分泌大量 IL-2、IFN-γ，进一步增强巨噬细胞的炎症效应，最终触发中毒性休克的系列临床症状。

(三) 丝裂原

丝裂原(mitogen)亦称有丝分裂原，因可致细胞发生有丝分裂而得名，属非特异性淋巴细胞多克隆激活剂，丝裂原作用机制为：通过与淋巴细胞表面丝裂原受体结合，刺激静止淋巴细胞转化为淋巴母细胞并发生有丝分裂，从而激活某一类淋巴细胞的全部克隆。

T、B 细胞表面分别表达多种丝裂原受体(表 2-5)，可对相应丝裂原刺激产生强烈增殖反应，此效应被广泛应用于体外试验，检测免疫细胞活性。

表 2-5 作用于人和小鼠 T、B 细胞的丝裂原

	人		小鼠	
	T 细胞	B 细胞	T 细胞	B 细胞
ConA(刀豆蛋白 A)	+	－	+	－
PHA(植物血凝素)	+	－	+	－
PWM(商陆丝裂原)	+	+	+	－
LPS(脂多糖)	－	－	－	+
SPA(葡萄球菌蛋白 A)	－	+	－	－

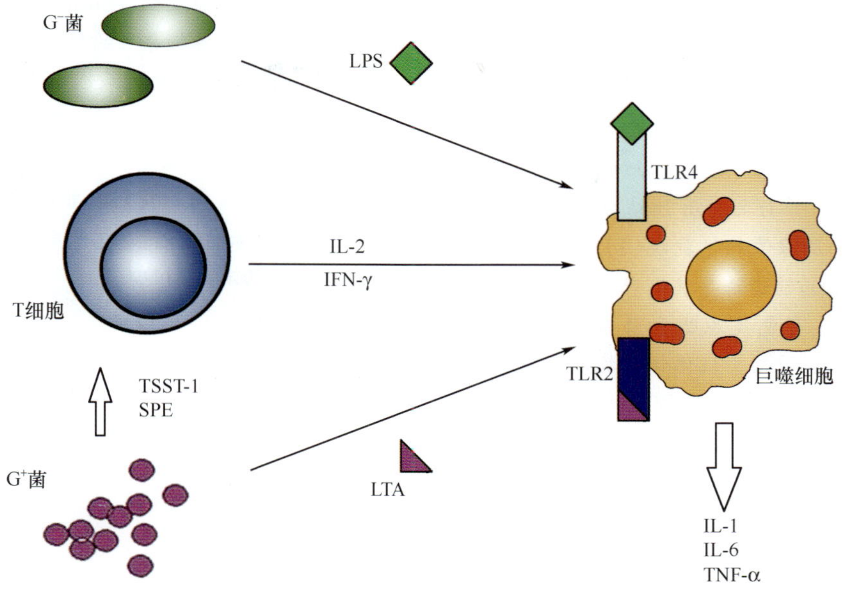

图 2-5 超抗原介导中毒性休克的机制

金黄色葡萄球菌所含超抗原 TSST-1 和 SPE 与巨噬细胞表面 MHC 分子非多态样区结合，再与 TCR 交联，诱发多克隆 T 细胞活化，后者分泌大量 IL-2 和 IFN-γ，进一步增强巨噬细胞炎症效应，最终触发中毒性休克

* 抗原概念的拓展——免疫原

机体受病原体刺激后，按时间先后依次诱导固有免疫与适应性免疫。但是，诱导固有免疫与适应性免疫的病原体，其具体的化学基团却截然不同：①固有免疫细胞针对某一类病原体或损伤的自身细胞所释放的共有保守组分（PAMP/DAMP）产生应答，通过分泌炎症细胞因子、增强抗原提呈细胞表面 MHC Ⅰ/Ⅱ类分子及共刺激分子表达，启动非特异性的固有免疫应答；②T、B 细胞则针对病原体所含多种不同的特殊化学基团（抗原表位），产生特异性的适应性免疫应答。

传统意义的"抗原"仅指适应性免疫应答所针对的抗原表位。按照现代免疫学概念，PAMP/DAMP 也参与诱导免疫应答，故与抗原表位一样，也应被视为"免疫原"。因此，广义上的免疫原（immunogen），指所有能启动、激发和诱导免疫应答（包括固有免疫和适应性免疫）的物质，包括启动固有免疫的固有分子模式（innate molecular pattern，IMP）和启动适应性免疫应答的抗原（antigen，Ag）。

IMP 是启动和诱导固有免疫应答的物质，通过与细胞表面和胞质内多种模式识别受体结合而激活相应信号通路，启动固有应答。IMP 可分为两类（见第十三章）：①病原相关分子模式（pathogen-associated molecular pattern，PAMP），是来源于病原体的保守的共有成分，亦称外源性危险信号（exogenous danger signal）；②损伤相关分子模式（damage-associated molecular pattern，DAMP）是由损伤的自身细胞所释放的保守成分，亦称内源性危险信号（endogenous danger signal）。

与抗原不完全相同，IMP 仅具有免疫原性而无反应原性，其不能与固有免疫效应产物（如细胞因子等）发生特异性结合。

* 抗原在临床实践中的应用

（1）特异性抗原-抗体反应用于疾病诊断与辅助诊断：①应用特异性抗体定性和定量检测病原体；②检测变应原可为防治超敏反应性疾病提供重要依据。

（2）注射疫苗（抗原）防治疾病：①提纯、合成病原体或其来源的抗原蛋白，通过适当理化修饰并与佐剂混合，可制备疫苗，用于防治多种感染性疾病（如天花、白喉、破伤风、脊髓灰质炎、乙型肝炎等）；②肿瘤抗原疫苗、T 细胞疫苗等可用于治疗肿瘤和自身免疫病；③口服髓磷脂碱性蛋白抗原等耐受原，可诱导特异性免疫耐受，用于治疗脱髓鞘疾病等自身免疫病；④少量多次注射纯化的过敏原，可通过减敏而缓解乃至治愈某些Ⅰ型超敏反应性疾病。

小 结

抗原(Ag)指能与T、B淋巴细胞表面特异性抗原受体(TCR或BCR)结合并激活T/B细胞产生特异性抗体与效应淋巴细胞,并与之特异性结合从而被清除的物质。抗原可分为胸腺依赖性抗原(TD-Ag)和胸腺非依赖性抗原(TI-Ag),前者诱导抗体产生有赖于T细胞辅助。抗原同时具有免疫原性和反应原性(抗原性),而半抗原仅有反应原性。机体针对抗原产生特异性免疫应答的分子基础是TCR和BCR特异性识别抗原分子所含的抗原表位(epitope)。抗原表位是抗原分子中决定免疫应答特异性的特殊化学基团和最小结构与功能单位,可分为序列表位和构象表位。T细胞仅识别序列表位,而B细胞则主要识别构象表位。抗原的免疫原性取决于抗原物质本身的理化性质、机体的生物学特性及其相互作用。非特异性免疫刺激剂(如超抗原、丝裂原和佐剂)以抗原非依赖性、MHC非限制性的方式激活淋巴细胞。

(熊思东)

第二篇　免疫分子与免疫细胞

免疫系统是产生免疫应答并执行免疫功能的复杂组织系统。从宏观至微观，免疫系统的组成包括免疫器官、免疫细胞、免疫分子。

免疫分子数量众多，是免疫系统重要组分和功能体现，迄今仍不断有新的免疫分子被发现和鉴定。免疫分子结构各异、功能多样，同一分子可具有不同异构体并呈现不同功能。根据免疫分子结构特点和功能规律，可将其归纳为若干类(class)、组(group)或群(cluster)。本章介绍抗体分子、补体细胞因子、CD分子、黏附分子和MHC分子，它们仅是浩瀚的免疫分子库中的代表，在免疫应答中发挥重要作用。

抗体是体液免疫应答产生的主要效应分子，其在免疫防治及诊断中得到广泛应用。补体是重要的固有免疫分子，其可在不同激活物作用下被活化，从而发挥多样性生物学效应。细胞因子种类繁多，其通过与相应受体结合而发挥作用，并参与多种疾病发生、发展。

CD分子是一大类分布于免疫细胞表面的膜分子，是介导细胞间相互作用的物质基础。CD分子中还包括诸多介导细胞黏附作用的黏附分子。本篇仅简介CD分子/黏附分子某些共性，具体的分子留待相关章节详述。MHC(人HLA)分子是广泛表达于机体组织细胞的膜抗原，其最本质的生物学意义是参与处理、提呈抗原，从而在适应性免疫应答中起关键作用。

免疫细胞可分为两大类：①T细胞和B细胞，分别表达特异性抗原识别受体(TCR/BCR)，是参与适应性免疫应答的关键细胞；②固有免疫细胞，指除T、B细胞外的所有免疫细胞类别，包括单核/巨噬细胞、树突状细胞、固有免疫样淋巴细胞、NK细胞等。两类细胞相互作用，彼此调控，共同执行机体免疫系统的功能。

第三章　免疫效应分子之一：抗体

19世纪后期，德国学者Behring及其同事Kitasato发现白喉或破伤风毒素免疫动物后可产生具有中和毒素作用的物质，称为抗毒素(antitoxin)。其后，以**抗体**(antibody, Ab)一词泛指包括抗毒素在内的一类物质，它们是存在于血液和组织液中的糖蛋白，由B淋巴细胞在抗原刺激下增殖分化为浆细胞所产生，是介导体液免疫的重要效应分子。

1937年Tielius用电泳法将血清蛋白分为白蛋白、α1球蛋白、α2球蛋白、β球蛋白和γ球蛋白等组分，发现抗体活性主要存在于γ球蛋白区，部分抗体活性亦存在于α和β球蛋白区(图3-1)。此后陆续发现某些球蛋白具有与抗体相似的化学结构。据此，确定抗体的化学性质为球蛋白，故抗体又称为**免疫球蛋白**(immunoglobulin, Ig)。

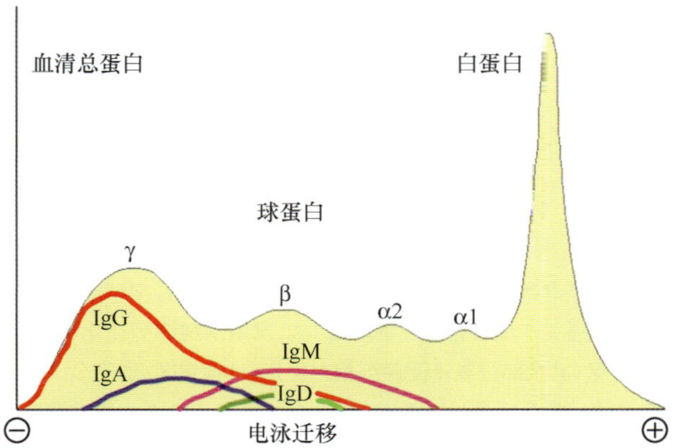

图3-1　血清蛋白电泳扫描示意图

血清蛋白各组分所带电荷不同，其电泳迁移速度不一。球蛋白区可见α1、α2、β和γ四个区带；IgG主要见于γ区，但也分布于α2、β区；其他类Ig在α、β和γ区有相对限制的移动；IgE血清含量极低，其分布与IgD类似依据抗体存在的部位和形式，可将其分为两类：①分泌型(secreted Ig，sIg)，主要存在于血液、组织液及各种外分泌液中，在机体免疫防御中发挥重要作用，通常所指的抗体主要为分泌型；②膜型(membrane Ig，mIg)，表达于B淋巴细胞膜表面，即B细胞受体(B cell receptor，BCR)，可识别并结合微环境中各种抗原，从而活化B细胞，启动特异性体液免疫应答。

第一节 抗体的分子结构

Eldman和Porter于20世纪50年代深入研究了Ig分子结构：借助变性和非变性电泳技术，发现Ig含重链和轻链；借助蛋白酶水解等方法，发现Ig由抗原结合片段和可结晶片段组成。

(一) 基本结构

Ig分子基本结构是一“Y”字型四肽链结构(图3-2)，由两条完全相同的重链和两条完全相同的轻链以二硫键连接而成。

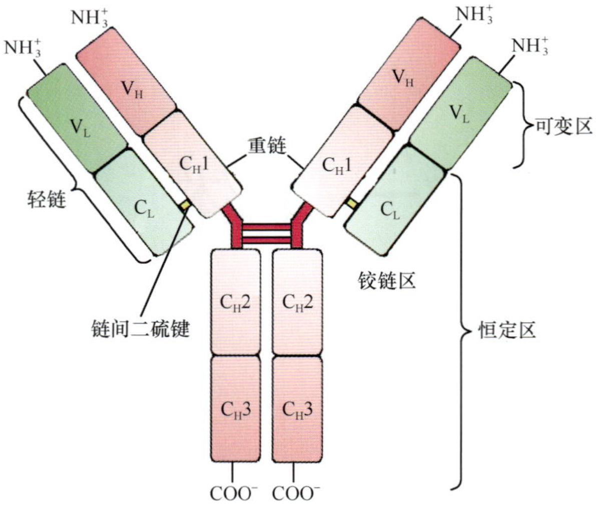

图3-2 抗体基本结构示意图

抗体分子基本结构是由4条对称多肽链构成的“Y”字型结构，重链近氨基端1/4和轻链近氨基端1/2，其氨基酸序列变化大，称可变区；其余部分氨基酸序列相对恒定，称恒定区；位于C_H1和C_H2之间的为富含脯氨酸的铰链区。V_H和V_L分别代表重链和轻链的可变区；C_H和C_L分别代表重链和轻链的恒定区

1. 重链和轻链 **Ig重链**(heavy chain，H)由450～550个氨基酸残基组成，分子质量为50～70kD。根据重链结构差异，可分为5类(class)，即IgG、IgA、IgM、IgD和IgE。

Ig轻链(light chain，L)约含210个氨基酸，分子质量约25kD，为重链的1/2。根据轻链结构差异，可分为两型(type)，即κ和λ型，二者功能无差异。两型轻链可与任意一类重链相结合，同一个体内可存在分别携带κ或λ链的抗体分子，但1个天然Ig分子两条轻链的型别必然相同。不同种属个体内两型轻链比例各异，正常人血清κ型和λ型Ig浓度之比约2∶1。

2. 可变区和恒定区 分析比对不同Ig重链和轻链氨基酸序列，发现近N端约110个氨基酸序列变化较大，而近C端的序列在同一类Ig间相对保守。据此，前者称为**可变区**(variable region，V区)，约占重链1/4(简称V_H)和轻链1/2(简称V_L)；后者称为**恒定区**(constant region，C区)，约占重链3/4(简称C_H)和轻链1/2(简称C_L)。

重链和轻链V区(V_H、V_L)各含3个其氨基酸组成和排列序列高度可变的区域，称为**高变区**(hypervariable region，HVR)或**互补决定区**(complementarity determining region，CDR)。CDR以外的V区，其氨基酸组成和排列序列相对不易变化，称为**骨架区**(framework region，FR)。V_H和V_L各有FR1、FR2、FR3和FR4四个骨架区。V_H和V_L的3个CDR共同组成Ig的抗原结合部位，负责识别及结合抗原，从而发挥免疫学效应。

不同型(κ或λ)Ig其C_L的长度基本一致，但不同类Ig其C_H的长度不一，分别包括C_H1～C_H3(IgG、IgA、IgD)或C_H1～C_H4(IgM、IgE)。同一种属个体所产生针对不同抗原的同一类别Ig，其C区氨基酸组成和排列顺序比较恒定，但V区各异。Ig C区与抗体诸多生物学效应相关，如：激活补体；穿越胎盘和黏膜屏障；结合细胞表面Fc受体从而介导调理作用、ADCC作用和I型超敏反应等。

3. 铰链区 **铰链区**(hinge region)位于C_H1与C_H2之间。铰链区之间一般由1个或数个二硫键连接，富含脯氨酸，使铰链区具有柔性，易伸展弯曲，能改变2个Y形臂之间的距离，有利于两臂可分别结合2个抗原表位。铰链区易被木瓜蛋白酶、胃蛋白酶等水解。IgD、IgG、IgA有铰链区，IgM和IgE则无。

4. 结构域 Ig两条重链和两条轻链均可折

叠为数个环形**结构域**(domain)。各结构域一般具有独特的功能,故又称为功能区。每个结构域约含 110 个氨基酸残基,其二级结构是由几股多肽链折叠而成的 2 个反向平行的 β 片层(anti-parallel β sheet),2 个 β 片层中心的 2 个半胱氨酸残基由 1 个链内二硫键垂直连接,形成一“β 桶状(β barrel)”结构,或称 β 三明治(β sandwich)结构(图 3-3)。现已发现,许多膜型和分泌型分子均含这种独特的桶状结构,并被归于**免疫球蛋白超家族**(immunoglobulin superfamily,IgSF)。

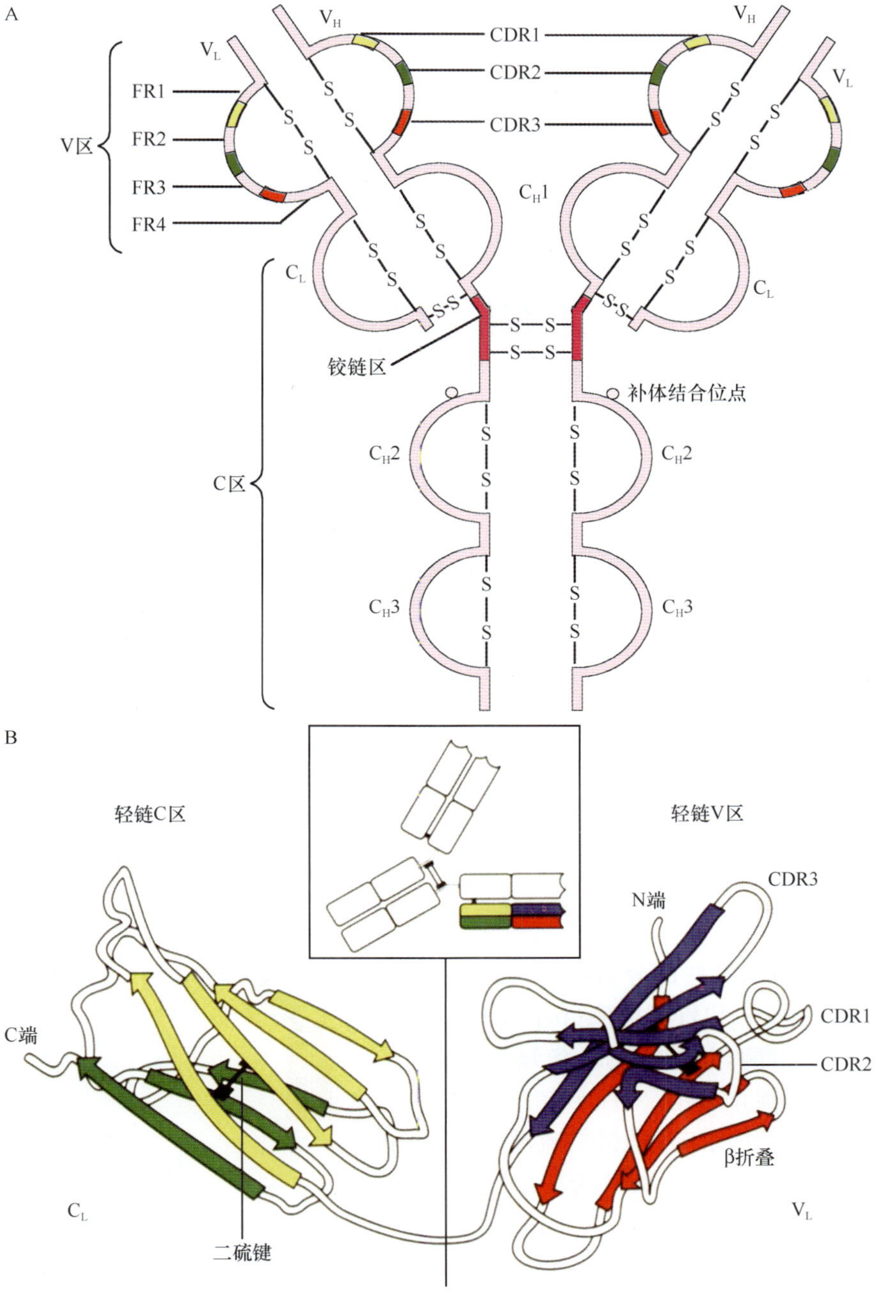

图 3-3　免疫球蛋白 V 区和 C 区结构示意图

A:Ig 重链和轻链折叠形成的环状功能区为结构域,CDR 为互补决定区,FR 为骨架区;B:Ig 二级结构是由数段多肽链折叠而成的两个反向平行的 β 片层,后者中心的两个半胱氨酸残基由 1 个链内二硫键垂直连接,形成 β 三明治结构

(二) 其他成分

除轻链和重链外,某些类别抗体还含其他辅助成分(图 3-4)。

1. J 链　J 链(joining chain)是一富含半胱氨酸的多肽链,由浆细胞合成,相对分子量约

15 000，主要功能是将单体 Ig 分子连接为多聚体。IgA 二聚体和 IgM 五聚体均含 J 链；IgG、IgD 和 IgE 均为单体，无 J 链。

2. 分泌片 **分泌片**（secretory piece，SP）属含糖肽链，是多聚免疫球蛋白受体（poly Ig receptor，pIgR）的胞外段，由黏膜上皮细胞合成和分泌。其功能是：①以非共价形式结合 IgA 二聚体，使其成为分泌型 IgA（SIgA），辅助 SIgA 经由黏膜上皮细胞转运，分泌至黏膜表面，发挥黏膜免疫效应；②保护 SIgA 铰链区，使其免遭蛋白水解酶降解。

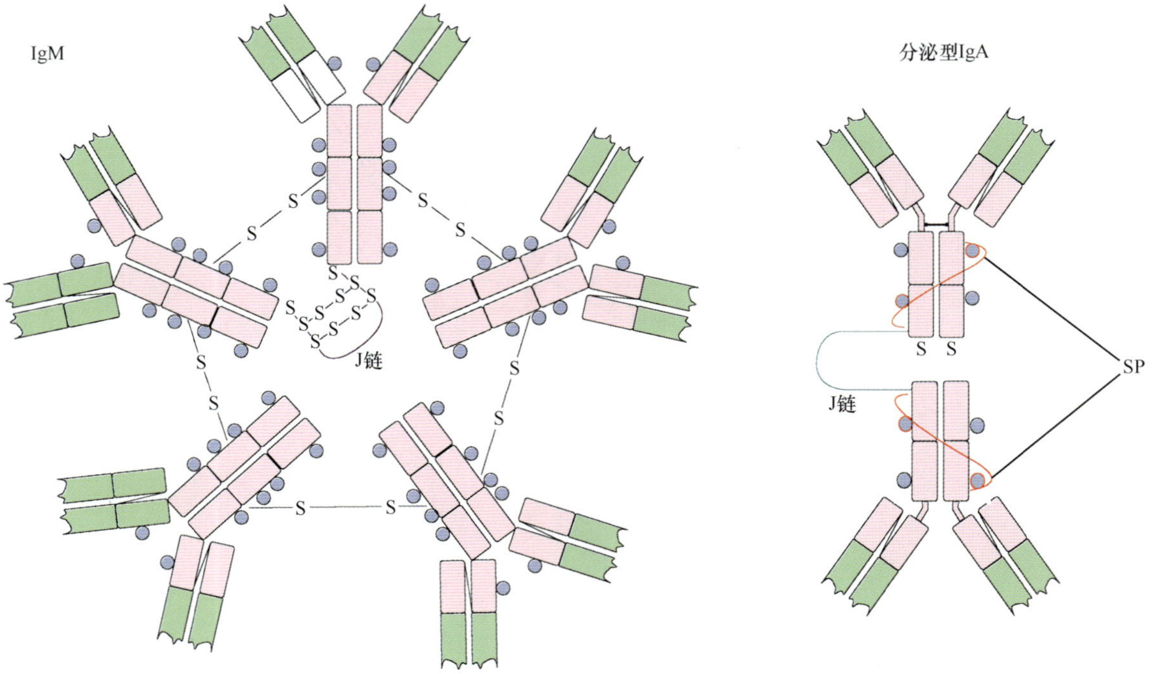

图 3-4 免疫球蛋白 J 链和 SP 结构

左图为 IgM 五聚体，由 J 链连接而成；右图为分泌型 IgA（SIgA），由 J 链将两个单体 IgA 连接为二聚体，SP 以非共价键形式结合于 IgA 二聚体上

（三）水解片段

一定条件下，Ig 肽链的某些部分易被蛋白酶水解。木瓜蛋白酶（papain）和胃蛋白酶（pepsin）是最常用的 Ig 蛋白水解酶，并可借此研究 Ig 结构和功能。兹以 IgG 为例介绍（图 3-5）。

木瓜蛋白酶（papain）作用于铰链区二硫键所连接两条重链的近 N 端，可将 Ig 裂解为 2 个完全相同的**抗原结合片段**（fragment of antigen binding，Fab）和 1 个**可结晶片段**（fragment crystallizable，Fc）。Fab 由 1 条完整轻链（含 V_L 和 C_L）和部分重链（含 V_H 和 C_H1）组成。1 个 Fab 片段为单价，可与抗原结合但不发生凝集或沉淀反应。Fc 相当于 IgG 的 C_H2 和 C_H3 功能区，其无抗原结合活性，是 Ig 与效应分子或效应细胞相互作用的部位。

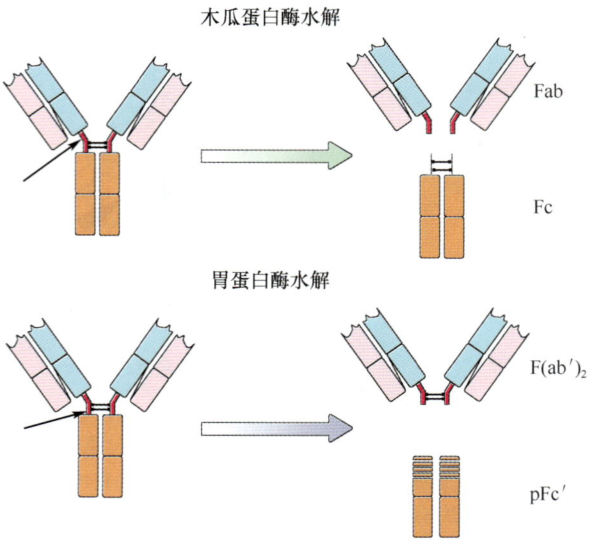

图 3-5 抗体蛋白水解片段示意图

胃蛋白酶将 Ig 水解为 $F(ab')_2$ 和多个无生物活性的小片段 pFc′。木瓜蛋白酶将 Ig 水解为 2 个 Fab 段和 1 个 Fc 段

胃蛋白酶(pepsin)作用于铰链区二硫键所连接两条重链的近C端,可将Ig水解为1个大片段$F(ab')_2$和一些小片段pFc'。$F(ab')_2$由两个Fab及铰链区组成,为双价,可同时结合2个抗原表位,故能形成凝集或沉淀反应。pFc'最终被降解,无生物学作用。

(四) 抗体的异质性

抗体异质性(heterogeneity)指抗体在结构和功能上不均一性或差异性的总和。多种机制导致抗体的异质性。

1. 抗原的多样性 自然界存在种类繁多、分子结构极为复杂的抗原(包括蛋白质、多糖、脂类等),每种抗原均含多种表位。每一种抗原表位刺激B细胞所产生的抗体分子,其识别抗原的特异性(由Fab段决定)各异。因此,机体针对任一种(或任一类)抗原所产生的抗血清或抗体,实际上是异质性抗体(可变区不同)的总和。(图3-6)

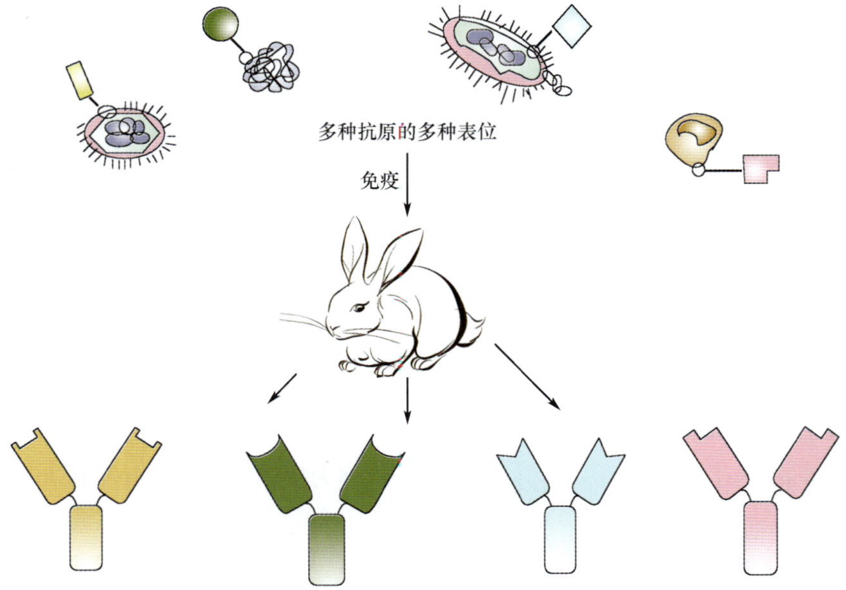

图3-6 抗原多样性和抗体类型所致抗体异质性

不同抗原所含抗原表位不同,所诱生的抗体类型和特异性各异。体内所产生抗体乃异质性抗体的总和,包含针对各种抗原表位的特异性抗体,以及针对同一抗原表位的不同类、型抗体

2. 抗体的类型 根据抗体重链、轻链恒定区氨基酸组成的差异,可将抗体分为不同的类和型。针对同一抗原表位产生的特异性抗体,实际上是异质性抗体的总和。它们的特异性(由可变区决定)相同,但类、型(由恒定区决定)各异。

(1) 抗体的类别:同一种属所有个体内,根据抗体重链C区氨基酸组成的差异,可分为γ、α、μ、δ和ε五类,对应的Ig分别为IgG、IgA、IgM、IgD和IgE。同一类Ig根据其重链铰链区氨基酸残基组成、二硫键数目、位置不同,又可分为不同**亚类**(subclass)。IgG有IgG1~IgG4四个亚类;IgA有IgA1、IgA2两个亚类;IgM有IgM1、IgM2两个亚类;IgD和IgE尚未发现亚类。

(2) 抗体的型别:同一种属所有个体内,根据Ig轻链C区氨基酸组成的差异,可分为κ和λ两型。λ型Ig中,依据其λ链C区氨基端个别氨基酸的差异,又可分为λ1、λ2、λ3和λ4四个**亚型**(subtype)。

*** 抗体所具有的抗原表位**

抗体的化学性质是蛋白质,故其本身也具有免疫原性。抗体分子具有3类不同抗原表位,即同种型、同种异型和独特型。(图3-7)

(1) 同种型:同种型(isotype)指同一种属所有个体Ig分子共有的抗原特异性标志,为种属型标志。同种型抗原表位位于Ig C区,表现在全部Ig的类和亚类、型和亚型分子上。

(2) 同种异型:同种异型(allotype)指同一种属不同个体间Ig分子所具有的不同抗原特异性标志,为个体型标志。同种异型抗原表位广泛存在于Ig C区和V区,由同一基因座的不同等位基因所编码,均为共显性,如IgG的Gm因子、IgA的Am因子、IgE 的 Em 因子、κ 链的 Km 因子、λ 链的 V 区和 C 区。同种型和同种异型均由遗传因素所决定。

（3）独特型：独特型（idiotype，Id）指每个 Ig 分子所特有的抗原特异性标志，其表位又称独特位（idiotope）。抗体分子每一 Fab 段均含 5～6 个独特位，它们存在于 V 区。独特型在异种、同种异体甚至自体内均可刺激产生相应抗体，即抗独特型抗体（anti-idiotype antibody，AId），故独特型也是抗体异质性。（第十五章）

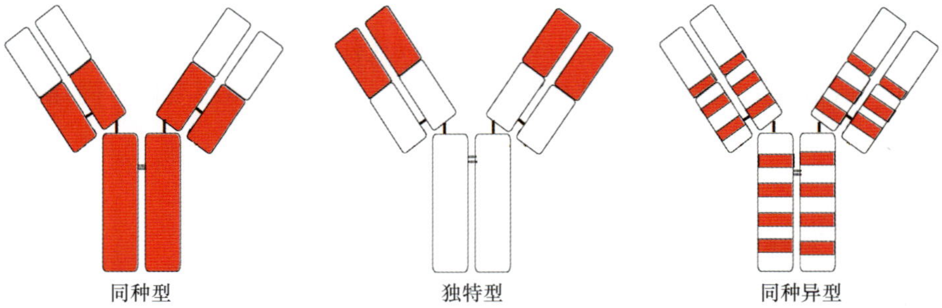

图 3-7 抗体具有的抗原表位

抗体（蛋白质）具有同种型、同种异型和独特型表位。图中黑色区域代表各类抗原表位所在部位

第二节 抗体的生物学特性

（一）抗体的主要功能

五类抗体均为多肽链组成的糖蛋白，它们的 V 区和 C 区具有某些相似的功能。

1. 特异性识别、结合抗原（图 3-8） Ig V 区 CDR 所构成的环状凹槽决定其能与相应抗原（表位）结合（涉及二种分子空间构型、所带电荷及相互间所形成的氢键等），这种结合具有特异性和可逆性。Ig 可为单体、二聚体和五聚体，故其结合抗原表位的数目不同。Ig 结合抗原表位的个数称为抗原结合价。IgV 区与抗原（表位）结合所产生的效应为：①中和毒素、阻断病原入侵；②IgV区与抗原表位结合，而 Ig C 区（Fc 段）与效应细胞表面相应 Fc 受体结合，从而发挥作用。

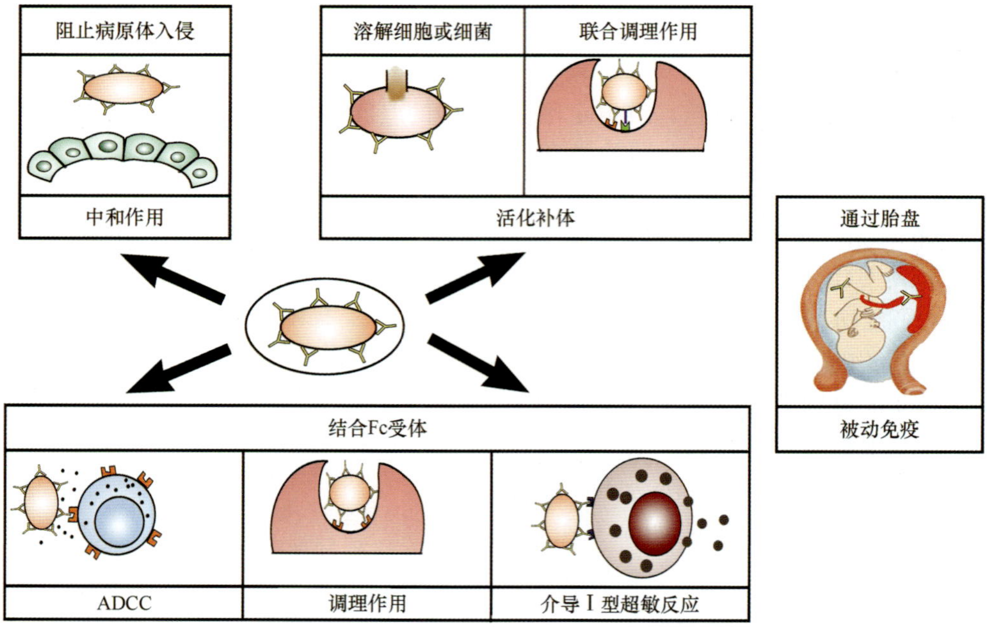

图 3-8 抗体主要生物学功能

免疫球蛋白 V 区和 C 区功能各异；V 区可特异性结合抗原，从而中和毒素并阻断病原入侵；抗体 V 区与抗原特异性结合后，抗体 C 区可激活补体，或与效应细胞表面 Fc 受体结合，发挥调理作用、ADCC、介导超敏反应、穿越胎盘等功能

2. 激活补体　IgG1～3、IgM 与相应抗原结合，可因构型改变而暴露其 C_H2/C_H3 功能区的补体结合位点，从而激活补体经典途径。另外，IgG4、IgA 和 IgE 的凝聚物可激活补体旁路途径。

3. 结合靶细胞　IgG、IgE 可通过其 Fc 段与细胞表面相应 FcR 结合，介导不同生物学效应。

（1）调理作用：IgG 与细菌等颗粒性抗原结合，通过 Ig Fc 段与吞噬细胞表面 FcγR 结合，促进吞噬细胞对颗粒抗原的吞噬，此即**调理作用**（opsonization）。

（2）抗体依赖的细胞介导的细胞毒作用：IgG（Fab 段）与肿瘤细胞、病毒感染细胞表面的抗原（表位）结合，通过 Ig Fc 段与具有胞毒作用的效应细胞（如 NK 细胞）表面 FcγR 结合，从而触发效应细胞对靶细胞的杀伤作用，称为**抗体依赖的细胞介导的细胞毒作用**（antibody dependent cell-mediated cytotoxicity，ADCC）。

（3）介导 I 型超敏反应：IgE 通过其 Fc 段与肥大细胞、嗜碱粒细胞表面 FcεR 结合，使上述细胞致敏。相同变应原再次进入机体与致敏靶细胞表面特异性 Ig E 结合，即可触发靶细胞脱颗粒，释放组胺等生物活性介质，引起 I 型超敏反应。（第十六章）

（4）穿过胎盘：IgG 可选择性与胎盘母体一侧滋养层细胞表面的新生 Fc 受体（neonatal Fc receptor，FcRn）结合，转移至滋养层细胞内，进入胎儿血循环。

4. 参与黏膜免疫　SIgA 可穿越黏膜抵达呼吸道、消化道，是参与黏膜局部免疫的主要因子。一般认为 IgA 主要通过隔离、结合以及交联作用而阻止病原体穿过上皮。

（二）各类抗体的特性和功能

IgG、IgA、IgM、IgD、IgE 的理化特性不尽相同，导致它们功能各异（表 3-1）。

表 3-1　人免疫球蛋白的主要理化性质和生物学功能

性质	IgM	IgD	IgG	IgA	IgE
分子量（kD）	950	184	150	160	190
重链					
亚类数	2	无	4	2	无
C 区结构域数	4	3	3	3	4
辅助成分	J	无	无	J，SP	无
糖基化修饰率	10%	9%	3%	7%	13%
主要存在形式	五聚体	单体	单体	单体/二聚体	单体
开始合成时间	胚胎后期	任何时间	生后 3 个月	生后 4～6 个月	较晚
合成率[mg/(kg·d)]	7	0.4	33	65	0.016
占血清 Ig 量比例	5%～10%	0.3%	75%～85%	10%～15%	0.02%
血清含量（mg/ml）	0.7～1.7	0.03	9.5～12.5	1.5～2.6	0.0003
半衰期（天）	10	3	23	6	2.5
抗体效价	10	2	2	2/4	2
胎盘转运	－	－	＋	－	－
结合嗜碱粒细胞	－	－	－	－	＋
结合吞噬细胞	－	－	＋	＋	－
结合肥大细胞	－	－	－	－	＋
结合 SPA	－	－	＋	－	－
介导 ADCC	－	－	＋	－	－
激活补体经典途径	＋	－	＋	－	－
激活补体旁路途径	－	＋	IgG4＋	IgA1＋	－
其他作用	初次应答	B 细胞标志	再次应答	黏膜免疫	过敏反应
	早期防御		抗感染		抗寄生虫

1. IgG IgG是血清和胞外液中主要抗体成分，约占血清Ig总量75%～85%。IgG的4个亚类(图3-9)依其血清浓度高低，分别为IgG1、IgG2、IgG3、IgG4。个体出生后3个月开始合成IgG，3～5岁接近成人水平，半衰期为20～23天。IgG是再次体液免疫应答产生的主要抗体，亲和力高，在体内分布广泛，发挥重要的免疫效应，是机体抗感染的"主力军"。IgG1、IgG3、IgG4可穿过胎盘屏障，在新生儿抗感染免疫中起重要作用；IgG1、IgG2、IgG4可借助其Fc段与葡萄球菌蛋白A(SPA)结合，借此可纯化抗体，并用于免疫诊断；IgG1、IgG3可高效激活补体，并可与吞噬细胞、NK细胞表面Fc受体结合，发挥调理作用、ADCC作用等；某些自身抗体及引起II、III型超敏反应的抗体也属IgG。

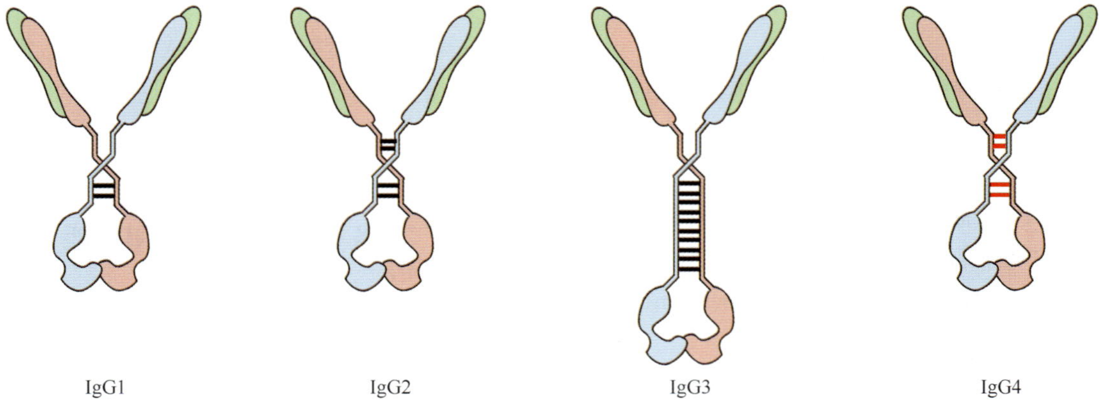

图3-9 人IgG亚类示意图

IgG根据其铰链区大小、链内二硫键数目和位置可分为4个亚类，即IgG1～IgG4

2. IgM IgM占血清Ig总量5%～10%，血清浓度约1mg/ml。单体IgM以膜结合型(mIgM)表达于B细胞表面，构成B细胞抗原受体(BCR)；分泌型IgM为五聚体(图3-4)，不能通过血管壁，主要存在于血清中。五聚体IgM相对分子质量最大，称为巨球蛋白，含10个Fab段，具有很强抗原结合能力；含5个Fc段，比IgG更易激活补体。天然血型抗体为IgM，血型不符的输血可致严重溶血反应。IgM是个体发育中最早合成的抗体，胚胎后期即可合成，故脐带血IgM升高提示胎儿宫内感染；IgM是初次体液免疫应答中最早出现的抗体，是机体抗感染的"先头部队"；血清中检出IgM提示新近发生感染，可用于早期诊断感染。

3. IgA IgA占血清Ig总量10%～15%，是外分泌液中主要抗体类别之一。IgA分为两型：①血清型IgA为单体，由脾脏、淋巴结和骨髓内的浆细胞合成，主要存在于血清中，具有抗菌、抗病毒、抗毒素作用；②分泌型IgA (secretory IgA，SIgA)为二聚体(图3-4)，由J链连接。黏膜固有层浆细胞所合成的二聚体IgA与黏膜上皮细胞合成的分泌片结合，上皮细胞表达的多聚免疫球蛋白受体(pIgR)可将SIgA转运至黏膜表面(图3-10)。SIgA主要存在于乳汁、唾液、泪液和呼吸道、消化道、生殖道黏膜表面，参与局部黏膜抗感染免疫。SIgA与进入黏膜局部的病原微生物结合，可阻止病原体吸附到易感细胞表面，或通过中和病毒和毒素而发挥其重要的抗感染作用。婴儿可从母乳获得SIgA，抵抗消化道感染，属重要的天然被动免疫。人出生后4～6个月才开始合成IgA，新生儿易患呼吸道、消化道感染，可能与其SIgA合成不足有关。慢性支气管炎发作也与SIgA减少有一定关系。

4. IgD IgD仅占血清Ig总量0.2%，血清浓度约30μg/ml。5类Ig中，IgD铰链区较长(图3-11A)，易被蛋白酶水解，故其半衰期较短(仅3天)。血清中IgD的生物学功能尚不清楚。膜结合型IgD(mIgD)构成BCR，是B细胞分化成熟的标志：未成熟B细胞仅表达mIgM；成熟B细胞同时表达mIgM和mIgD。活化的B细胞或记忆B细胞其表面mIgD逐渐消失(图3-11B)。

5. IgE IgE是正常人血清中含量最少的Ig，血清浓度仅0.3μg/ml，主要由黏膜下淋巴组织的浆细胞分泌(图3-12)。IgE具有强亲细胞性，其C_H2和C_H3可与肥大细胞、嗜碱粒细胞表面高亲和力FcεRI结合，促使细胞脱颗粒并释放生物活性介质，引起I型超敏反应。此外，IgE可能参与机体抗寄生虫免疫。

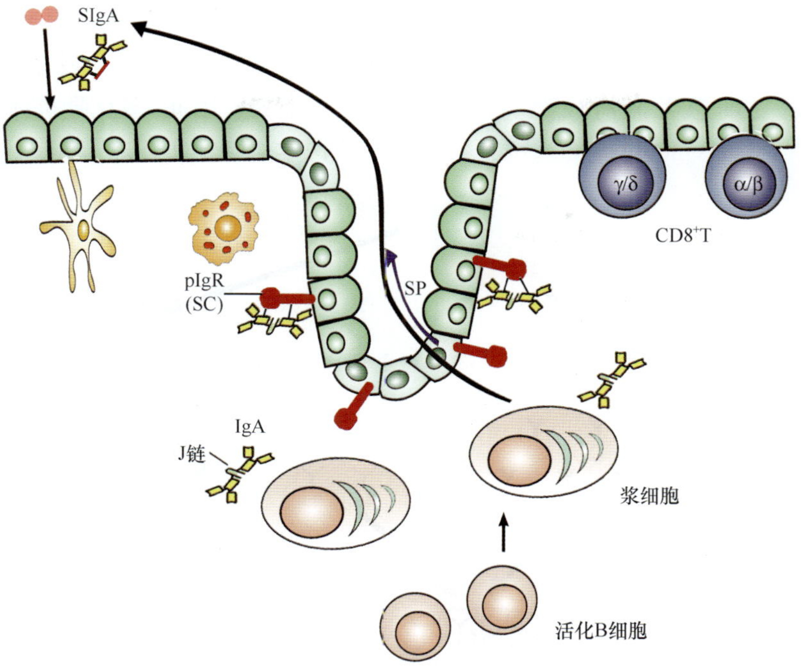

图 3-10　分泌型 IgA（SIgA）经黏膜上皮细胞转运

黏膜固有层浆细胞合成、分泌的二聚体 IgA 与黏膜上皮细胞合成的分泌片（SP）结合，上皮细胞表达的多聚免疫球蛋白受体（pIgR）可将 SIgA 转运至黏膜表面

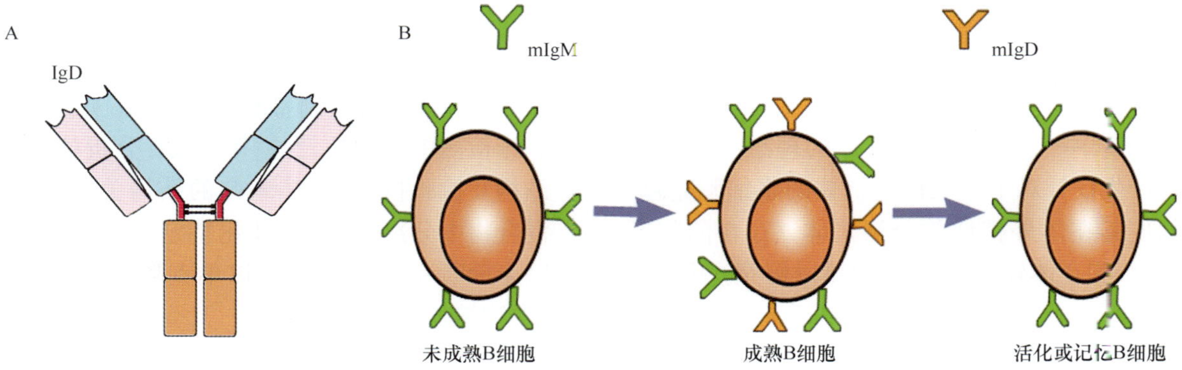

图 3-11　IgD 结构及 B 细胞发育过程中 IgD 的表达

A. IgD 分子结构示意图；B. 膜型 IgD（mIgD）构成 BCR，是 B 细胞分化成熟的标志；未成熟 B 细胞仅表达 mIgM；成熟 B 细胞同时表达 mIgM 和 mIgD；活化的 B 细胞或记忆 B 细胞其表面 mIgD 逐渐消失

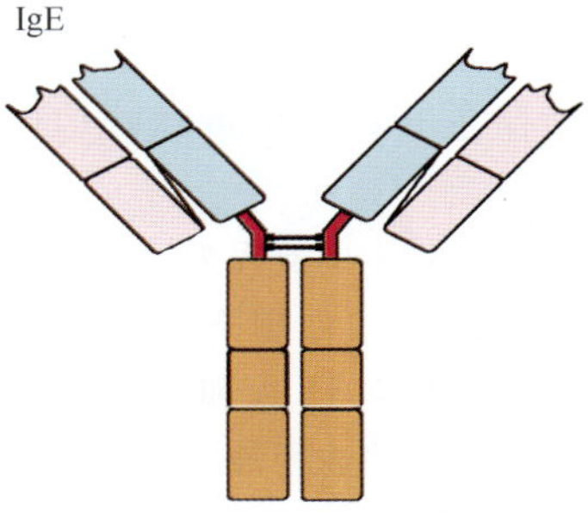

图 3-12　IgE 结构示意图

第三节　人工制备抗体

根据制备方法、原理及所获抗体特性不同，可将人工制备的抗体分为多克隆抗体、单克隆抗体和基因工程抗体 3 类。单克隆抗体和多克隆抗体主要用于实验研究和体外诊断试剂，基因工程抗体既可作为诊断试剂，也可作为供临床应用的免疫防治制剂（尤其是人源化抗体）。

（一）多克隆抗体

早年人工制备抗体的方法主要是以抗原免疫动物（小鼠、大鼠、兔、羊或马），获得抗血清。由于天然抗原常含多种不同抗原表位，可诱导多个 B 细胞克隆被激活并产生针对不同抗原表位的抗体，同时抗血清一般未经纯化，故所获抗血清是含多种抗体的混合物，此为**多克隆抗体**（polyclonal antibody）。此外，多克隆抗体还可来源于恢复期患者血清或经免疫接种的人群。

多克隆抗体的优点是来源广泛、制备容易；缺点是特异性不高、易发生交叉反应，也不易大规模制备。因此，多克隆抗体的质与量均不敷现代医学生物学实践之需（图 3-13）。

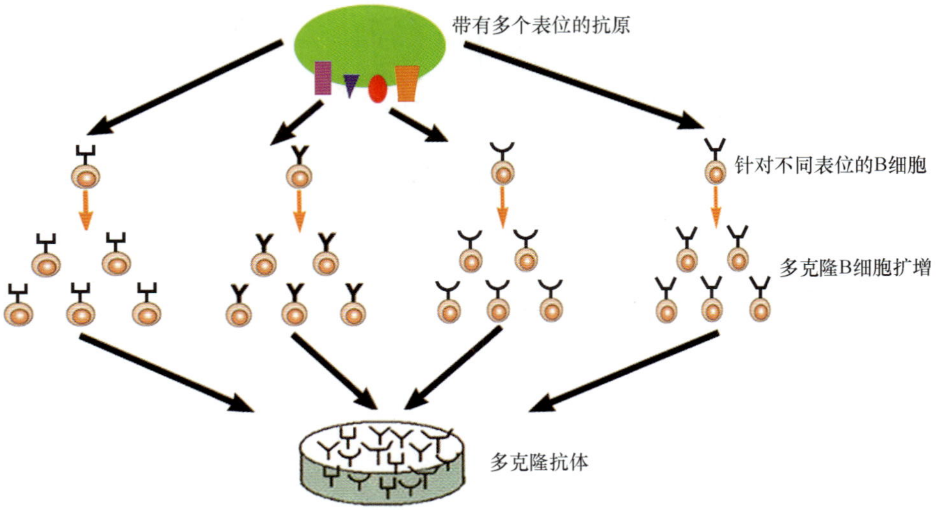

图 3-13 多克隆抗体的产生

天然抗原常含多种不同抗原表位，可诱导多个 B 细胞克隆激活并产生针对不同抗原表位的抗体，故所获抗血清是含多种抗体的混合物，称多克隆抗体

（二）单克隆抗体

制备单一表位特异性抗体的理想方法是获得可产生仅针对单一表位的抗体的浆细胞克隆，继而使其在体外扩增并分泌抗体。存在的问题是，浆细胞在体外寿命较短，也难以培养。Köhler 和 Milstein 于 1975 年建立体外细胞融合技术（图 3-14），其原理是：将可产生特异性抗体但短寿的浆细胞[即免疫小鼠的脾细胞（B 细胞）]与不能产生特异性抗体但长寿的多发性骨髓瘤细胞（即恶性浆细胞）在体外融合，由此形成的杂交细胞称为 B 细胞杂交瘤（hybridoma），其既有骨髓瘤细胞大量扩增和永生的特性，又具有浆细胞合成、分泌特异性抗体的能力。

由于每个杂交瘤细胞由单一浆细胞与骨髓瘤细胞融合而成，而每个 B 细胞克隆仅识别一种特异性抗原表位，故经筛选和克隆化的杂交瘤细胞仅能合成并分泌一种同源的特异性抗体。这种由单一抗原表位特异性 B 细胞克隆经融合、筛选和克隆化而获得的单克隆杂交瘤细胞，其所产生的同源抗体称为**单克隆抗体**（monoclonal antibody，mAb）。

单克隆抗体具有分子结构高度均一、纯度高、特异性强、效价高、少或无血清交叉反应等优点，且易于在体外大量制备和纯化，故在实验研究和临床检测中得到广泛应用，例如：分析抗原细微结构及检验抗原、抗体未知的结构关系；从生物混合物中分离、分析及纯化特定蛋白分子；用于临床诊断和治疗，如制备以单克隆抗体为弹头的“生物导弹”药物等。

附：单克隆抗体技术基本原理

哺乳类细胞 DNA 合成可分为两条途径：①从头（de novo）合成途径，利用磷酸核糖焦磷酸和尿嘧啶，可被氨基蝶呤（A）阻断；②补救（salvage）合成途径，在次黄嘌呤磷酸核糖转化酶（HGPRT）存在下利用次黄嘌呤（H）和胸腺嘧啶（T）。

单克隆抗体技术的流程为：脾细胞和骨髓瘤细胞在聚乙二醇（PEG）作用下发生细胞融合；加入 HAT 选择培养基（含 H、A 和 T）后，未融合的骨髓瘤细胞因其从头合成途径被氨基蝶呤阻断，而又缺乏 HGPRT 不能利用补救途径合成 DNA，从而死亡；未融合的脾细胞难以在体外培养而死亡；融合细胞因从脾细胞获得 HGPRT，故可在 HAT 选择培养基中存活和增殖。

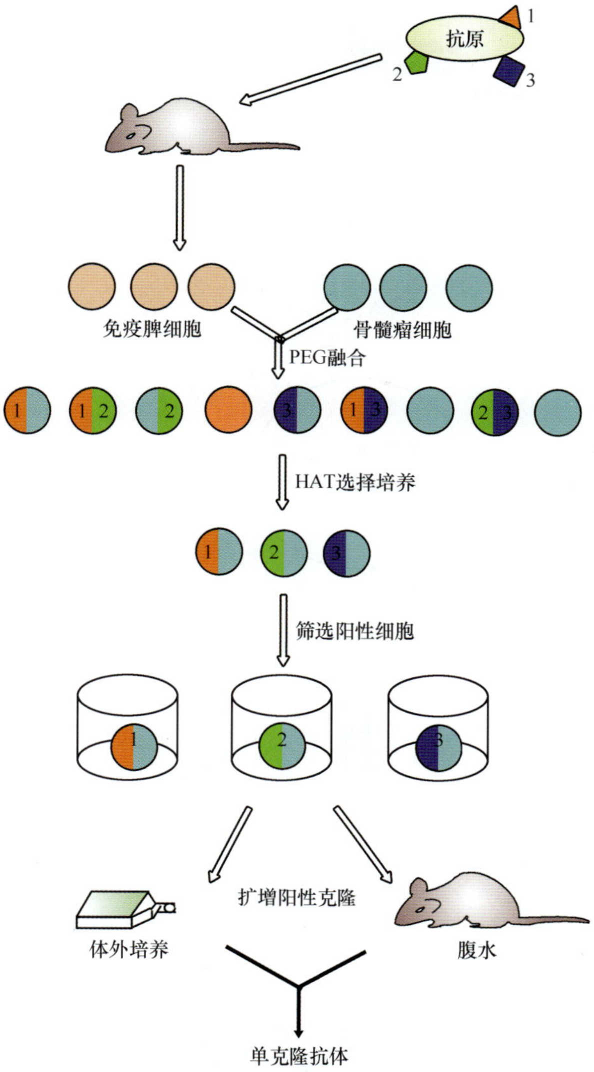

图 3-14　单克隆抗体制备示意图

B 细胞克隆经融合、筛选和克隆化而获得单克隆杂交瘤细胞，分泌单克隆抗体

(三) 基因工程抗体

单克隆抗体在生命科学和医学领域得到极为广泛的应用。但是，迄今所获单克隆抗体多为鼠源性，人体内应用后可诱导产生人抗鼠抗体，使其临床应用受到严重限制。随 DNA 重组技术发展，使得有可能制备**基因工程抗体**(genetic engineering antibody)(图 3-15)，亦称重组抗体，即第三代抗体。其制备原理是：借助重组 DNA 及蛋白质工程技术，按人们需要而对编码抗体的基因进行加工改造，并重新组装成抗体基因，经转染适当受体细胞，使其表达重组抗体分子。迄今已制备成功的基因工程抗体包括人-鼠嵌合抗体(chimeric antibody)、改型抗体(reshaped antibody)、双特异性抗体(bispecific antibody)、小分子抗体等(表 3-2)。

表 3-2　基因工程抗体的种类及其特性

种类	基本结构	相对分子量(kD)	鼠源性成分
人-鼠嵌合抗体	鼠源 V 区或 Fab 人源 C 区或 Fc	150	25%～30%
改型抗体	以鼠源 CDR 替换人源 CDR	150	15%
双特异性抗体	异源性 H_2/L_2	150	—
小分子抗体			
Fab	完整 L 和部分 H	50	
Fv	V_H和 V_L	25	
单链抗体	V_H-连接肽-V_L	26	
单域抗体	V_H	12.5	
最小识别单位	单一 CDR	<2	

制备基因工程抗体技术的主要目的是：①降低鼠源抗体的异源性，或直接制备人源化抗体，以避免或减弱人抗鼠免疫应答；②改进抗体功能，使之更有效地用于临床治疗；③规模化地生产特异性抗体。目前，基因工程抗体在临床已用于治疗肿瘤、病毒性疾病、自身免疫病和某些神经系统疾病等。

*** 几类基因工程抗体制备原理**

1. 人-鼠嵌合抗体　抗体分子的抗原结合特异性由轻链和重链的可变区决定，而作为异源蛋白诱发人抗小鼠应答的主要是抗体恒定区。将小鼠单克隆抗体的恒定区用人源抗体恒定区代替而拼接成嵌合抗体，可使其既具有抗原结合特异性，又极大降低鼠源单克隆抗体的异源性。方法是：从鼠杂交瘤中克隆可变区基因，与人恒定区基因构建载体，并在表达系统中表达(图 3-16)。

2. 改型抗体(CDR 移植抗体)　抗体可变区 CDR 是抗体识别和结合抗原的区域，直接决定抗体特异性。将鼠单抗 CDR 移植至人源抗体可变区，替代人源抗体 CDR，可使人源抗体获得鼠单抗的抗原结合特异性，同时减少其异源性。

3. 双特异性抗体　将两套轻链、重链基因导入骨髓瘤细胞，选择合适抗体恒定区及 Ig 类型，可获得产量大、均一性和高纯度的双特异性抗体。另外，也可借助化学交联或杂交-杂交瘤技术制备双特异性抗体。

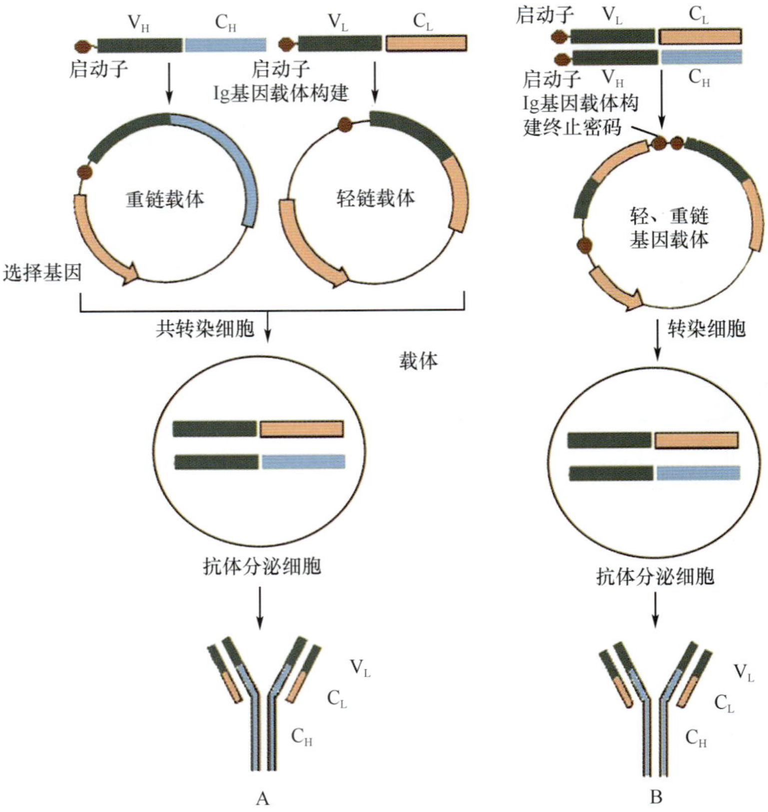

图 3-15 基因工程抗体构建示意图

从免疫脾细胞获得 Ig 重链和轻链编码基因，分别(A)或以融合基因形式(B)构建表达载体，再将表达载体共转染(A)或单独转染(B)至宿主细胞表达基因工程抗体

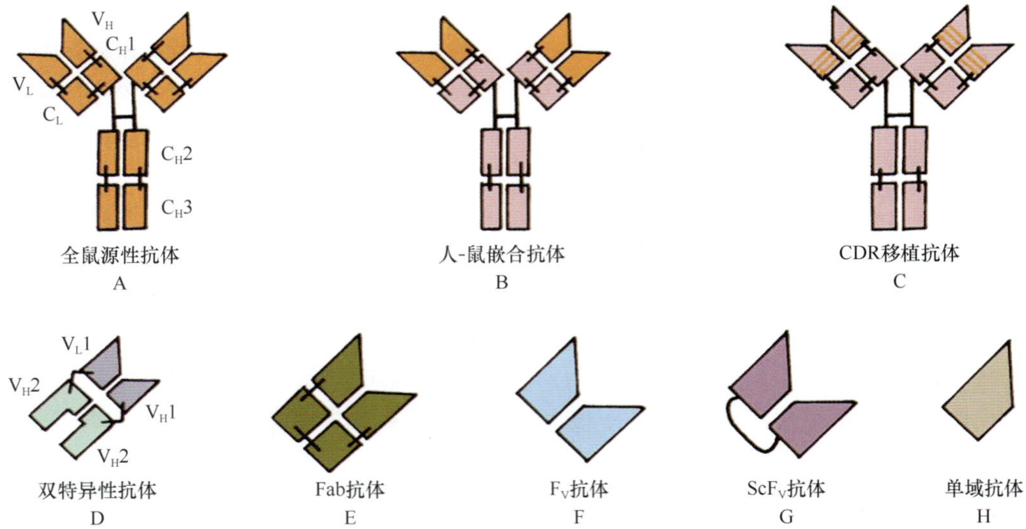

图 3-16 几种主要基因工程抗体示意图

A. 全鼠源性抗体；B. 人-鼠嵌合抗体，其重链和轻链 V 区为鼠源，C 区为人源；C. CDR 移植抗体，其重链和轻链 CDR 为鼠源，其他均人源化；D. 双特异性抗体，由两个不同特异性 Fv 或 Fab 组成，图中可见两个 Fv 的抗原结合部位不同；E. Fab 抗体，由重链 Fd 和完整轻链通过二硫键连接而成的异二聚体；F. Fv 抗体，仅含重链和轻链 V 区； G. 单链抗体（ScFv），由连接肽连接重链和轻链的 V 区而成；H. 单域抗体，仅含重链 V 区

4. Fab抗体　Fab段是由Fd（即Fab的重链片段）和完整轻链通过二硫键连接而成的异二聚体，仅含一个抗原结合位点。将重链Fd与完整轻链的编码基因连接，5′端融合细菌蛋白信号肽基因可在大肠埃希菌内分泌型表达，形成完整的立体折叠和链内、链间二硫键，其保持Fab片段的功能。

5. F_V抗体　分别构建含V_H和V_L基因的载体，共转染细胞，使之分别表达，并组装为功能性Fv抗体；或在载体中V_H和V_L间设置终止密码，分别表达2个小分子片段，再通过非共价键结合而形成F_V。

6. 单链抗体（ScF_V）　用适当的寡核苷酸接头（linker）连接轻链和重链可变区基因，使之表达单一多肽链，称为单链抗体（single chain fragment variable）。多肽链能自发折叠成天然构象，保持F_V的特异性和亲和力。

7. 单域抗体（single domain antibody）　将抗体重链V区通过基因工程方法表达，获得仅含V_H片段的抗体。单域抗体与抗原结合的能力及其稳定性，均与完全抗体基本一致。

8. 最小识别单位（minimal recognition units，MRU）　其仅含可变区中单一CDR结构，分子量仅为完整抗体的1%左右，但具有与相应抗原结合的功能。

附：抗体生成理论的认识及其发展

1897年Paul Ehrlich提出侧链学说（side chain theory），认为抗体是细胞表面的受体，其可与抗原特异性结合，刺激细胞表达更多抗体，后者脱落释放至血液中，即为体液中的抗体。20世纪30年代Haurowitz等人认为，抗体分子结构是在抗原直接影响下形成，并提出抗体生成的模板学说（template theory）：①直接模板学说（direct template theory）认为，抗原决定簇具有模板功能，可使一般的球蛋白转变为相应的特异性抗体；②间接模板学说（indirect template theory）则认为，抗原决定簇首先影响基因，后者再影响球蛋白的分子结构。上述学说均以抗原及抗体的化学分子为中心，但忽视了免疫细胞的作用。

1955年Jerne提出自然选择学说（natural selection theory），认为体内存在种类繁多的"自然抗体"，任何外来抗原均可与相应"自然抗体"结合，并将抗原转运至抗体产生细胞，促使后者分裂、增殖，进而产生大量特异性抗体。

基于Jerne的自然选择学说，Burnet于1957年提出克隆选择学说，并于1959年撰写《获得性免疫的克隆选择学说》（The clonal selection theory of acquired immunity）一书。该学说要点为：①高等动物体内存在大量表达不同特异性受体的免疫细胞克隆（clone），其产生特异性抗体的能力取决于其固有的、在接触抗原前已存在的遗传基因，而非外来抗原物质；②特定抗原一旦进入体内，即可与相应淋巴细胞表面受体特异性结合，从无数克隆中挑选出相应的克隆，使之活化、增殖和分化，最后成为能分泌大量抗体的浆细胞和少量暂停分化的免疫记忆细胞，后者再次与相应抗原接触，即可快速成熟；③胚胎期某一淋巴细胞克隆若接触相应抗原（包括外来抗原和自身抗原），此克隆即被清除或受抑制，成为禁闭克隆（forbidden clone），该个体出生后丧失对相应抗原产生应答的能力，即形成免疫耐受（immunological tolerance）；④某些情况下，禁忌克隆可以复活或发生突变，成为能对自身成分产生应答的克隆。

该学说较圆满地解释了获得性免疫的三大特点——识别、记忆和耐受，极大推进了免疫学及分子遗传学发展，Burnet也由此获得1960年诺贝尔生理学和医学奖。10余年后（1975年），Köhler和Milstein成功建立单克隆抗体技术，从实践上对克隆选择学说提供了依据。

***科学和医学发展的里程碑——单克隆抗体技术的建立**

Köhler（1946－1995）和Milstein（1927－2002）（图3-17）于1975年改进了淋巴细胞融合技术，从而成功制备单克隆抗体。这是免疫学领域具有里程碑意义的事件，极大促进了生物医学发展，甚至在未来数世纪中仍将产生重大影响。

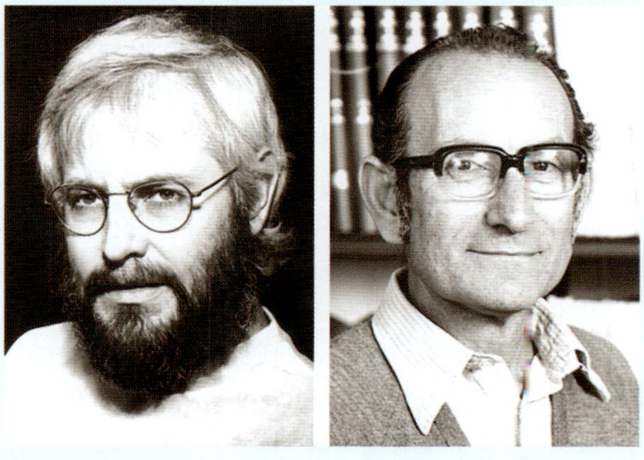

图3-17　Köhler（左）与Milstein（右）

Milstein当年在瑞士巴塞尔免疫学研究所任职，为探讨抗体多样性产生的机制，需要获得大量特异性抗体作为实验研究的材料。由于可产生抗体的致敏B细胞难以在体外存活和培养，Milstein最初应用可在体外长期存活并培养、扩增的骨髓瘤（一种恶性浆细胞瘤）细胞作为产生抗体的来源，但所获抗体均无生物学活性；其后又尝试用骨髓瘤细胞与突变的体细胞融合，但也未能获得具有生物学活性的特异性抗体。上述探索过程虽屡遭失败，但Milstein团队对细胞融合技术积累了丰富经验，并为后续研究奠定了基础。

20世纪70年代初，年轻的Köhler（德国）在巴塞尔免疫学研究所攻读博士学位，其研究课题涉及抗体的基因突变，为此一直在尝试建立一种方法，以期从培养的B细胞获得足够抗体。由于对Milstein的研究领域极为感兴趣，Köhler获得博士学位后（1974年）即进入Milstein实验室做博士后研究。在充分掌握相关领域最新进展的基础上，Köhler向Milstein建议，将产生特异性抗体的B细胞与Milstein课题组前期所应用的骨髓瘤细胞融合，以期获得永生化的、能分泌特异性抗体杂交瘤细胞。在Milstein的支持下，以其团队卓越的前期工作为基础，Köhler启动了开创性的实验研究：①首先用绵羊红细胞作为抗原免疫小鼠，获得致敏动物脾细胞（多为可产生特异性抗体的B细胞）；②继而成功建立将小鼠脾细胞与骨髓瘤细胞株融合的技术；③借助Jerne建立的B细胞斑点实验，检测可分泌抗绵羊红细胞特异性抗体的杂交瘤细胞（由浆细胞与骨髓瘤细胞融合而成）；④通过选择培养条件，使得只有融合的杂交瘤细胞才能在培养体系中生长和扩增；⑤最后，通过有限稀释法，成功获得可持续分泌特异性抗体的杂交瘤细胞。由于经免疫的致敏B细胞所分泌抗体为单一表位特异性，由故将其称为单克隆抗体。

Köhler（时年28岁）仅仅花费一年时间（1974—1975年）即建立了单克隆抗体技术，除取决于个人的创新思维及勤奋外，相当程度上也有赖于对前人研究成果的继承与发扬。Köhler开始此项研究之时（1974年），建立单克隆抗体技术的理论基础和关键实验技术均已基本齐备：①理论上，单克隆抗体技术的原理是基于Jerne所提出抗体生成的自然选择理论（1955年）和Burnet所提出的克隆选择学说（1957年）；②方法学上，由于Jerne改进了斑点溶血实验，可凭肉眼观察而测定产生抗体的B细胞数量。

Köhler和Milstein所获得的突破性科研成果，以"能分泌预期特异性抗体的融合细胞的连续培养（Continuous cultures of fused cells secreting antibodies of predefined specificity）"为题在《自然》杂志发表（1975年），引起学术界广泛关注，短短数年对该文的引用（citation）即超过1万次。事隔9年（1984年），他们二人当之无愧地获得诺贝尔生理学及医学奖。Köhler年仅38岁即获万众瞩目的诺贝尔奖，成为众多年轻科学家的偶像，视其为"幸运儿"。为此，Köhler曾坦言其获取殊荣的"捷径"："如果你非常关注世界最新科研动向，紧紧盯住那些发现了某种新原理或研究手段的实验室，仔细分析使用这些原理和手段究竟可以开展什么样的重要研究，一旦判断出某个研究具有诺贝尔奖级的研究价值，就及时去那里留学，你就有可能获得诺贝尔奖。"在某种意义上，成功就是如此"简单"！！

令人深思和"不解"的是，Milstein和Köhler并未对他们的伟大发明申请专利。更令人痛惜的是，Köhler于1995年（年仅49岁）因患肺炎不治而英年早逝。

小　　结

抗体分子单体是由两条完全相同的重链和两条完全相同的轻链，以二硫键连接而成的四肽链对称结构。根据重链结构和免疫原性的差异，可将抗体分为5类，即IgG、IgA、IgM、IgD和IgE。抗体重链和轻链均由大小相似的结构域组成，它们构成抗体的可变区和恒定区。可变区位于分子N端，是抗体与抗原结合的部位，决定抗体特异性，负责识别和结合抗原；恒定区位于抗体分子C端，可介导抗体诸多生物学效应，如：激活补体；穿越胎盘和黏膜屏障；结合细胞表面Fc受体从而介导调理作用、ADCC和参与Ⅰ型超敏反应等。

各类抗体存在于机体不同部位，发挥不同效应：IgG是血清和组织液中主要的抗体成分，是机体抗感染的"主力军"；IgM主要在感染早期发挥作用；IgA主要参与局部黏膜抗感染免疫；IgE参与Ⅰ型超敏反应发生；IgD主要为膜结合型，是B细胞分化成熟的标志。

人工制备的多克隆抗体、单克隆抗体和基因工程抗体已被广泛用于科学研究及临床疾病诊断和防治。

（章崇杰）

第四章　免疫效应分子之二：补体系统

补体(complement，C)是一组存在于人和动物体液中及细胞表面、经活化后具有生物活性、可介导免疫和炎症反应的蛋白质，包括30余种可溶性蛋白和膜结合蛋白，又称补体系统。该系统是一个具有精密调控机制的蛋白质反应系统。体液中补体成分被激活前大多无生物学功能。免疫复合物和多种病原体可通过既独立又交叉的三条途径(经典途径、旁路途径或凝集素途径)被激活。补体活化过程及其活化的产物可介导杀伤细胞、调理吞噬、炎症反应、清除免疫复合物等一系列重要生物学效应。补体不仅是机体天然免疫防御的重要组成部分，也是固有免疫与适应性免疫间的桥梁之一。补体缺陷、功能障碍或异常活化等与多种疾病的发生和发展密切相关。

补体是免疫学最古老的研究领域之一，自19世纪末Bordet发现补体以来，补体研究已历经百余年。随着现代生物学技术飞速发展，已基本阐明补体成分的结构与功能、补体系统激活及其调节的机制等。该领域目前的研究热点主要是补体对适应性免疫的调节作用、补体与疾病发生发展的关系及相关防治策略。

补体系统30余种组分可按其生物学功能而分为3类：①补体固有成分，指存在于体液中、参与补体激活级联反应的成分，包括参与经典途径的C1q、C1r、C1s、C4和C2，参与旁路途径的B因子、D因子和P因子，参与凝集素途径的MBL、FCN和几种MASP，以及3条激活途径的共同成分C3、C5、C6、C7、C8和C9；②补体调节蛋白，是调节补体激活关键环节从而控制补体活化强度和范围的蛋白分子，包括血浆内可溶性因子(如H因子、I因子、C1INH、C4bp、S蛋白、群集素等)和细胞表面膜分子(如膜辅蛋白、衰变加速因子、同源限制因子等)；③补体受体(CR)，指存在于不同细胞膜表面、能与补体激活过程所形成活性片段结合、介导多种生物效应的受体分子，包括CR1、CR2、CR3、CR4、CR5及C3aR、C4aR、C5aR、C1qR等。

体内多种组织细胞(如肝细胞、单核/巨噬细胞、造血细胞、成纤维细胞、内皮细胞、上皮细胞、生殖细胞、脂肪细胞、神经胶质细胞、神经细胞等)均能合成并分泌补体成分，其中肝细胞和巨噬细胞是主要的补体产生细胞。血浆补体成分约90%由肝脏合成，少数由肝外组织细胞分泌，如C1由肠上皮细胞和巨噬细胞合成，D因子由脂肪组织产生。炎症组织中补体成分约90%是从血液中扩散而来。另外，多种促炎细胞因子(如IFN-γ、IL-1、TNF-α、IL-6等)可刺激补体基因转录和蛋白质合成。感染、组织损伤急性期及炎症状态下，补体产生增多，血浆补体水平升高。

*** 补体的命名**

补体系统组成和功能复杂，导致补体命名较复杂，一般遵循如下规则：①参与补体经典途径的固有成分，按其发现先后，依次命名为C1(q、r、s)～C9；②补体旁路途径成分和某些补体调节蛋白，命名为"因子"，并以英文大写字母表示，如B因子、D因子、P因子、H因子、I因子等；③凝集素途径成分，按生物学特征命名，如甘露糖结合凝集素、纤维胶原素和MBL相关丝氨酸蛋白酶；④补体调节蛋白，一般按其功能命名，如C1抑制剂、C4结合蛋白、衰变加速因子、膜辅蛋白等；⑤补体受体，C3诸片段的受体一般以数字命名，如CR1、CR2、CR3等，其他补体成分的受体通常在其名称后加"R"表示，如C1qR、C5aR等；⑥补体组分活化后的裂解片段，分别在该成分符号后缀以英文小写字母命名，如C3a/C3b、C4a/C4b。

第一节　补体系统的激活

补体系统是高度复杂的生物反应系统。正常情况下，血浆中补体成分多呈无活性状态，亦无生物学功能。一旦受某些激活因子作用，补体即按一定顺序通过级联酶促反应而被活化。补体活化过程中，不断组成新的中间复合物，具有不同酶活性，可将相应补体分子裂解为大小不等的片段，并显示不同生物学活性。

多种外源性或内源性物质可通过经典途径、旁路途径或凝集素途径激活补体系统。三者的前端反应各异，但具有共同的末端通路(图 4-1)。

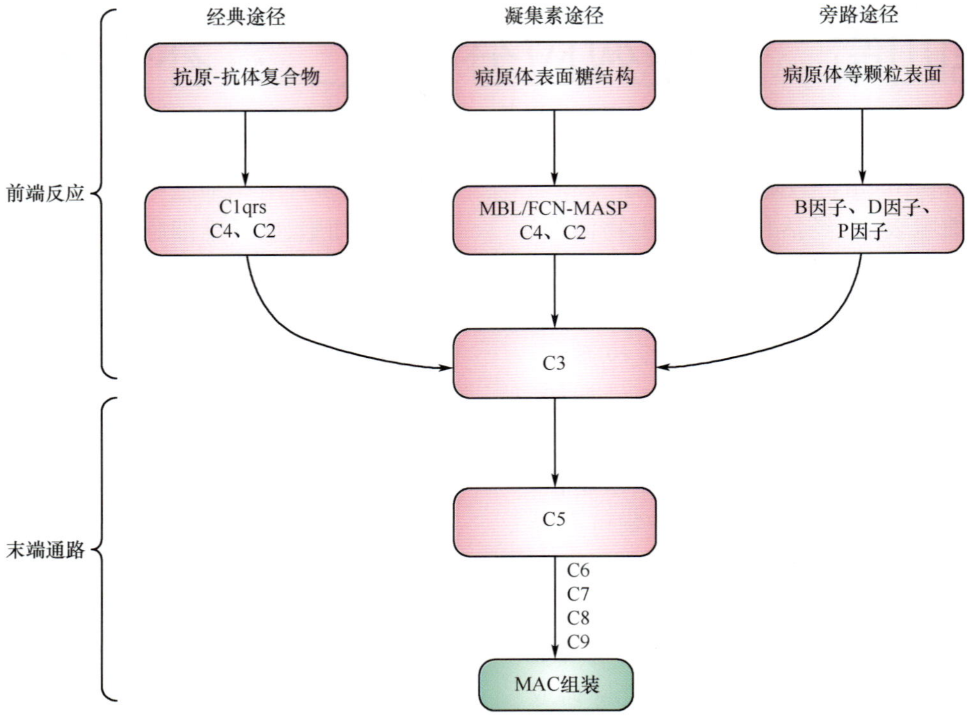

图 4-1 三条补体激活途径示意图

前端反应指活化反应开始至生成 C5 转化酶的过程，三条激活途径各异；末端通路指 C5 激活至攻膜复合体(MAC)形成的过程，为三条途径所共有

(一) 经典途径

补体激活的**经典途径**(classical pathway)指激活物与 C1q 结合，依次活化 C1r、C1s、C4、C2、C3，形成 C3 转化酶(C4b2a)和 C5 转化酶(C4b2a3b)，继而依次激活 C5～C9 的级联酶促反应过程。

1. 识别分子 经典途径识别分子是 C1q，其含 2 个功能区：球蛋白区，构成球形头部，可识别 IgG 和 IgM 的补体结合位点；胶原样区，形成纤维状尾巴，通常与 2 个 C1r 和 2 个 C1s 结合为 C1 巨分子。C1r 和 C1s 均为丝氨酸蛋白酶。

2. 激活物 **免疫复合物**(immune complex，IC)为主要激活物。与抗原结合的 IgG、IgM 可结合 C1q。不同 IgG 亚类活化 C1q 的能力依次为 IgG3>IgG1>IgG2，IgG4 不能激活经典途径。此外，C 反应蛋白、DNA、血清淀粉样蛋白 P 成分、β 淀粉样蛋白多肽及脂多糖(lipopolysaccharide，LPS)等也能通过结合 C1q 而激活经典途径。IC 激活经典途径的条件是：①抗体与可溶性抗原或细胞表面抗原结合，Ig Fc 段发生变构并暴露其 C1q 结合位点，才能激活补体，游离或可溶性抗体无此活性；②C1q 仅与 IgM 的 CH3 区或 IgG 的 CH2 区结合才能活化；③每个 C1q 分子须同时与 2 个以上 Fc 段结合。

3. 活化过程 以激活物 IC 为例进行介绍，活化过程如图 4-2 所示。

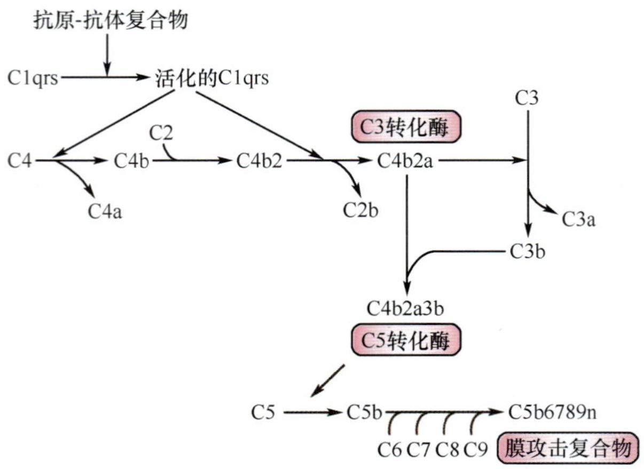

图 4-2 补体激活经典途径

C1q 与 IC 结合后被活化，依次激活 C1r 和 C1s；C1s 依次裂解 C4 和 C2，形成 C3 转化酶(C4b2a)；C4b2a 裂解 C3，形成 C5 转化酶(C4b2a3b)；后者裂解 C5，并在 C6、C7、C8、C9 参与下，形成攻膜复合体(MAC)

(1) 前端反应:指从 C1q 识别激活物开始,依次激活 C1、C4、C2、C3,形成 C3 转化酶、C5 转化酶的过程。

C1q 与 2 个以上 Fc 段结合后可发生构象改变,使与 C1q 结合的 C1r 活化,活化的 C1r 激活 C1s,使之成为活化的丝氨酸蛋白酶。

C1s 的第一个底物是 C4。Mg^{2+} 存在的条件下,C1s 使 C4 裂解为 C4a 和 C4b,大部分新生 C4b 与 H_2O 反应而失活,仅约 5%C4b 结合至邻近细胞或颗粒表面。C4a 具微弱过敏毒素活性,而 C4b 能与表达 CR1 的细胞结合,介导调理吞噬和免疫黏附作用。C1s 的第二个底物是 C2。Mg^{2+} 存在的条件下,C2 与 C4b 形成复合物,被 C1s 裂解而产生 C2a 和 C2b;C2a 可与 C4b 结合成 C4b2a 复合物,即 C3 **转化酶**(其中 C2a 具有酶活性)。

C3 转化酶 C4b2a 可裂解 C3 为 C3a 和 C3b,此乃补体活化级联反应的枢纽性步骤。C3a 释放至液相,有过敏毒素作用。C3b 则与 C4b2a 结合,形成 C4b2a3b,即 C5 **转化酶**;C3b 可与表达 CR1 的细胞结合,介导调理吞噬和免疫黏附作用。此外,在不同蛋白酶作用下,C3b 又可被依次裂解为 iC3b、C3f、C3c、C3dg、C3d、C3g 等片段,其中某些片段具有重要的生物学功能。

(2) 末端通路:指 C5 转化酶裂解 C5,在 C6、C7、C8、C9 参与下,在靶细胞膜形成 C5b6789n 大分子攻膜复合体的过程,此通路为 3 条补体激活途径所共有。

C4b2a3b 将 C5 裂解为 C5a 和 C5b。C5a 游离于液相,为过敏毒素,也是中性粒细胞的趋化因子。C5b 可与 C6 稳定结合为 C5b6,后者自发与 C7 结合成 C5b67,该复合物中的 C7 初步插入靶细胞膜脂质双分子层,继而 C8 与插入膜上的 C5b67 高亲和力结合,形成稳定的、深插入细胞膜的 C5b678,该复合物可与 12~18 个 C9 分子结合为 C5b6789n,此即**攻膜复合体**(membrane attack complex,MAC)(图 4-3)。电镜下观察,MAC 为中空的 C9 聚合体,其穿越靶细胞脂质双层膜,形成内径约 11nm 的跨膜通道。该通道容许水、离子及可溶性小分子等跨膜自由流动,而胞内胶体渗透压较胞外高,故大量水分内流,导致胞内渗透压降低、细胞逐渐肿胀并最终破裂(即细胞"溶破")。

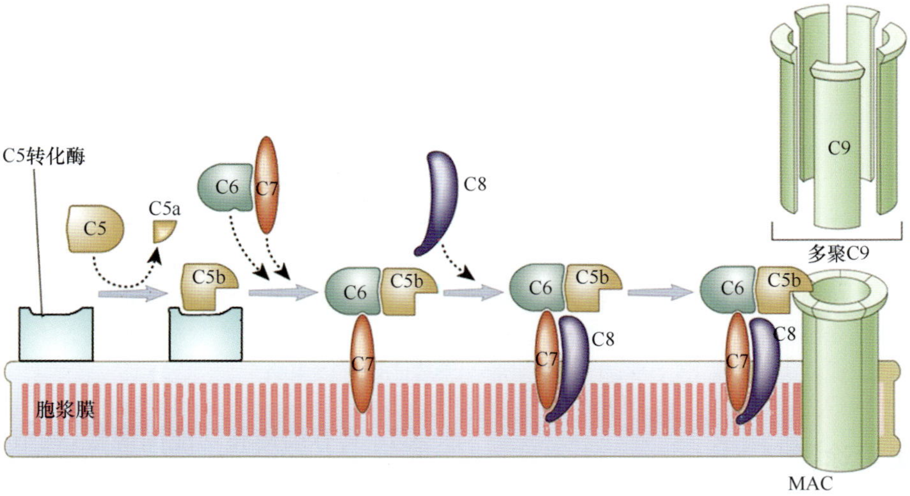

图 4-3 攻膜复合体形成示意图

C5 转化酶裂解 C5,所产生的 C5b 依次与 C6、C7、C8、C9 结合为大分子复合体(即 MAC),形成以 C9 为内壁、直径约 11nm 的跨膜通道

(二) 旁路途径

补体激活的**旁路途径**(alternative pathway)亦称替代途径,指由 B 因子与固相(如微生物或外源性异物)表面 C3b 结合为 C3bB,在 D 因子、**P 因子**(properdin,备解素)参与下,形成 C3 转化酶(C3bBb 或 C3bBbP),并通过 C3 正反馈放大环路,产生更多 C3 转化酶和 C5 转化酶(C3bBb3b)并激活末端通路的过程。

旁路途径不依赖于抗体,乃由微生物或外源异物直接激活。种系发生上,该途径是最早出现的补体活化途径,是抵抗病原体感染的第一道防线。

1. 激活物 旁路途径的"激活物"实际上是

为补体激活提供接触表面和保护性环境的成分，如某些细菌、酵母多糖、葡聚糖等异物颗粒。

2. 活化过程 此途径从C3b开始。生理条件下，血清C3受蛋白酶等作用可发生缓慢而持久的水解，产生低水平C3b。C3低速裂解和低浓度C3b形成，对补体激活具有重要意义，可视为生理情况下的准备阶段。上述自发产生的C3b有两种转归：①结合于自身组织细胞表面的C3b，可被多种调节蛋白（如H因子、I因子、DAF、MCP、CR1等）降解而灭活，故旁路途径在生理条件下不能被有效激活，从而避免对自身组织细胞的损伤；②存在于“激活物”（异物颗粒）表面的C3b不易被I因子灭活，从而启动旁路激活途径。

异物颗粒（如细菌、真菌）一旦进入体内，即可被C3b黏附。在Mg^{2+}离子存在下，血清B因子可与C3b结合为C3bB，活性D因子将此复合物中的B因子裂解为Ba和Bb。Ba释放入液相，Bb仍黏附于C3b，形成C3bBb，此即旁路途径的C3转化酶。但是，此类起始C3转化酶极不稳定，易被血清H因子和I因子迅速灭活。血清P因子可与C3bBb结合成C3bBbP，使之稳定。Bb具丝氨酸蛋白酶活性，可裂解C3为C3a和C3b。C3b与C3bBb结合为C3bBb3b复合物，即旁路途径的C5转化酶。后者启动末端通路，其激活过程及效应与经典途径完全相同，最终形成MAC，导致靶细胞溶破（图4-4）。同时，旁路途径激活所产生的C3b可再与B因子结合，在D因子作用下产生更多C3转化酶C3bBb，从而形成旁路途径的C3**正反馈放大环路**（图4-4）。

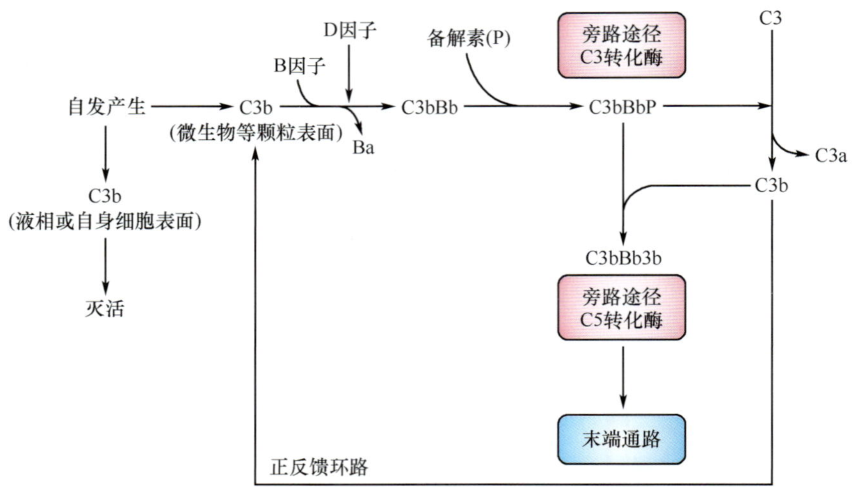

图4-4 补体激活旁路途径及C3b正反馈环路

颗粒表面C3b与B因子结合形成C3bB，在活性D因子作用下生成C3bBb，P因子与之结合成C3bBbP，裂解C3后生成C3bBb3b，然后裂解C5进入末端通路。C3bBb裂解C3，新生的C3b结合至“激活物”表面，继而B因子与之结合并被D因子裂解，产生新的C3bBb，形成正反馈放大环路

（三）凝集素途径

补体激活的**凝集素途径**（lectin pathway）指**甘露糖结合凝集素**（mannan-binding lectin，MBL）或**纤维胶原素**（ficolin，FCN）直接识别病原体表面糖结构，活化MBL**相关丝氨酸蛋白酶**（MBL-associated serine protease，MASP）、C4、C2、C3，形成C3转化酶（C4b2a和C3bBb）与C5转化酶（C4b2a3b和C3bBb3b），从而激活补体级联酶促反应的途径。

1. 识别分子 凝集素途径的识别分子是MBL（属急性期蛋白）或FCN。MBL和FCN与C1q具有结构和功能同源性，构成球形头部的球蛋白区可识别病原体糖结构，而构成纤维状尾巴的胶原样区则与MASP1和MASP2结合，后二者与C1r、C1s一样，也属丝氨酸蛋白酶。

2. 激活物 凝集素途径的激活物是病原体表面糖结构。MBL和FCN可选择性识别多种病原体表面以甘露糖、甘露糖胺、葡糖胺、岩藻糖等为末端糖基的糖结构。含这些末端糖基的糖结构在哺乳动物体内罕见（因其被唾液酸等所覆盖），但却是细菌、真菌及寄生虫细胞表面常见成分。

3. 活化过程 MBL-MASP或FCN-MASP

复合物与病原体表面糖结构结合后，MBL 或 FCN 发生构象改变，使与之结合的 MASP1 和 MASP2 被分别激活。

活化的 MASP2 发挥其丝氨酸蛋白酶活性，裂解 C4，所产生的 C4b 片段共价结合于病原体表面，随后与 C2 结合，后者也被 MASP2 裂解，生成与经典途径相同的 C3 转化酶 C4b2a，继而裂解 C3 产生 C5 转化酶 C4b2a3b，最后进入补体激活的末端通路（图 4-5）。

另外，活化的 MASP1 可直接裂解 C3 产生 C3b，在 D 因子和 P 因子参与下，形成旁路途径 C3 转化酶 C3bBb 或 C3bBbP，裂解 C3 并形成 C5 转化酶 C3bBb3b，然后激活末端通路（图 4-5）。同时，此过程中产生的 C3b 参与并加强旁路途径正反馈环路。

因此，凝集素途径对经典途径和旁路途径的活化具有交叉促进作用。

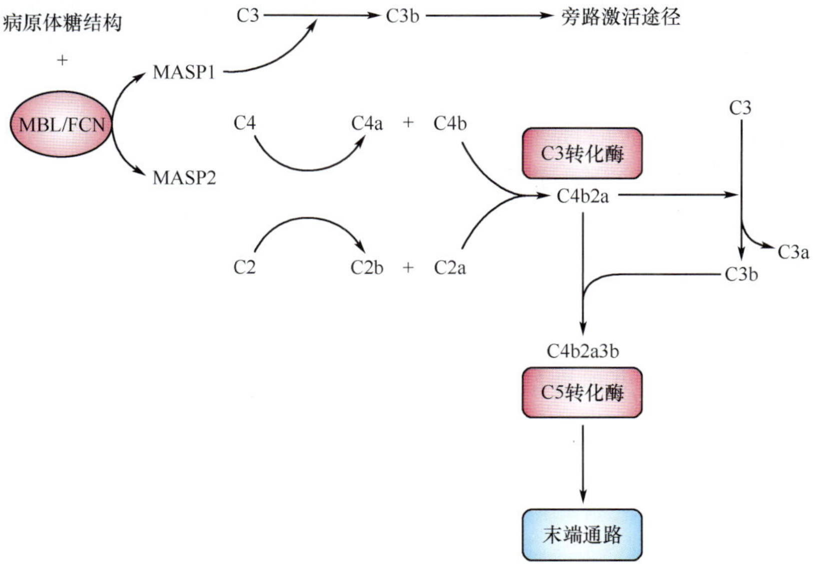

图 4-5　补体激活凝集素途径

MBL-MASP 或 FCN-MASP 结合于病原体表面糖结构，MBL 或 FCN 构象改变，分别激活 MASP1 和 MASP2；活化 MASP2 依次裂解 C4 和 C2，产生 C3 转化酶 C4b2a，继而裂解 C3 形成 C5 转化酶 C4b2a3b；活化的 MASP1 直接裂解 C3 产生 C3b，在 D、P 因子参与下，产生 C3 转化酶 C3bBb 或 C3bBbP，继而裂解 C3 形成 C5 转化酶 C3bBb3b；最后进入末端通路。另外，MASP1 裂解 C3 产生的 C3b 可参与并加强旁路途径正反馈环路

（四）三条补体激活途径的特点及比较

补体属相对独立的天然免疫防御机制，三条激活途径起点各异，但相互联系，并具有共同的 C3 枢纽和末端通路（图 4-6）。

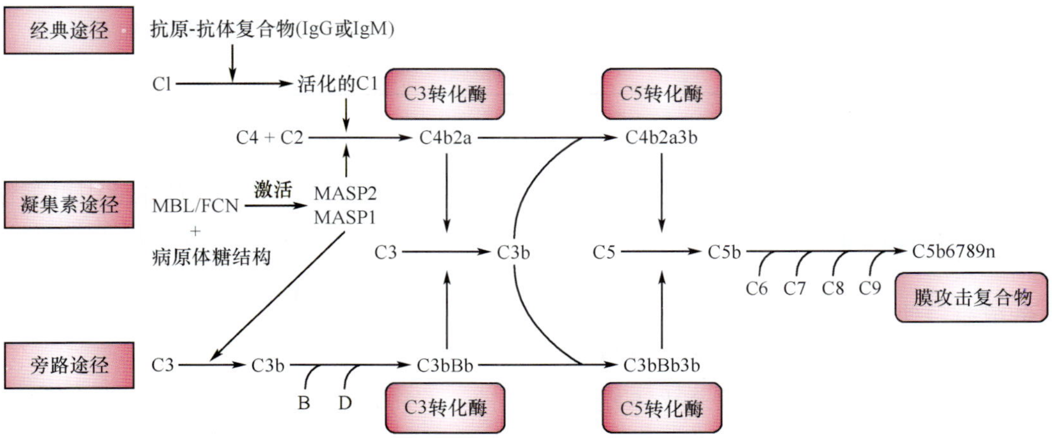

图 4-6　三条补体激活途径之间的关系

1. 经典途径的特点 ①激活因子主要是IC；②C1q是识别分子，其识别IC是经典途径的起始步骤；③补体固有成分C1～C9全部参加；④涉及的丝氨酸蛋白酶是C1r、C1s和C2，前二者的天然抑制物是C1INH；⑤C3转化酶是C4b2a，其产生需Mg^{2+}存在；⑥C5转化酶是C4b2a3b；⑦在进化上出现最晚（脊椎动物软骨鱼），需特异性抗体作为激活物，故其主要作为体液免疫效应机制之一而发挥作用。在抗感染免疫中，经典途径主要在感染后期（或恢复期）发挥作用，或抵御相同病原体第二次入侵机体。

2. 旁路途径的特点 ①"激活物"是细菌、真菌、病毒感染细胞等颗粒性物质；②绕过C1、C4和C2而直接激活C3；③参与的丝氨酸蛋白酶是B因子和D因子，无天然抑制物；④C3转化酶是C3bBb，其产生需Mg^{2+}存在；⑤C5转化酶是C3bBb3b；⑥产生C3转化酶C3bBbP，形成旁路途径正反馈放大环路；⑦进化上出现最早（棘皮动物海胆），无需抗体存在即可激活补体，故在感染早期或初次感染即可发挥防御作用，为未免疫个体提供抵御病原体感染的能力。

3. 凝集素途径的特点 ①激活物质非常广泛，包括其表面表达糖结构（以甘露糖、甘露糖胺、葡糖胺、岩藻糖等为末端糖基）的病原体，如细菌、病毒、真菌、寄生虫及病毒感染细胞等；②识别分子是MBL或FCN，通过识别病原体表面或其感染细胞表面的特殊糖结构而启动激活途径；③除C1外的所有补体固有成分均参与；④涉及的丝氨酸蛋白酶包括MASP、C2、B因子及D因子，MASP受C1INH和α2M抑制；⑤C3转化酶是C4b2a和C3bBb，二者产生均需Mg^{2+}存在；⑥C5转化酶是C4b2a3b和C3bBb3b；⑦活化过程兼具经典途径和旁路途径的特点，对两条途径有交叉促进作用；⑧进化上出现较早（尾索动物海鞘），无需抗体即可激活补体，在感染早期或未免疫宿主体内发挥防御作用（表4-1）。

表4-1 三条补体激活途径的比较

	经典途径	旁路途径	凝集素途径
激活物质	IC、C反应蛋白、DNA、血清淀粉样蛋白P成分、β淀粉蛋白多肽及LPS等	微生物颗粒或外源性异物颗粒	病原体表面特殊糖结构
识别分子	C1q	无	MBL或FCN
参与成分	C1～C9	C3、C5～C9、B因子、D因子、P因子	除C1外所有补体固有成分
丝氨酸蛋白酶	C1r、C1s和C2	B因子、D因子	MASP、C2、B和D因子
丝氨酸蛋白酶的天然抑制物	C1r、C1s受C1INH抑制	无	MASP受C1INH和α2M抑制
C3转化酶	C4b2a	C3bBb	C4b2a、C3bBb
C3b正反馈环	无	有	有
C5转化酶	C4b2a3b	C3bBb3b	C4b2a3b、C3bBb3b
进化	最晚，出现于脊椎动物软骨鱼	最早，出现于棘皮动物海胆	较早，出现于尾索动物海鞘
作用	适应性体液免疫的效应机制	固有免疫	固有免疫
意义	后期或第二次感染防御	早期抗感染	早期抗感染

第二节 补体调控蛋白对补体激活的调节作用

补体系统是一个具有精密调控机制的复杂蛋白质反应系统。补体激活受一系列调节机制严格控制，使之反应适度，既能有效杀灭入侵的病原体，又可防止对自身组织产生损伤。这种调节作用主要由**补体调控蛋白**（complement control protein，CCP）通过调控补体激活途径各关键环节（主要是C3转化酶C4b2a和C3bBb，以及MAC）而实现（图4-7）。CCP包括体液中可溶性调节蛋白和细胞表面的膜结合调节蛋白。

（一）针对经典激活途径前端反应的调节机制

C4b2a是经典途径和凝集素途径的C3转化酶。针对C4b2a的调节因子均发挥负调控作用，主要是阻断C4b2a形成，或分解已形成的C4b2a，使之灭活。同时，C5转化酶C4b2a3b也受此机制调控。在该环节起作用的 CCP 有 **C1 抑制剂**（C1 inhibitor，C1 INH）、CR1（CD35）、**C4 结合蛋白**（C4 binding protein，C4bp）、**膜辅蛋白**（membrane co-factor protein，MCP，即 CD46）、I 因子、**衰变加速因子**（decay-accelerating factor，DAF，即 CD55）等。

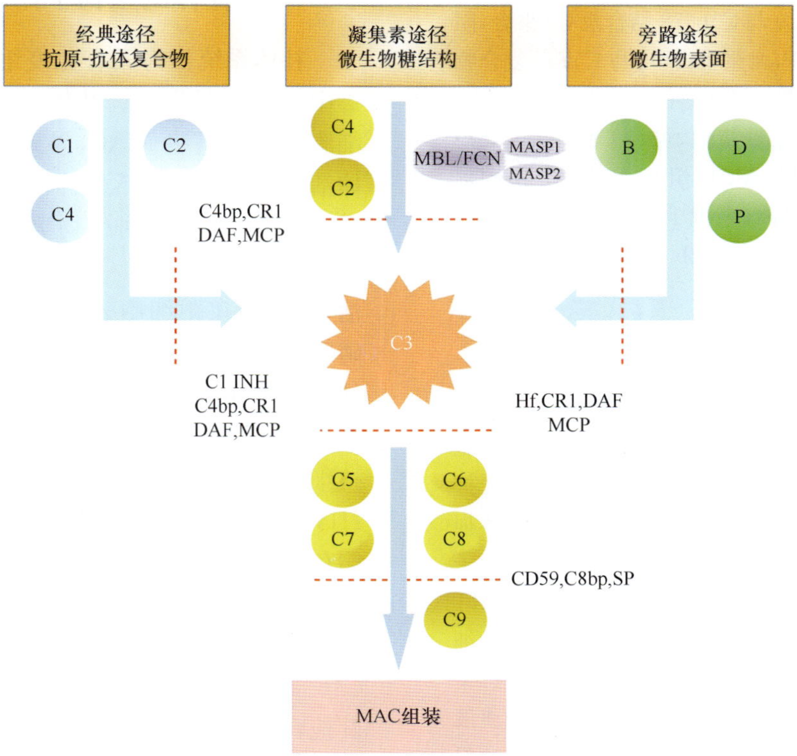

图 4-7　补体调控蛋白作用的关键环节

补体调节蛋白主要通过控制补体激活途径中某些关键环节(C3 转化酶 C4b2a 和 C3bBb，及 MAC 形成和活性)而发挥作用

（二）针对旁路激活途径前端反应的调节机制

C3bBb 是旁路途径（凝集素途径也可产生）的 C3 转化酶。针对 C3bBb 的调节主要依赖负调控因子（如 I 因子、H 因子、CR1、MCP），它们通过抑制 C3bBb 形成或抑制已形成 C3bBb 的活性而发挥调控作用。C5 转化酶 C3bBb3b 也受此机制调控。此外，P 因子起正调节作用。

（三）针对 MAC 的调节作用

补体活化的共同末端通路中，多种调节蛋白可抑制 MAC 形成和活性，从而保护自身正常细胞免遭补体攻击。这些因子包括膜反应性溶破抑制物（membrane inhibitor of reactive lysis，MIRL，亦称 CD59）、同源限制因子（homologous restriction factor，HRF）亦称 C8 结合蛋白（C8-binding protein，C8bp）、S 蛋白（S protein，SP）、群集素（clusterin，SP40/40）等。

＊主要 CCP 及其作用机制

多种 CCP 针对补体激活途径不同环节发挥调控作用：①C1INH，可与活化的 C1r、C1s、MASP2 结合，抑制其酶活性；可与 C1r、C1s 结合使 C1 巨分子解聚，不能裂解 C4 和 C2，阻断 C4b2a 形成；②I 因子，即 C3b/C4b 灭活因子，为血浆蛋白，具丝氨酸蛋白酶活性，在 CR1、C4bp、MCP、H 因子等辅助下，可裂解 C3b 和 C4b，从而阻断 C3 转化酶（C3bBb、C4b2a）形成；③CR1（CD35），为膜蛋白，可分别阻断 C3b、C4b 与 B 因子、C2 结合；④C4bp，血浆蛋白，通过与 C2 竞争结合 C4b，阻断 C4b2a 组装，并使已形成的 C4b2a 灭活，也可促进 I 因子对 C4b 的裂解；⑤MCP/CD46，为膜蛋白，可增强 I 因子对 C3b、C4b 的裂解作用；⑥H 因子，血浆蛋白，可与 B 因子或 Bb 竞争结合 C3b，阻断 C3bBb 形成，并可促进 I 因子对 C3b 的灭活作用；⑦DAF（CD55），为膜蛋白，可与 C2 竞争结合 C4b，抑制 C4b2a 形成；⑧MIRL(CD59)，为膜蛋白，可阻止 C8、C9 分别与 C5b～7、C5b～8 结合，抑制 MAC 形成；⑨C8bp，为膜蛋白，可抑制 C9 与 C5b678 结合及 C9 聚合，阻断 MAC 形成；⑩SP，血浆蛋白，可与 C5b67 复合物结合，妨碍其插入靶细胞脂质双层膜，抑制 MAC 形成；⑪群集素，血浆糖蛋白，可与 C5b～7、C5b～8、C5b～9 结合，抑制 MAC 组装，可与 SP 协同促使膜结合 MAC 解离；⑫P 因子，血浆蛋白，与 C3bBb 结合可增强 C3b 与 Bb 间结合力，形成稳定的 C3 转化酶 C3bBbP。

*** 补体调节的同源限制现象**

同源限制性(homologous restriction)指靶细胞与补体来源于同一种属时，补体溶细胞效应可受抑制。同源限制性能保护组织细胞免受自身补体损伤，参与此效应的补体调节蛋白称为同源限制因子(homologous restriction factor，HRF)，包括 DAF、MCP、CR1 和 CD59。HRF 广泛分布于机体多种细胞和组织，其生物学作用为：①HRF 高表达于感染或炎症反应时最易遭受补体攻击的靶细胞(如血液细胞、血管内皮细胞及其他管道的上皮细胞等)，保护自身细胞免遭损伤；②精子及精浆高表达 CD59、DAF，可保护精子免受女性生殖道中抗精子抗体和补体的损伤；③胎盘滋养层上皮细胞表达 CD59、DAF 和 MCP，可保护胎儿免受来自母体或胎血的补体损伤。

第三节 补体的生物学作用及意义

(一) 补体的生物学作用

补体系统作为固有免疫组成部分，在机体防御中发挥重要作用。补体活化的最终效应是在细胞膜表面组装 MAC，导致细胞溶破；同时，补体活化可产生多种活性片段，通过与细胞膜相应受体结合而介导多种生物学效应(表 4-2)。

1. 细胞毒作用 补体系统通过三条途径激活，最后均在靶细胞表面形成 MAC。插入局部磷脂双层膜的 MAC 可形成跨膜的亲水性孔道，使细胞内外渗透压失衡，导致细胞(以及细菌及有包膜病毒)溶破。该效应的意义为：参与宿主抗细菌(主要是 G^- 细菌)、抗病毒(如流感病毒、HIV 等)及抗寄生虫等防御机制；参与机体抗肿瘤免疫效应；某些病理情况下引起机体自身细胞破坏，导致组织损伤与疾病(如自身免疫病)。

2. 调理作用 补体激活过程所产生 C3b、C4b、iC3b 等均为重要调理素，它们结合于细菌或其他颗粒物质表面，可通过与吞噬细胞表面 CR1(C3b/C4bR)、CR3(iC3bR，CD11b/CD18)或 CR4(iC3bR，CD11c/CD18)结合而促进吞噬细胞对其吞噬(图 4-8)，此即调理作用。这种调理吞噬的作用可能是机体抵御全身性细菌感染和真菌感染的主要机制之一。

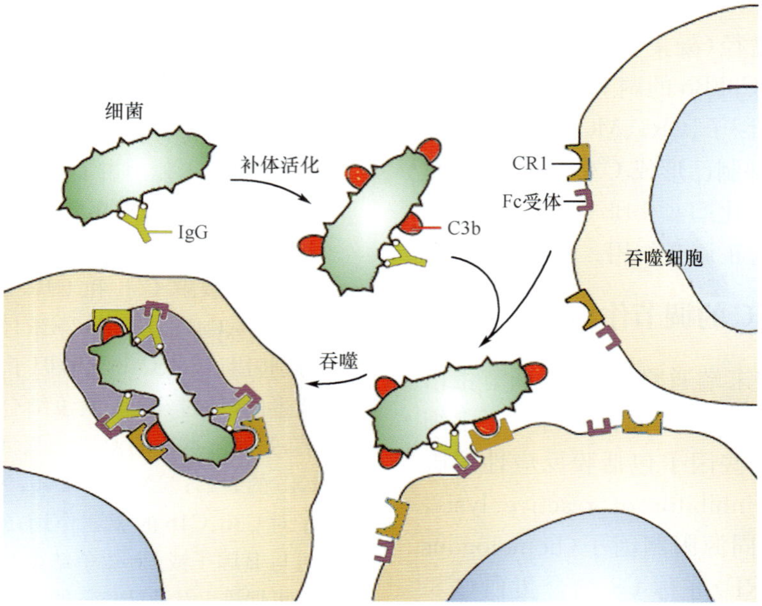

图 4-8 C3b/CR1 促进吞噬细胞的吞噬作用

病原体被 IgG 类抗体或补体 C3b 包被，可分别通过与吞噬细胞表面 FcR 或 CR1 结合而被吞噬

3. 炎症介质作用　补体活化过程中产生多种具有炎症介质作用的活性片段，如C5a、C3a和C4a等。三者均为过敏毒素，可与肥大细胞或嗜碱粒细胞表面相应受体结合，触发靶细胞脱颗粒，释放组胺和其他生物活性物质，引起血管扩张、毛细血管通透性增高、平滑肌收缩等，从而介导局部炎症反应。C5a对中性粒细胞有很强趋化活性，还可诱导中性粒细胞表达黏附分子，刺激其产生氧自由基、前列腺素和花生四烯酸等（图4-9）。

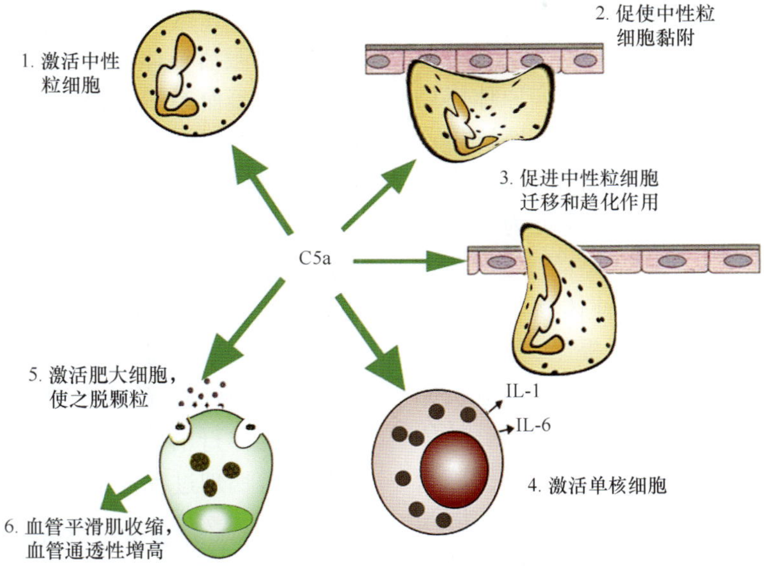

图4-9　C5a的炎症介质作用

C5a激发靶细胞释放组胺等活性物质，引起血管通透性增高，使中性粒细胞渗出并趋化至局部组织，然后使之活化；C5a还能激活单核细胞

4. 清除免疫复合物　补体成分可参与清除循环IC，其机制为：①可溶性IC活化补体，所产生的C3b可与IC共价结合，而C3b可与CR1⁺红细胞、血小板黏附，从而将IC运送至肝脏和脾脏被巨噬细胞吞噬、清除，此作用被称为**免疫黏附**（immune adherence）（图4-10）；②C3b与Ig共价结合，可降低抗体Fab段与抗原间亲和力，从而抑制IC形成；③C3b插入IC的分子网格结构，减弱抗体Fab段与抗原的亲和力，或干扰抗体分子Fc段间相互作用，从而解离已形成的IC。

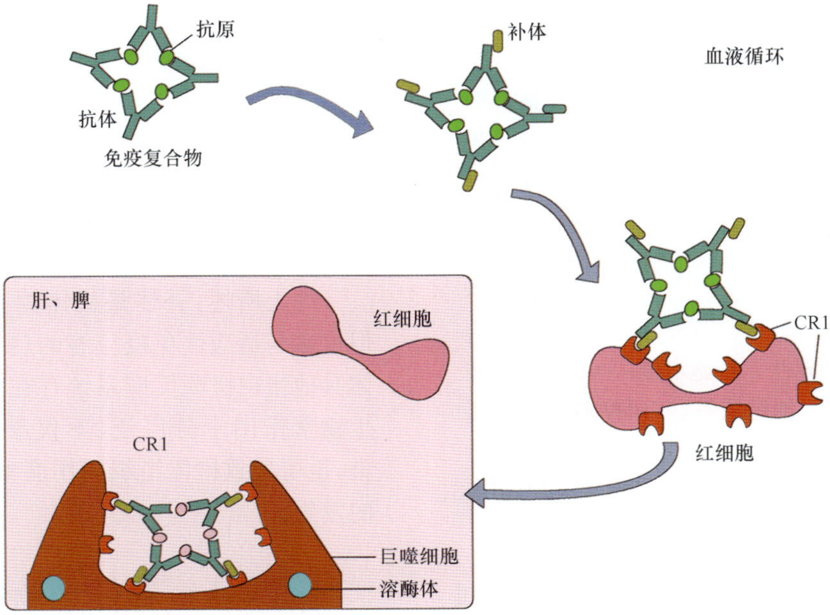

图4-10　免疫黏附作用

可溶性IC体积小，难以被吞噬细胞捕获，但其可激活补体经典途径产生C3b，IC-C3b黏附于CR1⁺红细胞和血小板，形成较大的复合物并随血液流经肝脏和脾脏，可被巨噬细胞捕捉、吞噬而被清除

(二)补体的生物学意义

1. 机体抗感染防御的重要机制 病原体侵入机体后,补体系统立即启动旁路途径和(或)凝集素途径,通过识别微生物颗粒或其表面糖结构而被活化,并产生多个裂解片段和复合物,介导调理吞噬、炎症反应和溶解细菌或病毒感染细胞。因此,旁路途径和凝集素途径在病原体感染早期发挥重要的免疫防御作用。特异性抗体产生后,IC 可通过经典途径触发 C3 活化,并与旁路途径 C3 正反馈环路协同作用,形成更为有效的抗感染防御机制。

2. 参与适应性免疫应答 补体参与适应性免疫应答的各个环节,包括抗原提呈、免疫细胞增殖/活化、免疫效应等。例如:补体可促进抗原提呈细胞摄取、加工并提呈抗原给 T 细胞;补体片段 C3d 与抗原形成复合物,通过介导 B 细胞表面 CR2(CD21)/CD19/CD81 共受体复合物与 BCR 交联,启动 B 细胞激活的第一信号;体液免疫应答产生抗体,通过与抗原结合为 IC 并激活补体经典途径,从而发挥效应。

*** 补体参与适应性免疫应答的机制**

补体活化产物、补体受体及补体调节蛋白能通过多种机制参与或调节适应性免疫应答,例如:①C3b参与调理作用,利于抗原提呈细胞(APC)摄取抗原;②C3d 与 IC 结合,可诱导 APC 表达共刺激分子(CD80、CD86);③多价 C3d 与抗原结合,可介导 BCR 与 CR2 交联,从而参与 B 细胞活化,而单价 C3d 却抑制该效应;④C3b 与 B 细胞表面 CR1 结合,可促使 B 细胞增殖、分化为浆细胞;⑤滤泡树突状细胞表面 CR1、CR2 和 CR3 可将 IC 固定于生发中心,有助于记忆性 B 细胞诱导和维持;⑥补体调节蛋白 CD55、CD46 和 CD59 可通过启动相应信号途径而参与 T 细胞活化;⑦某些 T 细胞表达 CR1 和 CR2,其与 C3 结合可介导 APC 与 T 细胞接触,促进抗原特异性 T 细胞增殖;⑧C3a-C3aR 相互作用可促进 Th2 细胞应答,并调控 B 细胞分泌 IgE 的水平;⑨C3b 或 C4b 与 MCP 相互作用,可诱导调节性 T 细胞产生抑制性细胞因子(IL-10、TGF-β)。

3. 参与炎症性疾病发生、发展 补体激活过程所产生的活性片段 C3a、C5a 是重要的炎症介质,可激活单核细胞、内皮细胞和血小板等,使之释放炎症介质及促炎细胞因子,参与并放大炎症反应,直接或间接导致组织损伤。补体异常活化可引起多种炎症性疾病(见下节)。

4. 补体系统与血液中其他级联反应系统的相互作用 补体系统与凝血系统、纤溶系统和激肽系统存在密切关系:①共同的激活物,如 IC 或 LPS 可激活补体系统,也能活化凝血因子Ⅻ,然后活化凝血系统、纤溶系统及激肽系统;②共同的抑制物,如 C1INH 不仅调节 C1r 和 C1s,也可抑制激肽释放酶、血浆纤溶酶、凝血因子Ⅻ;③交互激活,补体活化可触发凝血系统,随后激活纤溶系统,同理纤溶酶、缓激肽等也可激活补体系统;④相似的生物学活性,4 个系统的活化产物均具有增高血管通透性、扩张血管、平滑肌痉挛、促溶酶体酶释放、趋化吞噬细胞等活性。因此,4 个系统的伴行活化成为炎症、休克、弥散性血管内凝血等病理过程发生的重要机制。

表 4-2 补体系统的功能

功能	参与成分	作用机制
溶解细胞	C5~C9	形成 MAC
调理作用	C3b、C4b、iC3b	与吞噬细胞表面相应受体结合而促进吞噬
炎症介质作用	C5a>C3a>>C4a	刺激肥大细胞或嗜碱粒细胞脱颗粒,释放生物活性物质,引起血管扩张、毛细血管通透性增高、平滑肌收缩等;C5a 趋化中性粒细胞并刺激其氧化代谢
清除免疫复合物	C3b	免疫黏附作用、抑制 IC 形成并解离 IC
启动 B 细胞应答	C3d	C3d 与抗原形成复合物,介导 B 细胞共受体复合物与 BCR 交联

综上所述:补体是机体固有免疫系统组分,但也参与适应性免疫应答的启动和效应,并与机体其他蛋白级联反应系统存在密切联系;补体的生物学作用十分广泛,不仅参与抵御病原体感染,也可导致机体组织损伤而参与多种病理过程的发生。

第四节 补体与疾病的关系

正常情况下,体内补体系统各成分含量相对

稳定，适时、适度地被激活而发挥其生物学功能，并受到精密调控。一旦出现遗传性补体成分缺陷或补体异常激活，则可能引起疾病。此外，某些微生物可借助多种机制逃避宿主补体系统攻击，甚至利用补体蛋白增强其感染性。因此，基于补体的临床干预策略，成为活跃的研究领域。

（一）遗传性补体缺陷相关疾病

几乎所有补体成分均可能发生遗传性缺陷，多数为常染色体隐性遗传，少数为常染色体显性遗传，个别成分（如P因子缺陷）是X性联隐性遗传。人群中补体经典途径和旁路途径组分遗传性缺陷的总体发病率约1/10 000，但凝集素途径成分缺陷却很常见，如MBL、MASP2缺陷频率可达5%以上。必须强调的是，临床上补体缺陷漏诊率可能高达90%以上。

由于补体成分缺陷，使补体系统不能激活，导致患者对病原体易感，同时体内IC清除障碍，可引发IC相关的自身免疫病。通常情况下，补体经典途径组分缺陷者易感化脓性细菌、脑膜炎奈瑟菌，并易罹患某些自身免疫病（如全身性红斑狼疮和类风湿关节炎）；旁路途径组分缺陷者易患奈瑟球菌感染；凝集素途径成分缺陷者易感染各种病原体，自身免疫病发病率高。少数补体成分缺陷患者具有特殊的临床表现（见第十九章）。

***临床MBL缺陷病例介绍**

患者，女，2岁，因反复感染而就诊。患儿自出生后4个月出现感冒，治疗后痊愈，但此后反复发生病毒性和细菌性呼吸道感染、中耳炎、腹泻甚至脓毒血症，每月至少就医1次（最多6次）。查体发现：消瘦，发育不良，心、肺及其他主要器官未见明显异常。免疫学检查发现，血浆不能调理热灭活酵母菌，血浆MBL浓度明显低下（<10ng/ml，正常值1～5 μg/ml），血浆IgA浓度偏低（0.37mg/ml，正常值0.2～1.44 mg/ml），MBL基因型为B/B纯合子，余均正常。诊断为MBL缺陷。经静脉注射人天然MBL（从正常人血浆提取）2mg/天，连续3天，间隔10天后同剂量MBL连续注射3天，患者血浆调理活性恢复，治疗后3年未患任何感染。

（二）补体与感染性疾病

补体是参与机体免疫防御的重要成分，补体缺陷可导致对病原体易感。另一方面，病原体经长期进化，可借助多种机制逃避补体系统攻击，例如：①某些病毒表达CCP功能相似蛋白，保护病毒包膜或病毒感染细胞膜免遭补体系统攻击；②某些病毒可将宿主细胞CCP与其包膜整合，或上调感染细胞CCP表达，从而逃避补体系统攻击；③某些病原体表达FcR或其他蛋白，可干扰补体与IC结合而抑制补体系统活化；④多种病原体（病毒、细菌、寄生虫等）可利用补体受体或调控蛋白作为受体或辅助受体而感染靶细胞。鉴于补体在抗感染免疫中发挥重要作用，有必要深入探讨补体与病原体的相互作用，以进一步阐明病原体黏附、侵入靶细胞及致病的分子机制，并为防治感染性疾病提供新的干预策略。

（三）补体与炎症性疾病

补体异常激活参与多种组织器官炎症性疾病发生和发展，包括肾脏疾病（如肾炎）、呼吸系统疾病（如急性呼吸窘迫综合征）、神经系统疾病（如阿尔海姆茨病、自身免疫性脑脊髓炎）、缺血再灌注损伤（如心肌梗死）、全身炎症反应（如脓毒血症）、多脏器功能衰竭、严重创伤和烧伤等。此外，体外循环、血液透析及组织器官移植等也可导致补体异常活化。

（四）补体与超敏反应性疾病及自身免疫病

补体激活是参与Ⅱ、Ⅲ型超敏反应性疾病和相关自身免疫病发生的重要机制（见第十六、十七章）。Ⅱ型（细胞毒型）超敏反应性疾病中，抗体与细胞表面抗原结合形成IC，通过激活补体经典途径，导致细胞溶破。Ⅲ型超敏反应性疾病中，IC通过激活补体经典途径而产生C3a、C5a，继而激活肥大细胞、嗜碱粒细胞释放组胺等促炎介质，直接或间接活化中性粒细胞和血小板，导致组织损伤。此外，C3a和C5a也参与Ⅰ型超敏反应发生，如C5a可降低Th2细胞应答而抑制致敏，但在效应阶段，C5a和C3a协同作用可促进过敏性炎症反应。

***补体相关炎症性疾病的防治策略**

（1）已用于动物模型或临床试验的补体相关制剂：①应用重组可溶性CCP控制补体激活，如sCR1用于治疗实验动物组织器官局部缺血再灌注损伤等疾病，sDAF用于治疗心肌梗死、急性呼吸窘迫综合征等动物模型，sMCP用于抑制异种移植动物超急性排斥反应，制备仅含活性位点的小分子高活性CCP制剂、具有双重或多重活性的嵌合CCP制剂及具靶向作用的CCP制剂等；②靶向抑制C5活化及C5a活性，如抗C5抗体用于心肺旁路术、SLE、类风湿关节炎（Ⅱ期临床试验）；③肽类制剂抑制补体活化或活性，如Compstatin（一种结合C3的合成环十三肽）用于抑制灵长类动物补体激活，C5aR拮抗剂（一种合成环六肽）用于抑制C5a对中性粒细胞的作用，提高脓毒血症动物存活率。

(2) 防治感染性疾病：某些跨膜型补体蛋白是病原体的受体，据此可设计阻止感染的干预策略：①抗DAF单克隆抗体可阻断柯萨奇病毒、HIV感染靶细胞；②补体抑制因子或可溶性补体受体（如sCR1、sCR2）可抑制HIV感染靶细胞；③应用多肽中和病毒的受体结合位点，可抑制病毒与细胞膜融合及合胞体形成。

(3) 防止异种移植超急性排斥反应：同种器官移植面临移植物来源严重短缺的困境。猪因其器官解剖和生理功能与人类相近而被视为异种移植物来源的首选。但是，灵长类动物（包括人）体内存在IgM类天然抗体，其针对猪内皮细胞表面α半乳糖苷抗原，二者结合可通过激活补体经典途径而导致严重、不可逆的超急性排斥反应。据此，已设计若干基于补体的干预策略：①膜结合CCP具有同源限制性，可建立表达跨膜型人CCP的转基因猪；②半乳糖苷表位由半乳糖转移酶催化合成，可建立该酶基因敲除猪，阻断供体器官内皮细胞表达α半乳糖苷抗原；③组合上述2种策略，培育跨膜型CCP转基因和半乳糖转移酶基因敲除猪。目前已成功培育人DAF、MCP和CD59转基因猪和半乳糖转移酶敲除猪，将其器官植入灵长类动物体内可避免超急性排斥反应发生。

小　结

补体是由30余种可溶性或膜结合蛋白组成、经活化后具有生物活性、参与免疫应答和炎症反应的蛋白质系统。免疫复合物和病原体可通过经典途径、旁路途径或凝集素途径而激活补体，该过程受到精细调控，补体异常活化可导致疾病发生。补体活化的生物学效应包括溶破细菌和细胞、调理吞噬、介导炎症反应、清除免疫复合物等，从而在防御病原体感染和免疫病理过程中起重要作用。近年来该领域在补体对适应性免疫应答的调节、补体与疾病防治等方面取得长足进展。

（陈政良）

第五章　免疫效应分子之三：细胞因子

细胞因子（cytokine，CK）是一类具有多种功能的高活性小分子蛋白质（分子量约 8～80kD），其由活化的免疫细胞或非免疫细胞分泌，在免疫细胞分化发育、免疫应答、免疫调节、炎症反应、造血功能中发挥重要作用，并广泛参与机体其他生理功能和某些病理过程发生、发展。近年用某些重组细胞因子治疗肿瘤、自身免疫病、免疫缺陷病等，已显示广阔的临床应用前景。

第一节　细胞因子及其受体概述

（一）细胞因子来源和分布

体内多种细胞可产生细胞因子，主要有：①免疫细胞，包括 T 细胞、B 细胞、NK 细胞、单核/巨噬细胞等；②非免疫细胞，如血管内皮细胞、表皮细胞及成纤维细胞等；③某些肿瘤细胞，如白血病、淋巴瘤、骨髓瘤细胞。免疫细胞（尤其是活化的 T 细胞等）是细胞因子的主要来源。抗原、有丝分裂原、感染、炎症等多种因素均可刺激上述细胞产生细胞因子，各细胞因子间也可相互诱生。

细胞因子一般是以可溶性蛋白的形式分布于组织间质和体液中，但某些细胞因子（如 TNF 等）可以跨膜分子的形式表达于特定细胞表面。

（二）细胞因子分类和命名

细胞因子种类繁多，目前已发现 200 余种人细胞因子，根据其结构与功能，可将细胞因子分为白细胞介素、干扰素、肿瘤坏死因子、集落刺激因子、生长因子和趋化因子 6 类。

1. 白细胞介素（interleukin，IL）　最初指由白细胞产生并介导白细胞间相互作用的细胞因子。其后发现白细胞介素也可由其他细胞产生并作用于其他细胞，但名称仍沿用至今。目前已发现 IL-1～IL-38，广泛参与免疫调节、造血、炎症反应等过程。

2. 干扰素（interferon，IFN）　是 1957 年发现的第一个细胞因子，因具有干扰病毒复制的功能而得名。根据来源和理化性质不同，干扰素可分为 2 型：① Ⅰ 型干扰素，包括 IFN-α（有 13 个亚型）、IFN-β、IFN-ε、IFN-ω 和 IFN-κ；② Ⅱ 型干扰素，即 IFN-γ。干扰素具有抗病毒、抗细胞增殖和调节免疫等多种功能。

3. 肿瘤坏死因子（tumor necrosis factor，TNF）　因最初发现该因子可使肿瘤发生出血坏死而得名。其家族成员约 30 个，分为 TNF-α 和**淋巴毒素**（lymphotoxin，LT）两类，在调节适应性免疫、杀伤靶细胞和诱导细胞凋亡等过程中发挥重要作用。

4. 集落刺激因子（colony stimulating factor，CSF）　最初发现此类细胞因子能刺激造血前体细胞在半固体培养基中形成相应细胞集落，包括粒细胞集落刺激因子（G-CSF）、巨噬细胞集落刺激因子（M-CSF）、粒细胞/巨噬细胞集落刺激因子（GM-CSF）、多能集落刺激因子（IL-3）、干细胞因子（stem cell factor，SCF）、红细胞生成素（erythropoietin，EPO）等。它们均可选择性刺激造血干细胞或不同分化阶段的造血前体细胞分化增殖，也具有增强相应成熟细胞功能的作用。

5. 生长因子（growth factor，GF）　泛指一类可促进相应细胞生长和分化的细胞因子。其种类较多，包括转化生长因子（transforming growth factor，TGF）、表皮细胞生长因子（epithelial growth factor，EGF）、血管内皮细胞生长因子（vascular endothelial growth factor，VEGF）、成纤维细胞生长因子（fibroblast growth factor，FGF）、神经生长因子（nerve growth factor，NGF）、血小板源生长因子（platelet derived growth factor，PDGF）等。

6. 趋化因子（chemokine）　其英文名来源于 chemoattractant cytokine，故亦称趋化性细胞因子，是一类对不同靶细胞具有趋化作用的细胞因子。

（三）细胞因子受体

细胞因子通过与靶细胞表面相应受体结合，启动细胞内信号转导途径，最终介导细胞的生物学效应。细胞因子受体由胞外区、跨膜区和胞质区组成，具有一般膜受体特性。某些细胞因子受体可以游离形式存在于体液内，称为**可溶性细胞因子受体**（soluble cytokine receptor，sCKR）。sCKR通过与相应膜受体竞争性结合细胞因子而发挥抑制作用，也可作为相应细胞因子的载体。临床上检测sCKR水平，可用于某些疾病的辅助诊断、病情监测和预后判断。

1. 细胞因子受体的分类 细胞因子受体多为单链多肽，也可为双链或三链。根据细胞因子受体胞外区氨基酸序列的同源性和结构特点，可分为5个家族（图5-1）。

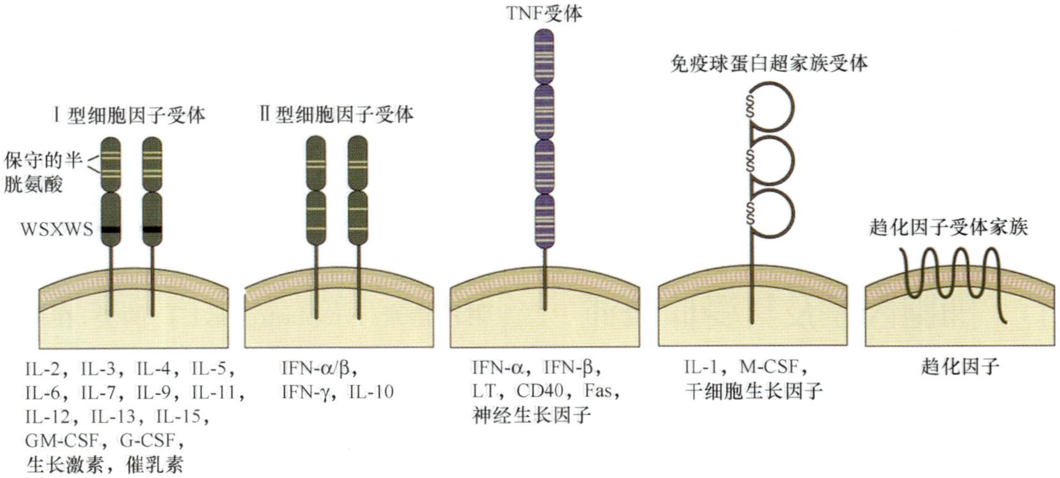

图5-1 细胞因子受体家族

（1）Ⅰ型细胞因子受体家族（造血因子受体家族）：其胞外区均有一个约含200个氨基酸的同源区，有4个半胱氨酸和WSXWS基序（W代表色氨酸；S代表丝氨酸；X代表任一氨基酸），包括IL-2、IL-3、IL-4、IL-5、IL-6、IL-7、IL-9、IL-11、IL-12、IL-13、IL-15、GM-CSF和G-CSF等的受体。

（2）Ⅱ型细胞因子受体家族（干扰素受体家族）：其胞外区含4个保守的半胱氨酸，但无WSXWS基序，包括各种干扰素受体及IL-10、M-CSF等的受体。

（3）免疫球蛋白超家族：其胞外区均有1个或多个Ig样结构域，包括IL-1、IL-6、M-CSF、SCF、PDGF等的受体。

（4）Ⅲ型细胞因子受体家族（肿瘤坏死因子受体家族）：其胞外区含若干个由约40个氨基酸组成的区域，每个区域含4～6个半胱氨酸，包括TNF-α、TNF-β、神经生长因子的受体等。

（5）趋化因子受体家族：其跨膜区长，重复7次跨膜，包括CCR1～11、CXCR1～7、CX3CR1及XCR1。多数趋化因子受体可与若干不同趋化因子结合。

2. 细胞因子受体的公有亚基 Ⅰ型与Ⅱ型细胞因子受体家族多数成员由2条或2条以上多肽链构成。其中，一条肽链特异性结合细胞因子，称为细胞因子结合亚单位，也称私有链（private chain）；另一肽链则专司信号转导，称为信号转导亚单位。

细胞因子受体的信号转导亚单位可为若干细胞因子受体共同使用，称为**公有链**（common chain）。例如：IL-2受体γ链是IL-2、IL-4、IL-7、IL-9和IL-15受体的公有链；IL-3受体β链是IL-3、IL-5和GM-CSF受体的公有链；IL-6受体β链（称gp130）是IL-6、IL-11、白血病抑制因子（LIF）、抑瘤素M（OSM）受体的公有链（图5-2）。某些细胞因子效应的重叠性，部分原因可能是共用相同的信号转导亚单位所致。共用亚单位异常，可造成相关细胞因子受体缺陷，使多种细胞因子不能发挥效应。例如：性联重症联合免疫缺陷病患者IL-2Rγ链基因突变，使IL-2、IL-4、IL-7、IL-9和IL-15等受体缺陷，相应细胞因子功能异常，导致T/B细胞成熟障碍，患者表现为细胞免疫和体液免疫均低下的重症联合免疫缺陷症。

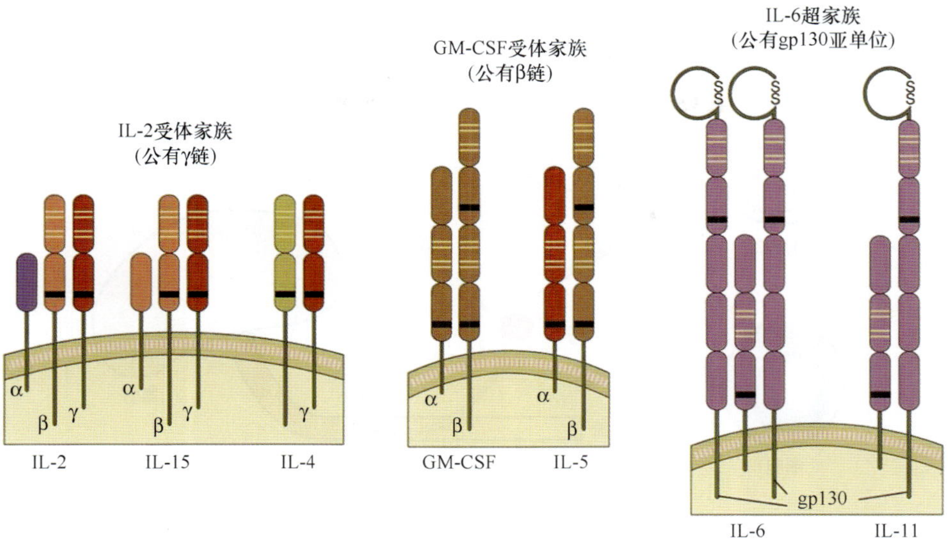

图 5-2　细胞因子受体公有亚基现象
多种细胞因子受体可具有相同的信号转导亚单位

＊跨膜型和可溶性细胞因子受体

一般情况下，CKR 多以膜结合型（membrane-bound cytokine receptor，mCKR）存在。某些情况下，mCKR 转化为 sCKR 而出现于血清等体液中，其机制为：①膜受体被特定酶水解而脱落；②受体 mRNA 不同剪接，产生分泌型 mRNA，通过翻译后直接分泌至细胞外。sCKR 仍可与相应配体结合，但其与配体的亲和力比膜型受体低。

sCKR 可以多种方式发挥作用：①与相应膜受体竞争性结合细胞因子，从而抑制膜受体介导的生物学作用，发挥负反馈调节；②作为相应细胞因子运载体，将细胞因子转运至病灶局部，增加局部细胞因子浓度并有效发挥作用；③减缓细胞因子衰变，维持并延长低水平细胞因子的生物学活性；④某些 sCKR 可上调 CK 作用，如 sIL-6R 与 IL-6 特异性结合，可与靶细胞表面 gp130 结合并转导信号，促进 IL-6 效应；⑤作为膜受体正常代谢途径，有利于处于活化状态的细胞恢复至正常水平。

临床研究显示，sCKR 水平增高与某些疾病相关。例如：sIL-2R、sIL-6R、sTNFR 增高与某些恶性肿瘤、自身免疫病、感染性疾病及移植排斥反应有关，故检测相应 sCKR 水平有助于辅助诊断并判断疗效和病程转归。此外，sCKR 与细胞因子结合可阻断细胞因子与膜受体结合，从而抑制细胞因子生物学活性，故给予 sCKR 可缓解促炎细胞因子所致病理损伤。

第二节　细胞因子特征与生物学作用

（一）细胞因子的共同特征

细胞因子种类繁多、来源广泛、功能各异，但其生物学作用具有某些共同特性。

1. 多样性　取决于细胞因子浓度、所作用靶细胞类型、微环境中所存在其他细胞因子等条件，某些细胞因子可作用于多种细胞，并产生多种生物学效应。

2. 高效性　细胞因子与其受体以高亲和力结合，体内极微量细胞因子（pmol）即能产生明显的生物学效应。例如，细胞培养体系中，1pg 干扰素即可保护 100 万个细胞免遭 100 亿个病毒颗粒感染。

3. 局部性　细胞因子通常以自分泌（autocrine）和旁分泌（paracrine）方式发挥效应（图 5-3），主要作用于产生细胞自身或其旁邻细胞。多种细胞因子在其产生的局部微环境中形成细胞外信息网络，成为免疫细胞间或免疫细胞与其他细胞间相互传递信息的重要机制。另外，某些细胞因子在一定条件下可以内分泌（endocrine）形式作用于全身。

4. 短暂性　细胞因子通常并非预先合成、贮存在细胞内，而是刺激因子作用于细胞后，激活细胞因子基因，经转录、翻译、合成后立即分泌至细胞外。上述过程具有短暂性和自我调控的特点，一旦刺激消失，细胞因子合成亦随之停止。另外，细胞因子半衰期十分短暂，临床上应用细胞因子治疗疾病，往往须持续、大剂量给药，故易产生毒副作用。

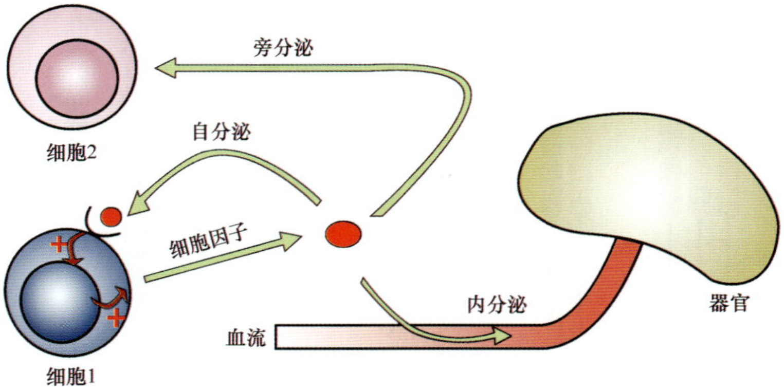

图 5-3 细胞因子的作用方式

细胞 1 分泌的 CK 作用于其自身，此为自分泌；细胞 1 分泌的 CK 作用于旁邻细胞（细胞 2），此为旁分泌；细胞 1 分泌的 CK 随血流作用于远端组织器官，此为内分泌

5. 复杂性 细胞因子的生物学作用极为复杂，表现为：

（1）重叠性：不同细胞因子可作用于同一类细胞，产生相同或相似的生物学效应。例如：IL-2、IL-4、IL-9 和 IL-12 均可促进 T 细胞增殖。

（2）双向性：在不同微环境中或作用于不同类型靶细胞，同一种细胞因子可能显示完全相反的生物学效应。

（3）网络性：各种细胞因子在体内可相互影响，以网络形式发挥作用，其表现为：①一种细胞因子可诱生多种细胞因子，同一种细胞因子可由多种细胞产生；②不同细胞因子作用于同一种细胞，可以表现出相互拮抗或相互协同的效应，如 IL-4 可抑制 IFN-γ 诱导 Th1 细胞分化的作用，IL-3 和 IL-11 可协同刺激造血干细胞分化、成熟；③某些细胞因子可诱导或抑制其他细胞因子产生，如 IL-1 可诱导 T 细胞产生 IL-2；④某些细胞因子可促进或抑制其自身受体或其他细胞因子受体表达。

综上所述，各种细胞因子的效应彼此影响，其合成、分泌及受体表达可相互调节，由此形成极为复杂的细胞因子网络，发挥重要的生物学功能。

＊细胞因子表达及功能调控

细胞因子与靶细胞表面受体结合后，通过激活 JAK/STAT（JAK 激酶/信号转导及转录激活因子）、PI3-K（磷脂酰肌醇-3 激酶）、MAPK（丝裂原激活的蛋白激酶）等胞内信号转导通路而介导多种生物学效应，其中以 JAK/STAT 通路最为普遍和重要。机体通过严密的机制调控细胞因子信号转导的强度和持续时间，以避免对机体造成损伤。已发现若干调控细胞因子信号转导的蛋白家族，其中对细胞因子信号转导抑制因子（suppressor of cytokine signaling，SOCS）的研究最为深入。

在细胞因子刺激下，SOCS mRNA 表达上调，其表达方式和时间因刺激因子和所在组织不同而各异。SOCS 蛋白是多数细胞因子受体信号转导的重要调控分子，它们通过负反馈方式调节细胞因子启动的 JAK/STAT 信号转导通路，机制为：与 JAK 结合而抑制其激酶活性；竞争性抑制 STAT 与活化受体结合而抑制 STAT 激活；介导信号蛋白依赖的蛋白酶降解。简言之，细胞因子信号转导通路可诱导 SOCS 蛋白表达，后者可负调节细胞因子信号转导通路，由此形成细胞因子信号转导的负反馈调节环。（图 5-4）

细胞因子广泛参与肿瘤、自身免疫病、炎症等发病和组织损伤，故 SOCS 蛋白对相关胞内信号转导的调控作用与上述疾病发生、发展密切相关，也被视为治疗相关疾病的潜在靶标。

（二）细胞因子的生物学作用

1. 参与免疫细胞分化和发育

（1）免疫细胞的起源与分化（图 5-5）：多能造血干细胞在骨髓微环境中分化为不同谱系的免疫细胞，此过程是在不同细胞因子（如 IL-7 等）严密调控下而完成。

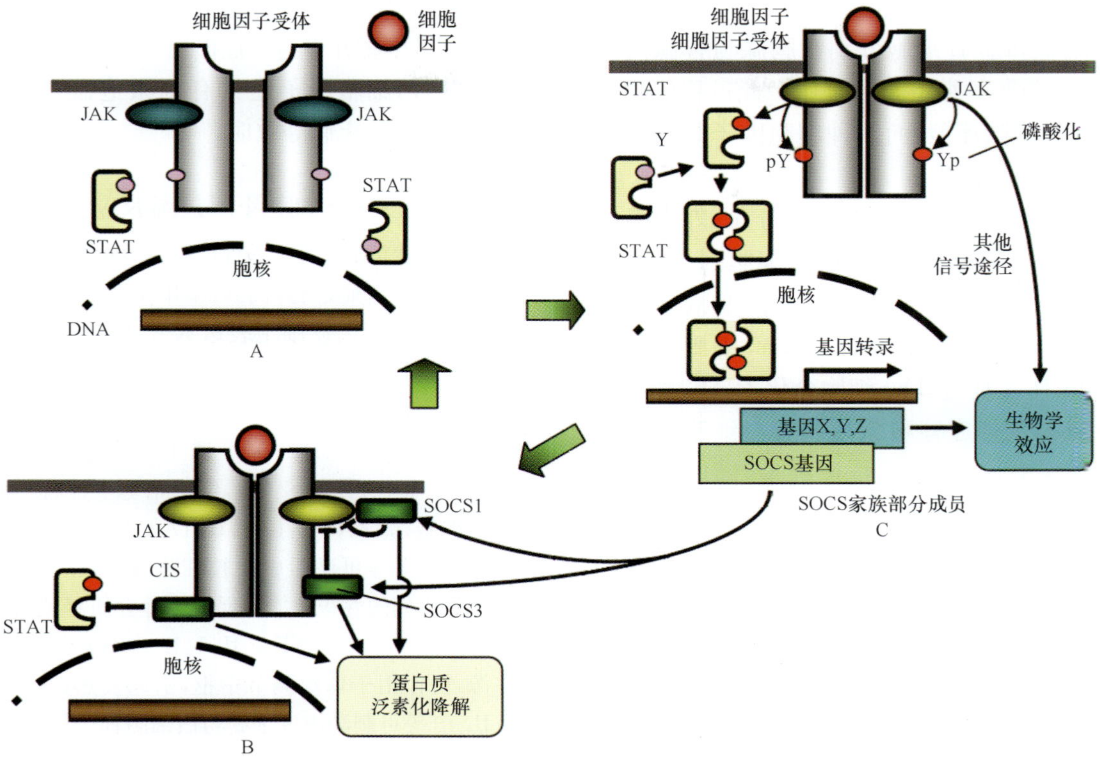

图 5-4　SOCS 信号途径调控细胞因子表达

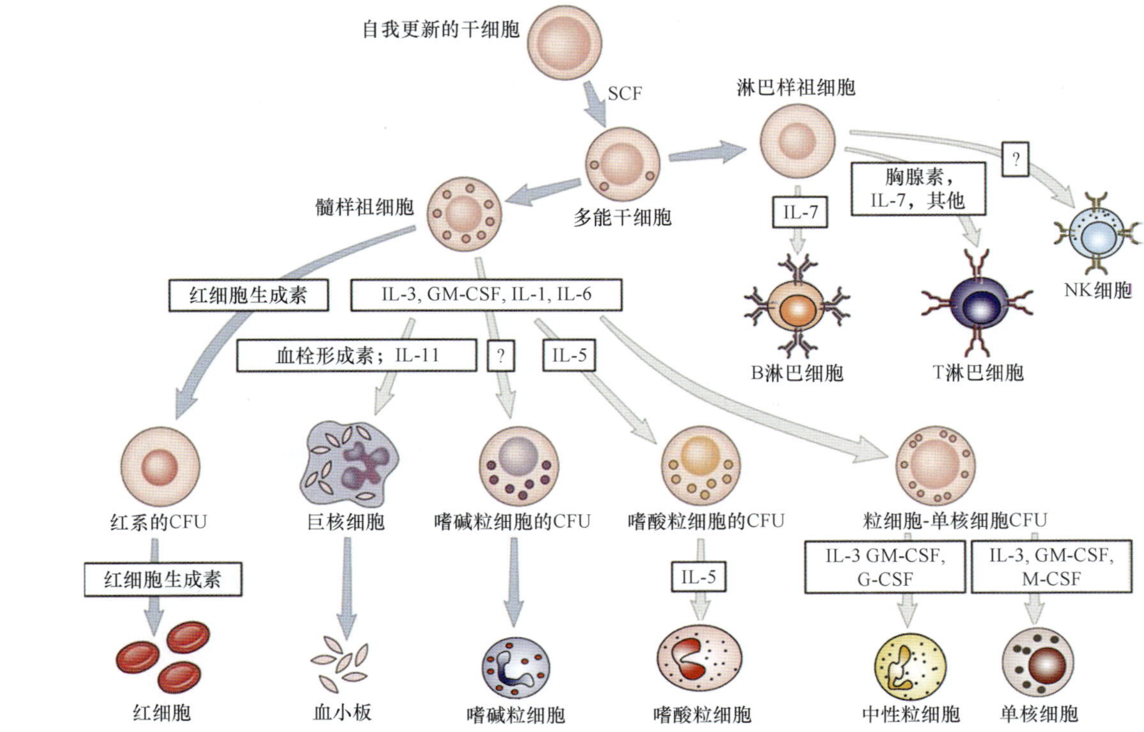

图 5-5　细胞因子参与造血干细胞分化

多种 CK 参与早期造血干细胞分化：干细胞因子诱导未成熟骨髓干细胞分化为多能干细胞；IL-7 诱导淋巴样祖细胞分化为 B 细胞和 T 细胞系；红细胞生成素诱导髓样祖细胞分化为红细胞；IL-3、GM-CSF 诱导髓样祖细胞分化为单核细胞、中性粒细胞、嗜酸粒细胞 嗜碱粒细胞、血小板。CFU(colony forming unit)：克隆形成单位

（2）T 细胞和 B 细胞分化、发育：来源于骨髓的前 T 细胞和前 B 细胞分别在胸腺与骨髓内分化、发育为成熟 T 细胞和 B 细胞。此过程依赖胸腺与骨髓局部微环境，而多种细胞因子是构成局部微环境的重要因素。

（3）免疫细胞在外周组织中分化：外周组织免疫细胞进一步分化，也有赖于细胞因子参与。例如：IL-4、GM-CSF 等可诱导单核细胞分化为 DC；局部微环境中，IFN-γ 促进 Th0 细胞分化为 Th1 细胞，IL-4 促进 Th0 细胞分化为 Th2 细胞。

2. 参与免疫应答和免疫调节 细胞因子参与免疫应答全过程，涉及抗原提呈、淋巴细胞活化、增殖、分化和效应等。例如：IFN-γ 可诱导抗原提呈细胞表达 MHC Ⅰ/Ⅱ类分子，促进抗原提呈；IL-1、IL-2、IL-4、IL-5、IL-6 等可分别促进T/B 细胞活化、增殖、分化；Th1 细胞主要产生 IL-2、IFN-γ、TNF-β，参与细胞免疫，介导迟发型超敏反应性炎症；Th2 细胞主要产生 IL-4、IL-5、IL-6 和 IL-10 等，参与体液免疫，刺激 B 细胞增殖、分化为浆细胞并产生抗体；等等。

细胞因子是体内错综复杂免疫调节网络的重要组分。多数细胞因子对免疫应答具有促进作用，某些细胞因子（如 IL-10、TGF-β 等）则发挥重要的负调节效应。

3. 参与固有免疫和炎症反应 多种细胞因子通过激活某些固有免疫细胞而间接发挥效应，例如：IL-2、IL-12、IL-15 等可促进 NK 细胞对病毒感染细胞的杀伤活性；IL-1β、TNF、IFN-γ 等可激活单核/巨噬细胞，增强其吞噬和杀伤功能；IL-1、IL-6、TNF-α 和 IFN-γ 可促进肝细胞合成多种**急性期蛋白**（acute phage protein），促进对病原体的清除等。某些细胞因子可直接发挥效应，例如：干扰素可抑制病毒复制；TNF 可直接杀伤肿瘤细胞。

TNF-α、IL-1β、IL-6、IFN-γ 和趋化因子等被称为促炎细胞因子（pro-inflammatory cytokine），它们直接或间接参与炎症反应，有利于机体抑制和清除病原微生物，但也可介导病理性损伤。例如：IL-1、TNF-α 等可促进血管内皮细胞和白细胞表达黏附分子，增强白细胞与血管内皮细胞的黏附，有助于白细胞渗出；IL-8 等多种趋化因子可吸引中性粒细胞、单核/巨噬细胞等炎性细胞向炎症部位聚集；TNF-α、IL-1、IFN-γ 和趋化因子等可活化炎性细胞，增强其吞噬、杀伤功能，同时释放炎症介质，直接杀灭微生物并参与炎症损伤。

此外，细胞因子还具有刺激造血、促进血管生成、致痛及止痛等效应。

＊细胞因子与炎症反应

炎症是临床常见病理过程，多种细胞因子直接、间接参与炎症过程，例如：①IL-1、TNF-α、IFN-γ 等可促进血管内皮细胞表达 ICAM-1、VCAM-1 等，促使中性粒细胞表达 CD11b/CD18、CD11c/CD18 等，从而增强白细胞与血管内皮细胞黏附，有助于白细胞渗出；②IL-17 可诱生多种趋化因子（如 IL-8、MCP-1、MIP-2 等），继而招募中性粒细胞、单核细胞；③TNF-α、IL-1、IL-17、GM-CSF、IFN-γ 和趋化因子等可激活中性粒细胞及单核/巨噬细胞，增强它们的吞噬功能并促进炎症介质释放，直接参与炎症反应；④TNF-α、IL-1、IL-6 均为内源性致热源，可作用于体温调节中枢，引起发热；⑤TNF-α、IL-1β 等可刺激内皮细胞与白细胞释放某些炎性介质（如一氧化氮、氧自由基等），并影响凝血功能，导致组织损伤和弥散性血管内凝血，从而在感染性休克中发挥重要作用；⑥IL-4、IL-10、IL-13、TGF-β、sTNFRI、sTNFRⅡ、sIL-6R、抗 1L-6 单抗可拮抗炎性介质，通过控制炎症反应而避免组织过度损伤。

某些病理状况下，炎性细胞因子及发挥负调节作用的细胞因子平衡失调，可导致严重后果。例如：感染性或非感染性疾病中，尤其是机体代偿性抗炎反应降低及代谢功能紊乱的危重患者，可出现“细胞因子风暴”（cytokine storm），即体液中迅速、大量产生多种炎性细胞因子（TNF-α、IL-1β、IL-6、IL-12、IFN-α、IFN-β、IFN-γ、MCP-1 和 IL-8 等），引发全身炎症反应综合征（systemic inflammatory response syndrome，SIRS），严重者可导致多器官功能障碍综合征（multiple organ dysfunction syndrome MODS）。

（三）细胞因子的效应机制

细胞因子的效应涉及复杂的跨膜信息转导过程，包括受体识别、信号转导和细胞内效应等环节（图 5-6）：①细胞因子与相应受体结合，通过交联作用引起受体聚集（形成二聚体或三聚体）；②激活蛋白酪氨酸激酶，使受体胞质区磷酸化，进而通过一系列级联反应募集相关信号分子，启动胞内信号转导途径（如 MAPK 途径、PI-3K 途径、Stat 途径、死亡信号转导途径等）；③激活相关转录因子,后者转入细胞核内与特异性基因序列结合,启动基因转录,促进或调节相应效应分子合成,最终引起细胞应答,并显示广泛的生物学效应。以 TNF-α 为例:TNF-α 与 TNFR Ⅰ 结合引起受体多聚化,同时受体胞质区死亡结构域(death domain,DD)发生多聚化,使 DD 可与胞质中 TNFR 相关死亡结构域蛋白(TNF receptor-associated death domain protein, TRADD)通过 DD 间相互作用而结合。TRADD 募集进而激活两条信号转导通路:①通过 Fas 相关死亡结构域蛋白(Fas-associated death domain protein, FADD)导致细胞凋亡;②通过肿瘤坏死因子受体相关因子-2(tumor necrosis factor receptor-associated factor 2, TRAF2)和受体作用蛋白(receptor-interacting protein, RIP)活化转录因子 NF-κB和 AP-1。

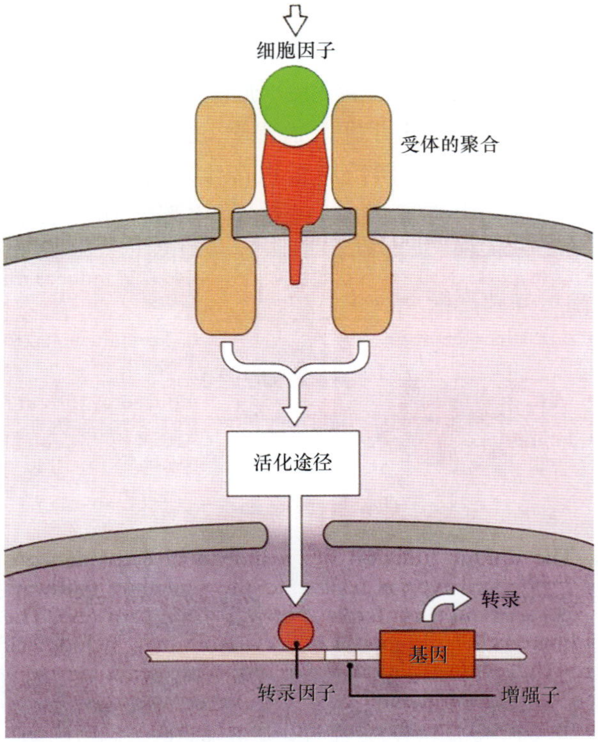

图 5-6 细胞因子作用的基本模式

CK 与靶细胞表面相应 CKR 结合→受体聚合→形成受体多聚体→启动胞内信号转导→转录因子活化→进入核内→与相关基因启动子或增强子区结合→基因表达

第三节 重要的细胞因子

1. 白细胞介素

(1) IL-1:IL-1 可由单核/巨噬细胞等多种细胞产生,并受多种因素调节。IL-1 有 IL-1α、IL-1β 两种形式,分别由不同基因编码。IL-1 具有广泛生物学作用:①作为内源性致热源(encogenous pyrogen)引起发热;②促进 T 细胞、B 细胞活化、增殖和分化,并诱导 T 细胞分泌 IL-2 和表达 IL-2R;③促进单核/巨噬细胞及血管内皮细胞表达细胞因子、黏附分子、多种炎性蛋白,促进肝细胞合成急性期蛋白,从而参与炎症反应。

(2) IL-2:IL-2 主要由激活的 $CD4^+$ 及 $CD8^+$ T 细胞产生,其生物学作用为:①促进 T 细胞增殖分化为效应细胞并产生细胞因子;②促进 B 细胞增殖和抗体产生;③间接发挥抗瘤效应,如诱导 CTL、NK 和 LAK 等杀伤细胞分化和激活,与 TNF-α、IFN-γ 协同杀伤肿瘤细胞,促进单核/巨噬细胞产生超氧离子并增强其杀伤活性。

目前,重组 IL-2 已用于临床治疗肿瘤及某些感染性疾病,并可作为免疫佐剂与亚单位疫苗联合应用,以提高机体保护性免疫应答水平。

(3) IL-4:IL-4 主要由 $CD4^+$ Th2 细胞产生,为 B 细胞增殖和分化因子,可促进 B 细胞表达 MHC Ⅱ类抗原,促进抗原提呈,促进 Ig 产生和类型转换为 IgE,是Ⅰ型超敏反应相关的重要细胞因子。另外,IL-4 还可促进 Th2 分化,抑制 Th1 和巨噬细胞功能。

(4) IL-6:IL-6 主要由单核/巨噬细胞、血管内皮细胞、成纤维细胞、角质细胞、T 细胞和 B 细胞等产生,其生物学作用为:①促进 B 细胞增殖、分化和成熟,诱导抗体产生;②刺激诱导肝细胞合成急性期反应蛋白,引起急性期炎症反应;③参与 T 细胞活化,促进 T 细胞表达 IL-2R 和分泌 IL-2;④与其他细胞因子协同,促进骨髓造血干细胞生长,增强血细胞分化和集落形成;⑤促进骨髓瘤细胞生长,并可抑制某些恶性肿瘤细胞、白血病细胞及淋巴瘤细胞生长,增强 NK 细胞和 CTL 杀瘤活性。

(5) IL-10:IL-10 主要由 Th2 细胞产生,还可来源于 Th0 细胞、Treg 细胞、某些 Th1 细胞、$CD8^+$ T 细胞、单核/巨噬细胞、B 细胞淋巴瘤、肥大细胞及角质细胞等。IL-10 具有明显的免疫负调节作用,表现为:抑制单核/巨噬细胞产生 TNF、IL-1、IL-6、IL-12 等细胞因子和提呈抗原;促进单核/巨噬细胞表达 IL-1 受体拮抗物(IL-1ra),从而抑制炎症反应;抑制 Th1 细胞应答和抑制 NK 活性。

另外，IL-10也可促进B细胞增殖，表达MHCⅡ类分子，分泌IgM、IgG、IgA类抗体；与IL-4协同刺激B细胞分泌IgE类抗体。

(6) IL-17：IL-17主要由Th17细胞产生，人类和小鼠IL-17家族至少包括6个成员(IL-17A～F)。IL-17A的活性特征是具有强致炎作用，是一种重要的炎症细胞因子：①通过诱生趋化因子(如IL-8、MCP-1、MIP-2等)而有效招募中性粒细胞、单核细胞；②刺激产生IL-6和PGE-2，增强局部炎症；③促进多种细胞成熟、分化；④上调共刺激分子、MHC分子表达，促进DC成熟；⑤诱生集落刺激因子(G-CSF、GM-CSF等)，促进骨髓细胞系增生；⑥诱导细胞表面细胞间黏附分子表达，促进T细胞应答。

近期证实，IL-17参与类风湿关节炎、支气管哮喘、狼疮性肾炎、器官移植和肿瘤等疾病发生、发展。

2. 干扰素(IFN) 根据来源和理化性质的不同，干扰素可分为两型。

(1) Ⅰ型干扰素：包括IFN-α(有13个亚型)、IFN-β、IFN-ε、IFN-ω和IFN-κ等。IFN-α主要由单核/巨噬细胞产生，IFN-β主要由成纤维细胞产生，二者与同一受体结合。Ⅰ型干扰素具有强的抗病毒和抗肿瘤作用，可诱导细胞合成多种酶，选择性干扰RNA、DNA病毒复制。IFN-α可直接抑制肿瘤细胞增殖，并增强NK细胞、巨噬细胞、CTL的杀瘤作用。

(2) Ⅱ型干扰素：即IFN-γ，主要由T细胞产生。IFN-γR为高亲和力受体，广泛分布于所有细胞表面(除成熟红细胞外)。IFN-γ具有广泛的免疫调节作用：①促进多种类型细胞表达MHCⅡ类抗原，增强APC的抗原提呈功能；②促进静止$CD4^+$ T细胞分化为Th1细胞，并抑制Th2细胞增殖，从而抑制B细胞增殖、分化和抗体产生；③作为巨噬细胞活化因子，直接参与呼吸爆发中酶的合成，增强巨噬细胞杀伤能力；④激活单核/巨噬细胞、NK细胞，并增强二类细胞的杀瘤效应。

IFN是最早应用于临床的细胞因子，主要用于治疗某些肿瘤(毛细胞白血病、慢性髓样白血病等)及病毒感染性疾病(如病毒性肝炎、带状疱疹)。

3. 肿瘤坏死因子(TNF) TNF分为两类：①TNF-α，主要由活化的单核/巨噬细胞产生和表达，包括可溶性TNF-α(soluble TNF-α，sTNF-α)及跨膜TNF-α(transmembrane TNF-α，tmTNF-α)；②淋巴毒素(lymphotoxin，LT)，又称TNF-β，主要由活化的T细胞产生，也包括分泌型(LT-α)与膜型(LT-β)两种形式。

TNF-α与TNF-β相似，二者均具有极为广泛的生物学活性：①参与炎症反应，如诱导靶细胞表达黏附分子，促进白细胞黏附和穿越血管内皮细胞，刺激单核/巨噬细胞产生IL-1、IL-6、IL-8、TNF等，作为内源性致热原引起发热；②调节免疫应答，如促进单核/巨噬细胞合成分泌IL-1，参与T、B细胞激活，促进APC表达MHCⅡ类抗原，增强抗原提呈能力；③在体内外均可发挥较强抗瘤作用，尤其是跨膜型TNF可有效杀伤对分泌型TNF耐受的肿瘤细胞，显示更强杀瘤活性。另外，TNF还参与内毒素休克、恶液质等病理过程发生、发展。

已证实，TNF生物学活性为剂量依赖性：低剂量主要通过自分泌和旁分泌方式参与局部炎症反应；中剂量可进入血循环，引起发热，促进IL-1、IL-6、急性期反应蛋白产生等；高剂量可引起全身性中毒反应、循环衰竭、多器官功能衰竭等。在结核、恶性肿瘤等疾病中，TNF-α缓慢升高可导致恶液质发生。

*** 跨膜型细胞因子**

多数细胞因子为可溶性蛋白，但某些细胞因子(如TNF-α、LT-β、TGF-α、M-CSF、SCF等)还可以膜结合形式存在。跨膜型细胞因子(transmembrane cytokine)一般为分泌型细胞因子的前体，其胞外段可被特异性酶切割，从而成为成熟的分泌型细胞因子。此外，也可通过mRNA不同剪接而直接编码分泌型细胞因子。

跨膜型细胞因子的功能特征为：①可与相应细胞因子受体结合，发挥与分泌型细胞因子相似的功能，但由于二者信号转导通路不完全相同，功能也不尽相同；②跨膜型细胞因子本身也可被视为一种受体，通过与相应细胞因子受体(包括可溶性细胞因子受体)结合，可启动跨膜型细胞因子的信号转导，并介导相关细胞效应，此即反向信号模式(reverse mode of signaling)；③跨膜型细胞因子与相应细胞因子受体结合，可介导细胞间黏附，从而参与某些细胞活性；④某些跨膜型细胞因子(如tmTGF-α)可作为细胞分化的标志。

跨膜型细胞因子与多种疾病相关，例如：①某些类型白血病细胞高表达 tmSCF；②tmTNF-α 与 T 细胞表面 TNFR 结合，参与 ConA 所致急性肝炎动物模型肝损伤；③tmTNF-α 单独可诱导实验动物发生结肠炎；④sTNF-α 参与内毒素休克的发生，但 tmTNF-α 则可抵抗内毒素攻击，稳定血压，限制炎症反应及保护组织免受损伤；⑤tmTNF-α 可诱导肿瘤细胞凋亡，且具有比 sTNF-α 更广的杀瘤谱。

4. 趋化因子　趋化因子是由 60 余个成员组成的蛋白质家族，可由白细胞和某些组织细胞分泌。大部分趋化因子含 4 个半胱氨酸（cysteine，C），根据其氨基端（N 端）半胱氨酸的排列方式，可分为 4 个亚家族（附录Ⅱ）：①α 亚家族，其 N 端含 C-X-C（X 为任一氨基酸），主要趋化中性粒细胞；②β 亚家族，其 N 端含 C-C，以单核细胞趋化蛋白-1（monocyte chemotactic protein-1，MCP-1）为代表，主要趋化单核细胞；③γ 亚家族，其 N 端仅含 1 个 C，以淋巴细胞趋化蛋白（lymphotactin）为代表，主要趋化淋巴细胞；④C-X3-C 家族，以 fractalkine 为代表，可趋化 T 细胞、单核细胞等。

另外，根据趋化因子表达方式和生物学功能，可将其分为两类：①内环境稳定相关的趋化因子（homeostatic chemokine），主要功能是维持内环境稳态，并参与淋巴细胞归巢、成熟；②炎性趋化因子（inflammatory chemokine），由炎性细胞因子、细菌毒素等诱发不同类型细胞产生，主要功能是募集效应细胞，参与协调固有免疫和适应性免疫应答。

趋化因子受体属 G 蛋白偶联受体，具有 7 个跨膜片段，根据其所结合配体（α、β、γ、C-X3-C）不同而分为 4 个亚家族（XCR、CCR、CXCR 和 CX3CR）。趋化因子受体主要表达于骨髓来源的细胞亚群以及上皮细胞、血管内皮细胞、神经细胞等表面，既可组成性表达，也可在炎症因子刺激下诱导性表达。

趋化因子最初作为趋化性介质而被发现。随着研究的深入，证实趋化因子具有极为广泛的生物学功能，例如：①促进淋巴细胞生成与归巢；②参与抗原提呈与 T、B 细胞活化，并诱导 T 细胞亚群（如 Th1、Th2 细胞）分化；③介导炎症反应；④促进血管生成；⑤某些趋化因子受体（如 CCR5）是特定病原微生物（如 HIV）侵入宿主细胞的受体；⑥参与细胞转化、血管发生、蛋白酶分泌，从而在肿瘤生长、浸润和转移中发挥作用。

实验研究中，基于趋化因子的干预策略（如趋化因子拮抗剂）用于治疗某些疾病（如动脉粥样硬化病变、自身免疫病、器官移植、HIV 感染、肿瘤等），已取得一定进展。

5. TGF-β　转化生长因子（transforming growth factor，TGF）可使正常细胞发生恶变（转化）并在半固体培养基生长，故得名。TGF 家族中，TGF-β 是一类调节细胞生长、增殖的蛋白，在正常细胞和癌变组织中均有表达，具有多样生物学活性。TGF-β 亚家族至少有 6 个成员（TGF-β 1～6），其中 TGF-β1 的活性最强，其来源广泛，可由多种细胞（主要是淋巴细胞和单核细胞）产生。

TGF-β 广泛参与体内细胞间相互作用，可调节细胞生长、分化和免疫应答。TGF-β 重要功能特征之一是具有很强免疫抑制作用，可抑制多种免疫细胞（如造血干细胞、淋巴细胞、单核/巨噬细胞、上皮细胞、内皮细胞等）增殖及功能，例如：抑制 T、B 细胞活化与增殖；抑制 $CD8^+$ CTL 的细胞毒作用及 $CD4^+$ Th1 细胞介导的迟发型超敏反应性炎症；抑制浆细胞合成、分泌抗体；抑制多种细胞因子表达及功能。已发现，某些肿瘤细胞也可分泌 TGF-β，这可能是肿瘤免疫逃逸的机制之一。另外，TGF-β 可促进基质蛋白合成与分泌，促进细胞表达整合素受体，调节细胞与基质间相互作用，促进创伤修复，参与胚胎发育，等等。

6. 集落刺激因子（CSF）　CSF 是一类可选择性刺激造血干细胞增殖、分化成某一谱系细胞的细胞因子，它们可刺激不同造血细胞系或不同分化阶段细胞在半固体培养基中形成细胞集落。

（1）IL-3：IL-3 是一种多克隆集落刺激因子，其来源于活化的 $CD4^+$ Th1 和 Th2 细胞、活化的 NK 细胞、活化的肥大细胞，可作用于最早期阶段造血细胞，刺激多谱系造血干细胞增殖、分化和成熟。

（2）GM-CSF：主要由活化的 T 细胞、巨噬细胞、成纤维细胞及内皮细胞产生，可刺激粒细胞、单核细胞等多谱系造血细胞增殖、分化，增强粒细胞、单核/巨噬细胞功能，诱导黏附分子表达，促进细胞因子合成与分泌。

（3）M-CSF：又称巨噬细胞生长因子，可由成纤维细胞、内皮细胞、活化的单核细胞、骨髓基质细胞、活化的 T/B 细胞及多种肿瘤细胞等产生。

M-CSF包括分泌型及膜型分子，后者表达于成纤维细胞表面。M-CSF仅在局部发挥作用，主要功能为：促进单核/巨噬细胞谱系增殖、分化；激活成熟的单核/巨噬细胞，进而发挥抗瘤作用及参与炎症反应。

（4）G-CSF：主要由活化的单核/巨噬细胞、成纤维细胞、内皮细胞和骨髓基质细胞产生，主要功能为：刺激骨髓中性粒细胞前体细胞增殖、分化；促进成熟中性粒细胞功能。G-CSF可进入血循环，发挥全身性作用。

（5）SCF：主要由骨髓基质细胞产生，有分泌型及膜型两种形式。其主要功能为：促进造血干细胞和造血祖细胞分化；刺激肥大细胞增殖。

（6）EPO：又称红细胞刺激因子，成人90%由肾小球基膜外侧的肾小管周围毛细血管内皮细胞产生。EPO可刺激骨髓内红细胞样前体细胞形成红细胞样集落形成单位（CFU-E）和红细胞样爆发形成单位（BFU-E），使红细胞样前体细胞分化为成熟红细胞，并可刺激巨核细胞增殖。

（7）血小板生成素（thromboproietin，TPO）：主要由人胚肝和成人肝肾产生，其作用于巨核祖细胞，可刺激CFU-MK形成和生长，诱导$CD34^+$细胞向巨核细胞分化，增加外周巨核细胞和血小板数。

多种CSF可提高外周血细胞数，纠正贫血，减少感染等并发症，降低病死率，临床已用于治疗肿瘤放/化疗所致血细胞减少、骨髓移植后造血功能重建、再生障碍性贫血及慢性肾衰、肿瘤及失血所致贫血、艾滋病、骨髓发育异常综合征（MDS）的血细胞减少、烧伤等。

7. 血管内皮生长因子（vascular endothelial growth factor，VEGF） VEGF家族包括VEGF-A～F及胎盘生长因子，可由多种细胞（包括肿瘤细胞、伤口角质细胞等）产生，其特异性作用于血管内皮细胞，主要生物学功能为：作为血管内皮细胞特异性有丝分裂原，促进血管生成和血管发生；增加血管内皮通透性，使血浆蛋白渗出至血管外，致纤维蛋白凝结，形成血管生成的临时基质；介导间质细胞形成成熟的血管基质，促血管生成；维护血管正常状态及完整性；促进不成熟骨髓细胞发育；促进单核细胞趋化、迁移；促红细胞生成。

第四节 细胞因子与临床

（一）细胞因子与疾病发生

1. 内毒素休克 TNF-α、IL-1等参与革兰阴性菌感染所致内毒素性休克。其机制为：革兰阴性菌细胞壁脂多糖（内毒素）可激活巨噬细胞，导致TNF-α、IL-1过度表达，引起发热、心脏及肾上腺等严重损伤及呼吸循环衰竭等病理改变。已证实：给小鼠注射大剂量TNF-α可引起内毒素性休克样症状；给予抗TNF-α抗体可阻止内毒素性休克发生；应用重组IL-1受体拮抗物（interleukin 1 receptor antagonist，IL-1ra）阻断IL-1与IL-1R结合，可降低人内毒素性休克病死率。

2. 淋巴样及髓样肿瘤 细胞因子及其受体表达异常与某些肿瘤发生、发展密切相关。例如：骨髓瘤细胞表面高表达IL-6R（比正常浆细胞高10倍以上）并分泌大量IL-6，应用抗IL-6抗体可抑制体外培养的骨髓瘤细胞生长；IL-1可通过自分泌和旁分泌而刺激急性、慢性髓样白血病细胞、浆细胞瘤和卵巢癌细胞生长；心脏黏液瘤、浆细胞瘤、子宫颈癌及膀胱癌细胞均异常高分泌IL-6。

3. 免疫相关疾病

（1）器官移植排斥反应：急性排斥反应时，受者血清及移植物局部IL-1、IL-2、TNF-α、IFN-γ、IL-6等水平升高。检测相关细胞因子或其可溶性受体水平可作为监测排斥反应的指标之一。

（2）免疫缺陷病：某些免疫缺陷病发病与细胞因子或细胞因子受体表达异常有关，如IL-2Rγ链基因突变可致T/B细胞分化异常，导致重症联合免疫缺陷病。

（3）超敏反应：IL-4可促进IgE合成；IL-5和IL-6可协同IL-4促进IgE产生；IFN-γ可抑制IL-4诱生IgE的作用；血小板激活因子可参与某些超敏反应性疾病（如过敏性休克、支气管哮喘、过敏性鼻炎、荨麻疹、特应性皮炎等）发生。

（4）自身免疫病：IFN-γ能促进某些自身组织细胞表达MHC Ⅱ类抗原，从而介导异常的自身免疫应答。类风湿关节炎（RA）患者关节腔滑液内IL-1、TNF-α、IL-6等水平升高，此与关节病变发生有关。

（二）细胞因子与疾病治疗

鉴于细胞因子具有多种生物学功能并参与

多种疾病发生、发展，故应用细胞因子或其拮抗剂治疗疾病成为关注的热点。细胞因子疗法可分为：

1. 细胞因子补充疗法　指通过补充外源性细胞因子而治疗疾病。例如：应用 IFN 治疗肿瘤及病毒感染；应用 GM-CSF 刺激造血功能等。

2. 细胞因子拮抗疗法　指应用抗细胞因子抗体或细胞因子受体拮抗物治疗疾病。例如：应用抗 TNF 抗体治疗类风湿关节炎；应用抗 IL-2R 抗体防治移植排斥反应等。

目前，临床上已应用细胞因子治疗肿瘤、造血功能障碍、感染等疾病，并取得一定疗效。

*** CK 临床应用现状与展望**

重组 α 干扰素（Intron-A）于 1986 年被美国国家食品和药品管理局（FDA）批准成为世界上第一个获得临床应用的商品化细胞因子类药物，用于治疗人毛细胞白血病，其后又被批准用于治疗艾滋病伴发的 Kaposi's 肉瘤、慢性髓样白血病、滤泡性非霍奇金淋巴瘤、T 细胞淋巴瘤、肾细胞癌、黑色素瘤、尖锐湿疣、丙型肝炎和乙型肝炎等疾病。

由此，细胞因子及其拮抗剂类药物成为关注的热点。目前，采用现代生物技术研制开发的重组细胞因子、抗细胞因子抗体和细胞因子受体拮抗蛋白已获广泛临床应用，例如：重组 EPO 治疗慢性肾功能衰竭引起的重度贫血及抗艾滋病药物引起的严重贫血；重组 IFN-α 治疗慢性肉芽肿；重组 G-CSF 和 GM-CSF 因可促进白细胞生成，用于治疗骨髓移植和放疗、化疗后的白细胞下降，G-CSF 和化学药物联合应用治疗某些实体瘤；重组 IFN-α 用于治疗多发性硬化；重组 IL-11 用于治疗化疗所致血小板减少症；抗 IL-2 受体 α 链（CD25）人源化抗体用于预防肾移植急性排斥反应；重组 IL-1R 拮抗蛋白用于治疗类风湿关节炎；抗人 TNF-α 单抗用于治疗 Crohn's 病和类风湿关节炎；TNF-α 受体-Ig 融合蛋白用于治疗类风湿关节炎；抗 EGFR 嵌合抗体治疗转移性结肠直肠癌和头颈部肿瘤；抗 VEGF 人源化单抗治疗转移性结肠癌；抗 VEGF 人源抗体用于治疗年龄相关的黄斑变性（AMD）。

但是，细胞因子疗法也存在明显缺点，使其临床应用受严重限制，原因为：①细胞因子半衰期短，且全身给药难以使局部达到有效浓度，需大剂量持续给药，导致治疗剂量远超过其生理浓度；②细胞因子功能多样，并在体内形成网络，故在发挥治疗作用的同时，往往伴随难以预料的广泛毒副作用。

小　结

细胞因子是由免疫原、丝裂原或其他刺激剂诱导细胞产生的低分子量糖蛋白，具有调节固有免疫和适应性免疫、促进血细胞生成、细胞生长及参与组织修复等多种功能。细胞因子主要以旁分泌或自分泌方式作用于靶细胞表面相应受体，从而发挥生物学效应。在体内，细胞因子相互影响、相互制约，以网络形式发挥作用，表现为多效性、重叠性、相互调控（功能的拮抗或协同、细胞因子及其受体表达的相互诱生或相互抑制等）。按细胞因子功能特征，可分为白细胞介素、干扰素、集落刺激因子、肿瘤坏死因子、趋化因子和生长因子等。细胞因子的生物学效应极为复杂、多样，既参与多种重要生理功能，又参与多种病理过程发生和发展。临床上已广泛应用细胞因子或其拮抗剂治疗不同疾病，获得良好疗效。

（范桂香）

第六章 免疫细胞膜分子之一：CD分子与黏附分子

免疫应答过程中，多种免疫细胞通过直接接触或分泌某些活性分子，发生极为复杂的相互作用。本质上，免疫应答是免疫系统各细胞间相互作用的结果。免疫细胞间相互识别及传递信息的物质基础是表达于细胞膜表面的功能分子，包括表面抗原、表面受体和其他分子，如 T 细胞和 B 细胞受体、MHC 分子、模式识别受体（pattern-recognition molecules）、分化抗原、黏附分子、细胞因子受体、免疫球蛋白 Fc 受体、补体受体及其他受体和分子。某些细胞表面功能分子也被称为细胞**表面标记**（surface marker）。本章主要介绍 CD 分子和黏附分子。

第一节 CD 分子

CD 分子是一大类由单克隆抗体所鉴定、表达于细胞表面的跨膜分子，其具有重要细胞生物学功能。多数 CD 分子参与免疫识别、免疫应答、免疫效应和免疫调节，故被归于免疫分子。

（一）CD 分子概念及命名

早年研究发现，在血细胞分化、发育、成熟为不同谱系（lineage）的不同阶段，甚至在细胞不同活化阶段，其表面某些膜分子可消失或出现新的膜分子。这些分子最早发现于白细胞，且与白细胞分化密切相关，故被称为**白细胞分化抗原**（leukocyte differentiation antigen，LDA）。其后发现，LDA 是一类广泛存在于有核及无核细胞表面的膜分子，不仅表达于白细胞，也可表达于其他血细胞谱系（如红系和巨核细胞/血小板）以及非造血细胞（如血管内皮细胞、成纤维细胞、上皮细胞、神经内分泌细胞等）表面。LDA 多为跨膜蛋白或糖蛋白，含胞膜外区、跨膜区和胞质区；某些 LDA 以糖基磷脂酰肌醇（glycosyl-phosphatidylinositol，GPI）连接方式锚定于细胞膜。少数 LDA 是碳水化合物。

LDA 的鉴定依赖于单克隆抗体。但由不同实验室自制、用于鉴定 LDA 的单克隆抗体其名称不同，故所分析和鉴定的 LDA 名称各异，导致同一分化抗原可能有不同命名，给学术研究和交流造成混乱。1982 年召开国际协作组会议，决定应用以单克隆抗体鉴定为主的聚类分析法，将不同实验室所鉴定、具有明确编码基因及表达细胞种类的同一分化抗原归为同一**分化群**（cluster of differentiation），以分化群英文缩写 CD 加阿拉伯数字进行统一命名，迄今已命名至 CD363。CD 分子大致可划分为 14 个组（表 6-1）。

表 6-1 人 CD 分组

分组	CD 分子（举例）
T 细胞	CD2、CD3、CD4、CD5、CD8、CD28、CD152（CTLA-4）、CD154（CD40L）
B 细胞	CD19、CD20、CD21、CD40、CD79a（Igα）、CD79b（Igβ）、CD80（B7-1）、CD86（B7-2）
髓样细胞	CD14、CD35（CR1）、CD64（FcγR Ⅰ）
血小板	CD36、CD41（整合素 αⅡb）、CD42a-CD42d、CD51（整合素 αv）、CD61（整合素 β3）、CD62P（P 选择素）
NK 细胞	CD16（FcγR Ⅲ）、CD56（NCAM-1）、CD94、CD158（KIR）、CD161（NKR-P1A）
非谱系	CD30、CD32（FcγR Ⅱ）、CD45RA、CD45RO、CD46（MCP）、CD55（DAF）、CD59
黏附分子	CD11a-CD11c、CD15、CD15s（sLex）、CD18（整合素 β2）、CD29（整合素 β1）、CD49a-CD49f、CD54（ICAM-1）、CD62E（E 选择素）、CD62L（L 选择素）
细胞因子/趋化因子受体	CD25（IL-2Rα）、CD116-CDw137、CD183（CXCR3）、CD184（CXCR4）、CD195（CCR5）
内皮细胞	CD105（TGF-βR Ⅲ）、CD106（VCAM-1）、CD140（PDGFR）、CD144（VE 钙黏素）
碳水化合物结构	CD15u、CD60a-CD60c、CD75
树突状细胞	CD83，CD80，CD86，CD85（ILT/LIR）

续表

分组	CD 分子（举例）
干细胞/祖细胞	CD133、CD243
造血干细胞	CD34，CD117
红细胞	CD233-CD242

注：(1)CD 分子的分组仅为相对特异性，实际上许多 CD 分子组织细胞分布谱较广泛。

(2)表中某些 CD 分子后加括号，列出其相应分子名称，以便于在相应章节查阅

（二）CD 分子结构特点

大部分 CD 分子为单体结构，某些（如 CD3、CD8、CD95 等）为多聚体分子。CD 分子具有细胞表面跨膜分子的典型结构：①胞外区，通常含 1 个至数个结构、功能各异的结构域，介导与相应配体/受体结合；②跨膜区，为疏水结构，大部分 CD 分子是单次跨膜分子，某些（如 CD81）是多次跨膜分子；③胞内区，含不同信号转导基序，如 CD3、CD28、CD19、CD21 胞内段含免疫受体酪氨酸活化基序（ITAM），通过胞内酪氨酸磷酸化级联反应，传递 T/B 细胞特异性活化信号。

不同 CD 分子因其生物学作用各异而致结构有别，例如：①某些 CD 分子（如 CD21）主要作为受体，其胞外段较长，胞内段则很短，无信号转导功能，需借助其他 CD 分子（CD19）传递信号；②某些 CD 分子（如 CD3 复合物的 ζ 链）主要参与信号转导，则含较长胞内段而胞外段极短。

（三）CD 分子作用特点

CD 分子的作用特点主要为：①通过受体-配体（CD-CD 分子或 CD-其他分子）结合和相互作用的方式发挥功能，介导细胞-细胞间或细胞-活性分子（如抗原）间生物学效应，CD 分子通常不能单独发挥作用；②CD 分子功能涉及受体/配体特异性结合以及信号转导两个方面，某些 CD 分子兼具两种功能，某些 CD 分子则仅具有结合配体或传递活化信号的单一功能，有赖于 CD 分子紧密偶联而发挥效应，如 CD21 与 CD19 分子偶联参与 B 细胞活化。

（四）免疫相关 CD 分子的主要生物学功能

CD 分子作为免疫细胞膜分子，具有极为多样的生物学功能，不仅在免疫识别、活化和效应阶段发挥重要作用，且广泛参与免疫细胞分化、发育、增殖、成熟及凋亡等过程。

1. 参与免疫细胞分化、发育　T/B 细胞均来源于骨髓多能造血干细胞（HSC）和共同淋巴细胞前体（CLP），多种 CD 分子依次表达于 T/B 细胞发育不同阶段，对细胞分化、发育发挥重要调控功能，并可作为鉴定不同发育阶段 T/B 细胞的表面标志。例如：CLP 一旦分化为 pro-B 细胞即表达 CD19 分子，该分子也成为 B 细胞特征性表面标志；CD40 是参与 B 细胞激活的重要共刺激分子，其在 pre-B 细胞阶段开始表达，并与抗体基因重排、胞质 μ 链合成相关。（图 6-1）

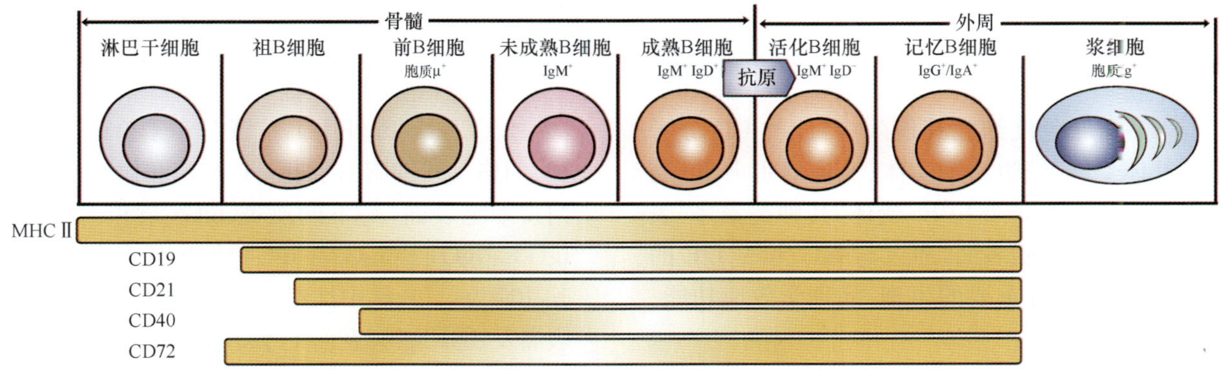

图 6-1　B 细胞分化、发育过程中依次表达的主要 CD 分子

2. 参与免疫细胞识别、活化　CD 分子参与启动免疫应答。（详见第十、十一章）

(1) 参与提供 T/B 细胞激活的第一信号：以 B 细胞为例：①CD19/CD21/CD81 复合物是参与 B 细胞活化的共受体，在 BCR 识别 B 细胞抗原表位的同时，CD21 作为共受体识别附着于抗原的补体 C3d 片段，介导共受体与 BCR 交联，促进 B 细胞活化，在 B 细胞初次应答中发挥重要作用；

②BCR 与 CD79a(Igα)/CD79b(Igβ)偶联，后二者胞质区含 ITAM，BCR 识别抗原 B 细胞表位后，由 CD79a/CD79b 将特异性识别信号传递至 B 细胞内；③在 B 细胞共受体中，CD21 通过识别抗原上 C3d 片段，使 BCR 和共受体靠近，CD19 将信号传入 B 细胞内，共同提供 B 细胞活化所需的第一信号。

另外，CD3 也在 T 细胞识别抗原的信号（第一信号）传递中发挥关键作用。

（2）提供 T/B 细胞活化的第二信号：一类称为共刺激分子的 CD 分子，分别在 T 细胞-APC 间或 T 细胞-B 细胞间以“共刺激分子对”相互作用的方式，提供 T/B 细胞活化必需的第二信号。共刺激分子种类繁多，主要包括 CD28 和 CD152 (CTLA-4)、CD80 和 CD86、ICOS、CD40 和 CD154、CD45、CD25、CD20、CD22 等。共刺激分子缺如或功能低下可导致 T/B 细胞失能(anergy)。

3. CD 分子参与免疫细胞的效应

（1）介导细胞凋亡：免疫细胞可通过诱导靶细胞凋亡而发挥其功能，CD95（Fas）和 CD178（Fas 配体，Fas L）是介导凋亡的主要膜分子。Fas(APO-1)也称“死亡受体”，可组成性或诱导性表达于活化的 T/B 细胞、NK 细胞、单核细胞、胸腺细胞等表面。Fas 主要以膜受体形式存在，其胞内区含由 60～70 个氨基酸组成的**死亡结构域**（death domain，DD)。FasL 主要分布于活化的 T 细胞表面，亦可分泌或脱落至细胞外，成为可溶性 FasL(soluble FasL，sFasL)。活化的 T 细胞表面 FasL 与靶细胞表面 Fas 结合，可经由 Fas 胞内区 DD 传递死亡信号，通过级联反应，诱导表达 Fas 的靶细胞凋亡。Fas 介导的细胞凋亡在淋巴细胞分化、发育、增殖、杀伤、免疫调节中均发挥重要作用。（见第十章）（图 6-2）

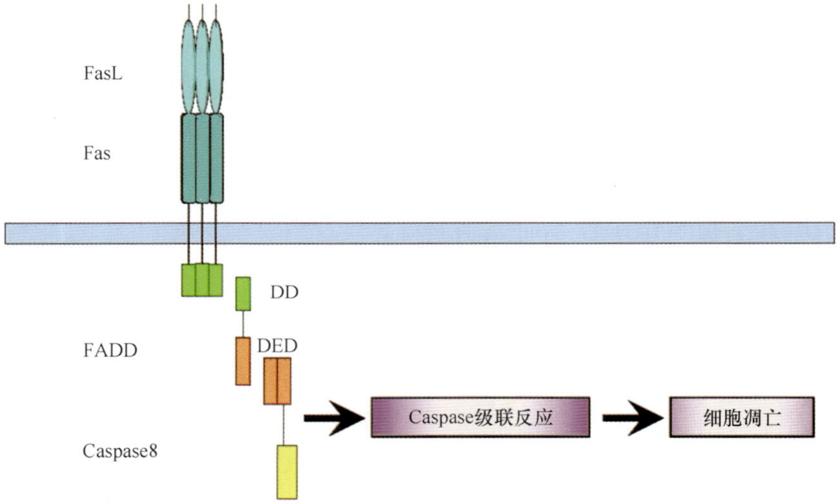

图 6-2 Fas/FasL 途径诱导细胞凋亡

DED(death effect domain)死亡效应结构域；FADD(Fas-ssociated death domain protein)Fas 相关的死亡域蛋白

（2）介导免疫细胞其他效应：此类 CD 分子包括补体受体、细胞因子受体、免疫球蛋白 Fc 受体等。本章主要介绍 Ig Fc 受体，其种类繁多，表达于多种免疫细胞表面，通过与 IgG/IgA/IgE 的 Fc 段结合而发挥重要的生理、病理学效应功能。（图 6-3）

1）CD64(FcγRⅠ)：高表达于单核/巨噬细胞和树突状细胞，低表达于中性粒细胞。FcγRⅠ可与人 IgG1、IgG3 的 Fc 段高亲和力结合，通过调理作用促进清除免疫复合物和颗粒性抗原，参与 ADCC，促进吞噬细胞释放 IL-1、IL-6、TNF-α 等炎性细胞因子。

2）CD32(FcγRⅡ)：广泛分布于单核/巨噬细胞、朗格汉斯细胞、粒细胞、B 细胞和血小板、胎盘内皮细胞表面，与不同亚类 IgG（亲和力依次为 IgG3＞IgG1 ＞IgG2＞IgG4）发生低亲和力结合。其功能为：①介导中性粒细胞、单核细胞吞噬和呼吸爆发；②B 细胞表面 FcγRⅡB 的胞内段含 ITIM 基序，通过转导抑制信号而下调体液免疫应答；③胎盘细胞表面 CD32 参与母体 IgG 通过胎盘。

3）CD16(FcγRⅢ)：分布于人 NK 细胞、巨噬细胞、肥大细胞、中性粒细胞表面，是低亲和力 IgG Fc 受体，主要与人 IgG1、IgG3 的 Fc 段结合，可促进吞噬和介导 ADCC。

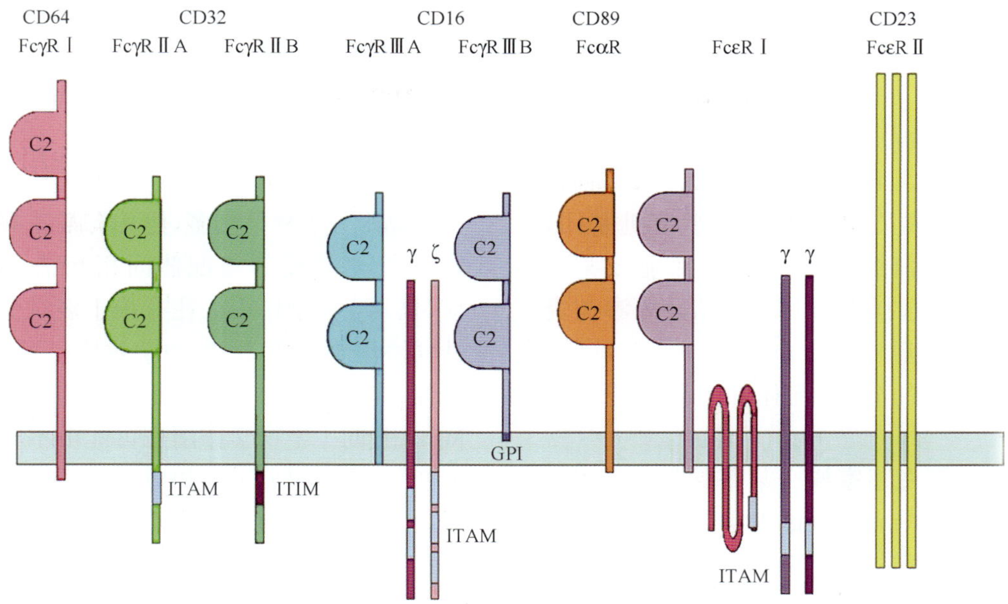

图 6-3 属于免疫球蛋白 Fc 受体的 CD 分子结构

4）CD89（FcαR）：分布于外周血和黏膜组织绝大部分吞噬细胞表面，也表达于某些 T/B 细胞亚群，属 IgA Fc 的中亲和力受体，可与 IgA1、IgA2 结合，调理吞噬细胞吞噬、促进超氧离子产生、释放炎症介质及发挥 ADCC 效应。

5）CD23（FcεRⅡ）：为低亲和力 IgE Fc 受体，主要分布于 B 细胞、单核细胞、嗜酸粒细胞表面，活化 B 细胞表达增高。CD23 可被蛋白酶水解为可溶性 CD23（soluble CD23，sCD23），其仍保留与 IgE 结合能力，称为 IgE 结合因子（IgE binding factor，IgE-BF）。CD23 分子功能为：①可调节 B 细胞合成 IgE；②膜 CD23 与 IgE 或 IgE 复合物结合，可抑制 B 细胞合成 IgE；③sCD23与 B 细胞表面 CD21 及 BCR（mIgE）结合，可促进 IgE 合成。

＊ FcεRⅠ

FcεRⅠ属高亲和力 IgE Fc 受体，目前暂无 CD 命名，其表达于肥大细胞、嗜碱粒细胞表面。变应原初次免疫机体产生的特异性 IgE 与肥大细胞、嗜碱粒细胞表面 FcεRⅠ结合，使之致敏；再次进入机体的变应原与致敏肥大细胞、嗜碱粒细胞表面 IgE/FcεRⅠ复合物中的 IgE 结合，使 FcεRⅠ发生交联，启动胞内信号转导，导致肥大细胞、嗜碱粒细胞脱颗粒并释放组胺等活性介质，引发Ⅰ型超敏反应。（见第十六章）

第二节 黏附分子

黏附分子（adhesion molecule，AM）是一类介导细胞与细胞间或细胞与细胞外基质（extracellular matrix，ECM）间相互接触和结合的分子，多为跨膜糖蛋白。黏附分子广泛分布于几乎所有细胞表面，某些情况下也可从细胞表面脱落至体液中，成为**可溶性黏附分子**（soluble adhesion molecule）。黏附分子以配体-受体结合的形式发挥作用，参与细胞识别、信号转导以及细胞活化、增殖、分化与移动等，是免疫应答、炎症反应、凝血、创伤愈合以及肿瘤转移等一系列重要生理与病理过程的分子基础。

黏附分子乃依据其生物学功能命名的膜分子，大部分黏附分子均属 CD 分子。

（一）黏附分子类别及其特征

根据黏附分子结构特点可将其分为 5 个家族，此外还有一些尚未归类的黏附分子。

1. 整合素家族（附录Ⅱ） 整合素（integrin）主要介导细胞与细胞外基质（ECM）黏附，广泛参与细胞活化、增殖、分化、吞噬与炎症等。该家族均为 α、β 链（或亚单位）组成的异二聚体，按 β 链亚单位不同而分为 β1～β8。同一组成员的 β 链均相同，而 α 链各异。整合素家族是介导细胞与 ECM 相互黏附的重要分子，其配体主要是 ECM

蛋白(如纤连蛋白、血纤维蛋白原、玻连蛋白等)。某些整合素配体是细胞表面分子,可介导细胞间相互作用。

2. 选择素家族 选择素(selectin)家族包括L-选择素(CD62L)、P-选择素(CD62P)和E-选择素(CD62E)3个成员,其配体是某些寡糖基团,后者主要表达于白细胞、血管内皮细胞及某些肿瘤细胞表面。选择素与其配体结合可参与炎症发生、淋巴细胞归巢、凝血以及肿瘤转移等。三种选择素分子的分布、配体和主要功能见附录Ⅱ。

3. 免疫球蛋白超家族 某些黏附分子属免疫球蛋白超家族(immunoglobulin superfamily, IgSF)成员,其识别的配体多为IgSF分子或整合素分子,主要介导T细胞-APC/靶细胞、T细胞-B细胞间的相互识别与作用。IgSF黏附分子及其识别的配体见附录Ⅱ。

4. 黏蛋白样家族 黏蛋白样家族(mucin-like family)是一组富含丝氨酸和苏氨酸的糖蛋白,为新归类的一类黏附分子,其成员为:①CD34,是L-选择素的配体,主要分布于造血干细胞(HSC)和某些淋巴结的血管内皮细胞表面,参与早期造血的调控和淋巴细胞归巢,某些白血病细胞和血管来源的肿瘤细胞也表达CD34;②糖酰化依赖的细胞黏附分子1(glycosylation-dependent cell adhesion molecule-1, GlyCAM-1),表达于某些淋巴结内皮细胞表面,其配体与CD34相同;③P选择素糖蛋白配体(P-selectin glycoprotein ligand-1, PSGL-1),主要表达于中性粒细胞,是E-选择素和P-选择素的配体,能介导中性粒细胞向炎症部位迁移。

5. 钙黏蛋白家族 钙黏蛋白或钙黏素(Cadherin)家族是一类钙离子依赖的黏附分子家族(Ca^{2+} dependent adhesion molecule family),其成员在体内有各自独特的组织分布,且可随细胞生长、发育状态而改变。钙黏蛋白含Ca^{2+}结合位点和结合配体的部位,能介导相同分子的黏附,称同型黏附作用。该家族中与免疫相关的成员是E-Cadherin、N-Cadherin和P-Cadherin。钙黏蛋白在调节胚胎形态发育和实体组织形成与维持中具有重要作用。此外,肿瘤细胞钙黏蛋白表达改变与肿瘤细胞浸润和转移有关。

某些尚未归类的黏附分子,如外周淋巴结地址素(PNAd)、皮肤淋巴细胞相关抗原(CLA)、CD36和CD44等,分别具有介导炎症和淋巴细胞归巢等功能。

(二) 黏附分子的生物学作用

黏附分子种类繁多,但具有某些共同的作用特点:①通过受体与配体间相互结合而发挥效应,且其生物学作用往往有赖于多对受体和配体共同协作而完成;②生物学效应呈可逆性、低特异性;③同一黏附分子在不同细胞表面可发挥不同作用,同一生物学作用也可能由不同黏附分子所介导;④黏附分子与相应配体结合可启动信号转导,其所介导的黏附作用及信号转导均同黏附分子密度及其与配体的亲和力相关。

黏附分子生物学作用广泛,参与机体多种重要的生理功能和病理过程。

1. 参与炎症反应 炎症过程的重要特征之一是,白细胞与血管内皮细胞黏附、穿越血管内皮细胞并向炎症部位渗出。该过程的重要分子基础是白细胞与血管内皮细胞间黏附分子的相互作用。不同白细胞的渗出过程或在渗出的不同阶段,所涉及的黏附分子不尽相同。例如:炎症发生初期,中性粒细胞表面CD15s(SLe^x)可与血管内皮细胞表面E-选择素结合而黏附于管壁;随后,在血管内皮细胞表面的膜结合型IL-8诱导下,已黏附的中性粒细胞LFA-1和Mac-1等整合素分子表达上调,与内皮细胞表面由促炎因子诱生的ICAM-1相互结合,从而对中性粒细胞与内皮细胞紧密黏附和穿越血管壁到达炎症部位发挥关键作用(图6-4)。淋巴细胞的黏附、渗出过程与中性粒细胞相似,但参与的黏附分子有所不同。

2. 参与免疫细胞活化和效应 免疫应答的全过程,均有赖于多种免疫细胞所表达黏附分子的相互作用。

(1) 参与Th细胞、B细胞活化:在Th细胞/APC、Th细胞/B细胞相互作用中,多种黏附分子对(如CD28/B7、CD40/CD40L等)分别向T、B细胞提供共刺激信号,此乃T细胞活化的必要前提。(见第十章、十一章)

(2) 参与$CD8^+$ CTL活化和效应:T细胞/靶细胞相互作用中,某些黏附分子对(如LFA-1/ICAM-1、CD2/LFA-3等)向CTL提供共刺激信号,并参与

CTL 对靶细胞的杀伤作用。(见第十章)

另外，LFA-1、ICAM-1 和某些 VLA 也参与巨噬细胞、NK 细胞等对靶细胞的非特异性黏附及杀伤作用。

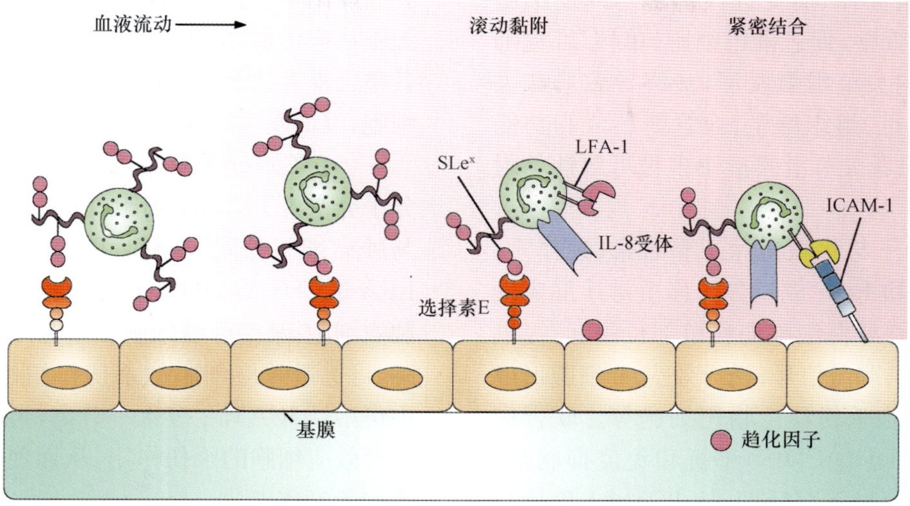

图 6-4　黏附分子参与中性粒细胞黏附和浸润

①正常情况下→血流中白细胞表面路易斯寡糖与血管内皮细胞表面选择素结合(此类相互作用较弱)→靠近血管内皮细胞的白细胞仍可沿其表面向前滚动；②局部组织发生炎症→释放 IL-8 等炎症介质→诱导血流中白细胞及血管内皮细胞表达黏附分子(如 IL-8 受体、LFA-1、ICAM-1 等)→促进白细胞与血管内皮细胞间相互作用→滚动黏附、紧密连接、渗出、迁移→白细胞浸润炎症局部

3. 参与淋巴细胞归巢　淋巴细胞可借助黏附分子从血液回归至淋巴组织，此为**淋巴细胞归巢**(lymphocyte homing)。介导淋巴细胞归巢的黏附分子称为**淋巴细胞归巢受体**(lymphocyte homing receptor，LHR)，包括 L-选择素、LFA-1、CD44 等。LHR 的配体称为**地址素**(addressin)，主要表达于血管(尤其是淋巴结高内皮小静脉，HEV)内皮细胞表面，如外周淋巴结地址素(PNAd)、黏膜地址素细胞黏附分子(MadCAM-1)、ICAM-1、ICAM-2 等。通过 LFA-1/ICAM-1、L-选择素/PNAd、CD44/MadCAM-1、LFA-1/ICAM-1 等相互作用，介导淋巴细胞黏附并穿越 HEV 管壁回归至淋巴结中，继而再经淋巴管、胸导管进入血液，进行淋巴细胞再循环。

4. 其他作用　黏附分子具有其他多种生物学功能。例如：IgSF 黏附分子参与诱导胸腺细胞的分化、成熟；gpⅡb/Ⅲa、VNRβ3 等整合素分子参与凝血及伤口修复过程；胚胎发育过程中，Cadherin 等参与细胞黏附及有序组合，对胚胎细胞发育形成组织和器官至关重要；黏附分子还参与细胞迁移和细胞凋亡的调节，等等。

(三) 黏附分子与临床

1. 黏附分子与免疫缺陷病　黏附分子表达缺陷与某些免疫缺陷病的发生有关。例如，白细胞黏附缺陷症(leukocyte adhesion deficiency，LAD)是一种罕见的常染色体隐性遗传病，其临床特征是反复发生难以治愈的感染。LAD 可分为两型：①LAD-1 型患者的 β2 链基因突变，使白细胞 CD11/CD18 表达缺陷，以至白细胞不能与血管内皮细胞表面 ICAM-1 结合，不能穿越血管壁渗出至炎症部位；②LAD-2 型患者白细胞不表达 SLe^x、CD15 和 CLA，故不能与血管内皮细胞表面 E-选择素结合，同样也不能向炎症部位渗出。Glantzman 病(即血小板功能不全症)是因血小板表达 gpⅡb/Ⅲa 缺陷所致，患者血小板不能活化而发生凝集，故出血时间延长，易引起出血。

CD4 分子是 HIV 受体，HIV 感染导致 CD4$^+$ T 细胞病变，其特征之一是发生细胞融合而形成多核巨细胞(合胞体)，继而细胞死亡。在合胞体形成过程中，LFA-1(CD11a/CD18)参与 HIV 感染和细胞融合的早期阶段，有助于病毒在细胞间传播，抗 CD11a 或抗 CD18 单抗可干扰 HIV 感染和 HIV 诱发的细胞融合。

2. 黏附分子与自身免疫病　黏附分子参与某些自身免疫病的组织损伤。例如：类风湿关节炎患者 T 细胞 CD2、LFA、VLA 等黏附分子表达明显上调，炎症部位淋巴细胞、单核细胞、粒细胞可表达CD44、L-选择素等归巢受体，并产生大量细胞因子作用于内皮细胞，促使其ICAM-1、CD31等表达增高，从而促进白细胞与内皮细胞黏附及穿越血管壁，促进淋巴细胞、单核/巨噬细胞、粒细胞等向关节滑囊浸润，最终导致局部关节炎症病变加重、组织增生、血管翳形成和功能损害。此外，患者关节滑膜液中多种可溶性黏附分子水平升高。

3. 黏附分子与移植排斥 整合素、选择素、黏蛋白样家族和IgSF成员参与移植排斥反应发生，其机制为：介导白细胞向移植部位浸润；提供T细胞激活的共刺激信号；诱导效应T细胞形成并介导效应细胞杀伤移植物靶细胞等。联合应用抗LFA-1(CD11a/CD18)单抗和免疫抑制剂，可延长骨髓移植患者存活期；抗ICAM-1单抗与环孢素A联合使用，可延长猴同种异体肾移植的存活期。此外，检测患者血中可溶性ICAM-1(sICAM-1)和可溶性VCAM-1(sVCAM-1)水平，可作为监测移植排斥反应的指标。

4. 黏附分子与肿瘤 黏附分子通过不同机制参与肿瘤发生、发展和转移。

(1) 肿瘤细胞表面黏附分子表达异常：肿瘤细胞表面某些黏附分子表达减少可减弱细胞间附着，肿瘤细胞得以从原发肿瘤分离，这是肿瘤浸润和转移的第一步。例如，人肠癌、乳腺癌等多种肿瘤细胞E-Cadherin表达明显减少或缺失，此与肿瘤细胞恶性程度显著相关。

(2) 肿瘤细胞黏附分子定位异常：例如，E-Cadherin分子在正常上皮组织主要分布于细胞相邻的侧面，而某些上皮组织起源的肿瘤细胞其E-Cadherin表达于细胞顶部，此种分布异常使该分子难以介导细胞间相互附着，这可能是肿瘤细胞易与原发肿瘤脱离并转移的机制之一。

(3) 肿瘤细胞表达黏附分子种类异常：肿瘤细胞异常表达某些黏附分子，促进进入血流的肿瘤细胞与血管内皮细胞黏附，造成血行转移。例如，人结肠癌细胞高表达CD15，通过与血管内皮细胞表达的E-选择素结合，参与癌细胞血行转移。

(4) 黏附分子表达的动态改变与肿瘤转移：肿瘤发生早期，其整合素表达降低，有利于肿瘤细胞从瘤体脱落和扩散；肿瘤细胞进入血循环，其整合素表达上调，能促进瘤细胞黏附血管内皮细胞，继而发生转移。

(5) 黏附分子参与机体抗瘤免疫效应：黏附分子介导CTL、NK细胞、巨噬细胞等效应细胞与肿瘤细胞黏附。例如：ICAM-1、LFA-1、CD2、LFA-3、CD8及MHC Ⅰ类分子等参与CTL杀伤肿瘤细胞；某些肿瘤细胞黏附分子表达缺失或下降，可逃避效应细胞的杀伤作用；肿瘤患者体液中可溶性ICAM-1等水平升高，可能抑制NK细胞等效应细胞的杀伤作用，从而使肿瘤细胞得以逃避免疫攻击。

综上所述，免疫细胞膜分子种类繁多，分类方法各异。CD分子主要是借助单克隆抗体对细胞膜分子进行的分类，其包括黏附分子中部分Ig超家族成员、大部分整合素超家族成员和所有选择素成员。此外，按照功能分类，细胞膜分子还包括免疫活性细胞(T、B细胞)抗原识别受体、主要组织相容性抗原、细胞因子受体、促有丝分裂原受体等，这些分子将分别在本书相关章节阐述。各种细胞表面膜分子均具有重要生理功能，受到机体精密调控，若表达异常则可能引起疾病。

小　　结

CD分子和黏附分子均为重要的免疫细胞表面功能分子。CD分子参与免疫细胞识别、活化、增殖、效应等过程。黏附分子分为整合素家族、免疫球蛋白超家族、选择素家族、黏蛋白样家族、钙黏蛋白家族等，广泛参与免疫应答、炎症反应、淋巴细胞归巢等生理和病理过程。CD和黏附分子表达异常参与某些免疫相关疾病发生、发展。抗CD和黏附分子的单克隆抗体在基础研究和临床实践中得到广泛应用。

(黄俊琪　吴长有)

第七章 免疫细胞膜分子之二：主要组织相容性抗原

20 世纪初即已发现，同种异体动物组织器官移植一般均发生排斥反应。其后证实，移植排斥反应的本质是移植物受者对供者组织细胞所表达抗原产生免疫应答。若供、受者间组织细胞抗原相同，移植物不被受者排斥，即供、受者间组织相容；反之，移植物则被受者排斥，即供、受者间组织不相容。这些决定移植物排斥反应发生(或组织相容性)的抗原被称为移植抗原(transplantation antigen)或组织相容性抗原(histocompatibility antigen)。其中，可诱导迅速而强烈排斥反应的抗原称为**主要组织相容性抗原**(major histocompatibility antigen)；引起缓慢且较弱排斥反应的抗原称为**次要组织相容性抗原**(minor histocompatibility antigen，mH 抗原)。但现代免疫学已证实，MHC 抗原的功能和生物学意义远超越移植免疫范畴，是参与免疫细胞发育、抗原提呈及 T 细胞激活的关键成分，并在免疫应答的遗传调控中起重要作用，但 MHC 的命名仍沿用至今。

主要组织相容性抗原由一组紧密连锁的基因群所编码，该基因群称为**主要组织相容性复合体**(major histocompatibility complex，MHC)。脊椎动物中普遍存在 MHC，但不同种类动物其 MHC 有不同命名。

*** 小鼠的 H-2 复合体**

1939 年 Gorer Snell 等从小鼠白细胞提取了 4 组抗原，通过移植实验发现第Ⅱ组抗原与排斥密切相关，遂将编码该抗原的基因称为组织相容性-2(histocompatibility-2，H-2)，即小鼠的 MHC，其编码分子是 H-2 分子或抗原。H-2 基因复合体位于小鼠第 17 对染色体，由Ⅰ类(包括 H-2K、H-2D 和 H-2L)、Ⅱ类(包括 I-A 和 I-E)、Ⅲ类基因组成，其中Ⅰ类、Ⅱ类基因与免疫应答的遗传调控有关。由于小鼠易于繁殖和建系，成为研究 MHC 的最佳动物模型，迄今对 MHC 的认识主要来自对小鼠的研究进展。

H-2 的发现极大推动了人类 MHC 研究，1958 年 Dausset 等在人白细胞表面发现人的 MHC 抗原，将其命名为人白细胞抗原(human leukocyte antigen，HLA)，其编码基因为 HLA 复合体，即人的 MHC。

本章主要讨论人的 MHC，即 HLA。必须强调：MHC 和 MHC 分子(抗原)、HLA 复合体和 HLA 分子(抗原)是不同的概念，分别指基因及编码产物(分子)。但在文献和论著中，MHC 和 HLA 有时既指基因，亦可指分子，取决于上下文。为避免产生歧义，本章一般均指明 MHC、HLA 复合体(基因)或分子(抗原)。

第一节 HLA 复合体基因组成及遗传特点

(一) HLA 复合体基因组成

HLA 复合体(HLA complex)位于人第 6 号染色体，约长 4000kb，是最复杂的人类基因群。迄今，HLA 复合体内已鉴定出 128 个功能基因座(locus)，其中包括多个经典 HLA 基因座(见下文)，它们编码产物的结构和功能相似，此谓**多基因性**(polygeny)。传统上，按照 HLA 基因座的定位和特点，可将其分为Ⅰ类、Ⅱ类和Ⅲ类基因区。(图 7-1)

1. HLA Ⅰ类基因 HLA Ⅰ类基因根据其编码产物及功能不同，可分为经典和非经典 HLA Ⅰ类基因。

(1) 经典 HLA Ⅰ类基因：又称 HLA Ⅰa，包括 HLA-A、HLA-B 和 HLA-C 基因，分别编码 HLA-A、-B、-C 分子 α 链，主要参与提呈内源性抗原。

(2) 非经典 HLA Ⅰ类基因：又称 HLA Ⅰb，包括 HLA-E、HLA-F、HLA-G 等基因，分别编码 HLA-E、HLA-F 和 HLA-G 分子等，与免疫调控相关。

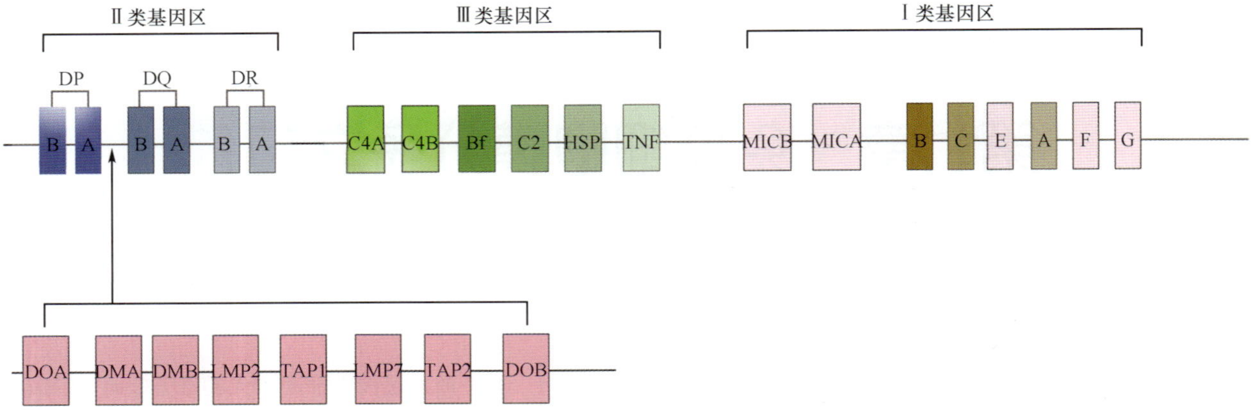

图 7-1　HLA 复合体示意图

经典 HLA Ⅰ类基因包括 HLA-A、HLA-B 和 HLA-C 基因座；经典 HLA Ⅱ类基因包括 HLA-DP、HLA-DQ 和 HLA-DR 亚区，每一亚区包括 A、B 两个基因座

Ⅰ类基因区其他成员：①MHC Ⅰ类链相关基因(MHC class Ⅰ chain-related)，如 MICA～E(其中 MICA、MICB 为功能基因，其余为假基因)；②HLA-L、HLA-K、HLA-X 等假基因，其生物学意义尚不明。

2. HLA Ⅱ类基因　HLA Ⅱ类基因包括经典Ⅱ类基因及抗原加工相关基因。

(1) 经典 HLA Ⅱ类基因：包括 HLA-DP、HLA-DQ 和 HLA-DR 三个基因亚区(每一亚区含 2 个或若干个 A、B 基因座)，分别编码 HLA-DP、-DQ 和-DR 分子 α、β 链，其功能类似于经典 HLA Ⅰ类分子，主要参与提呈外源性抗原和免疫调控。

(2) 抗原加工相关基因：其编码产物参与蛋白质抗原加工、提呈，包括如下基因：①**β型蛋白酶体亚单位**(proteasome subunit，beta type，PSMB)基因，编码 PSMB9 和 PSMB8(旧称低分子量多肽基因 LMP7、LMP2)分子，属蛋白酶体成分，参与内源性抗原的加工；②**抗原加工相关转运体**(transporter associated with antigen processing，TAP)基因，编码 TAP1 和 TAP2 分子，参与内源性抗原加工过程中抗原肽转运；③HLA-DM 基因，包括 HLA-DMA 和 HLA-DMB，分别编码 HLA-DM 分子 α、β 链，参与外源性抗原的加工、提呈；④ HLA-DO 基因，包括 HLA-DOA 和 HLA-DOB，分别编码 HLA-DOα、β 链，可通过抑制 HLA-DM 分子功能，对外源性抗原加工、提呈发挥负调控作用。

3. HLA Ⅲ类基因　此类基因位于 HLA Ⅰ类和Ⅱ类基因之间，主要包括某些补体成分、热休克蛋白和细胞因子(TNF、LTA 和 LTB)等的编码基因，亦称炎症相关基因。

(二) HLA 复合体遗传特点

HLA 复合体具有自身遗传特点，通过代代相传和不断进化，发展为一个具有重要功能、极其复杂的基因群。

1. 高度多态性　遗传学上，位于同源染色体上对应位置的基因称为**等位基因**(allele)。**多态性**(polymorphism)指在随机婚配人群中，同一基因座位以稳定频率(＞1％)出现 2 种或 2 种以上等位基因的现象。就同一个体而言，分别来自父、母的两条同源染色体上任一基因座位仅有 1 个等位基因。因此，多态性乃群体概念，指群体中不同个体同一基因座位上的基因存在差别。

由于群体中出现的突变，同一座位上可能出现的基因系列称为**复等位基因**(multiple allele)。HLA Ⅰ类和Ⅱ类基因座(尤其是经典 HLA 基因座)均存在为数众多的复等位基因，使 HLA 复合体成为多态性程度最高的人类基因复合体。截止到 2012 年 4 月，仅经典 HLA Ⅰ类和Ⅱ类基因座已发现 7527 个等位基因(图 7-2)。

另外，HLA 基因具有**共显性**(co-dominant)的特点，即两条同源染色体对应 HLA 基因座位上的每一等位基因均为显性基因，均可编码和表达各自产物(HLA 分子)，由此进一步增加 HLA **表型**(phenotype)多态性。

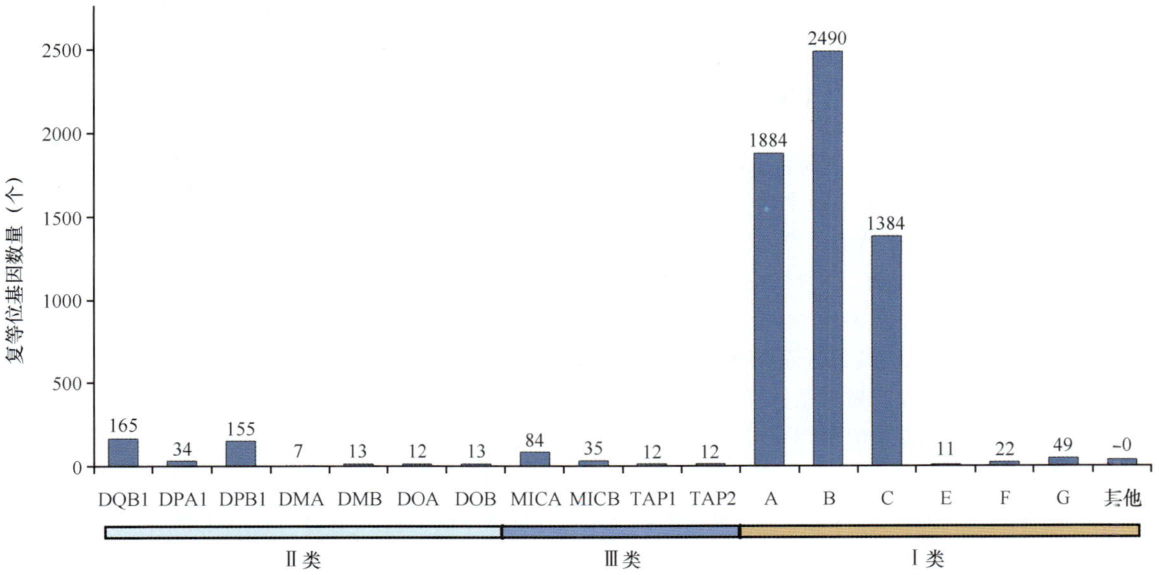

图 7-2　HLA 多态性

HLA 多态性主要集中于经典 HLA Ⅰ类基因(HLA-A、-B、-C)和经典 HLA Ⅱ类基因(HLA-DP、-DQ、-DR 亚区)

必须指出，多态性和多基因性乃从不同水平反映 HLA 复合体的高度多样性(diversity)：多基因性指同一个体内 HLA 复合体在基因座数量构成上的多样性，使个体可提呈环境中大多数(病原)抗原；多态性则指群体中 HLA 各基因座的等位基因(及其产物)数量构成上的多样性，从而保证群体可提呈各种不同抗原。

HLA 高度多态性的生物学意义在于：由遗传决定，每一个体组织细胞表面均表达一组结构和功能相似、但又不完全相同的 HLA 分子；这些 HLA 分子各具不同的抗原肽结合特性(见下文)，足以提呈个体一生中可能遭遇的绝大多数抗原，使人群针对极为多样的病原微生物(如细菌、病毒等)均可产生免疫应答，从而适应复杂的生存环境，有利于群体生存和延续。另外，由于 HLA 单体型终生不变，可视为个体独特的遗传标志。

* **HLA 多态性形成机制**(自然选择)**及其生物学意义**

MHC/HLA 多态性形成的机制尚未完全清楚。一般认为，基因突变、基因重组和基因转换等均可导致 MHC/HLA 基因结构发生变异，并产生新的等位基因。在此基础上，环境压力(尤其是病原体感染)对群体进行自然选择：凡能有效提呈抗原、诱导免疫应答、使个体对环境因素(主要是病原体感染)具有较强抵抗力的新等位基因，均有较多机会遗传给后代；物种长期进化过程中，那些能在群体中不断延续的新等位基因得以逐渐积累，形成众多 MHC/HLA 等位基因，从而显示 MHC/HLA 的高度多态性。

HLA 多态性有明显区域特性，尤其在某些相对封闭的区域(如海岛、少数种族聚住处)，为适应其相对隔离的独特生活环境，可能形成某些特殊的 HLA 多态性(HLA 型别)。兹举数例说明之：

例 1：黄种和白种人群 HLA-B53 等位基因频率小于 1%，而非洲冈比亚黑人 HLA-B53 频率为 28%、尼日利亚则为 40%。造成上述 HLA-B53 等位基因频率差异的原因为：非洲当地流行死亡率极高的恶性疟疾，而携带 HLA-B53 等位基因者对恶性疟疾有一定抗性，其发病、死亡的危险低于不携带 HLA-B53 等位基因者，故繁衍后代并遗传 HLA-B53 等位基因的可能性明显增加。上述状态经长期持续，HLA-B53 作为抵抗恶性疟疾的优势等位基因，在该区域人群中出现的频率逐渐升高。

例 2：亚洲巴布亚新几内亚流行 EB 病毒感染，而 HLA-A11 抗原可有效提呈 EB 病毒抗原，经长期环境压力选择，当地 60% 土著人群携带 HLA-A11 等位基因。令人感兴趣的是，近年该地区人群 EB 病毒感染率逐渐上升。研究证实，当地 EB 病毒流行株的抗原表位发生变异，不能被 HLA-A11 分子提呈给 T 细胞，此乃病原体逃避免疫识别的策略，即病原体的“适者生存”。

例 3：欧洲荷兰的 50 个家庭(367 个成员)于

1845 年移民至南美，抵达后两周内，50%移民因感染伤寒而死亡；其后 6 年内，又有 20%幸存者死于枯草热；随后这批移民死亡率逐渐与原住民趋同。20 世纪 90 年代研究发现，与欧洲荷兰人群相比，这些移民后代 HLA-B7 等位基因频率明显下降，而 HLA-BW13、HLA-B50、HLA-B38 等位基因频率则明显升高。分析其原因为：欧洲极少流行性伤寒、枯草热，故 HLA-B7 等位基因(两种传染病的易感基因)得以在人群中保留；移民迁至南美后，因环境压力(传染病流行)导致该易感基因频率逐渐下降，而对疾病具有抗性的等位基因(HLA-BW13、HLA-B50、HLA-B38)频率则明显升高。简言之：群体水平的 HLA 多态性赋予个体适应环境的生存优势，从而限制病原体传播。

2. 单体型遗传 HLA 复合体是一个紧密连锁的基因群。遗传学上将紧密连锁在同一条染色体上的基因组合称为**单体型**(haplotype)。HLA 具有单体型遗传规律，即亲代遗传信息传给子代时，以 HLA 单体型作为基本单位进行遗传，而很少发生同源染色体互换。换言之，子代所携带的 2 个 HLA 单体型，分别来自父方和母方，故比较任何两个同胞间单体型的异同，仅存在如下三种可能性：2 个HLA 单体型全相同的几率为 25%；2 个 HLA 单体型全不相同的几率为 25%；仅 1 个 HLA 单体型相同的几率为 50%(图 7-3)。

由于每一个体 HLA 复合体具有多基因性，而群体中 HLA 具有高度多态性，仅以经典 HLA Ⅰ、Ⅱ 类基因座(HLA-A、HLA-B、HLA-C、HLA-DR、HLA-DQ、HLA-DP)计算，人群中可能存在的 HLA 单体型型别超过5×10^8，故在无亲缘关系人群中找到二个单体型全相同的个体其几率极低。

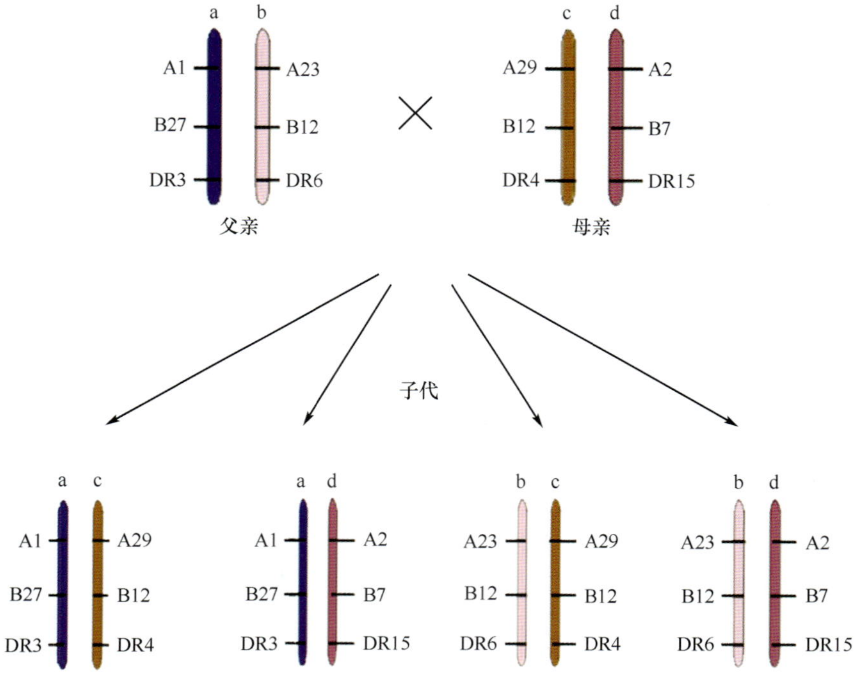

图 7-3 HLA 的单体型遗传

子代细胞所含两个同源单体型分别来自父、母，单体型以遗传单位完整地复制到子代

3. 连锁不平衡 连锁不平衡指不同基因座位的 2 个等位基因在同一染色体上出现(连锁)的频率与期望值间出现差异的现象。例如：中国北方汉族人群 HLA-DRB1 * 0901 和 DQB1 * 0701 基因频率分别为 15.6%和 21.9%，按随机分配规律，这 2 个等位基因同时出现在同一条染色体上的几率是两者频率的乘积($0.156\times0.219=0.034$，即 3.4%)，但实际频率为 11.3%，远高于理论值，即该人群中此 2 个等位基因处于连锁不平衡。连锁不平衡的发生可能与人类在长期进化过程中的选择压力有关，抗感染能力强的连锁基因群被高频率选择，利于群体生存。

第二节 HLA 生物学作用的分子结构基础

(一) HLA 分子的结构

1. HLA Ⅰ类分子结构 HLA Ⅰ类分子是由α链(重链)和β链(轻链)组成的异二聚体,属糖蛋白。其中,β链由人第15号染色体的基因编码,由于其相对分子质量较小,且区带电泳时位于β2区,故称为β2**微球蛋白**(β2 microglobulin,β2m)(图7-4)。β2m是HLA Ⅰ类分子组装、表达及功能所必需,并参与维持HLA Ⅰ类分子构型的稳定性。

HLA Ⅰ类分子α链和β2m通过非共价键连接(图7-4A):α链胞外区含α1、α2和α3结构域,β链仅含1个结构域,每个结构域约含90个氨基酸残基。α链的α1和α2结构域组成HLA Ⅰ类分子抗原**肽结合区**(peptide binding region),亦称抗原肽结合槽(binding cleft);α3可与T细胞表面CD8结合,α3的延伸部分构成HLA Ⅰ类分子跨膜区和胞质区。

借助X线衍射技术已解析HLA-A2分子结构(图7-4B):抗原肽结合区由2条α螺旋构成的2个侧壁和8条互相平行的β片层所构成底部组成,其中α1和α2结构域各提供1条α螺旋和4条β片层。HLA Ⅰ类分子抗原肽结合槽两端呈封闭状,仅可容纳含8~11个氨基酸残基的短肽(最常见为九肽)。不同型别HLA Ⅰ类分子结构的差异主要存在于抗原肽结合槽,后者也是HLA分子显示多态性的主要部位,亦称多态样区。

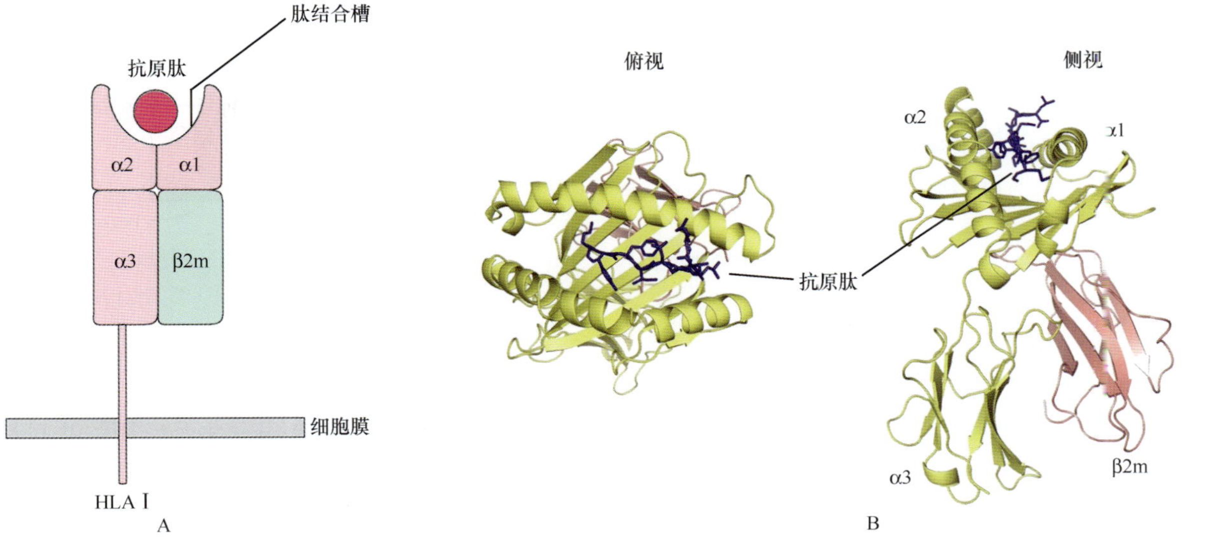

图7-4 HLA Ⅰ类分子结构

A. HLA Ⅰ类分子结构示意图:Ⅰ类分子由α链和β2m组成,α1和α2结构域构成抗原肽结合槽;B. HLA Ⅰ类分子的X射线衍射图:抗原肽结合槽由α1和α2各提供一条α螺旋和4条β片层所组成,两端呈封闭状态,仅可容纳较短抗原肽

2. HLA Ⅱ类分子的结构 HLA Ⅱ类分子是由α链(重链)和β链(轻链)组成的异二聚体。二条链均为跨膜糖蛋白,胞外区各有α1、α2和β1、β2结构域(均含90个氨基酸残基)。α1和β1构成HLA Ⅱ类分子肽结合区;α2和β2构成HLA Ⅱ类分子Ig样区(即非多态样区),维持Ⅱ类分子构型,β2还可与T细胞表面CD4分子结合;α2和β2结构域延伸部分形成Ⅱ类分子跨膜区和胞质区。(图7-5A)

X线衍射技术已解析HLA-DR1分子的空间结构(图7-5B):HLA Ⅱ类分子抗原肽结合槽也由2条α螺旋和8条互相平行的β片层组成,α1和β1结构域各提供1条α螺旋和4条β片层。与Ⅰ类分子不同,HLA Ⅱ类分子抗原肽结合槽两端呈开放结构,故能容纳较长抗原肽(含10~30个氨基酸残基)。不同型别HLA Ⅱ类分子的差异体现于其肽结合区(主要是β1结构域),此区亦称多态样区。

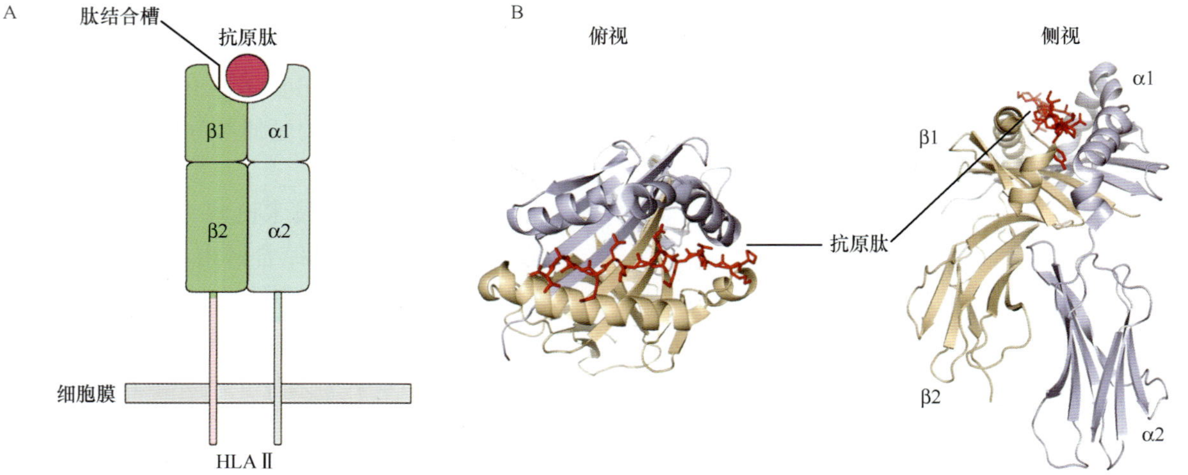

图 7-5 HLA Ⅱ类分子结构

A. HLA Ⅱ类分子结构示意图：Ⅱ类分子由 α 链和 β 链组成，α1 和 β1 结构域构成抗原肽结合槽；B. HLA Ⅱ类分子的 X 射线衍射图，抗原肽结合槽由 α1 和 β1 各提供一条 α 螺旋和 4 条 β 片层所筑成，两端呈开放状，可容纳较长抗原肽

HLA Ⅰ类和Ⅱ类分子特征见表 7-1。

表 7-1 HLA Ⅰ、Ⅱ类分子特征

特征	HLA Ⅰ类分子	HLA Ⅱ类分子
多肽链	α 链、β2 m	α、β 链
多态性位点	α1 、α2 结构域	β1、α1 结构域
与 CD8、CD4 结合位点	α3 为 CD8 结合位点	β2 为 CD4 结合位点
结合的抗原肽	8～11 氨基酸残基	10～30 氨基酸残基
表达	有核细胞	DC、Mϕ、B 细胞等 APC
类别	HLA-A、HLA-B、HLA-C	HLA-DP、 HLA-DR、HLA-DQ
功能	提呈内源性抗原，激发 $CD8^+$ T 细胞应答	提呈外源性抗原，激发 $CD4^+$ T 细胞应答

（二）HLA 分子与抗原肽相互作用的结构基础

不同型别 HLA 分子抗原结合槽的氨基酸组成及空间结构存在差异，故所结合抗原肽不同，从而决定表达不同型别 HLA 抗原的个体，对同一抗原的应答能力各异。

1. 抗原肽与 HLA 分子相互作用的锚定残基

HLA 分子与抗原肽结合具有一定选择性，即一种特定的 HLA 分子可结合、提呈一定类别抗原肽。已发现，被提呈的抗原肽段上 2 个或数个特定位点的氨基酸，通过与 HLA 分子抗原肽结合槽所形成的小袋（pocket ）相互作用而实现结合。抗原肽中与 HLA 分子抗原肽结合槽相互作用的特定位点称为**锚定位**（anchor site），位于抗原肽锚定位的氨基酸残基称为**锚定残基**（anchor residue）。（图 7-6）

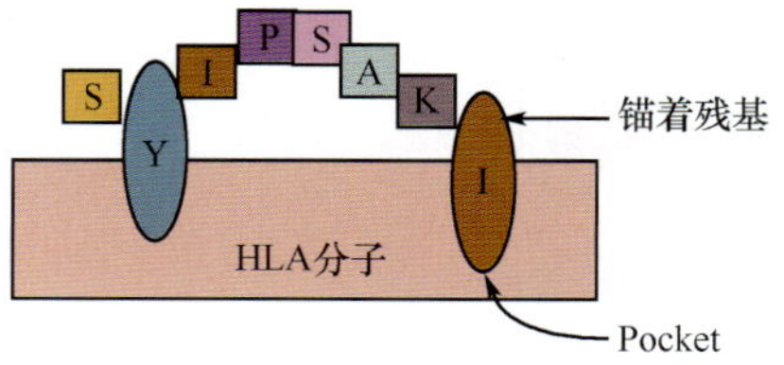

图 7-6 HLA Ⅰ类分子与抗原肽相互作用

抗原肽与 HLA 分子小袋结合；抗原肽第二位（左起）和第八位是肽与 HLA 分子小袋相互结合的位置，称为肽的锚定位，锚定位上的氨基酸（Y、I）称为肽的锚定残基

2. 抗原肽与 HLA 分子相互作用的共同基序

抗原肽通过锚定残基而与 HLA 分子结合。不同抗原肽其氨基酸组成及序列各异（即特异性不同），但只要锚定残基相同或相似，即可与同一型别 HLA 分子结合。换言之，同一型别 HLA 分子可选择性结合不同抗原肽，其结构基础在于被结合的抗原肽含相同或相似的锚定残基，后者称为不同抗原肽的**共同基序**（consensus motif）。具有共同基序的不同抗原肽其氨基酸数目及非共同基序氨基酸序列可不同。表 7-2 显示：

（1）小鼠 H-$2K^d$分子所接纳的抗原肽：进入 H-$2K^d$分子抗原肽结合槽的 9 肽，其第 2 位锚定残基均为酪氨酸（Y），即相同；其第 9 位锚定残基的氨基酸虽不尽相同，但其中的缬氨酸（V）、异亮氨酸（I）、亮氨酸（L）同属疏水氨基酸，即相似。由此表明，H-$2K^d$分子所接纳的抗原肽均含特征性共同基序，即 xY^* xxxxxxV/L^*

(Y* 和 V/L* 为锚着残基，而 x 为具有较大任意性的残基)。

(2) 小鼠 H-2K^{b} 分子所接纳的抗原肽(8 肽)：进入 H-2K^{b}分子抗原肽结合槽的 8 肽，其第 8 位锚定残基皆为亮氨酸(L)，即相同；其第 5 位锚定残基皆为属于芳香氨基酸的酪氨酸(Y)和苯丙氨酸(F)，即相似。这些肽段所含的共同基序是 xxxxY/F* xxL*。

该表亦表明：处于抗原肽 C 端的氨基酸无例外地成为锚定残基。

表 7-2　已被加工的天然抗原肽藉锚定残基与 MHC 分子结合

MHC 分子	N 端←抗原肽残基的组成及其位置→C 端									肽长
	1	2	3	4	5	6	7	8	9		
小鼠Ⅰ类分子											
H-2K^{d}	T	Y*	Q	R	T	R	A	L	V*		9 肽
	S	Y*	F	P	E	I	T	H	I*		9 肽
	K	Y*	Q	I	V	T	T	T	L*		9 肽
	G	Y*	K	D	G	N	E	Y	I*		9 肽
	K	Y*	G	V	S	V	Q	D	I*		9 肽
	G	Y*	L	G	Q	V	T	X	Y*		9 肽
H-2K^{b}	R	G	Y	V	Y*	Q	G	L*			8 肽
	S	I	I	N	F*	E	K	L*			8 肽
	H	I	V	E	F*	P	O	L*			8 肽
人Ⅱ类分子											
DRB1 * 0405											
QRAR	Y*	Q	W	V	R	C	N*	P	D*	SNS	16 肽
KPPQ	Y*	I	A	V	H	V	V*	P	D*	Q	14 肽
YEPDH	Y*	V	V	V	G	A	Q*	R	D*	A	15 肽
YLL	Y*	Y	T	E	F	T	P*	T	E*	KD	14 肽
DPIL	Y*	R	P	V	A	V	A*	L	D*	TKGP	17 肽

L-亮氨酸，M-蛋氨酸，V-缬氨酸，R-精氨酸，F-苯丙氨酸，I-异亮氨酸，N-天冬酰胺，E-谷氨酸，S-丝氨酸，D-天冬氨酸，Y-酪氨酸，T-苏氨酸，Q-谷氨酰胺；* 锚着残基

3. HLA 分子与抗原肽相互作用的特点　T 细胞只能识别由 MHC(HLA)分子结合、提呈的抗原肽，此现象称为 MHC 限制性(MHC restriction)。换言之，MHC 分子控制 T 细胞与抗原提呈细胞(或靶细胞)相互作用：$CD8^{+}$ T 细胞受 MHCⅠ类分子限制；$CD4^{+}$ T 细胞受 MHCⅡ类分子限制。

通过群体进化和个体发育，体内形成容量巨大(高达 10^{12}～10^{15} 克隆)的 T 细胞库(T cell repertoire)。每一克隆表达不同的特异性 TCR，仅可识别相应特异性抗原并引发特异性免疫应答。由此，T 细胞库赋予每一个体具有无限的抗原识别和应答潜能。

另一方面，虽然每一个体仅携带数目有限的 HLA 等位基因，但由于不同型别 HLA 分子能结合含特定共同基序、数量众多的抗原肽，由此保证每一个体表达有限型别的 HLA 分子，但可结合、提呈自然界中多种多样的抗原肽。

第三节　MHC 的生物学功能

MHC 是参与免疫应答的关键分子，其最本质的生物学作用是向 T 细胞提呈抗原，其他功能均由此衍生而来。

(一) 加工和提呈抗原(见第十章)

MHC 分子参与加工、处理和提呈抗原，从而激活 T 细胞并介导适应性免疫应答，其机制为：

内源性/外源性抗原在 APC 内被加工、处理，所产生的小分子肽段与 MHCⅠ/MHCⅡ类分子抗原结合槽结合（图 7-6），形成抗原肽-MHCⅠ类/Ⅱ类分子复合物，继而被转运并表达于 APC 表面，分别供 $CD8^+$ T/$CD4^+$ T 细胞识别，从而启动适应性免疫应答。

（二）参与 T 细胞分化、发育

T 细胞前体迁移至胸腺内分化、成熟，最终形成多样性的 T 细胞库。MHC 分子作为参与胸腺细胞阳性和阴性选择的关键分子，在 T 细胞分化、发育中起重要作用。

1. 阳性选择 胸腺皮质的双阳性 T 细胞，凡与胸腺上皮细胞表面 MHCⅠ类/Ⅱ类分子以适度亲和力结合者，分别分化为 CD8 或 CD4 单阳性 T 细胞，反之发生凋亡而被清除。

2. 阴性选择 进入胸腺髓质的单阳性 T 细胞，凡与胸腺巨噬细胞（或 DC）表面自身抗原肽-MHC 分子复合物结合者，即发生凋亡。由此，自身反应性 T 细胞被清除，从而建立中枢性免疫耐受（见第九章）。

（三）参与调节 NK 细胞活性

NK 细胞表面表达一类抑制性受体，其通过与自身 MHCⅠ类分子结合而启动抑制性信号，抑制 NK 细胞活性，故正常自身细胞得以免遭杀伤。已证实，肿瘤细胞、某些病毒感染细胞表面 MHCⅠ类分子表达减少或缺失，则 NK 细胞的抑制性信号被阻断，导致 NK 细胞激活并发挥杀伤作用（见第九章）。由此，MHC 可调控 NK 细胞杀伤活性，并赋予 NK 细胞识别"自己"和"非己"的能力。

（四）参与免疫应答的遗传控制

人群中不同个体对抗原（含多个抗原表位或不同肽段）的应答能力存在差别，此与 MHC 高度多态性密切相关。其机制为：不同型别 MHC 基因编码不同 MHC 分子，其抗原肽结合槽的氨基酸组成和序列、结合槽与特定抗原肽结合的亲和力、抗原肽-MHC 分子复合物的结构特征、特异性 TCR 对抗原肽-MHC 分子复合物的识别能力等均存在差异，从而决定个体对特定抗原是否产生应答以及应答的强度。具体到特定抗原（如病原体），则表现为人群中携带不同 HLA 等位基因的个体对各类感染性疾病的易感性各异。由此，MHC 多态性在群体水平实现对免疫应答的遗传调控（见第十四章）。

第四节 HLA 与医学的关系

（一）HLA 与同种器官移植

同种器官移植成功与否，相当程度上取决于供、受者双方的组织是否相容，尤其是供受者双方 HLA 型别是否相配，相配程度与移植物存活时间呈正相关。因而，MHC/HLA 分子被发现之初即称为"主要组织相容性抗原"或"移植抗原"。

但是，由于 MHC 是体内具有最复杂多态性的基因系统，同种个体间 HLA 基因型和表型千差万别，从而为选择 HLA 型别相配的供体造成极大困难。为此，临床移植术前须对供受者双方进行 HLA 型别分析，以尽可能选择合适的供者，提高移植术成功率。

另外，造血干细胞移植严格要求供受者间 HLA 型别相合，以预防凶险的移植物抗宿主反应（见第二十章）。为此，国内外均已建立相关机构，募集志愿捐赠者进行 HLA 分型，以利在大样本群体中探寻合适的造血干细胞供者。我国中华骨髓库自 2003 年重新启动至今，入库资料总量已逾 200 万例。

（二）HLA 与疾病关联

自 1967 年首次报道霍奇金病与 HLA 关联，迄今已发现数十种疾病与 HLA 存在不同程度关联（association）。所谓关联，指携带特定型别 HLA 基因的个体易患某些疾病（正相关）或对该病有较强抵抗力（负相关），关联程度可表示为相对危险性（relative risk，RR）。HLA 与疾病关联的典型例子是强直性脊柱炎，全球不同人种、民族和区域其结果高度一致，患者 HLA-B27 基因检出率高达 58%～97%，而健康人群仅为 1%～8%。

HLA 与疾病关联的确切机制尚不清楚，鉴于与 HLA 关联的疾病多为自身免疫病（表 7-3），提示特定型别 HLA 分子可能易于提呈自身抗原，从而诱导异常的自身免疫应答。

表 7-3　HLA 与疾病关联

疾病	HLA 分子	基因频率% 患者	基因频率% 对照人群	相对危险率
强直性脊椎炎	B27	>95	9	>150
Reiters 病	B27	>80	9	>40
急性前葡萄膜炎	B27	68	9	>20
亚急性甲状腺炎	B35	70	14	14
寻常型牛皮癣	Cw5	87	33	7
嗜眠发作症	DQ6	>95	33	>38
Grave's 病	DR3	65	27	4
重症肌无力	DR3	50	27	2
Addison's 病	DR3	69	27	5
风湿性关节炎	DR4	81	33	9
青少年风湿性关节炎	DR8	38	7	8
乳糜泻	DQ2	99	28	10.8
多发性硬化症	DR2，DQ6	86	33	12
1 型糖尿病	DQ8	81	23	14
2 型糖尿病	DQ6	<1	33	0.02

(三) HLA 表达异常与疾病

HLA Ⅰ类分子广泛分布于机体所有有核细胞表面，HLA Ⅱ类分子主要分布于抗原提呈细胞(树突状细胞、巨噬细胞和 B 细胞)、胸腺上皮细胞和活化的 T 细胞表面。HLA 分子表达异常与某些免疫性疾病发病相关。

1. HLA Ⅰ类分子低表达　某些恶变细胞 HLA Ⅰ类分子表达减弱甚至缺如，以致不能有效激活特异性 $CD8^+$ CTL，导致肿瘤细胞免疫逃逸。

2. HLA Ⅱ类分子高表达　某些疾病状态可诱导某些组织细胞(非 APC)高表达 HLA Ⅱ类分子。例如，胰岛素依赖性糖尿病患者胰岛 B 细胞、乳糜泻患者肠道细胞均可诱导性高表达 HLA Ⅱ类分子，从而激发异常自身免疫应答。

3. 可溶性 HLA 分子　已发现，膜表面 HLA 分子可脱落，以可溶性形式(sHLA)存在于体液(血清、尿液和初乳等)。sHLA 分子具有免疫调节作用，并参与某些病理过程发生(如肿瘤、感染、移植排斥等)。

*** MHC Ⅰ/Ⅱ类分子表达缺陷(常染色体隐性遗传)**

(1) MHC Ⅱ类分子缺陷：较多见，亦称为Ⅱ型裸淋巴细胞综合征，发病机制是：由于Ⅱ类反式活化子(CIITA)基因等缺陷而造成 MHC Ⅱ类基因表达缺陷，导致 $CD4^+$ 细胞分化发育障碍(图 7-7)。患者 APC(B 细胞、巨噬细胞、DC)表面几乎不表达 HLA Ⅱ类分子，故不能向 $CD4^+$ T 细胞提呈抗原，导致迟发型超敏反应和对 TD 抗原的抗体应答缺陷，易感染各类病原体，但 $CD8^+$ T 细胞发育和 B 细胞数量正常。

(2) MHC Ⅰ类分子表达缺陷：由于 TAP 基因突变，导致内源性抗原加工、处理障碍，影响 MHC Ⅰ类分子与抗原肽结合；未结合抗原肽的空载 MHC Ⅰ类分子在细胞表面极易降解，导致胸腺基质细胞表面 MHC Ⅰ类分子密度降低，影响胸腺 T 细胞的阳性选择，致使外周血 $CD8^+$ T 细胞分化发育障碍、数量减少和功能缺失。患者常出现慢性呼吸道感染。

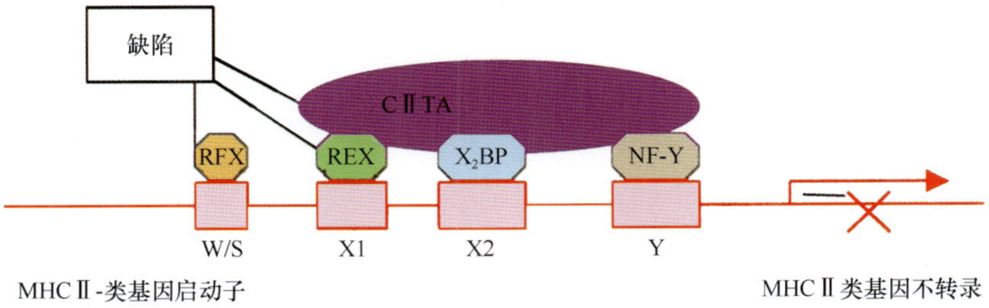

图 7-7　MHC Ⅱ类分子缺乏症发生机制

CⅡTA 与转录因子 RFX、REX、X_2BP、NF-Y 结合→RFX、REX、X_2BP、NF-Y 分别结合 MHC Ⅱ类基因 5'端启动子顺式作用元件的 W/S、X1、X2 和 Y 区域→启动 MHC Ⅱ类基因转录→MHC Ⅱ类分子表达。CⅡTA 和(或)RFX 缺陷→阻断 MHC Ⅱ类基因转录→MHC Ⅱ类分子表达障碍

(四) HLA 与输血反应

临床上可见某些多次输血的患者发生非溶血性输血反应，主要表现为发热、白细胞减少和荨麻疹等。其发病机制为：患者血液中存在针对供者白细胞和血小板表面同种 HLA 的抗体。为

此，需多次输血的患者宜选择HLA相匹配的供血者，且检测受者体内是否存在抗供者HLA抗原的抗体。

小结

MHC/HLA分子是参与免疫应答和免疫调节的关键分子，HLA抗原由人第6号染色体上一组紧密连锁的基因群所编码。HLA复合体包括HLA Ⅰ类基因（包括HLA-A、HLA-B、HLA-C）、HLA Ⅱ类基因（包括HLA-DP、HLA-DQ、HLA-DR，以及抗原加工相关基因）和HLA Ⅲ类基因。

经典HLA Ⅰ类分子由α链和β2m组成，经典HLA Ⅱ类分子由α链和β链组成，两类分子的肽结合区是其行使功能的最重要区段。不同型别HLA分子肽结合区的差异，决定其对同一抗原或不同抗原的结合及提呈能力，此乃HLA对免疫应答进行遗传调控的分子基础。

HLA最重要的生物学功能是参与加工和提呈抗原，并由此衍生其他功能，如激活T细胞、参与淋巴细胞发育、实现对免疫应答的遗传调控等。HLA广泛参与某些免疫病理过程（如移植排斥反应、自身免疫病、肿瘤、感染等）发生和发展，在临床医学中具有重要意义。

（李伟毅）

第八章　免疫细胞之一：固有免疫细胞

固有免疫细胞指除 T 细胞（αβT 细胞）与 B 细胞（B2 细胞）外所有参与固有免疫与适应性免疫应答的细胞。本章仅重点介绍单核/巨噬细胞、NK 细胞、树突状细胞（及其他抗原提呈细胞）、固有免疫样淋巴细胞等，这些细胞均起源于骨髓造血干细胞（见图 1-5）。

第一节　单核/巨噬细胞

单核-吞噬细胞系统（mononuclear phagocyte system，MPS）包括骨髓前单核细胞（pre-monocyte）、外周血**单核细胞**（monocyte，Mon）以及组织**巨噬细胞**（macrophage，Mϕ），是体内具有最活跃生物学活性的细胞类别之一（图 8-1）。静息 Mϕ 在某些炎症因子影响下，能趋化至炎症部位。Mϕ 迁移、活化及功能均受精密调控，从而在机体免疫防御中发挥重要作用。

（一）来源、分布与生物学特征

1. 来源及组织分布　MPS 由骨髓造血干细胞分化而来。造血干细胞在某些细胞因子（如 M-CSF及单核细胞生长因子）作用下发育为前 Mon，经单核细胞诱生因子作用而发育为 Mon 并进入血流（约占外周白细胞总数的 2%～8%）；在外周存留数小时至数日可穿越血管内皮细胞至全身各组织器官，发育成熟为 Mϕ。定居于组织器官内的 Mϕ 寿命较长，能存活数天至数月不等。不同组织器官的 Mϕ 具有不同名称和功能特征（表 8-1）

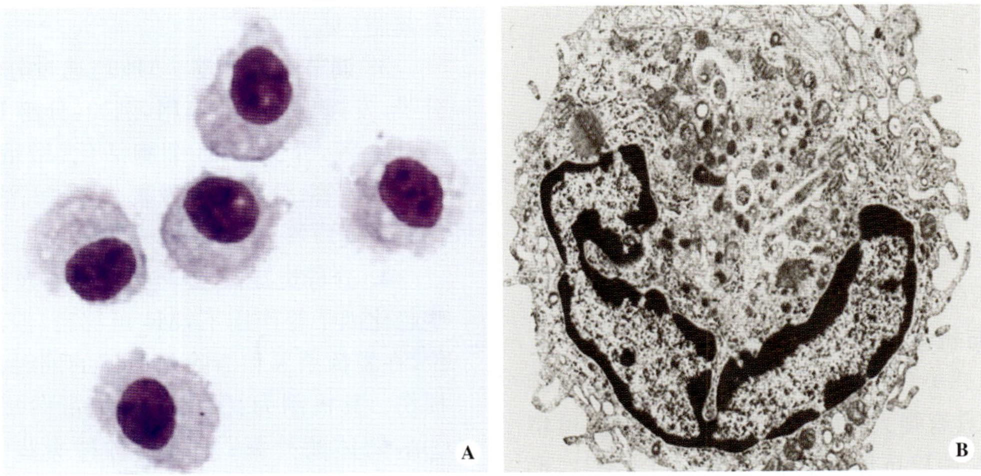

图 8-1　单核/巨噬细胞

A. 吉-瑞染色光镜下；B. 扫描电镜照片

表 8-1　巨噬细胞来源与分布

存在部位	细胞名称
骨髓	造血干细胞→单核母细胞→前单核细胞→
骨髓和血液	血单核细胞→
组织间隙	巨噬细胞
	组织细胞（结缔组织）、库普弗（Kupffer）细胞（肝）、肺泡巨噬细胞（肺）、游走及固定的巨噬细胞（淋巴结、脾）、固定的巨噬细胞（骨髓）、腹腔和胸腔巨噬细胞（腹腔、胸腔）、破骨细胞（骨）、小胶质细胞（神经组织）、滑膜 A 型细胞（关节）

2. 生物学特征

（1）黏附特性：单核/巨噬细胞可做变形运动，对玻璃和塑料表面有很强黏附能力，借此在体外培养时可将其与淋巴细胞分离。

（2）表型特征：①表面标志，包括 MHC 分子、黏附分子（LFA-1、ICAM-1 等）、共刺激分子（B7、CD40 等），这些分子不仅作为表面标志，也参与细胞黏附、对颗粒抗原的摄取和提呈、介导相应配体触发的跨膜信号转导等，从而在单核/

巨噬细胞活化、游走、分化和发育等过程中发挥重要作用；②表面受体，包括补体受体、Fc受体、细胞因子受体、模式识别受体（PRR）等（见第十三章）。

（3）产生多种生物活性物质：单核/巨噬细胞是体内具有最活跃生物学活性的细胞之一，可产生、分泌100余种生物活性物质，主要包括：各种酶（溶酶体酶、溶菌酶、髓过氧化物酶等）、细胞因子（IL-1、IL-6、IL-12、TNF-α、IFN-γ、IFN-α、G-CSF、GM-CSF、TGF-β等）、补体成分（C1、C2、C3、C4、C5、B因子、D因子、P因子等）、凝血因子（Ⅴ、Ⅶ、Ⅸ、Ⅹ和凝血酶原等）、反应性氧中间产物、反应性氮中间产物、脂类活性分子（前列腺素、白三烯、血小板活化因子）、ACTH、内啡肽等。

Mϕ所处活化阶段和活化程度以及某些因子刺激等均可影响Mϕ产生活性分子，由此决定Mϕ的功能状态。例如：各种溶酶体酶可水解吞入细胞内的异物；溶菌酶能溶解革兰阳性菌；反应性氧中间产物与髓过氧化物酶等协同杀灭微生物；TNF-α、NO等可杀伤肿瘤等靶细胞；IL-1、IL-12、IFN-γ、前列腺素等具有免疫调节作用；等等。另外，上述多种活性分子亦可参与机体病理性损伤。

（二）生物学作用

单核/巨噬细胞既具有固有免疫功能，亦可通过参与适应性免疫而发挥作用。

1. 参与机体免疫防御及免疫自稳

（1）抗感染（尤其是胞内寄生菌与某些病毒感染）：Mϕ具有强大吞噬、消化与杀伤功能，可将病原体等大颗粒抗原异物摄入胞内（图8-2），形成**吞噬体**（phagosome），再与**溶酶体**（lysosome）融合形成**吞噬溶酶体**（phagolysosome），通过氧依赖性和氧非依赖性系统，在多种酶参与下，杀灭和消化病原体等异物。在适应性免疫中，Mϕ吞噬和杀灭病原体的能力增强，其主要机制是：①覆盖于病原体表面的抗体或补体，可通过与Mϕ表面FcR或补体C3b受体结合而发挥调理作用；②T细胞释放的某些细胞因子可增强Mϕ对病原体的吞噬、杀伤及消化作用。

（2）免疫自稳：Mϕ可吞噬和清除体内代谢过程中不断产生的衰老、死亡或恶变细胞，从而维持内环境稳定。

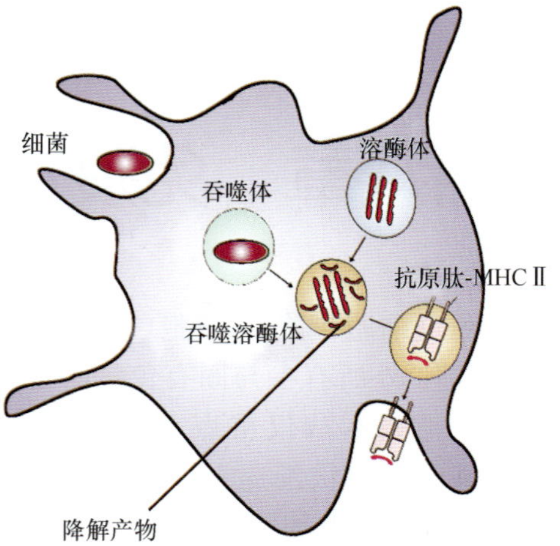

图8-2 单核/巨噬细胞吞噬作用示意图

（3）抗肿瘤：活化的巨噬细胞在肿瘤形成早期可杀伤肿瘤细胞并抑制肿瘤生长，而在晚期并伴有慢性炎症时则作用不同。

2. 加工和提呈抗原 Mϕ是一类重要的专职抗原提呈细胞，可摄取、加工、处理抗原，并将抗原肽-MHC Ⅱ类分子复合物提呈给$CD4^+$ T细胞（见下文）。

3. 调节免疫应答 Mϕ可通过分泌多种活性分子，发挥免疫调节作用，例如：分泌IL-1、IL-12、TNF-α等，介导T/B细胞活化、增殖，促进适应性免疫应答；分泌前列腺素、TGF-β、活性氧分子，抑制免疫应答。

4. 介导炎症反应 在病原体及其产物或某些趋化因子等作用下，Mϕ可移行/浸润至炎症部位，在发挥杀灭和清除病原体的同时也参与炎症损伤。其机制为：①产生组织蛋白酶与弹力酶；②溶酶体酶外漏；③分泌各种炎症介质（IL-1、IL-8、TNF-α等）。

（三）单核/巨噬细胞参与的免疫病理

1. 超敏反应 Mϕ是参与迟发型超敏反应的主要效应细胞，从而在抗胞内寄生菌与病毒感染以及接触性皮炎、某些自身免疫病发病中起重要作用。此外，Mϕ可参与抗体依赖的靶细胞破坏或功能障碍，故也与某些Ⅱ型超敏反应性疾病（如重症肌无力等）发病有关。

2. 过度炎症反应导致机体损伤 严重感染时，Mϕ可大量产生促炎细胞因子及其他炎症活性介质，并释放大量蛋白酶、组织水解酶等，从而导致组织损伤，重者可引发感染性休克、弥散性血管内凝血，甚至导致死亡。

3. 促进某些胞内寄生菌与病毒感染　未被细胞因子激活的 Mϕ 是结核杆菌感染与储存的载体，非但不能有效消灭结核杆菌，反可促进细菌传播。此外，Mϕ 也是 HIV 的靶细胞及感染后期病毒的储存场所，且进入 Mϕ 的 HIV 对抗逆转录病毒治疗不敏感。

4. 肿瘤相关巨噬细胞的作用　浸润于慢性炎症部位的肿瘤相关 Mϕ 可分泌某些生长因子（如纤维生长因子、血管内皮细胞生长因子等）促进血管与淋巴管生成，从而促进肿瘤生长与迁移。因此，抗炎治疗可被视为抗肿瘤策略之一。

*** M1 与 M2 型巨噬细胞**

不同环境因素可诱导 Mϕ 分化为不同亚群[Ⅰ型 Mϕ(M1)和Ⅱ型 Mϕ(M2)]，它们的表型各异，可分泌不同细胞因子，具有不同生物学活性，从而调控免疫应答的类型与强度，并在感染、肿瘤等疾病中发挥不同作用。M1 细胞通过经典方式激活（激活物包括 IFN-γ、TNF-α 及微生物代谢产物等），主要发挥杀灭微生物及促炎作用，但其过度活化可引起病理性损伤；M2 细胞则通过替代方式激活（激活物包括 IL-4、IL-13、IL-10 及免疫复合物等），主要参与免疫调节、抑制炎症及组织修复，并与感染性疾病的慢性进展相关。必须强调，在不同病理过程和微环境中，M1 和 M2 型巨噬细胞可互相转化。

第二节　DC 及其他抗原提呈细胞

树突状细胞（dendritic cell，DC）乃因其成熟细胞具有许多树突样或伪足样突起而得名（图 8-3）。DC 是目前所知体内功能最强的专职 APC，其最大特点是能刺激初始 T 细胞（naïve T cell）活化和增殖。因此，DC 作为机体免疫应答的启动者而在免疫系统中占有独特地位。此外，DC 还广泛参与肿瘤、移植排斥反应、感染、自身免疫病等发生和发展。

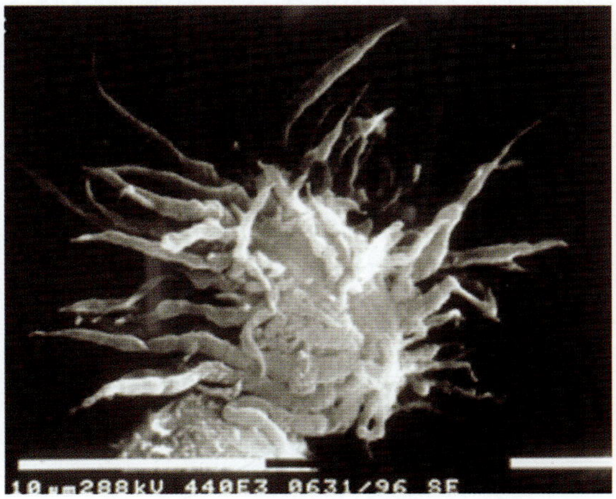

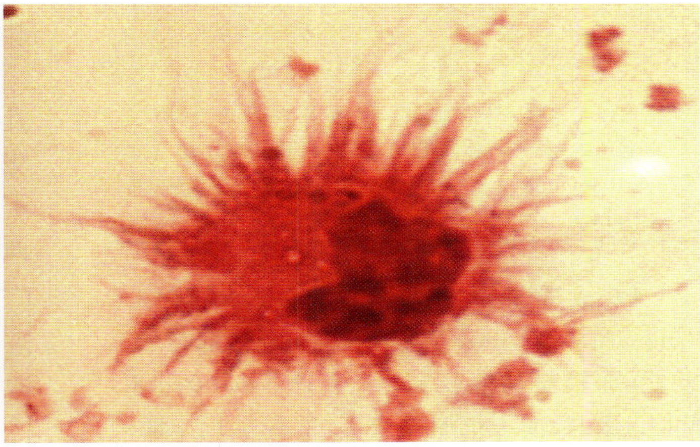

图 8-3　树突状细胞

左：扫描电镜照片；右：普通光镜照片

（一）来源、分布与特征

1. 来源　DC 可由骨髓中髓样干细胞和淋巴样干细胞分化而来，分别称为髓系 DC（myeloid DC，MDC）、淋巴系 DC（lymphoid DC，LDC）或浆细胞样 DC（plasmacytoid DC，pDC）。两类 DC 由骨髓进入外周血，再分布至全身各组织，二者的组织分布、表面标志和功能特点各异。迄今对髓系 DC 的研究较为深入。

2. 分布与特征　DC 广泛分布于（脑以外）全身各组织和器官，但数量极少，人外周血 DC 仅占单个核细胞的 1% 以下，分布于不同部位和处于不同分化阶段的 DC 其命名、表型、生物学特征各异（表 8-2）。

表 8-2　树突状细胞组织分布与命名

细胞名称	存在部位	特　点
朗格汉斯细胞（Langerhans cell，LC）	表皮和胃肠道上皮	未成熟 DC

续表

细胞名称	在部位	特 点
间质性 DC(interstitial DC)	某些非淋巴组织间质	未成熟 DC
外周血 DC (peripheral blood DC)	外周血	可能是携带抗原的 LC 或间质性 DC 的一种迁移形式
隐蔽细胞(veiled cell)	输入淋巴管和淋巴液中迁移形式的 DC	由淋巴引流区的局部皮肤或黏膜组织中携带抗原的 LC 迁移而来
并指状 DC(interdigitating DC,IDC)	外周淋巴组织 T 细胞区	成熟 DC
胸腺 DC(thymic DC)	胸腺髓质	高表达 MHC Ⅰ和Ⅱ类分子;参与 T 细胞阴性选择过程,清除自身反应性 T 细胞,诱导自身耐受
滤泡 DC(follicular DC,FDC):	分布于淋巴器官滤泡生发中心	不表达 MHC Ⅱ类分子;高表达 FcR 和补体受体,可与抗原-抗体复合物和(或)抗原-抗体-补体复合物结合,诱导体液免疫应答和免疫记忆
浆细胞样树突状细胞(plasmacytoid dendritic cell,pDC)	外周血,扁桃体,淋巴结	特征性表达 TLR7 及 TLR9;可分泌Ⅰ型 IFN;调节 T 细胞功能

DC 成熟与否与其功能密切相关:未成熟 DC (immature DC,imDC)具有较强抗原摄取与加工功能,而提呈功能较弱;成熟 DC(mature DC,mDC)摄取、加工抗原能力弱,但提呈抗原能力强,从而可激活初始 T 细胞。(表 8-3)

表 8-3 成熟与未成熟树突状细胞的生物学特征

类别	表型特征	功能特点
DC 前体细胞	经血循环或淋巴循环进入多种实体器官及非淋巴组织的上皮部位	某些细胞因子作用下分化、发育为未成熟 DC,其确切机制尚不清楚
未成熟 DC	高表达 IgG Fc 受体、C3b 受体、甘露糖受体和某些 TLR,低表达 MHC Ⅰ/Ⅱ类分子、CD80、CD40 等共刺激分子和 ICAM 等黏附分子	具有较强的摄取、加工及处理抗原的能力;但提呈抗原并活化初始 T 细胞的能力很弱 未成熟 DC 在摄取抗原或受炎症因子的影响,在向淋巴器官的迁移过程中逐渐成熟
成熟 DC	高表达 MHC Ⅰ类/Ⅱ类分子和共刺激分子(CD80/86、CD40、ICAM-1)和 CD1a、CD83 分子	摄取加工抗原能力较弱,但能有效地将抗原肽-MHC Ⅱ复合物提呈给初始 T 细胞,并使之有效激活

(二)生物学作用

1. 抗原的摄取、加工与提呈 未成熟 DC 可通过多种方式摄取抗原:①**胞饮**(pinocytosis),即借助骨架结构而吞入低浓度抗原和可溶性抗原;②**吞噬作用**(phagocytosis),可摄取大颗粒物质或微生物;③**受体介导的内吞作用**(receptor-mediated endocytosis),指细胞膜表面非特异性受体识别并结合相应配体,通过内化而摄入抗原。

被 DC 摄入的抗原经加工处理,以抗原肽-MHC Ⅱ类分子复合物(pMHC)的形式被提呈给 T 细胞,从而激活初始 T 细胞。借助 DC 的免疫激活作用,可用于治疗某些感染性疾病及肿瘤。

2. 免疫调节作用 DC 可分泌多种细胞因子及趋化因子,参与调节免疫细胞分化、发育、活化、移行及效应等。如图 8-4 所示,DC 通过分泌不同细胞因子而对不同 T 细胞亚群产生影响,进而影响免疫应答的方向、效应与结局。

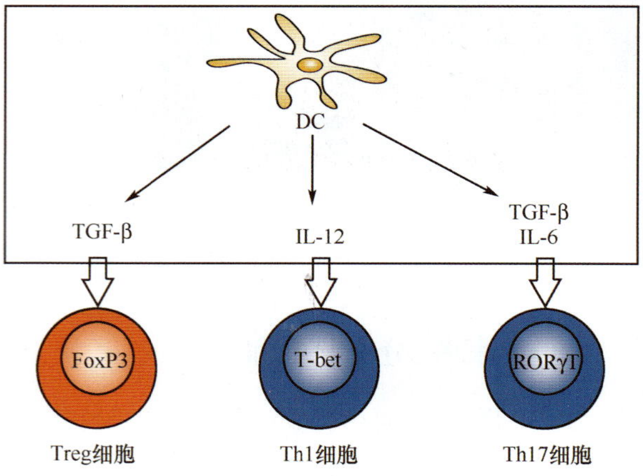

图 8-4 DC 分泌不同细胞因子诱导 Th 细胞亚群分化

3. 参与诱导中枢与外周免疫耐受 胸腺 DC 提呈自身抗原及携带自身抗原到胸腺的外周 DC 均可参与中枢耐受的诱导,即参与胸腺内 T 细胞阴性选择,通过清除自身反应性 T 细胞而参与 T

细胞中枢耐受;诱导外周免疫耐受的主要是未成熟DC,其机制为:①未成熟DC不表达共刺激分子,故不能激活T细胞,反而诱导T细胞失能(anergy),引起免疫耐受;②未成熟DC可诱生调节性T细胞,并可分泌IL-10、TGF-β等抑制性细胞因子,促进外周耐受形成。因此,诱导或转输未成熟DC可用于防治移植排斥反应、自身免疫病等。

＊基于DC过继输注的生物治疗原理

(1) 过继输注耐受性DC(tolerogenic DC,Tol-DC)治疗自身免疫病、移植排斥:体内存在具有免疫负调节效应的DC亚群。全身不同部位的髓样DC与淋巴样DC均可在特定条件下[如凋亡细胞、半乳凝素1(galectin-1)、IL-10,地塞米松、西罗莫司及维生素D_3等]分化为Tol-DC。其发挥免疫负调节作用的机制可能是:分泌吲哚胺2,3-双加氧酶(indoleamine-2,3-dioxygenase,IDO)和IL-10;诱导Treg分化;直接抑制抗原特异性Th细胞与CTL。

(2) 过继输注体外修饰的DC治疗肿瘤:应用肿瘤抗原(肿瘤细胞冻融物、重组肿瘤抗原或人工合成的抗原肽等)刺激DC,或将肿瘤抗原基因转染DC使其表达相应肿瘤抗原。将经体外修饰的致敏DC回输给机体,可诱导肿瘤特异性细胞免疫应答。借助上述策略,已开展治疗某些恶性肿瘤(如B细胞淋巴瘤、黑色素瘤、前列腺癌、多发性骨髓瘤等)的临床试验。我国第二军医大学免疫学研究所成功研发肿瘤抗原致敏的人DC(APDC),目前已完成Ⅱ期临床试验,证明APDC联合序贯性化疗可明显提高转移性大肠癌的临床疗效。

(三) 抗原提呈细胞概述

抗原提呈细胞(antigen-presenting cell,APC)指能摄取、加工、处理抗原,并将抗原信息提呈给T细胞的一类免疫细胞,其在机体免疫应答过程中发挥重要作用。根据APC表面膜分子表达和功能的差异,可将其分为两类:①**专职APC**(professional APC),包括树突状细胞、单核/巨噬细胞、B细胞等,其组成性表达MHC Ⅱ类分子及参与T细胞活化的共刺激分子;②**非专职APC**(non-professional APC),包括内皮细胞、成纤维细胞、各种上皮及间皮细胞和嗜酸粒细胞等,此类细胞通常并不表达MHC Ⅱ类分子,但在炎症过程中或IFN-γ等作用下,也可表达MHC Ⅱ类分子并处理和提呈抗原。

此外,体内的有核细胞(包括自身肿瘤细胞)均能将内源性蛋白抗原降解、处理为多肽片段,以抗原肽-MHC Ⅰ类分子复合物的形式表达于细胞表面,并提呈给$CD8^+$ T细胞。此类细胞是$CD8^+$ T细胞(CTL)杀伤效应的目标,一般统称为靶细胞。但另一方面,靶细胞又可以MHC Ⅰ类抗原限制性的方式向$CD8^+$ T细胞提呈内源性蛋白抗原,故广义上也属APC。

第三节 自然杀伤细胞

自然杀伤细胞(natural killer,NK)是一类独立的淋巴细胞亚群,因无需抗原预先致敏即能直接杀伤某些靶细胞(如病毒感染细胞、肿瘤细胞等)而得名。NK细胞胞质内含许多大的嗜苯胺颗粒,故又称**大颗粒淋巴细胞**(large granular lymphocyte)。

(一) 来源、分布与特征

1. 来源及分布 NK细胞由骨髓中淋巴样祖细胞分化而来,可能循骨髓途径或胸腺途径而发育、成熟。人NK细胞占外周血淋巴细胞总数的约10%,亦存在于骨髓、淋巴结、脾脏及肺脏等组织。近年发现,肝脏中NK细胞占淋巴细胞总数的30%以上,其生物学意义有待阐明。

2. 生物学特征 人NK细胞的形态具有异质性。NK细胞表面表达IgG Fc受体(FcγRⅢ,CD16),目前将$CD3^-CD56^+CD16^+$淋巴样细胞鉴定为NK细胞。部分NK细胞具有某些类似T细胞的特征,例如:表达CD2、CD8;表达IL-2R,在IL-2刺激下可增殖。NK细胞可被IFN-α/β、IL-2、IL-12、IL-15、IL-18等激活,活化NK细胞可分泌IFN-γ和TNF-α等。此外,NK细胞还表达多种与识别机制相关的调节型受体(见下文)。

(二) 生物学作用

1. 细胞毒作用 NK细胞可杀伤病毒感染细胞、肿瘤细胞、胞内寄生菌等,从而广泛参与机体抗感染、抗肿瘤效应机制。此外,NK细胞还参与移植排斥反应、自身免疫病和超敏反应等发生。

NK细胞杀伤效应的机制为:①释放穿孔素

和颗粒酶，引起靶细胞溶解；②通过 Fas/FasL 途径介导靶细胞凋亡；③释放细胞毒性细胞因子（如 NK 细胞毒因子、TNF 等），通过与靶细胞表面相应受体结合而杀伤靶细胞；④表达 IgG Fc 受体，可通过 ADCC 作用杀伤靶细胞。

NK 细胞杀伤作用的特点是：无须抗原预先致敏即可直接杀伤靶细胞；仅杀伤异常细胞，对宿主正常组织细胞一般无细胞毒作用。

2. 分泌细胞因子 NK 细胞具有强大的分泌细胞因子能力，是机体 IFN-γ 的主要来源，还可大量产生 TNF-α、GM-CSF、IL-10 及 IL-22等。

3. 免疫调节 活化的 NK 细胞通过杀伤效应或分泌多种细胞因子而对免疫应答发挥正负调节作用。例如：分泌 IFN-γ，激活 T 细胞；分泌 IFN-γ 与 TNF-α，活化 DC 及巨噬细胞；通过对 DC、活化 T 细胞及活化巨噬细胞的细胞毒作用而抑制免疫应答；通过分泌不同细胞因子而调控 T 细胞功能亚群分化和 T 细胞/B 细胞应答。

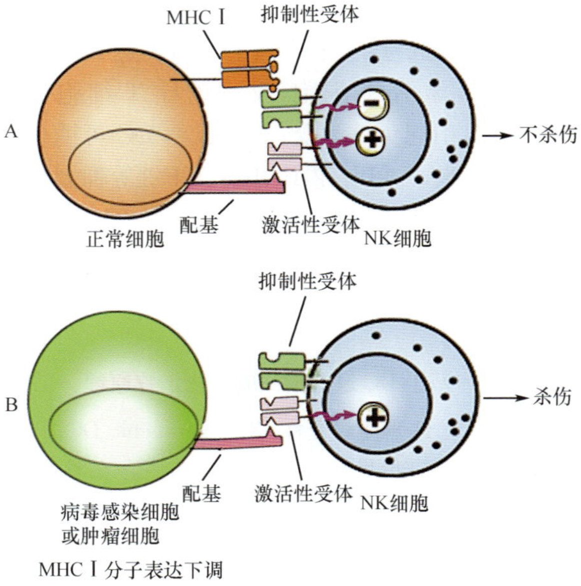

图 8-5 活化性与抑制性受体调控 NK 杀伤活性

A. 正常细胞表面 MHC Ⅰ类分子与抑制性受体结合→触发抑制信号→不发生杀伤；B. 病毒感染细胞或肿瘤细胞表面 MHC Ⅰ表达下降→不能触发抑制信号→NK 细胞杀伤靶细胞

（三）NK 细胞杀伤活性的调节

一般情况下，NK 细胞仅杀伤异常或病变的细胞，而不杀伤正常组织细胞，这一独特的识别机制与其表面表达多种调节性受体有关。目前已发现 10 余种 NK 细胞调节性受体，本节重点介绍数种与杀伤活性密切相关的**激活性受体**（activating receptor）和**抑制性受体**（inhibitory receptor）。

抑制性受体的胞质段均含**免疫受体酪氨酸抑制基序**（immunoreceptor tyrosine-based inhibitory motif，ITIM），其配体是自身 MHC Ⅰ类分子或自身肽-MHC Ⅰ类分子复合物。相应配体一旦与此类受体结合，即使受体胞质段 ITIM 发生酪氨酸磷酸化，启动抑制信号，从而阻断 NK 细胞活化并抑制其杀伤活性。

激活性受体胞质段均含**免疫受体酪氨酸活化基序**（immunoreceptor tyrosine-based activation motif，ITAM）。此类受体与相应糖类配体结合，其胞质段 ITAM 发生酪氨酸磷酸化，启动激活信号，使 NK 细胞活化并发挥杀伤效应。ITAM 激活信号途径可被 NK 细胞表面抑制性受体所产生的信号阻断。（图 8-5）

* NK 细胞调节性受体结构与识别配基

（1）杀伤细胞免疫球蛋白样受体（killer immunoglobulin-like receptor，KIR）：依其胞外区所含 Ig 样结构区数目，可分为 KIR2D 和 KIR3D；依据其胞内区长短，可分为“短尾”S 型（属激活性 KIR，如 KIR 2DS、3DS）与“长尾”L 型（属抑制性 KIR，如 KIR 2DL、3DL）。KIR 可识别自身经典和非经典 MHC Ⅰ类分子，启动抑制性信号通路；自身 MHC Ⅰ类分子表达下降，激活性 KIR 可识别某些病毒产物和同种异型 HLA 抗原，启动活化信号通路。KIR 与不同 HLA Ⅰ类分子结合可决定 NK 细胞的功能状态（抑制或激活），从而影响机体对疾病易感性、妊娠过程稳定性，也与造血干细胞移植所致的 GVHD 相关。

（2）免疫球蛋白样转录物（immunoglobulin-like transcript，ILT）：亦称 LIR（leukocyte Ig-like receptor）或 MIR（monocyte/macrophage Ig-like receptor），属 KIR 超家族，其编码基因、结构、功能与 KIR 相似。NK 细胞表达 ILT2，其配体为 HLA-A3、HLA-B27 及 HLA-G1，二者结合可提高 NK 细胞活化的阈值。

（3）C 型凝集素样受体（C-type lectin receptor）：①抑制性受体，如 CD94/NKG2A、2B 等，其配体为 HLA-E 等；②激活性受体，如 NKG2C、2E/H

和 NKG2D，配体分别为 HLA-C 和 MICA、MICB，是应激、感染或肿瘤等产生的 MHC 样分子，主要表达于乳腺癌、卵巢癌、结肠癌、胃癌和肺癌等上皮肿瘤细胞表面，而在正常组织细胞表面水平很低或缺失。

（4）自然细胞毒性受体（natural cytotoxicity receptors，NCR）：NCR 是 NK 细胞特有的标志。该家族成员 NKp46 和 NKp30 表达于不同分化阶段的 NK 细胞表面，是 NK 细胞表面主要的活化性受体。NKp46 和 NKp44 可识别结合流感病毒血凝素，提示 NK 细胞可攻击杀伤流感病毒感染的细胞；NKp30 在机体对肿瘤的监视与杀伤中发挥重要作用。

*** 基于 NK 细胞的肿瘤治疗策略**

目前已建立若干基于 NK 细胞的抗瘤技术：①用细胞因子（如 IL-2、Ⅰ型干扰素、IL-12、IL-15、IL-21 等）增强 NK 细胞杀伤作用，或应用细胞因子（如 IL-2）在体外扩增 NK 细胞（和 CTL），回输后发挥抗瘤作用（即 LAK 或 IDK 疗法，见第二十一章）；②用人源化单抗、RNA 干扰（siRNA）及构建表达嵌合受体等阻断 NK 细胞抑制性信号，并促进激活性受体活化；③增强肿瘤细胞表面被 NK 识别配基的表达及对 NK 杀伤的敏感性；④应用治疗性抗体诱导 ADCC 效应。

第四节　固有免疫样淋巴细胞

固有免疫样细胞（innate-like lymphocyte，ILL）包括 B-1 细胞，γδT 细胞和 NKT 细胞。此类细胞与 T 细胞和 B 细胞具有共同的细胞来源，并表达 TCR 和 BCR，但抗原受体的多样性有限，功能上更接近固有免疫细胞。

（一）B-1 细胞

B-1 细胞在个体发育过程中出现较早，是由胚胎期或出生后早期的前体细胞分化而来，其生物学特征为：①属具有自我更新能力的长寿细胞；②主要分布于胸腔、腹腔和肠壁固有层；③抗原识别谱较窄，主要识别多糖类 TI-2 抗原，尤其是某些菌体表面共有的多糖抗原（如肺炎球菌荚膜多糖等）。（表 8-4）

表 8-4　B-1 细胞和 B-2 细胞生物学特征比较

性质	B-1 细胞	B-2 细胞
体内出现时间	胎儿期	出生后
更新方式	自我更新	骨髓产生
自发性 Ig 产生	高	低
特异性	低	高
分泌的 Ig 类型	IgM 为主	IgG 为主
体细胞突变频率	低/无	高
对 TI 抗原的应答	是	可能
对 TD 抗原的应答	可能	是

B-1 细胞功能特点是：主要产生 IgM 类低亲和力抗体；不发生抗体类别转换；无免疫记忆。B-1细胞属固有免疫效应细胞（如同 γδT 细胞），参与对多种细菌（尤其体腔中）的免疫防御。另外，B-1 细胞也可能通过产生 IgM 类自身抗体而参与某些自身免疫病发生。

（二）γδT 细胞

此类 T 细胞 TCR 由 γ 和 δ 链组成，其多样性较少。γδT 细胞多为 $CD4^-CD8^-$ 双阴性细胞（部分为 $CD8^+$ 或 $CD4^+$），属较“原始”的 T 细胞，仅占外周血成熟 T 细胞的 2%～7%，其广泛分布于皮肤和黏膜下，或存在于胸腺内。γδT 细胞主要识别未被处理的多肽抗原（而非抗原肽-MHC 复合物），或 CD1 所提呈的某些非多肽抗原（如分枝杆菌菌体的酯类或多糖类抗原）。γδT 细胞是机体非特异性免疫防御的重要组成部分，尤其在皮肤黏膜局部及肝脏抗感染免疫中发挥重要作用，也参与机体免疫监视及免疫自稳（表 8-5）。

表 8-5　αβT 细胞和 γδT 细胞生物学特征的比较

特性	αβT 细胞	γδT 细胞
TCR	高度多态性	较少多态性
分布	外周血，占成熟 T 细胞 90%～95%	占外周血成熟 T 细胞 2%～7%，主要分布于表皮及肠黏膜上皮
表型特征		
$CD2^+CD3^+$	100%	100%
$CD4^+CD8^-$	60%～65%	<1%
$CD4^-CD8^+$	30%～35%	20%～50%
$CD4^-CD8^-$	<5%	>50%
识别的抗原	8～17 个氨基酸	简单多肽、多糖、HSP
MHC 限制性	经典 MHC 分子	MHC 样分子（如 CD1）

（三）NKT细胞

近年发现一类既表达 NK1.1（属 NK 细胞表面标志）又表达 TCR-CD3 的 T 细胞亚群，称为 $NK1.1^{+}$T 细胞，简称 NKT 细胞。NKT 细胞主要定居于肝脏和骨髓，其主要生物学特性为：①同时表达 TCR 和某些 NK 细胞表面标志；②TCR多样性有限；③抗原识别谱窄，可识别 CD1 所提呈的脂类和糖脂类抗原，且无 MHC 限制性；④激活时可分泌大量 Th1 和 Th2 型细胞因子（如 IL-4、IFN-γ 等），从而发挥不同免疫调节作用；⑤具有非特异性杀伤效应，被认为是参与固有免疫的效应细胞。

*其他固有免疫细胞

1. 中性粒细胞 中性粒细胞（neutrophil）来源于骨髓造血干细胞，在骨髓中分化发育后进入血液，在血管内停留约 6～8 小时，而后穿过血管壁进入组织（不再返回血液），在结缔组织中存活 2～3 天。成年人外周血中性粒细胞数量约占白细胞总数的 55%～70%。

（1）细胞生物学特征：中性粒细胞表面表达多种受体，例如：①趋化因子受体，故可被趋化因子招募至炎症局部；②Fc 受体及补体 C3b 受体，可分别与抗体 Fc 段或补体激活片段 C3b 结合，促进对细菌的吞噬。

中性粒细胞胞质内表达多种生物活性分子，如溶酶体内含髓过氧化物酶、组织蛋白酶等多种酶类，分泌颗粒内含防御素（defensin）、溶菌酶等。另外，中性粒细胞受细菌或免疫复合物作用，还可释放一系列生物活性分子（如蛋白酶、嗜酸粒细胞趋化因子、凝血因子、白三烯等）。上述分子在处理、消化吞噬物及炎症过程中发挥重要作用。

（2）生物学作用：中性粒细胞具有吞噬与杀菌功能，并介导炎症反应，在机体抗感染免疫中发挥重要作用，其机制为：①迅速、有效地吞噬细菌及异物；②吞噬后立即启动胞内酶系统，通过触发呼吸爆发（respiratory burst）或氧爆发（oxygen burst），产生反应性氧中介物（reactive oxygen intermediate，ROI），有效杀伤吞噬的微生物；③胞内多种溶酶体酶可消化吞噬物；④中性粒细胞处理大量细菌后，自身死亡成为脓细胞，并解体释放溶酶体酶，溶解周围组织而形成脓肿，从而限制炎症与感染扩散；⑤释放酶类及其他生物活性分子而发挥抗寄生虫效应。

（3）参与免疫病理过程

1）超敏反应：①Ⅱ型超敏反应中，特异型抗体（Fab 段）与细胞表面相应抗原结合，抗体的 Fc 段与中性粒细胞表面 Fc 受体结合，从而引发 ADCC 效应；②Ⅲ型超敏反应中，中性粒细胞分别借 Fc 受体或 C3b 受体与免疫复合物结合并将其吞噬，触发细胞脱颗粒并释放一系列溶酶体酶，导致血管和周围组织的损伤。

2）介导感染性与非感染性炎症反应：中性粒细胞吞噬、杀伤细菌及异物过程中可释放溶酶体酶、凝血因子、白三烯等活性介质，导致局部组织损伤，影响凝血过程与血管通透性，并引起疼痛。此外，中性粒细胞也是参与缺血再灌注损伤的重要效应细胞。

2. 嗜碱粒细胞 嗜碱粒细胞（basophilic granulocyte，basophil）源于骨髓造血干细胞，因胞质含嗜碱性颗粒而命名，仅占外周血白细胞的不足 1%。嗜碱粒细胞细胞表面表达高亲和力 FcεRⅠ、补体受体及趋化因子受体。嗜碱粒细胞一旦激活，即释放胞内嗜碱颗粒所含肝素、组胺及嗜酸粒细胞趋化因子，并释放白三烯、IL-4、IL-5 及血小板活化因子（platelet activating factor，PAF）。

嗜碱粒细胞主要功能参与Ⅰ型超敏反应（见第十六章），并可促进 Th2 型免疫应答。此外，嗜碱粒细胞可能与其他免疫病理过程相关，例如：嗜碱粒细胞可浸润自身免疫病（如系统性红斑狼疮）患者的脾脏与淋巴结，并以激活形式出现于外周血；人嗜碱粒细胞表达多种模式识别受体，可参与对微生物的识别并发挥抗感染作用。

3. 嗜酸粒细胞 嗜酸粒细胞（eosinophilic granulocyte，eosinophil）源于骨髓髓样造血干细胞，因胞质充满嗜酸颗粒而得名，占外周血白细胞的 0.5%～3%，也分布于呼吸道、消化道及泌尿生殖道黏膜组织。Ⅰ型超敏反应中，嗜碱粒细胞与肥大细胞释放的嗜酸粒细胞趋化因子可趋化嗜酸粒细胞至过敏反应部位，激活的嗜酸粒细胞通过释放白三烯、血小板活化因子、蛋白酶及胶原酶等炎性介质而参与超敏反应。

另一方面，嗜酸粒细胞也具有负调节作用，其机制为：直接吞噬肥大细胞释放的颗粒；释放组胺酶与芳基硫酸酯酶灭活组胺与白三烯，抑制其生物学活性。

此外，临床某些过敏及寄生虫病患者可出现外周血嗜酸粒细胞增多。嗜酸粒细胞颗粒内阳离子蛋白及过氧化物酶对某些寄生虫（如蛔虫、血吸虫幼虫）具杀伤作用。

4. 肥大细胞 肥大细胞(mast cell)来源于骨髓造血干细胞,在祖细胞阶段迁移至外周组织,发育成熟为肥大细胞,分布于黏膜组织和结缔组织。肥大细胞表面表达高亲和力FcεRⅠ、补体受体及趋化因子受体,其胞内存在高电子密度颗粒,内含组胺、肝素、嗜酸粒细胞趋化因子等。激活的肥大细胞还可迅速合成白三烯、IL-1、IL-3、IL-4及血小板活化因子等。

肥大细胞是Ⅰ型超敏反应的主要效应细胞(见第十六章),其数量多且分布广泛,故具有比嗜碱粒细胞更强的效应。肥大细胞表面FcεRⅠ结合的IgE一旦与过敏原作用,即可触发脱颗粒,释放预存及新合成的生物活性介质。此外,某些非免疫因素(如补体裂解片段C3a和C5a、某些药物、胆碱能神经兴奋性增高等)也可导致肥大细胞脱颗粒,产生过敏样反应。

肥大细胞广泛分布于宿主与环境相互作用的界面(如消化道、呼吸道黏膜和皮肤结缔组织),在抗感染免疫中发挥重要作用,其机制为:直接吞噬;释放抗菌肽杀伤细菌;分泌多种细胞因子参与急慢性炎症;参与抗原提呈和免疫调节。

小　结

固有免疫细胞指除T细胞(αβT细胞)与B细胞(B-2细胞)外所有参与固有免疫与适应性免疫应答的细胞。

单核/巨噬细胞具有吞噬、杀伤、分泌生物活性分子及提呈抗原等功能,广泛参与固有免疫、适应性免疫和炎症反应,并参与感染免疫、肿瘤免疫等免疫病理过程。DC是体内最重要的抗原提呈细胞,也具有免疫调节作用。NK细胞是一类独立的淋巴细胞亚群,其无需抗原预致敏即可直接杀伤靶细胞,并在机体抗病毒、抗肿瘤及免疫调节中发挥重要作用。

近年来,固有免疫样淋巴细胞(B-1细胞、γδT细胞及NKT细胞)、粒细胞(中性粒细胞、嗜酸粒细胞及嗜碱粒细胞)及肥大细胞在抗感染、超敏反应及炎症损伤中的作用受到关注。

(富　宁　王建莉)

第九章　免疫细胞之二：T淋巴细胞和B淋巴细胞

淋巴细胞是构成机体免疫系统的主要细胞类别，成年人体内约有 10^{12} 个淋巴细胞，与大脑或肝脏的细胞数相当。淋巴细胞主要分布于淋巴器官、淋巴组织及外周血，血循环中淋巴细胞约占外周血白细胞总数的 30%。参与适应性免疫应答的细胞是 T、B 淋巴细胞，它们还可进一步分为若干亚群。淋巴细胞及其亚群在免疫应答过程中相互协作、相互制约，共同完成对抗原物质的识别、应答和清除，从而维持机体内环境稳定。

T 淋巴细胞(T lymphocyte)简称 T 细胞，是体内功能活跃的细胞群体，其介导细胞免疫应答，并在 B 细胞针对 TD-Ag 的体液免疫应答中发挥重要的辅助作用。T 细胞来源于造血干细胞，在胸腺中发育成熟，在外周淋巴器官识别抗原提呈细胞所提呈的特异性抗原而被激活，分化为效应性和记忆性 T 细胞，参与适应性免疫应答和免疫记忆。

B 淋巴细胞(B lymphocyte)简称 B 细胞，是由哺乳动物骨髓或鸟类法氏囊内淋巴样前体细胞分化、发育而来。成熟 B 细胞主要定居于淋巴结皮质浅层淋巴滤泡和脾脏红髓及白髓淋巴滤泡内。外周血中，B 细胞约占淋巴细胞总数的 10%～15%。B 细胞是机体产生抗体(免疫球蛋白)的细胞，主要执行体液免疫，也具有抗原提呈功能。

第一节　淋巴细胞来源与分化

T、B 细胞和所有血液细胞一样，均由骨髓造血干细胞分化、发育而来(图 9-1)。造血干细胞

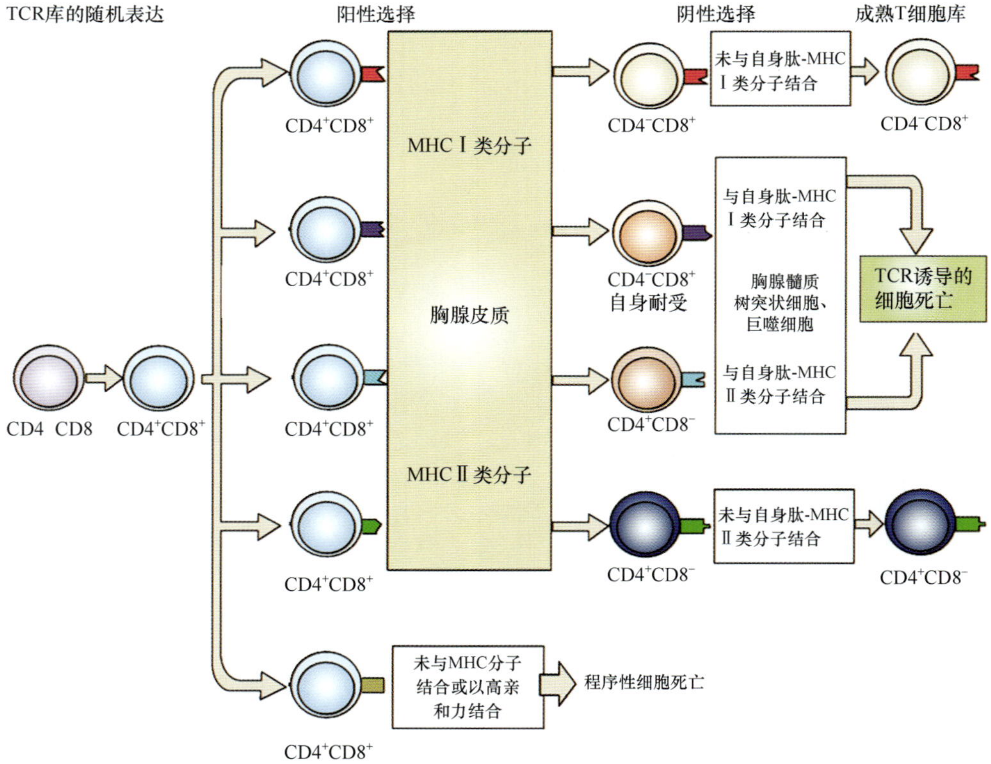

图 9-1　T 细胞在胸腺经历阳性选择和阴性选择

阳性选择：双阳性细胞识别胸腺上皮细胞表面 MHC 分子→以中等亲和力与之结合→T 细胞存活并分化为 CD4 或 CD8 单阳性细胞，否则发生凋亡；阴性选择：单阳性细胞识别胸腺 DC 和巨噬细胞表面自身抗原肽-MHC 分子复合物→以高亲和力与之结合→发生凋亡或失能，否则可存活并继续分化、发育

分化、发育受骨髓微环境影响。骨髓造血干细胞分化为淋巴干细胞，进一步分化为祖 T 细胞和祖 B 细胞。祖 T 细胞随血循环迁移至胸腺分化、发育，成熟的 T 细胞被输送至外周淋巴组织；祖 B 细胞继续在骨髓分化、发育，成熟后也被输送至外周淋巴器官。

（一）T 细胞分化、发育

胸腺是 T 细胞分化、发育的主要场所，胸腺中处于不同分化阶段的 T 细胞统称为**胸腺细胞**（thymocyte），胸腺微环境是诱导并调控 T 细胞分化、发育的关键因素。胸腺细胞在此经历复杂的选择过程，通过一系列有序分化，发育为成熟 T 细胞。本节简介 αβT 细胞在胸腺分化发育的基本过程（图 9-2）。

1. T 细胞发育的阳性选择　早期胸腺细胞位于胸腺浅皮质区，表面表达 CD2、CD3 分子，不表达 CD4、CD8 分子，称为双阴性细胞（double negative cell，DN）。随着 DN 细胞向深皮质区迁移，逐渐发生 TCRα、β 基因重排和表达，使双阴性细胞免于凋亡（apoptosis），并发育为 $CD4^+CD8^+$ 双阳性细胞（double positive cell，DP）。

DP 细胞继而经历**阳性选择**（positive selection），其机制为：若 DP 细胞不能与皮质的胸腺基质细胞（主要为胸腺上皮细胞）表面 MHC 分子结合或以高亲和力结合，则发生凋亡；若 DP 细胞以中等亲和力与基质细胞表面 MHC 分子结合，则存活并转化为单阳性细胞（single positive cell，SP）。其中：若 DP 细胞以中等亲和力与 MHC Ⅰ 分子结合，则分化为 $CD4^-CD8^+$ SP 细胞；若 DP 细胞以中等亲和力与 MHC Ⅱ类分子结合，则分化为 $CD4^+CD8^-$ SP 细胞。

通过阳性选择，$CD4^-CD8^+$ 和 $CD4^+CD8^-$ T 细胞分别获得 MHC Ⅰ类分子和 MHC Ⅱ类分子限制性的识别能力。

2. T 细胞发育的阴性选择　经历阳性选择的 T 细胞离开深皮质区，向胸腺皮质与髓质交界处迁移，在该处进行**阴性选择**（negative selection），其机制为：SP 细胞若能与局部树突状细胞（DC）或巨噬细胞表面的自身肽-MHC 分子复合物高亲和力结合，即被诱导凋亡；反之，则继续分化、发育。

通过阴性选择，使大部分自身反应性 T 细胞得以被清除，此乃建立中枢性自身耐受的重要机制之一。

经历上述阳性和阴性选择，胸腺细胞分化、发育为成熟 T 细胞，其特征为：①表达功能性 TCR；②属 CD4 或 CD8 单阳性细胞；③具有 MHC 限制性识别能力；④一般不针对自身抗原产生应答。成熟 T 细胞离开胸腺，随血循环迁移至周围淋巴器官。

（二）B 细胞分化、发育

B 细胞分化、发育可分为两个阶段（图 9-2）：①祖 B 细胞来源于骨髓淋巴干细胞，其在骨髓内分化、发育为成熟 B 细胞，此为中枢发育；②成熟 B 细胞迁移至外周淋巴组织，经抗原刺激而分化为可产生抗体的浆细胞，此为外周发育。（图 9-2）

1. 中枢发育　骨髓中祖 B 细胞在骨髓内经历前 B 细胞、未成熟 B 细胞等阶段而发育为成熟 B 细胞，此过程即 B 细胞的中枢发育，亦称为 B 细胞发育的抗原非依赖期。B 细胞中枢发育始终围绕功能性 BCR 表达和自身耐受的形成，此过程与骨髓造血微环境密切相关，尤其骨髓基质中细胞因子和黏附分子是参与 B 细胞发育的关键因素。（图 9-3）

（1）祖 B 细胞（pro B cell）阶段：淋巴干细胞相继发生 Ig 重链可变区 D-J 基因和 V-DJ 基因重排，开始表达 Igα 和 Igβ。

（2）前 B 细胞（pre B cell）阶段：祖 B 细胞发生 Ig 轻链可变区 VJ 基因重排，开始合成膜型 Igμ 链（前 B 细胞标志）。前 B 细胞表达由 Igμ 与 Igα、Igβ 链共同组成的 pre-BCR，并表达 CD19、CD20 和 MHC Ⅱ类分子。

（3）未成熟 B 细胞（immature B cell）阶段：未成熟 B 细胞表达完整膜型 IgM。此阶段发生 B 细胞发育的阴性选择，主要机制为：凡 BCR 可与自身抗原以高亲和力结合的 B 细胞克隆，即发生凋亡或失能（anergy）；凡 BCR 不能与自身抗原结合的 B 细胞克隆，则将发育成熟。由此，自身反应性 B 细胞克隆被清除，此乃 B 细胞自身耐受的主要机制。

（4）成熟 B 细胞（mature B cell）：经上述分化、发育过程所形成的成熟 B 细胞，其生物学特征为：细胞表面同时表达 mIgM 和 mIgD，且均与

Igα 和 Igβ 结合为复合物；表达 CD19、CD21 和 CD81 组成的辅助受体，并表达补体受体、丝裂原受体和细胞因子受体等。成熟 B 细胞进入血液并迁移至外周淋巴器官，在未受抗原刺激前称**初始 B 细胞**(naïve B cell)。

2. 外周发育　发育成熟的 B 细胞迁移、定居于外周免疫器官。若接受抗原刺激，B 细胞即增殖、分化为浆细胞并产生抗体，此即 B 细胞的外周发育，亦称 B 细胞发育的抗原依赖期。其过程为：成熟 B 细胞接受外来抗原刺激，在外周淋巴组织内特异性 T 细胞辅助下被激活，随之进入增殖状态并形成生发中心，经历 Ig 可变区体细胞超频突变、亲和力成熟、抗原受体编辑等复杂事件。充分活化的 B 细胞其转归为：大部分 B 细胞最终分化为能分泌特异性抗体的浆细胞；少数 B 细胞分化为长寿记忆性 B 细胞。(第十 一章)

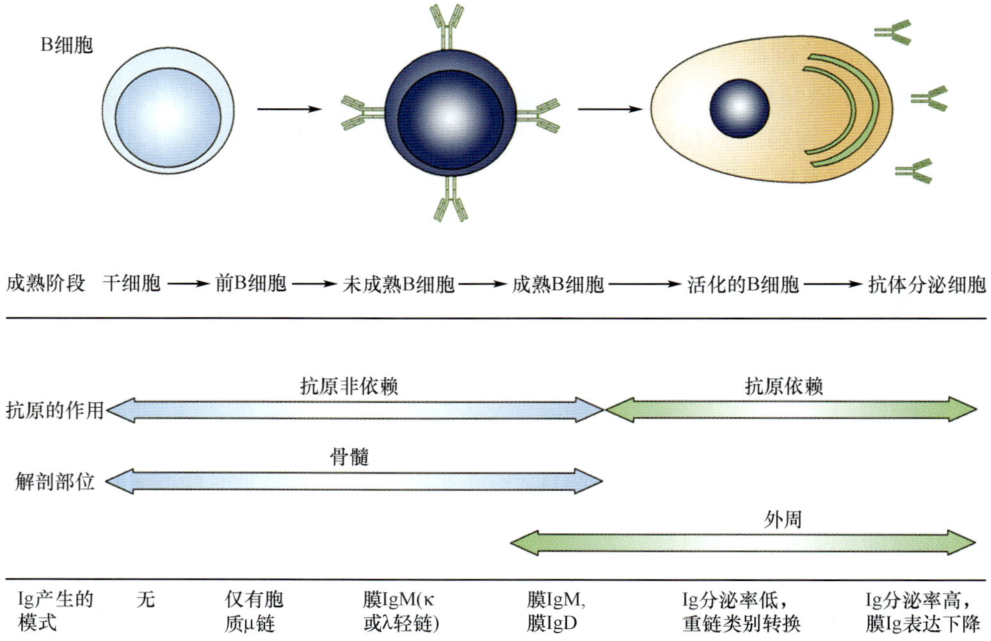

图 9-2　B 细胞分化和发育的两个阶段

抗原非依赖期：骨髓多能造血干细胞→祖 B 细胞→前 B 细胞→未成熟 B 细胞(mIgM+)→成熟 B 细胞(mIgM+mIgD+)；抗原依赖期：成熟 B 细胞(mIgD+mIgM+)迁移至外周→初始 B 细胞→抗原刺激→增殖、分化为产生抗体的浆细胞(mIgD 消失)和记忆性 B 细胞

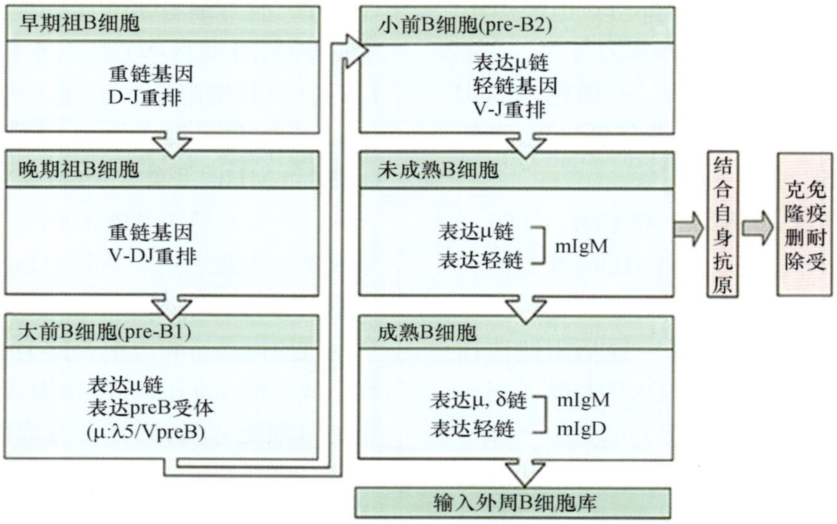

图 9-3　B 细胞在骨髓内发育过程

第二节　T 淋巴细胞

各种免疫细胞在不同分化阶段可表达不同种类和数量的表面膜分子，它们与免疫细胞分化、成熟、活化状态和功能密切相关。其中，分化抗原是鉴定免疫细胞种类、亚型及反映免疫细胞分化成熟、活化状态和功能状态的标志。

（一）T 细胞表面标志

T 细胞表面标志即其膜蛋白，包括各种表面受体、表面抗原，是 T 细胞与其他免疫细胞相互作用、接受信号刺激并产生应答的物质基础，亦是鉴定 T 细胞及其亚群的重要依据，并可用于 T 细胞分离。在诸多表面分子中，TCR、CD3 和 CD2 是 T 细胞各亚群的共同标志。

1. T 细胞抗原受体（T cell antigen receptor，TCR）　TCR 是 T 细胞特异性识别抗原的受体，是 T 细胞共有的特征性表面标志。TCR 为异二聚体分子，按其肽链组成可分为两类：①TCRαβ 由 α、β 链组成，二条链均属 Ig 超家族，具有高度多样性，可识别 APC 膜表面复杂多样的 pMHC 复合物；②TCRγδ 由 γ 和 δ 链组成，其多样性较少，表达 TCRγδ 的 T 细胞参与机体固有免疫。

2. CD 分子　T 细胞表达多种 CD 分子（如 CD2、CD3、CD4、CD8、CD28、CD40L、CD45 等），它们分别在 T 细胞特异性识别、活化以及与其他免疫细胞相互作用中发挥重要功能，某些 CD 分子也是区分和鉴定 T 细胞亚群的主要依据。

（1）CD3：由 γ、δ、ε、ζ、η 五种肽链组成，其与 T 细胞受体（TCR）以非共价键结合为 TCR-CD3 复合体，分布于所有成熟 T 细胞和部分胸腺细胞表面。TCR-CD3 复合体中，TCR 专司特异性识别抗原表位，CD3 主要功能是稳定 TCR 结构，并传递 TCR 特异性识别抗原的信号，促进 T 细胞活化。

CD3 分子胞质段含**免疫受体酪氨酸活化基序**（immunoreceptor tyrosine-based activation motif，ITAM），TCR 识别并结合由 MHC 分子提呈的抗原肽，导致 ITAM 发生酪氨酸磷酸化，通过活化相关激酶，将识别信号转入 T 细胞内。CD3 肽链缺失可致 T 细胞活化缺陷。（见图 9-4）

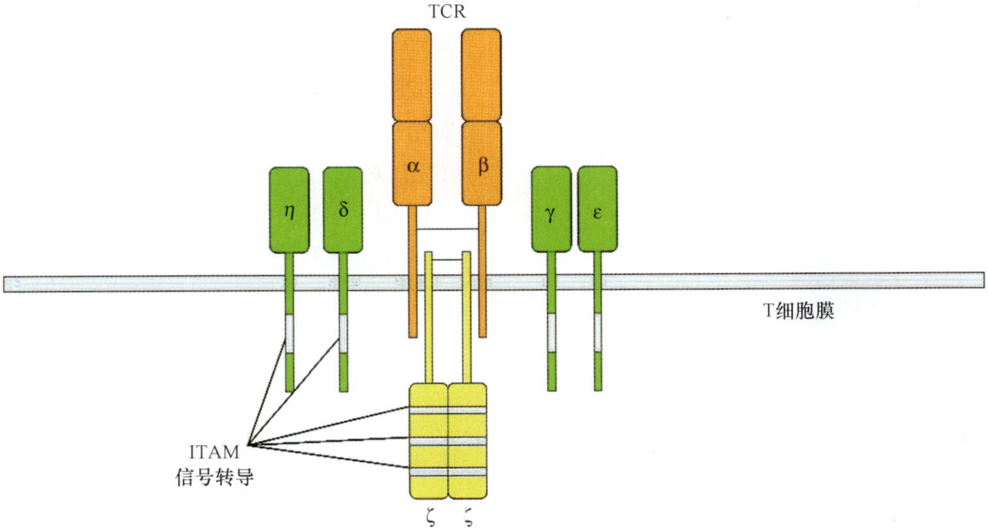

图 9-4　CD3 分子结构及 TCR-CD3 复合物

CD3 分子由 γ、δ、ε、ζ、η 五种肽链组成，与 TCR 形成 TCR-CD3 复合体。CD3 分子胞质段含 ITAM→酪氨酸磷酸化→传递 TCR 特异性识别抗原的信号

（2）CD4：是**辅助性 T 细胞**（helper T cell，Th）的重要表面标志，也可表达于某些 APC（如 B 细胞、单核/巨噬细胞）表面。CD4 是 Th 细胞 TCR 识别抗原的共受体，其胞外段与抗原提呈细胞表面 MHC Ⅱ类分子非多态区结合，参与 T 细胞第一活化信号的产生（见第十章）（图 9-5）。另外，CD4 分子也是人类免疫缺陷病毒（HIV）的受体。

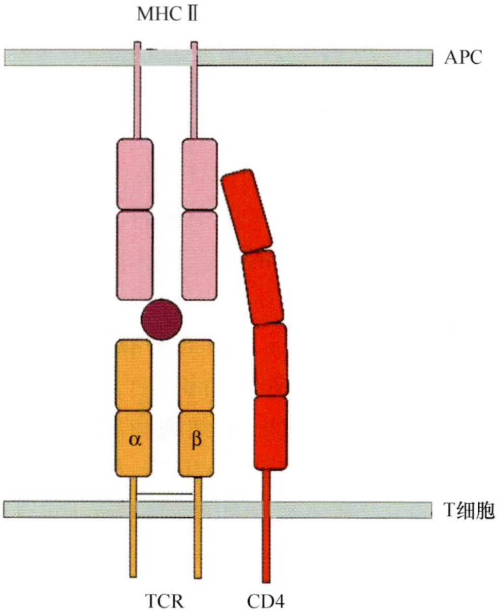

图 9-5 CD4 分子结构及其配体

CD4 分子胞外段与 APC 表面 MHC Ⅱ类分子非多态样区结合→参与 Th 细胞第一活化信号产生

(3) CD8:是**细胞毒性 T 细胞**(cytotoxic T lymphocyte,CTL)的重要表面标志,部分 γδT 细胞及 NK 细胞也可表达 CD8。CD8 是 CTL 的 TCR 识别抗原的共受体,其与靶细胞表面 MHC Ⅰ类分子非多态样区结合,参与 CTL 第一活化信号的产生(见第十章)。(图 9-6)

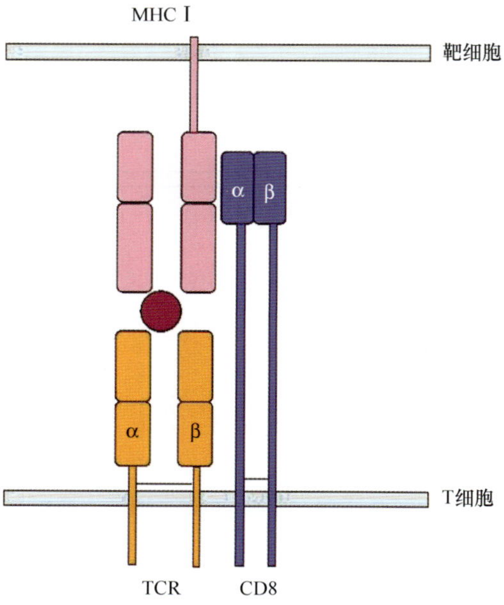

图 9-6 CD8 分子结构及其配体

CD8 分子胞外段与靶细胞表面 MHC Ⅰ类分子非多态样区结合→参与 CTL 第一活化信号产生

(4) CD2:又称**淋巴细胞功能相关抗原 2**(lymphocyte function associated antigen 2,LFA-2)或绵羊红细胞(sheep red blood cell,SRBC)受体,表达于 T 细胞、胸腺细胞和 NK 细胞等表面。人 CD2 的配体是 CD58(LFA-3),其分布广泛。T 细胞表面 CD2 与 APC(或靶细胞)表面 CD58 结合,能增强细胞间黏附,并直接介导 T 细胞激活(非 TCR 依赖性)。另外,人 T 细胞表面 CD2 与 SRBC 表面 CD58 类似物结合,可形成花环(E 花环),早期借助花环形成试验在体外鉴定和分离 T 细胞。

(5) CD28:表达于几乎所有外周 $CD4^+$ T 细胞和 50% $CD8^+$ T 细胞表面。此外,浆细胞和部分活化 B 细胞也可表达 CD28。活化的 T 细胞 CD28 表达水平升高。CD28 的配体是表达于 B 细胞和 APC 表面的 CD80(B7-1)和 CD86(B7-2)。CD28/B7-1、B7-2 是最重要的共刺激分子,它们之间结合提供 T 细胞活化所必需的共刺激信号,即第二信号,是 APC/T 细胞、T 细胞/B 细胞间相互作用的重要分子基础。(第十、十一章)

(6) CD152:又称**细胞毒 T 细胞抗原 4**(cytotoxic T lymphocyte antigen 4,CTLA-4),主要表达于活化 T 细胞,静止 T 细胞不表达。CD28 与相应配体结合可诱导 CD152 表达。CD152 与 CD28 的配体均为 B7-1 和 B7-2。CD152 属共抑制分子,其与 B7-1/B7-2 结合可抑制活化 T 细胞增殖,对 T 细胞介导的免疫应答起负调节作用。

图 9-7 显示向 T 细胞提供共刺激/共抑制信号的主要 CD 分子。

(7) CD25:即 IL-2Rα,参与组成高亲和力 IL-2R(αβγ),是活化 T 细胞的表面标志。

3. T 细胞表面的其他膜分子

(1) MHC 分子:所有 T 细胞均表达 MHC Ⅰ类分子,活化的人 T 细胞还表达 MHC Ⅱ类分子,后者可被视为活化 T 细胞的标志之一。

(2) 细胞因子受体(CKR):T 细胞表面表达多种细胞因子受体(如 IL-1R、IL-2R、IL-4R、IL-6R及 IL-7R 等),不同细胞因子通过与相应受体结合而发挥作用,参与 T 细胞活化、增殖和分化。活化状态的 T 细胞,其表面 CKR 的种类、密度及与配体的亲和力均发生改变。例如:静止 T 细胞仅表达低亲和力 IL-2Rβγ 链,活化的 T 细胞则表达高亲和力 IL-2Rαβγ 链。

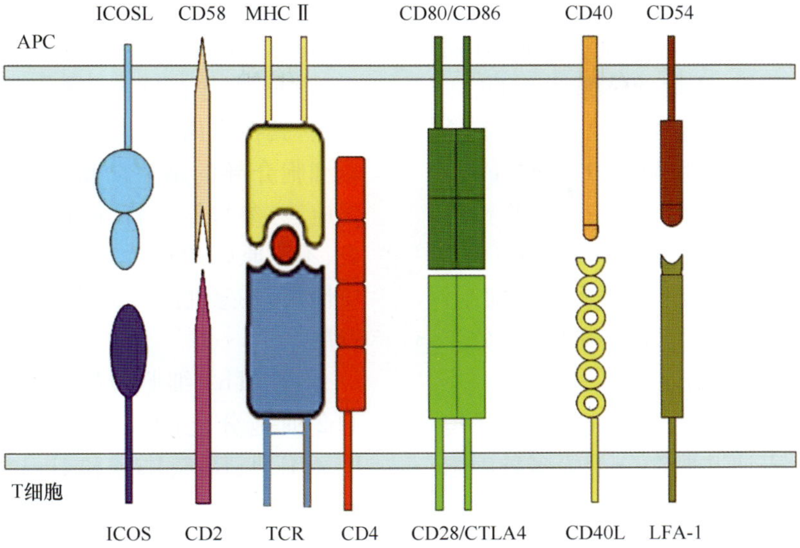

图 9-7　向 T 细胞提供共刺激信号的 CD 分子

Th 细胞与 APC 表面多种 CD 分子间相互作用→提供 Th 细胞共刺激/共抑制信号

（3）丝裂原受体：T 细胞表达刀豆素 A（ConA）、植物血凝素（PHA）和美洲商陆（PWM）等丝裂原受体。在体外淋巴细胞转化试验（lymphocyte transforming test）中，应用 PHA 等刺激人外周血 T 细胞观察其增殖水平，可用于判断机体细胞免疫功能状态。

必须强调：静止 T 细胞和激活的 T 细胞，二者所表达膜分子的种类和密度等有明显差异，表现为某些表面标志出现、高表达、低表达或消失。例如：活化的 T 细胞可新表达 IL-2Rα（CD25）、MHC Ⅱ类分子、转铁蛋白受体（transferrin receptor，TfR，即 CD71）、CD40L（CD154）等，并高表达 Fas（CD95）、CTLA4（CD152）等。上述表面标志均直接参与活化 T 细胞的生物学效应。检测这些膜分子有助于判断机体免疫功能状态。

（二）T 细胞功能亚群

成熟 T 细胞是高度不均一的细胞群体，根据其表面标志及功能特点，可分为不同亚群。首先，根据 TCR 二肽链构成不同，可将 T 细胞分为 $TCR\alpha\beta^+$ T 细胞（αβT 细胞）和 $TCR\gamma\delta^+$ T 细胞（γδT 细胞）；其次，根据 T 细胞表面 CD4、CD8 分子表达，可分为 $CD4^+$ 或 $CD8^+$ T 细胞；另外，根据 αβT 细胞的功能特点，可将其分为辅助性 T 细胞（Th）、细胞毒性 T 细胞（CTL）、调节 T 细胞（Treg）等；最后，根据表型特征、活化状态及在免疫应答中所起作用，可将 T 细胞分为初始、效应和记忆性 T 细胞。

1. 按照 TCR 肽链的组成分类

（1）**αβT 细胞**：即通常所指 T 细胞，是参与机体适应性免疫应答的主要 T 细胞群体。成熟的 αβT 细胞多为 CD4 或 CD8 单阳性细胞，其占外周血成熟 T 细胞的 90%～95%。

（2）**γδT 细胞**：多为 $CD4^-CD8^-$ 双阴性细胞（部分为 $CD8^+$），仅占外周血成熟 T 细胞的2%～7%，其广泛分布于皮肤和黏膜下，或存在于胸腺内。（见第八章）

2. 按照 CD4 和 CD8 表型分类　人成熟 T 细胞可分为 $CD2^+CD3^+CD4^+CD8^-$ 和 $CD2^+CD3^+CD4^-CD8^+$ T 细胞，简称 $CD4^+$ T 细胞和 $CD8^+$ T 细胞。外周淋巴组织中 $CD4^+$ T 细胞约占 65%，$CD8^+$ T 细胞约占 35%。一般而言，二者均为 αβT 细胞。

（1）$CD4^+$ T 细胞：乃功能上具有异质性的 T 细胞群，主要亚群是**辅助性 T 细胞**（helper T lymphocyte，Th），其生物学作用是：辅助 B 细胞活化并产生抗体；辅助 $CD8^+$ T 细胞活化；激活巨噬细胞，增强其杀伤胞内菌和抗原提呈能力。少部分 $CD4^+$ T 细胞具有杀伤作用，称为 $CD4^+$ CTL。近年发现一类具有明显负向免疫调节作用的 $CD4^+CD25^+$ T 细胞（见下文）。

$CD4^+$ T 细胞的 TCR 识别抗原提呈细胞表面的抗原肽-MHC Ⅱ类分子复合物，激活后主要通过分泌多种细胞因子而发挥效应。

(2) $CD8^+$ T 细胞：其 TCR 识别靶细胞(如病毒感染细胞、肿瘤细胞等)表面的抗原肽-MHC Ⅰ类分子复合物。$CD8^+$ T 细胞主要是一类具有杀伤活性的效应细胞，称为**细胞毒性 T 细胞**(cytotoxic T lymphocyte，CTL 或 cytotoxic T cell，Tc)，其杀伤作用的机制为：①分泌**穿孔素**(perforin)、**颗粒酶**(granzyme)等，直接杀伤靶细胞；②通过 FasL/Fas 途径介导靶细胞凋亡；③分泌 TNF-α 等细胞因子发挥杀伤效应。

3. Th 细胞功能亚群 受抗原性质、微环境细胞因子及 APC 所表达共刺激分子等多种因素调控下，已发现 Th 细胞可分化为不同功能亚群，此乃现代免疫学重要进展之一。

(1) Th0 细胞：指未完全分化的 Th 细胞，是 Th1 或 Th2 细胞的前体，可分泌低水平 IL-4 和 IFN-γ。局部微环境中细胞因子是调控 Th0 细胞分化的关键因素。此外，抗原的种类、结构、剂量甚至进入机体的途径等，也可影响 Th 细胞分化。

(2) Th1 细胞：局部微环境中 IFN-γ、IL-12 是促进 Th0 向 Th1 细胞分化的关键因子。Th1 细胞可分泌 IFN-γ、IL-2 和 TNF 等，主要促进细胞免疫应答，表现为：增强吞噬细胞功能；参与细胞毒作用和迟发型超敏反应性炎症；IL-2 可促进 CTL 活化。另外，IFN-γ 可促进 B 细胞所合成抗体向 IgG2a 和 IgG3 转换。

Th1 细胞在抗胞内病原体感染中发挥重要作用，其在胞内细菌感染时优先发育，并引发吞噬细胞介导的宿主防御应答。Th1 细胞持续性强应答，参与器官特异性自身免疫病、接触性皮炎、不明原因的慢性炎症性疾病、迟发型超敏反应性疾病、急性同种异体移植排斥反应等发生和发展。

(3) Th2 细胞：局部微环境中 IL-4 是诱导 Th2 细胞分化的关键因子。Th2 细胞可分泌 IL-4、IL-5、IL-6、IL-3 和 IL-10 等，主要促进体液免疫应答，表现为：诱导 B 细胞分化为浆细胞并产生抗体；趋化 B 细胞、嗜酸粒细胞、嗜碱粒细胞等；IL-4 能促进 B 细胞所合成抗体向 IgE 和 IgG4 转换。Th2 细胞主要参与机体对蠕虫感染和环境变应原的应答。

十分重要的是，Th1 和 Th2 细胞间存在互相制约和调节的复杂关系，例如：Th1 细胞所产生的 IFN-γ 可抑制 Th2 细胞分化、增殖；Th2 细胞所产生的 IL-4 可与 IL-13 等共同抑制 Th1 细胞分化和功能；Th2 细胞所产生的 IL-10 可明显抑制 Th1 型细胞因子产生，并间接促进 Th2 细胞分化。(图 9-8)

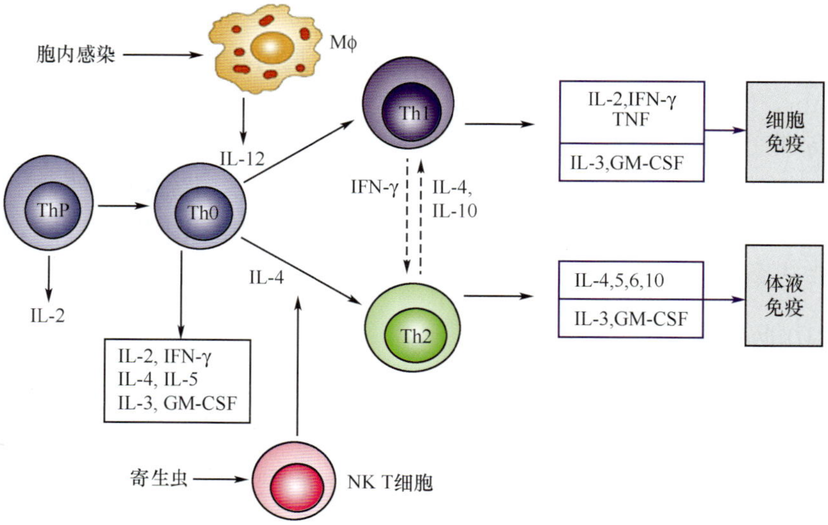

图 9-8 微环境细胞因子对 Th1 和 Th2 细胞分化的影响

微环境中 IFN-γ 和 IL-12 可诱导 Th0 分化为 Th1 细胞；微环境中 IL-4 可诱导 Th0 分化为 Th2 细胞(实线箭头为促进，虚线箭头为抑制)

微环境中细胞因子调控 Th1 和 Th2 细胞分化具有重要临床意义。已发现，某些临床疾病的发生乃 Th1 细胞和 Th2 细胞失衡(或称偏移)所致。因此，通过改变局部(病灶)微环境细胞因子组成，可能成为对某些疾病进行干预的有效策略。

Th1 细胞和 Th2 细胞的主要生物学特征见表 9-1。

表 9-1 人 Th1 和 Th2 细胞主要生物学特性

	Th1	Th2
主要功能		
辅助 Ig 产生	+	++
辅助 B 细胞增殖	+	++
参与迟发型超敏反应	++	−
介导细胞毒性	++	−
辅助巨噬细胞活化	+	+
分泌的细胞因子		
IL-2	++	−
IFN-γ	++	−
TNF-β	++	−
IL-3	++	++
GM-CSF	+	++
TNF-α	+	++
IL-4	−	++
IL-5	−	++
IL-6	−	++
IL-10	−	++

近年发现，$CD8^+$ Tc（以及 NK 细胞、DC 等）也可据此分为 Tc1 细胞和 Tc2 细胞。

（4）**Th17 细胞**：该细胞亚群于 2005 年被发现，其表达的细胞因子、生物学功能、分化过程等完全不同于 Th1、Th2 细胞。Th17 细胞可分泌 IL-17A、IL-17F、IL-6 及 TNF-α 等炎症细胞因子，在慢性感染和自身免疫病发生、发展中起重要作用。

＊Tfh 细胞

$CD4^+$滤泡辅助性 T 细胞（T follicular helper cells，Tfh）表型为 $CXCR5^+ ICOS^+ CD40L^+$，可分泌 IL-21、IL-4 和低水平 IFN-γ，是不同于 Th1/Th2/Th17 的一类 T 细胞亚群，因定居于淋巴滤泡而得名。目前认为 Tfh 细胞是辅助 B 细胞产生抗体的关键 T 细胞亚群。有关 Tfh 细胞的分化和效应机制，已获得如下初步认识：①位于淋巴结副皮质区的 Th0 细胞经 DC 提呈抗原而分化为特异性效应 T 细胞（Th1/Th2/Th17 细胞），这些细胞表面 CXCR5 和诱导性共刺激分子（inducible co-stimulator，ICOS，即 CD278）表达上调；②活化的 Th1/Th2/Th17 细胞在淋巴滤泡所产生 CXCL13（CXCR5 的配体）趋化下，移行至淋巴滤泡与副皮质区交界处，并与该处的 B 细胞通过 ICOSL/ICOS 途径相互作用，上调 Bcl-6 和 CD40L 表达，开始向 Tfh 细胞分化；③初步分化的 Tfh 细胞进入生发中心，其表面 CD40L 和 ICOS 可分别与生发中心内 B 细胞表面 CD40 和 ICOSL 相互作用，进而分化为成熟的 Tfh 细胞并分泌 IL-21，后者在诱导生发中心 B 细胞增殖、分化及抗体类别转换中起关键作用。Bcl-6 是调控 Tfh 细胞分化的关键转录因子。

综上所述，$CD4^+$ Th 细胞在微环境特定细胞因子诱导下，可分化为不同功能亚群，其特征是：膜表面选择性表达某些表面标志；胞内表达特征性转录因子；分泌某些特定细胞因子发挥生物学效应。例如：微环境 IL-12 可诱导 Th1 细胞分化，其胞内表达转录因子 STAT4 和 T-bet，分泌 IFN-γ；微环境 IL-4 可诱导 Th2 细胞分化，其胞内表达转录因子 GATA-3 和 STAT6，分泌 IL-4、IL-5、IL-10 和 IL-13；微环境 IL-6、IL-23 和 TGF-β 可诱导 Th17 细胞分化，其胞内表达转录因子 RORγt 和 STAT3，分泌 IL-17；微环境 IL-6、IL-21 可诱导 Tfh 细胞分化，其表面标志为 $CXCR5^+ CD40L^+ ICOS^+$，胞内表达转录因子 Bcl-6，分泌 IL-21。（图 9-9）

4. 根据功能状态分类

（1）**初始 T 细胞**（naïve T cell）：指未经抗原刺激的成熟 T 细胞，表达 CD45RA。初始 T 细胞在胸腺中发育成熟后迁移至外周淋巴组织，未接触抗原刺激前处于相对静止状态。在未经免疫的机体内，针对任一抗原（表位）的特异性初始 T 细胞克隆仅占总 T 细胞（库）的 1/10 000～1/100 000，其被抗原激活后迅速增殖，并分化为效应性 T 细胞。

（2）**效应性 T 细胞**（effector T cell，Te）：指执行免疫效应的 T 细胞，由初始 T 细胞经抗原刺激后分化而来。其生物学特征为：存活期较短；高表达 IL-2 受体；可向异物抗原侵入的局部组织迁移和浸润。按照 Te 细胞功能活性，又可分为辅助性 T 细胞（包括 Th1、Th2、Th17、Tfh 细胞等）、细胞毒性 T 细胞（CTL）、调节性 T 细胞（Treg）等不同亚群。

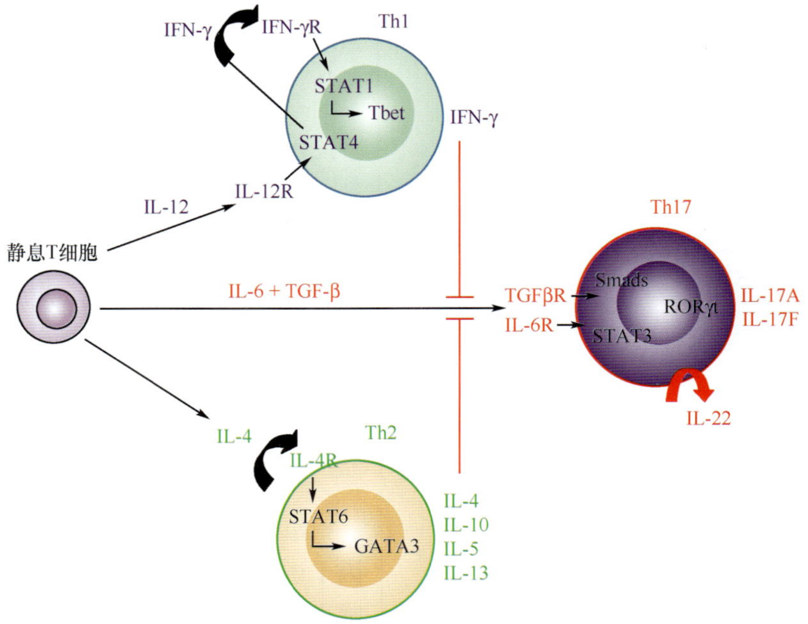

图 9-9 微环境细胞因子调控 Th 细胞功能亚群分化示意图

在相同刺激条件下，$CD8^+$ 初始 T 细胞较 $CD4^+$ 初始 T 细胞更易分化为效应/记忆 T 细胞，故体内抗原特异性 $CD8^+$ Te 细胞的频率通常高于 $CD4^+$ Te 细胞。

（3）**记忆性 T 细胞**（memory T cell，Tm）：免疫应答后期，大部分 Te 细胞均通过 Fas/FasL、TNF/TNFR 等途径而凋亡，少量分化为记忆性 T 细胞，可维持机体免疫记忆功能，并参与再次免疫应答。Tm 细胞特征为：表达 CD45RO；存活期长，可达数年甚至数十年；可规律性地自发性增殖，使其数量维持在一定水平；经相同特异性抗原刺激可迅速活化，分化为效应 T 细胞（即再次应答）。

5. 抑制性功能亚群 机体任何生理功能均存在严密的调节机制，且负调节机制往往发挥主导作用。早期文献认为，体内存在 $CD8^+$"抑制性 T 细胞"（suppressor T cell，Ts）。但是，多年来始终未能分离、克隆出具有特征性表面标志的 Ts 细胞。因此，对于是否存在独立的 $CD8^+$ Ts 细胞亚群仍存在争议。近年陆续发现一类具有免疫抑制作用的 $CD4^+$ T 细胞，统称为**调节性 T 细胞**（regulatory T cell，Treg）。

（1）**天然调节性 T 细胞**（natural Treg）：即 $CD4^+$ $CD25^+$ $Foxp3^+$ Treg，其组成性高表达 CD25（IL-2 受体的 α 链）和转录因子 Foxp3，约占正常人或小鼠外周 $CD4^+$ T 细胞的 5%～10%。此类细胞功能特征是：本身缺乏增殖能力，但具有天然的免疫抑制作用，可抑制 $CD4^+$ 或 $CD8^+$ T 细胞活化、增殖，并能抑制初始 T 细胞和记忆性 T 细胞功能。其机制可能为：①通过与靶细胞直接接触而发挥抑制效应；②组成性表达 CTLA-4 和跨膜型 TGF-β，从而下调靶细胞表达 IL-2Rα 链，抑制靶细胞增殖；③下调 APC 表达 CD80 和 CD86 等共刺激分子，干扰 T 细胞活化。

（2）**诱导型调节性 T 细胞**（inducible Treg）：此类调节性 T 细胞是在抗原诱导下而生成，包括：①Tr1 细胞，多为 $CD4^+$ T 细胞在抗原刺激和 IL-10 诱导下生成，能表达高水平 IL-10 及中等水平 TGF-β、IFN-γ、IL-5 等，其中 IL-10 在负调节中发挥主要作用；②Th3 细胞，通过口服低剂量抗原，可刺激机体产生 TGF-β、IL-4、IL-10 等细胞因子，进而诱导 $CD4^+$ Th0 分化为 Th3 细胞，其主要分泌 TGF-β，对 Th1 和 Th2 细胞均有抑制作用。

Treg 细胞具有确切的免疫抑制效应，故在防治自身免疫病、移植排斥等免疫相关疾病中具有广泛应用前景。

综上所述，T 细胞亚群种类繁多，其功能各异。须强调的是：有必要淡化传统上所谓"效应性 T 细胞/调节性 T 细胞"及"辅助性 T 细胞/抑制性 T 细胞"的概念。实际上，无论 $CD4^+$ T 或 $CD8^+$ T 细胞，均包括可发挥正、负调节功能的细胞亚群。而且，即使是同一细胞亚群，在不同生理、病理条件下（如所处微环境、所针对靶细胞的类型、个体遗传背景、不同种类和不同剂量抗原刺激等），可发挥不同、甚至是相反的效应。

第三节　B淋巴细胞

（一）B细胞表面标志

1. B细胞抗原受体（B cell antigen receptor，BCR）　BCR是嵌入B细胞膜类脂分子的膜表面免疫球蛋白（mIg），乃B细胞特征性表面标志，也是B细胞特异性识别抗原表位的分子基础。mIg类别随B细胞发育阶段而异：未成熟B细胞仅表达IgM；成熟B细胞同时表达IgM和IgD；接受抗原刺激后，B细胞表面的mIgD很快消失；记忆性B细胞不表达mIgD。

2. CD分子

（1）CD79a（Igα）/CD79b（Igβ）：二者形成异源二聚体表达于除浆细胞外不同分化阶段的B细胞表面，是B细胞特征性表面标志。2个CD79a/CD79b通过非共价键与BCR结合为复合物。CD79a/CD79b的功能与CD3类似，其胞质区含ITAM，能将BCR特异性识别抗原的信号转入B细胞内，从而提供B细胞活化所需的第一信号。（图9-10）

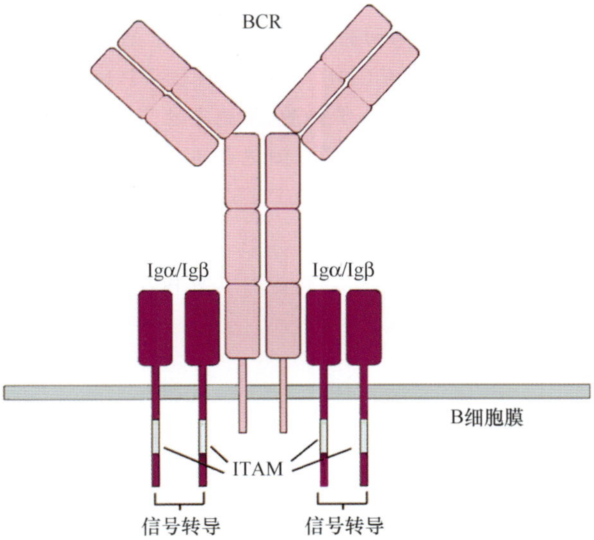

图9-10　CD79a（Igα）/CD79b（Igβ）与BCR复合物
CD79a/CD79b通过非共价键与mIg相连，其胞质段ITAM能将BCR识别抗原的信号转入B细胞内

（2）CD19/CD21/CD81复合物：CD19分布于除浆细胞外不同分化阶段的B细胞表面，CD21［即补体受体2（CR2）］表达于静止的成熟B细胞表面，二者均是B细胞的重要标志。CD81分布于多种血细胞（中性粒细胞、血小板和红细胞除外）表面，是丙型肝炎病毒（HCV）受体。

CD19/CD21/CD81复合物是B细胞活化的共受体，可启动B细胞跨膜信号转导，促进B细胞活化。该复合物可调节BCR活化的阈值，其中CD21借助补体C3d片段而介导CD19与BCR交联，从而促进B细胞活化，在B细胞初次应答中发挥重要作用。（图9-11）

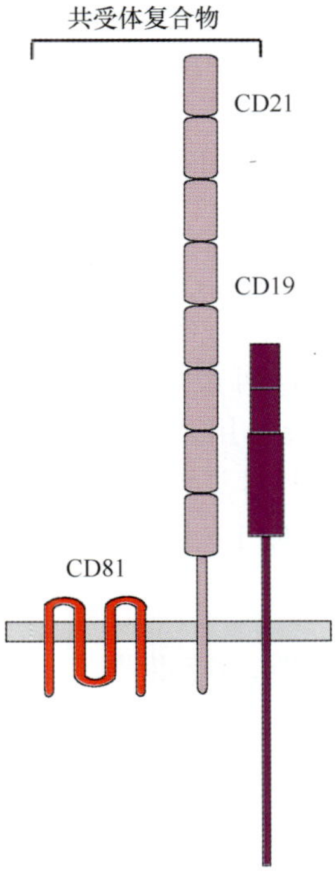

图9-11　CD19/CD21/CD81复合体

（3）CD40：主要分布于B细胞、DC等表面。CD40配体（CD40L，即CD154）主要表达于活化的$CD4^+$ T细胞、部分$CD8^+$ T细胞和γδT细胞表面。T细胞表面CD40L与B细胞表面CD40结合可提供B细胞活化的共刺激信号，是B细胞应答和生发中心形成的必要条件。

（4）CD80（B7-1）和CD86（B7-2）：二者均为重要的共刺激分子，表达于活化B细胞表面，通过与CD28结合而提供T细胞活化的第二信号。

（5）CD275：即人ICOS配体ICOSL，属CD28家族成员，可组成性表达于B细胞表面，通过与Tfh细胞表面ICOS相互作用，在诱导Tfh细胞分化、生发中心形成、记忆B细胞产生中发挥重要作用。

3. B细胞表面其他膜分子

(1) MHC抗原:B细胞组成性表达MHC Ⅱ类抗原,发挥抗原提呈功能。

(2) 细胞因子受体:B细胞表面表达IL-1R、IL-2R、IL-4R、IL-5R、IL-6R、IL-7R及IFN-γR等多种细胞因子受体。细胞因子通过与B细胞表面相应受体结合而参与或调节B细胞活化、增殖和分化。

(3) 补体受体(CR):①CR1(CD35),主要表达于成熟B细胞,在B细胞活化后其表达增高,CR1与相应配体结合可促进B细胞活化;②CR2(CD21),是EB病毒受体,在体外用EB病毒感染B细胞可使之转化为B淋巴母细胞系,从而实现永生化。

(4) Fc受体:多数B细胞表达IgG Fc受体Ⅱ(FcγRⅡ),参与B细胞捕获、结合抗原,并可调节B细胞功能。

(5) 丝裂原受体:B细胞表面丝裂原受体与相应丝裂原结合,可被激活并增殖、分化为淋巴母细胞。此试验可用于检测B细胞功能状态。美洲商陆(PWM)对T细胞和B细胞均有致有丝分裂作用;脂多糖(LPS)是常用的小鼠B细胞丝裂原。

(二) B细胞功能亚群

根据是否表达CD5分子,可将人B细胞分为B-1($CD5^+$)(见第八章)和B-2($CD5^-$)细胞。

B-2细胞是参与适应性体液免疫应答的主要细胞类别,其由骨髓中多能造血干细胞分化而来,属形态较小、比较成熟的B细胞,在体内出现较晚,定位于外周淋巴器官。B-2细胞即通常所指的B细胞。脾脏B细胞(B-2细胞)根据表型、微解剖定位和功能可分为两类:①边缘区B细胞(marginal zone B cell,MZB),其表达CD9,不参与淋巴细胞再循环,细胞周期短,可对血源性颗粒抗原快速产生应答;②滤泡B细胞(follicular B cell,FOB),可针对较晚出现的TD-Ag产生应答,分泌高亲和力的特异性抗体。

B-2细胞的主要生物学功能为:①在抗原刺激及Th细胞辅助下,可被激活并分化为浆细胞(即抗体形成细胞),产生高亲和力抗体;②BCR可特异性识别、结合并摄取抗原,进而进行加工、处理,将抗原肽-MHC Ⅱ类分子复合物提呈给$CD4^+$ Th细胞;③活化的B细胞可产生多种细胞因子,发挥免疫调节作用。

小 结

T细胞、B细胞分别是介导细胞免疫和体液免疫效应的关键细胞,它们表达多种表面分子,是其活化和参与免疫细胞间相互作用的分子基础。例如:TCR识别特异性抗原表位,由CD3向T细胞内传递识别信号;CD4/CD8是启动T细胞活化第一信号的共受体;CD28/B7是提供T细胞活化第二信号的最重要共刺激分子对;BCR识别特异性抗原表位,由Igα/Igβ分子向B细胞内传递识别信号;CD19/CD21/CD81组成BCR共受体复合物,参与B细胞第一活化信号形成;CD40/CD40L是提供B细胞活化第二信号的最重要共刺激分子对。

T细胞可分为不同亚群,例如:按TCR二肽链组成而分为αβT细胞和γδT细胞;按T细胞分化状态、表型及功能而分为初始、效应和记忆性T细胞;按CD4或CD8表型而分为$CD4^+$T细胞和$CD8^+$T细胞;按功能特征而分为辅助性T细胞、细胞毒性T细胞和调节性T细胞。另外,$CD4^+$ Th细胞在不同微环境中可分化为不同的功能亚群,如Th1、Th2、Th17、Tfh等。

(黄俊琪 吴长有)

第三篇　免疫应答

免疫应答(immune response)指机体受抗原刺激后,免疫细胞识别抗原并发生活化、增殖、分化并显示一系列生物学效应的全过程。免疫应答最基本的生物学意义是识别“自己”与“非己”。抗原的“质”、“量”以及机体免疫功能状态和反应性,均可决定免疫应答的类型和强弱。

机体免疫应答可分为固有免疫应答和适应性免疫应答。固有免疫乃个体从先天获得,无特异性,可快速对病原体产生应答。现代免疫学在固有免疫领域获得的重要认识是:固有免疫细胞借助其表面模式识别受体,泛特异性识别病原体组分和损伤的自身组织成分;固有免疫细胞激活是启动适应性免疫应答的基础和前提。

适应性免疫应答乃后天在抗原刺激下而产生,可分为T细胞介导的**细胞免疫**(cellular immunity或cell-mediated immunity)和B细胞介导**的体液免疫**(humoral immunity)。适应性免疫应答机制十分复杂,目前已阐明其基本规律,并据此将应答过程划分为紧密相关且不可分割的若干阶段,即感应(识别)阶段、增殖和分化阶段、效应阶段、恢复阶段和记忆阶段(图10-1)。适应性免疫应答的主要特点是具有特异性、记忆性和耐受性。适应性免疫应答发生于外周免疫器官,主要是淋巴结和脾脏。黏膜免疫系统作为一类特殊的外周免疫器官,其组织结构、应答过程及结局等均具有自身特点。

正常情况下机体产生生理性免疫应答(免疫保护),表现为:①对“非己”抗原产生正应答,以抵御外源性抗原的侵害;②对自身抗原产生负应答(即免疫耐受),以保护自身组织免遭免疫攻击而被损伤。另外,异常情况下机体产生病理性免疫应答(免疫损伤)。为维持免疫自稳,并避免应答过程可能对自身组织造成损伤,机体在分子、细胞、器官、整体、群体水平形成严密的免疫调节机制。

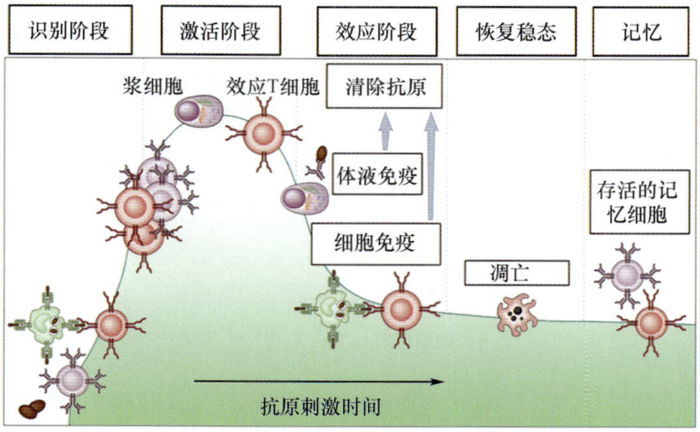

图10-1　适应性免疫应答的过程

第十章　免疫应答之一：T细胞介导的细胞免疫应答

T细胞不仅介导细胞免疫应答,也参与辅助B细胞介导的体液免疫应答。

第一节 APC向T细胞提呈抗原

病原体及其代谢产物循淋巴管道进入淋巴组织(如局部淋巴结),被APC摄取;病原体也可在感染部位被APC(主要是DC)摄取,并带往局部淋巴结。已摄取抗原的未成熟DC在迁移中逐渐发育成熟,高表达共刺激分子和黏附分子。3类主要的APC在淋巴结内定位和功能有所差异:①进入淋巴结的成熟DC主要分布于T细胞区,其具有强大提呈抗原和活化初始T细胞的能力;②巨噬细胞分布于淋巴结T细胞区,也可定居于淋巴结输入管附近边缘窦和输出管附近的髓索,在这些部位摄取微生物和颗粒性抗原,阻止它们进入血液;③B细胞主要分布于淋巴滤泡,摄取并提呈可溶性抗原。

巨噬细胞和B细胞主要与致敏的效应$CD4^+$ T细胞相互作用。此外,血循环中某些可溶性抗原可被脾脏APC捕获,并在脾脏内诱导应答。

APC将内源性抗原或摄入的外源性抗原消化降解为一定大小的抗原片段,以适合与MHC分子结合,此过程称为**抗原加工或处理**(antigen processing)。抗原肽与MHC结合成复合物,并表达于APC表面供T细胞识别,此过程称为**抗原提呈**(antigen presentation)。不同来源抗原循不同途径被提呈给T细胞。

(一)提呈内源性抗原的胞质溶胶途径(MHC Ⅰ类分子途径)

APC及宿主细胞自身合成的抗原称为内源性抗原(如肿瘤抗原和病毒感染细胞表达的病毒抗原),多存在于胞质,循胞质溶胶途径被提呈。

1. 内源性抗原在蛋白酶体内加工和处理 APC胞质中存在具有蛋白降解作用的**蛋白酶体**(proteasome)。内源性抗原首先被泛素化,解除蛋白折叠,才能进入蛋白酶体进行降解。蛋白酶体所释放的抗原肽可与胞内某些伴侣蛋白结合,以阻止抗原肽被完全降解。(图10-2A)

2. 抗原肽与MHC Ⅰ类分子结合 MHC Ⅰ类分子在内质网合成,胞质中经蛋白酶体降解的抗原肽须进入内质网与MHC Ⅰ类分子结合。抗原加工相关转运体(TAP)是由TAP1、TAP2组成的异源二聚体,可选择性将抗原肽从胞质转运至内质网腔内。转运至内质网的抗原肽与MHC Ⅰ类分子的肽结合区结合,最终形成致密稳定的复合物结构。(图10-2B)

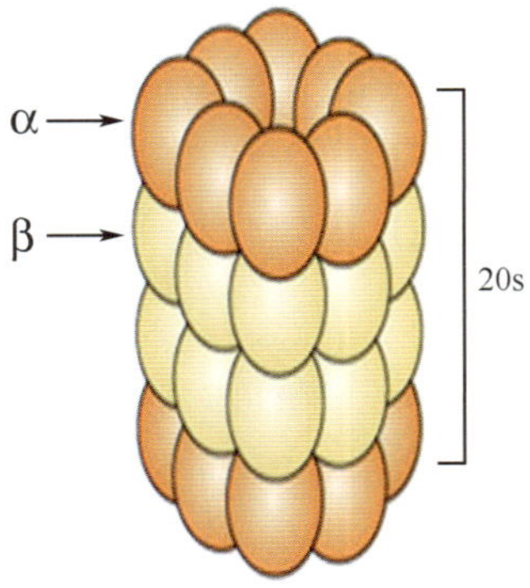

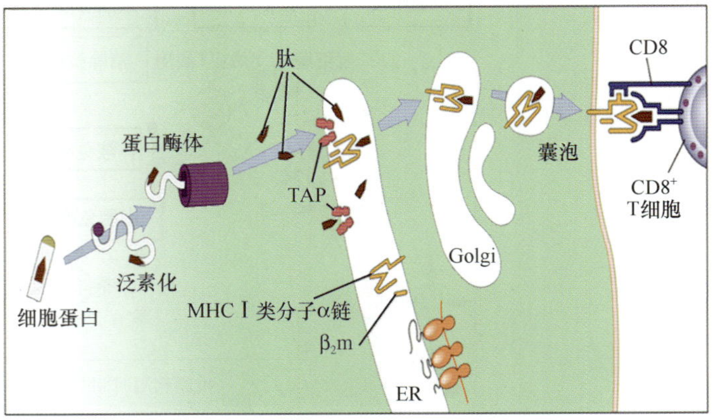

图10-2 提呈内源性抗原的胞质溶胶途径

A. 蛋白酶体为28个亚单位组成的中空圆柱体结构,每7个亚单位组成一个环状体;中间2个环各由7个β亚基组成,环的内表面含6个蛋白酶活性位点,蛋白质须进入蛋白酶体"空腔"内才能被降解;外部2个环各含7个α亚基,发挥"门"的作用,是蛋白质进入"空腔"的必经之路;B. 胞内合成的内源性抗原经泛素化,解除蛋白折叠,进入蛋白酶体降解成抗原肽;TAP将其转运至内质网内,与内质网内新合成的MHC Ⅰ类分子结合,形成pMHC,并被高尔基复合体转运至细胞表面,供$CD8^+$ T细胞识别

3. 内源性抗原肽被提呈给$CD8^+$T细胞 抗原肽与MHC Ⅰ类分子结合为复合物即离开内质网,由高尔基复合体转运至细胞表面,供$CD8^+$ T细胞TCR识别,并激活$CD8^+$ T细胞,使之增殖、分化为CTL,杀伤向其提呈特异性抗原的靶细胞(如病毒感染细胞、肿瘤细胞等)。

(二)提呈外源性抗原的溶酶体途径(MHC Ⅱ类分子途径)

外源性抗原指APC从胞外摄取的抗原(如病原体及其产物等)。它们被专职APC(如DC、

Mϕ)摄取后,循溶酶体途径被提呈。

1. 外源性抗原在内体/溶酶体内加工和处理 APC通过吞噬、吞饮或受体介导的内吞作用摄入外源性抗原,后者连同包裹的胞膜共同形成内体,向胞内迁移并逐步酸化,最终与溶酶体融合。内体和溶酶体内均含酸性蛋白酶(如组织蛋白酶等),在酸性环境下被活化,可将囊泡内抗原降解为抗原肽。

某些胞内寄生的病原体(如利什曼原虫、麻风杆菌和结核杆菌等)可在巨噬细胞小囊泡内繁殖,而不与胞质内蛋白酶体接触,故在巨噬细胞活化后,可经外源性抗原处理途径,被囊腔内蛋白酶降解为抗原肽。

2. 抗原肽与MHC Ⅱ类分子结合 内质网内新合成的MHC Ⅱ类分子与三聚体的恒定链(invariant chain,Ii)形成九聚体复合物,其作用为:①Ii链每一亚单位以非共价键形式与MHC Ⅱ类分子肽结合区结合,阻止其与内质网中肽和未折叠蛋白结合(图10-3A);②Ii链可促使MHC Ⅱ类分子向含抗原肽的内体迁移。ER内合成的MHC Ⅱ分子进入高尔基体,形成MHC Ⅱ类分子腔室(MHC class Ⅱ compartment,MⅡC)而被转运。在MⅡC内,酸性蛋白酶降解Ii链,仅留下称为CLIP(class II-associated invariant-chain peptide)的短片段,后者仍与MHC Ⅱ类分子肽结合区结合。

MⅡC与含外来抗原多肽的内体/溶酶体融合。继而,HLA-DM与MHC Ⅱ类分子结合,发挥如下作用:①促进MHC Ⅱ类分子释放CLIP,并与抗原肽结合(图10-3B);②促使MHC Ⅱ类分子与低亲和力抗原肽解离,而与高亲和力抗原肽结合,形成稳定的抗原肽-MHC Ⅱ类分子复合物,此功能称为肽编辑(peptide editing)。HLA-DO通过与HLA-DM结合,可对后者发挥负调控作用。

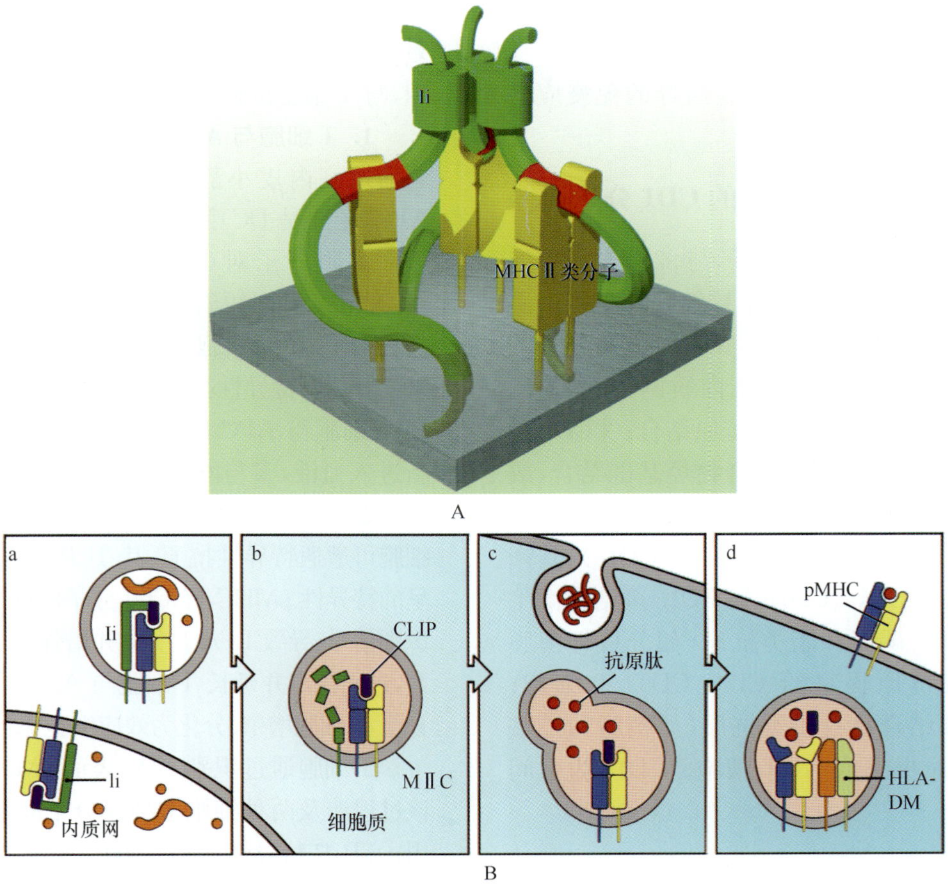

图10-3　提呈外源性抗原的溶酶体途径

A. Ii链三聚体与3个MHC Ⅱ类分子的肽结合区结合,形成九聚体。

B(a). Ii链与新合成的MHC Ⅱ类分子结合为复合物,阻止内质网中的肽及错误折叠的蛋白与MHC Ⅱ类分子结合;B(b). MHC Ⅱ类分子进入高尔基体形成MⅡC→MⅡC内,蛋白酶水解Ii链→残留CLIP占据MHC Ⅱ类分子肽结合区;B(c). 内体与MⅡC小室融合,CLIP可阻止抗原肽与MHC Ⅱ类分子结合;B(d). HLA-DM与MHC Ⅱ类分子结合→CLIP释放→抗原肽与MHC Ⅱ类分子结合形成pMHC→被转运至APC表面

3. 外源性抗原肽被提呈给 $CD4^+$ Th 细胞 pMHC Ⅱ类分子复合物被转运至 APC 膜表面并提呈给 $CD4^+$ T 细胞，诱导后者激活并增殖、分化为效应性 Th 细胞。B 细胞将胞外病原体的抗原肽提呈给 Th 细胞，并受其辅助而产生抗体；巨噬细胞将囊泡内寄生的病原体抗原肽提呈给 Th 细胞，后者可使巨噬细胞激活并杀伤囊泡内寄生的病原体。

（三）内、外源性抗原的交叉提呈途径

1. 内源性抗原的交叉提呈 指 MHC Ⅱ类分子将内源性抗原提呈给 $CD4^+$ T 细胞。交叉提呈的主要机制是**自噬**（autophagy），从而将胞质蛋白和细胞器转运至溶酶体进行降解。（见下文）

2. 外源性抗原的交叉提呈 指 MHC Ⅰ类分子将外源性抗原提呈给 $CD8^+$ T 细胞。尤其是 $CD8^+$ DC 亚群，可将外源性抗原有效摄入内体系统，然后转位至胞质，通过蛋白酶体降解为抗原肽并与 MHC Ⅰ类分子结合，进而提呈给 $CD8^+$ T 细胞。该通路在机体针对某些病毒的免疫应答中发挥重要作用。

（四）提呈糖脂类抗原的 CD1 分子途径

CD1 为 MHC Ⅰ类样分子，与 β2 微球蛋白形成异源二聚体，表达于 DC、单核细胞和某些胸腺细胞表面。CD1 具有不同于 MHC Ⅰ类分子的某些特征：①CD1 并不滞留于内质网，而是如同 MHC Ⅱ类分子，在囊泡内与抗原结合；②CD1 分子可借其疏水通道与碳氢化合物烃基链结合，故可结合并提呈脂类抗原。

人类有 5 种 CD1 基因（CD1a～CD1e），其产物分为两类：①CD1a、CD1b 和 CD1c 可结合微生物来源的糖脂、磷脂和脂类抗原（如分枝杆菌膜成分等），将抗原提呈给 $CD4^-$ $CD8^-$ T 细胞；②CD1d 主要结合自身脂类抗原（如鞘脂和二酰甘油），将抗原提呈给 NKT 细胞。CD1e 为中间产物。

***细胞自噬**

自噬是细胞通过溶酶体机制降解自身成分的过程。相对于降解短半衰期蛋白的泛素-蛋白酶体系统，自噬主要降解长半衰期蛋白质。饥饿等细胞应激状态下自噬增强，通过分解胞内蛋白而提供能量。自噬包括 3 种形式：①微自噬（microautophagy），是通过溶酶体内陷，直接包裹胞质而形成；②巨自噬（macroautophagy），是通过形成双层膜自噬小体，可吞噬胞质并与溶酶体融合；③分子伴侣介导的自噬：如热休克蛋白 70 和溶酶体相关膜蛋白 2 将胞质蛋白运输到溶酶体。已证实，APC 可通过自噬而处理 EB 病毒核抗原 1（属内源性抗原），并将其交叉提呈给 $CD4^+$ T 细胞。

第二节 T 细胞识别抗原及其活化、增殖和分化

（一）T 细胞 TCR 识别 APC 所提呈的抗原

在胸腺内发育成熟的初始 T 细胞（naïve T cell）进入血液循环，迁移至外周淋巴器官（淋巴结、脾脏和黏膜相关淋巴组织），并周而复始地在血液和外周淋巴组织间再循环。表面携带**抗原肽-MHC 复合物**（peptide-MHC，pMHC）的 DC 进入淋巴组织，与 T 细胞接触，被特异性 TCR 识别。

1. T 细胞与 APC 非特异性结合 初始 T 细胞通过高内皮小静脉进入淋巴结深皮质区，与 APC（主要是 DC）随机接触，通过 T 细胞与 APC 表面黏附分子对（如 LFA-1/ICAM 等）相互作用，介导二者间短暂、可逆性、非特异性结合。此过程有利于 T 细胞 TCR 从 APC 表面大量 pMHC 中筛选特异性抗原肽。未遭遇特异性抗原肽的 T 细胞与 APC 解离，经淋巴结输出管道而重新进入血液，参与淋巴细胞再循环。

2. T 细胞与 APC 特异性稳定结合 仅少数 T 细胞可遭遇特异性抗原，其 TCR 识别由 APC 所提呈的特异性 pMHC，经 CD3 分子向胞内传递特异性识别信号，导致 LFA-1 变构并增强其与 ICAM 亲和力，进而稳定并延长 T 细胞与 APC 间特异性结合，直至 T 细胞增殖、分化为效应细胞（图 10-4）。

T 细胞通过识别 APC 表面 pMHC 而被激活，该过程涉及两种细胞多种膜分子间复杂的相互作用：①TCR 特异性识别 pMHC 复合结构（双识别），CD3 分子传递抗原识别信号；②CD4 和 CD8 作为共受体（coreceptor），可分别与 APC 表面 MHC Ⅱ或Ⅰ类分子结合，从而增强 TCR 与特异性 pMHC 的亲和力，并通过共受体偶联的酪氨酸蛋白激酶，明显提高 T 细胞对抗原刺激的敏感性（图 10-5）。

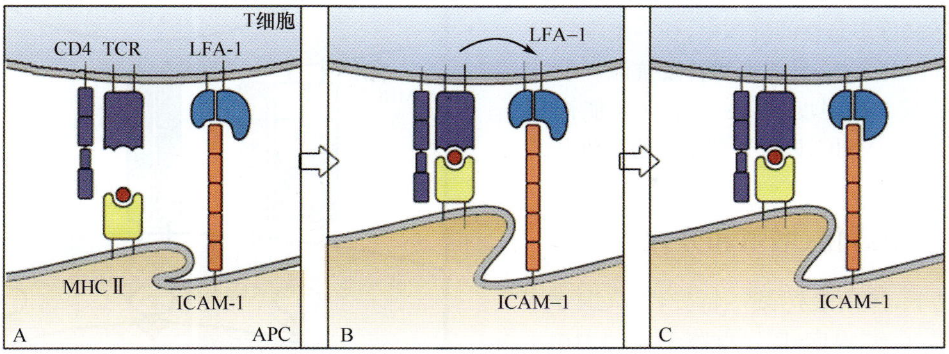

图 10-4 特异性 T 细胞与 APC 稳定结合

A. LFA-1/ICAM-1 等黏附分子间低亲和力结合，介导 T 细胞与 APC 起始接触，利于 TCR 筛选特异性抗原肽；B. TCR 识别特异性 pMHC，所启动信号可导致 LFA-1 变构；C. 变构的 LFA-1 与 ICAM-1 亲和力增强，促进 APC 与 T 细胞稳定结合并延长结合时间

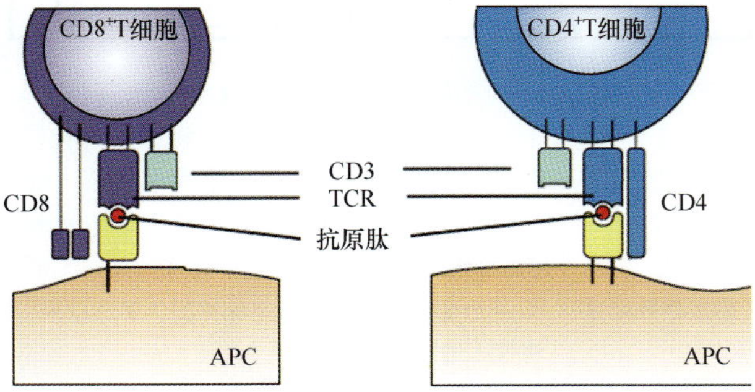

图 10-5 参与 T 细胞识别 pMHC 的膜分子

(1) TCR 识别特异性 pMHC；(2) CD4、CD8 分别与 MHC Ⅱ类/Ⅰ类分子结合，增强 $CD4^+$/$CD8^+$ T 细胞对抗原刺激的敏感性；(3) CD3 传递 TCR 识别特异性 pMHC 的信号

*** TCR-pMHC 三元体结构与功能**

APC 将抗原降解为抗原肽，后者与 MHC 结合形成 pMHC，表达于 APC 膜表面。抗原肽与 MHC 呈不可逆结合(仅当抗原肽变性才可能与 MHC 分离)，长期表达于 APC 表面，以有效激活 T 细胞。T 细胞 TCR 特异性识别 pMHC，瞬间结合为 TCR-pMHC 三元体。

Peter Doherty 和 Rolf Zinkernagel 首先发现：①病毒感染小鼠 $CD8^+$ CTL 能在体外杀伤相同病毒感染的靶细胞，却不能杀伤未感染病毒或感染其他病毒的靶细胞，从而证实 CTL 效应具有抗原特异性；②MHC^a 小鼠 CTL 可杀伤病毒感染的 MHC^a 细胞，却不能杀伤 MHC^b 或 MHC^c 小鼠来源、被相同病毒感染的靶细胞。上述现象提示，TCR 既识别特异性抗原肽，同时也识别 MHC 分子的多态样结构域。换言之，T 细胞特异性识别抗原受 MHC 基因型限制，此即“MHC 限制性”。Doherty 和 Zinkernagel 因此项成就而荣获 1996 年诺贝尔生理学和医学奖。

依据“MHC 限制性”理论，TCR 并非单纯识别特异性抗原肽，而是识别 pMHC 所形成的复合结构。因此，抗原肽或 MHC 任一因素改变，均可影响 TCR 对复合物的识别和结合(图 10-6)：①MHC 分子多态样区直接影响其与 TCR 结合及亲和力；②MHC 分子肽结合区多态性决定其与特异性抗原肽结合及亲和力；③MHC 分子多态性决定 pMHC 空间构型，影响后者与 TCR 结合及亲和力。因此，

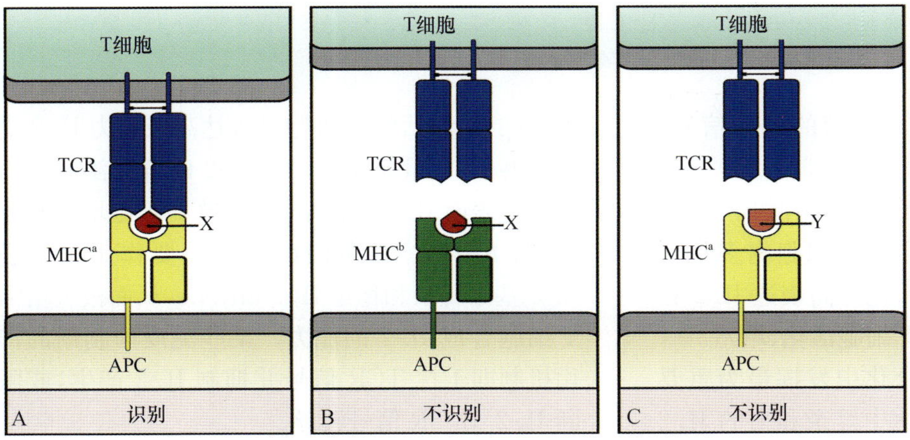

图 10-6 T 细胞识别抗原的 MHC 限制性

A. TCR 识别特异性抗原肽(X)及提呈该抗原肽的自身 MHC^a 分子；B. X 抗原特异性 TCR 不能识别 MHC^b 分子所提呈的相同抗原肽；C. X 抗原特异性 TCR 不能识别同一自身 MHC^a 分子所提呈的 Y 抗原肽。TCR 的双识别称为 MHC 限制性，即 MHC 限制 T 细胞对特异性抗原的识别

在 MHC 显示高度多态性的群体中，任一携带特定 MHC 等位基因的个体，其能否对特定抗原产生应答以及所产生应答的强度，取决于其 TCR 能否识别和结合特异性 pMHC，以及这种结合的亲和力。

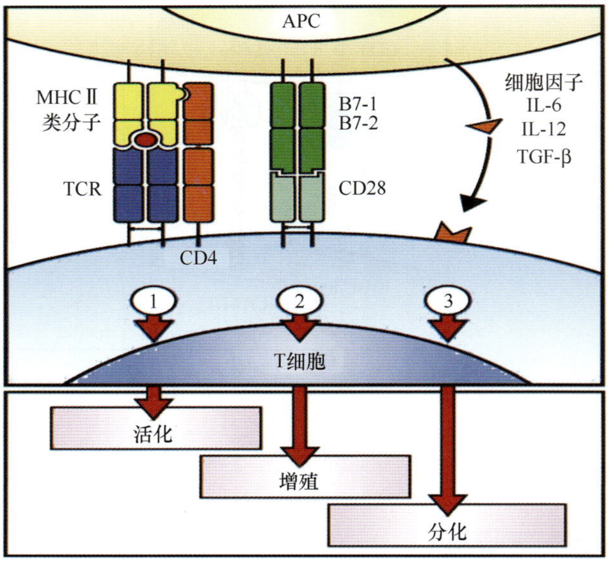

图 10-7 APC 向初始 T 细胞提供活化和分化信号

TCR 识别并结合 APC 所提呈的特异性 pMHC，共受体 CD4 与 MHC Ⅱ类分子结合，产生第一信号，CD3 将该信号转导至 T 细胞内，诱导 T 细胞活化；APC 表面 B7-1、B7-2 与 T 细胞表面 CD28 结合，向 T 细胞提供第二信号（即共刺激信号），诱导 T 细胞激活和增殖；APC 所分泌的细胞因子向 T 细胞提供第三信号，诱导 T 细胞活化、增殖和分化

（二）T 细胞活化、增殖和分化

通常情况下，体内表达某一特异性 TCR 的 T 细胞克隆仅占 T 细胞库中总克隆数的 $1/10^4 \sim 1/10^5$。特异性 T 细胞一旦被抗原激活，即通过克隆扩增而产生大量效应细胞。

1. T 细胞活化、增殖和分化的信号 APC 向 T 细胞提呈抗原的同时，也提供诱导 T 细胞活化、增殖和分化的信号（图 10-7）。

（1）诱导 T 细胞激活的第一信号（抗原识别信号）：TCR 特异性识别 APC 所提呈 pMHC，其共受体（CD4 或 CD8 分子）与 MHC（Ⅱ或Ⅰ类）分子结合，使共受体尾部相连的酪氨酸激酶与 CD3 胞质段 ITAM 靠近，继而发生酪氨酸磷酸化，启动激酶活化的级联反应，由此提供 T 细胞活化信号（图 10-8）。该信号为初始 T 细胞活化所必需，但并不能诱导 T 细胞增殖和分化。

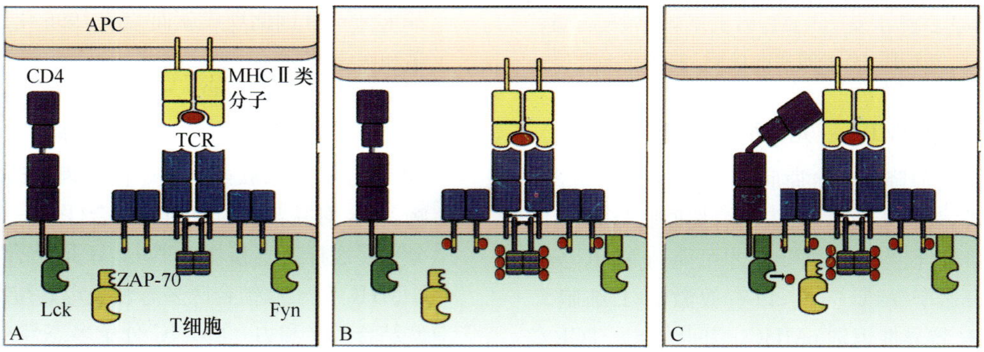

图 10-8 T 细胞激活的第一信号及其转导

A. 静止 T 细胞 CD3 胞质段 ITAM 未发生磷酸化；B. TCR 与特异性 pMHC 结合→受体相关激酶活化→CD3 胞质段 ITAM 磷酸化；C. CD4 与 MHC Ⅱ类分子结合→CD4 胞质段偶联的激酶在空间位置上向 TCR/CD3 复合物靠近→该酶促使募集于 CD3 胞质段 ITAM 磷酸化部位的 ZAP-70 磷酸化→转导抗原识别信号

（2）诱导 T 细胞激活和增殖的第二信号：APC 表面共刺激分子 B7 和 T 细胞表面 CD28 结合，向 T 细胞提供第二信号，即共刺激信号（图 10-9）。在双信号作用下，启动 T 细胞内多个信号途径，诱导多种转录因子活化并高表达 IL-2 和高亲和力 IL-2R，从而促进 T 细胞活化、增殖。

IL-2 在 T 细胞增殖和分化中发挥最为重要的作用。静止 T 细胞仅表达中等亲和力的 IL-2 受体（βγ），激活的 T 细胞可表达高亲和力 IL-2 受体（αβγ）并大量分泌 IL-2。IL-2 以自分泌方式与 T 细胞表面 IL-2 受体结合，介导 T 细胞增殖和分化（图 10-10）。共刺激信号的主要作用是促进 IL-2 基因转录和稳定 IL-2 mRNA，从而极大增强 T 细胞合成 IL-2 的能力。某些免疫抑制剂的作用机制即干扰 TCR 信号并抑制 IL-2 产生，或阻断 IL-2/IL-2R 信号转导。

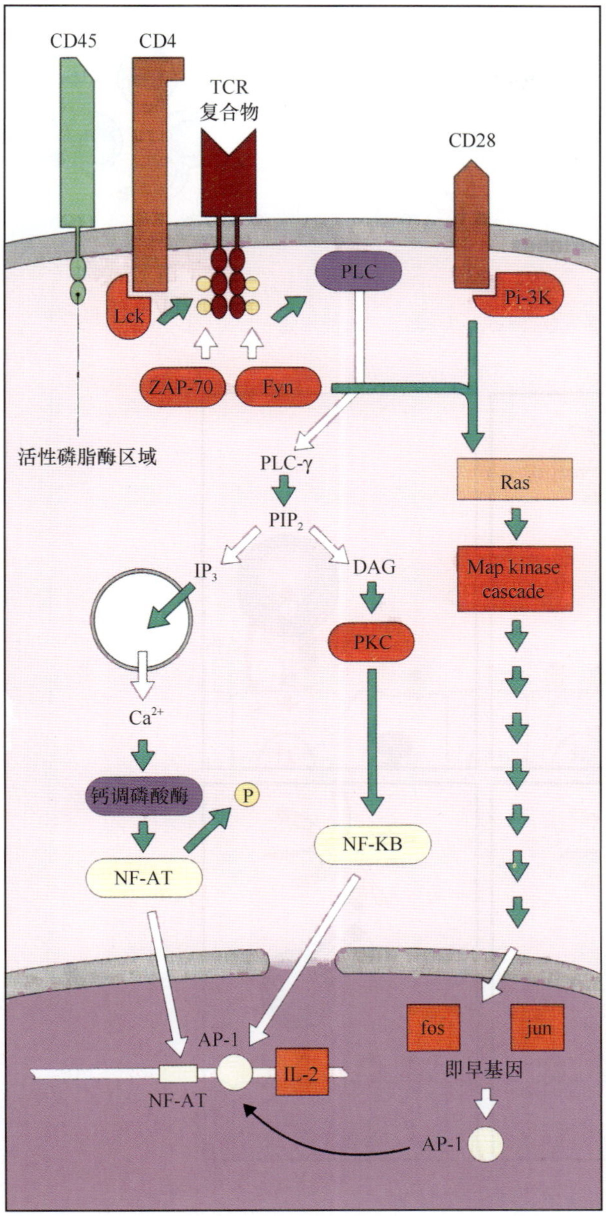

图 10-9　T 细胞活化的双信号

TCR/CD3 识别 pMHC(在共受体参与下)→启动 T 细胞激活的第一信号→激活 PLC-γ→活化 PKC 和 IP3 通路→转录因子 NF-AT 活化；CD28 与 B7-1 结合→启动共刺激信号→活化 PI-3K-Ras-MAPK 途径→转录因子 AP-1 和 NF-κB 活化；活化的 NF-AT、NF-κB、AP-1 共同作用→诱导 IL-2 表达

T 细胞应答中，若仅有第一信号而缺失第二信号，可导致 T 细胞**失能**(anergy)，这是机体维持自身免疫耐受的重要机制之一。正常情况下，自身抗原不能诱导 APC 表达共刺激分子，故自身反应性 T 细胞虽可识别自身抗原，但由于缺乏第二信号而“失能”。病原体感染时，APC 通过其表面模式识别受体识别 PAMP，从而被激活并表达共刺激分子，诱导特异性 T 细胞活化、增殖和分化(见第十三章)。(图 10-11)

据此，诱导或阻断 T 细胞失能可能成为干预某些免疫病理过程(如肿瘤、移植排斥反应、自身免疫病等)的有效策略。

(3) 参与 T 细胞激活、增殖和分化的‘第三信号”：活化的 APC 可分泌 IL-1、IL-6、IL-12，活化的 T 细胞可分泌 IL-2 等，这些细胞因子均参与 T 细胞活化和增殖，并诱导 T 细胞分化为不同功能亚群，被称为 T 细胞活化的“第三信号”。

2. T 细胞活化与增殖的调控

(1) T 细胞活化的反馈性调节：初始 T 细胞一旦被激活，相继表达多种共刺激分子和共抑制分子，以精确调控 T 细胞适度活化，从而既有效启动免疫应答，又防止应答过强可能对自身组织造成损伤。其机制为：①活化的 T 细胞表达共刺激分子 CD40L，可与 APC 表面 CD40 结合，从而诱导 APC 活化并表达更多共刺激分子(如 B7、LICOS 等)，后者与 T 细胞表面相应受体(CD28、ICOS 等)结合，进一步促进 T 细胞增殖；②活化的 T 细胞表达某些共抑制分子(如 CTLA4)，通过与 APC 表面相应配体(如 B7)高亲和力结合，启动抑制性信号，从而有效限制 T 细胞激活和增殖(图 10-12)。

(2) 活化诱导的细胞死亡：活化的 T 细胞可高表达死亡受体 Fas 及其配体(FasL)，从而诱导 T 细胞凋亡，此为**活化诱导的细胞死亡**(activation induced cell death，AICD)。该效应有助于控制特异性 T 细胞克隆扩增水平、清除自身反应性细胞并适时终止免疫应答。

3. T 细胞分化为效应细胞　T 细胞增殖晚期(经 4～5 天迅速增殖后)，活化的 T 细胞分化为效应性 Th 细胞或 CTL，部分 Th 细胞在淋巴组织内辅助 B 细胞产生抗体，多数效应 T 细胞离开淋巴组织，经血循环迁移至感染部位发挥效应。另外，少数活化的 T 细胞可分化为长寿命记忆性 T 细胞，参与再次免疫应答。

与初始 T 细胞相比，效应 T 细胞可合成、分泌多种效应分子，如细胞毒素(穿孔素、颗粒酶等)、各种蛋白酶、细胞因子等，同时其表型和功能也发生明显改变：①表达 FasL，可介导靶细胞凋亡；②缺乏初始 T 细胞所表达的 L-选择素(引导初始 T 细胞归巢至淋巴结)，但表达整合素(VLA-4)，有助于效应 T 细胞与炎症部位血管内

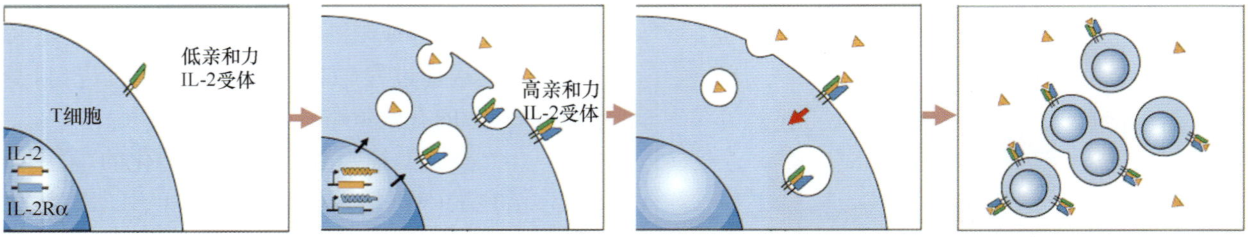

图 10-10 IL-2 参与 T 细胞活化

初始 T 细胞激活→表达高亲和力 IL-2 受体并合成、分泌 IL-2→促进 T 细胞增殖

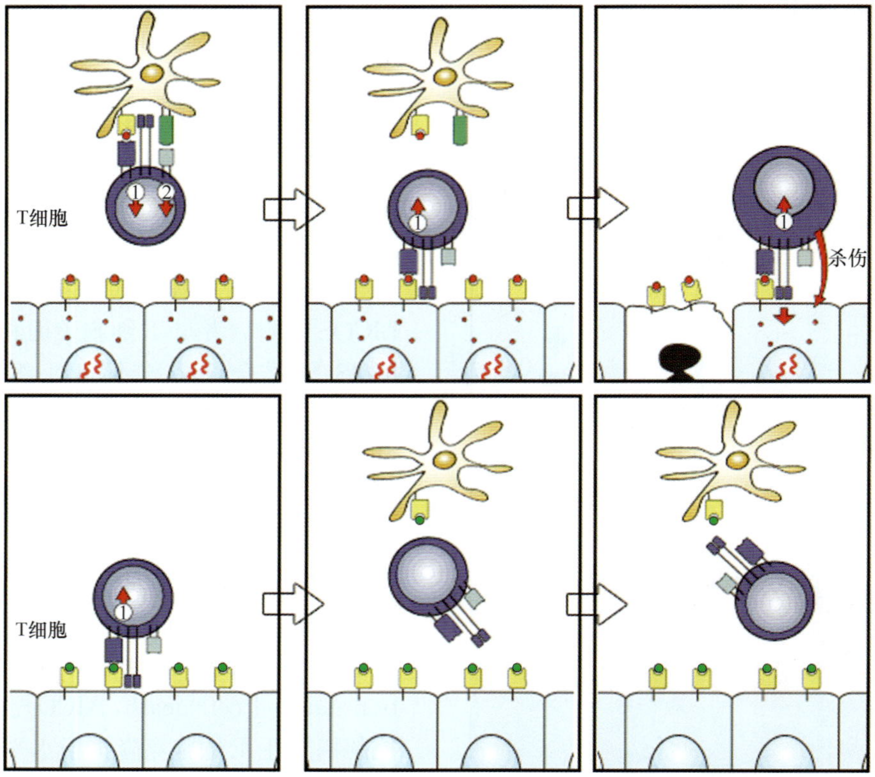

图 10-11 T 细胞对外来抗原和自身抗原的应答

上图：病毒感染诱导 APC 表达共刺激分子→向 T 细胞提供双信号→T 细胞激活、增殖并分化为效应 T 细胞→特异性杀伤病毒感染细胞；下图：自身组织细胞和未被激活的 APC 不表达共刺激分子→自身反应性 T 细胞失能

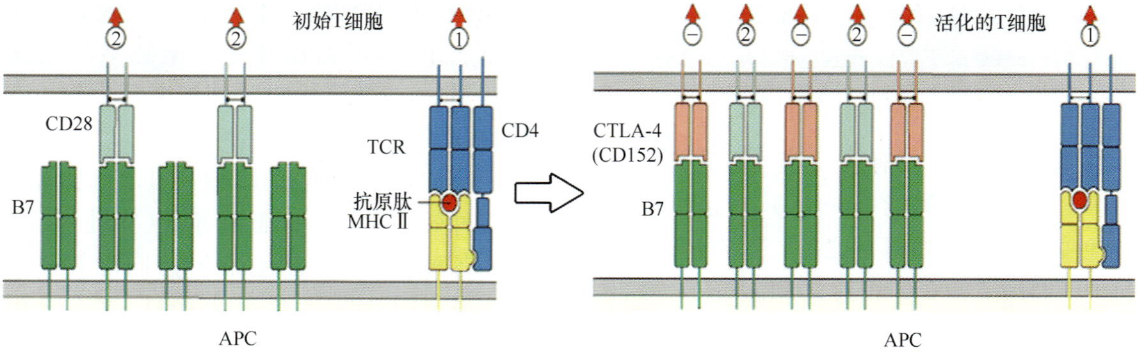

图 10-12 CD28/B7 和 CTLA4/B7 信号介导不同效应

APC 表面 B7 与 T 细胞表面 CD28 结合→提供共刺激信号→T 细胞完全活化。活化的 T 细胞表达 CTLA4→与 APC 表面 B7 高亲和力结合→启动抑制 T 细胞活化的信号

皮细胞黏附，从而浸润感染部位并发挥作用；③高表达 CD2、LFA-1，可增强其与靶细胞结合的亲和力；④不表达 CD45RA（初始 T 细胞表面标志），但表达 CD45RO，使效应 T 细胞对低剂量抗原刺激更为敏感；⑤一旦 T 细胞分化为效应细胞，其杀伤靶细胞无需共刺激分子参与。

（1）$CD4^+$T 细胞分化：初始 $CD4^+$T 细胞被激活而增殖、分化为 Th0，在局部微环境细胞因子调控下，可分别分化为 Th1 细胞、Th2 细胞、Th17 细胞和 Treg 细胞等功能亚群（见第九章）。

（2）$CD8^+$T 细胞分化：$CD8^+$T 细胞激活和分化有赖于更强的共刺激信号。$CD8^+$T 细胞活化包括两种方式（图 10-13）：①Th 细胞非依赖性（直接激活），指高表达共刺激分子的成熟 DC 直接向 $CD8^+$T 细胞提供双信号，诱导其产生 IL-2，并增殖、分化为 CTL；②Th 细胞依赖性（间接激活），指 APC 表达共刺激分子不足的情况下，$CD4^+$Th 细胞可间接辅助初始 $CD8^+$T 细胞活化、增殖和分化。

间接激活的机制为：$CD4^+$Th 细胞识别 APC 所提呈的特异性 pMHC Ⅱ，$CD8^-$T 细胞识别同一 APC 所提呈的特异性 pMHC Ⅰ，同时 $CD4^+$Th 细胞表面 CD40L 与 APC 表面 CD40 结合，促进 APC 高表达共刺激分子并促进 Th 细胞产生 IL-2，进而诱导 $CD8^+$T 细胞活化、增殖和分化。

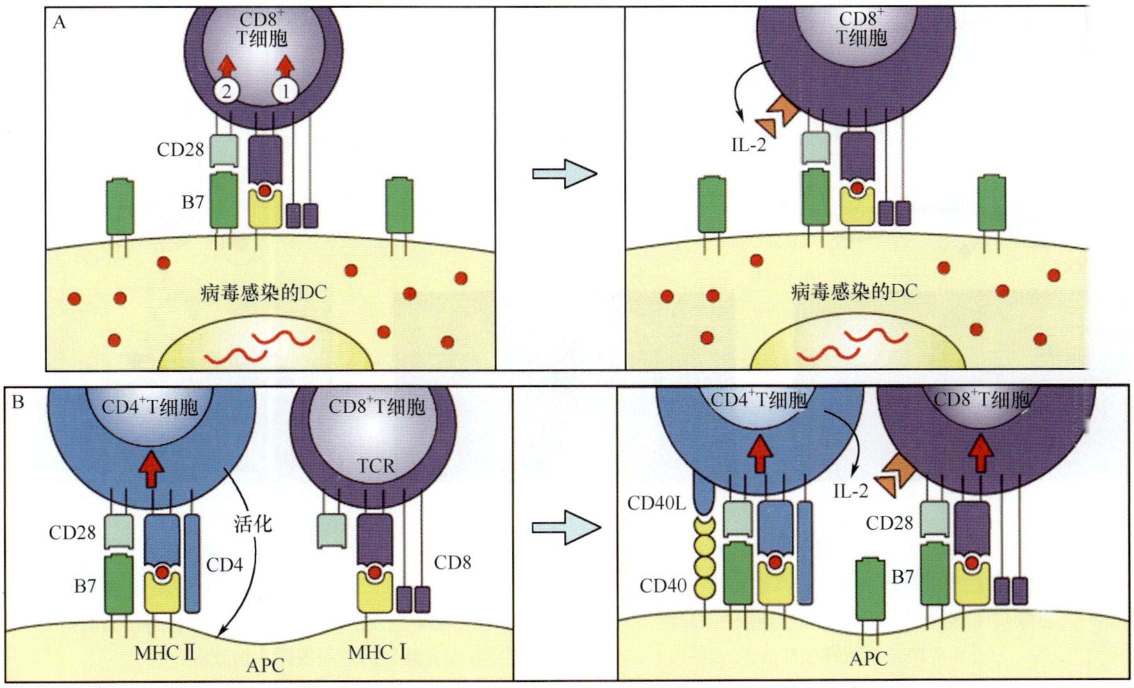

图 10-13　$CD8^+$T 细胞直接激活与间接激活

A（直接激活）：DC 高表达 B7，直接向初始 $CD8^+$T 细胞提供双信号，使之激活、增殖和分化；B（间接激活）：$CD4^+$Th 和 $CD8^+$T 细胞与同一 APC 结合→Th 细胞激活 APC→APC 表达共刺激分子（B7、4-1BBL），Th 细胞产生 IL-2→辅助 $CD8^+$T 细胞激活、增殖和分化

第三节　T 细胞生物学功能及机制

不同的效应 T 细胞亚群其功能各异，本章重点介绍 CTL 和 Th1 细胞的功能及其机制。

（一）$CD8^+$CTL 功能及机制

CTL 可高效杀伤表达特异性抗原的靶细胞，如感染胞内病原体（病毒、胞内寄生菌等）的宿主细胞和肿瘤细胞等，但不损害正常组织。

1. 效-靶细胞结合　$CD8^+$CTL 在淋巴组织内分化而成，在趋化因子作用下离开淋巴组织，通过血循环向感染灶聚集。CTL 高表达 LFA-1、CD2 等黏附分子，可有效结合低表达相应受体（ICAM、LFA-3 等）的靶细胞（图 10-14）。CTL 的 TCR 与靶细胞表面的特异性 pMHC Ⅰ结合，可增强 T 细胞和靶细胞表面黏附分子间亲和力，使效-靶细胞更牢固结合，并在二者接触部位形成免疫突触。CTL 分泌的非特异性效应分子积聚于突触空间内，选择性杀伤所接触的靶细胞，但不影响邻近正常细胞。

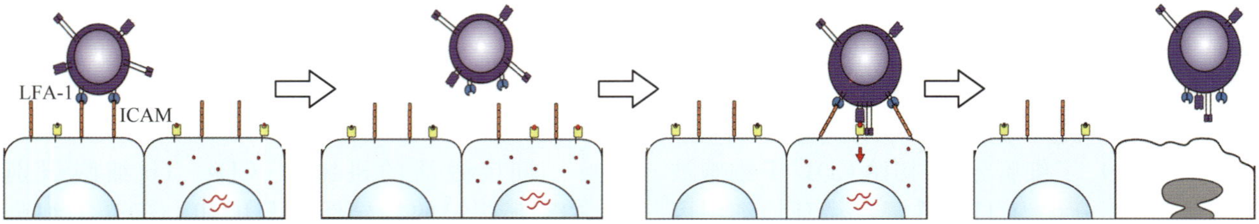

图 10-14 CTL 与靶细胞相互作用

CTL 与靶细胞借助二者表面黏附分子(如 LFA-1/ICAM-1 或 ICAM-2)相互作用而起始结合→TCR 识别特异性 pMHC Ⅰ→增强黏附分子间结合→延长效-靶接触时间→CTL 释放效应分子→杀伤靶细胞

2. CTL 极化 CTL 的 TCR 一旦与靶细胞表面 pMHC 特异性结合，TCR 及共受体即向效-靶细胞接触部位聚集，导致 CTL **极化**(polarization)，即细胞骨架系统(如肌动蛋白、微管)、高尔基复合体及胞质颗粒等均向效-靶细胞接触部位重新排列和分布(图 10-15)，从而保证 CTL 储存的非特异性效应分子定向分泌并作用于所接触的靶细胞。

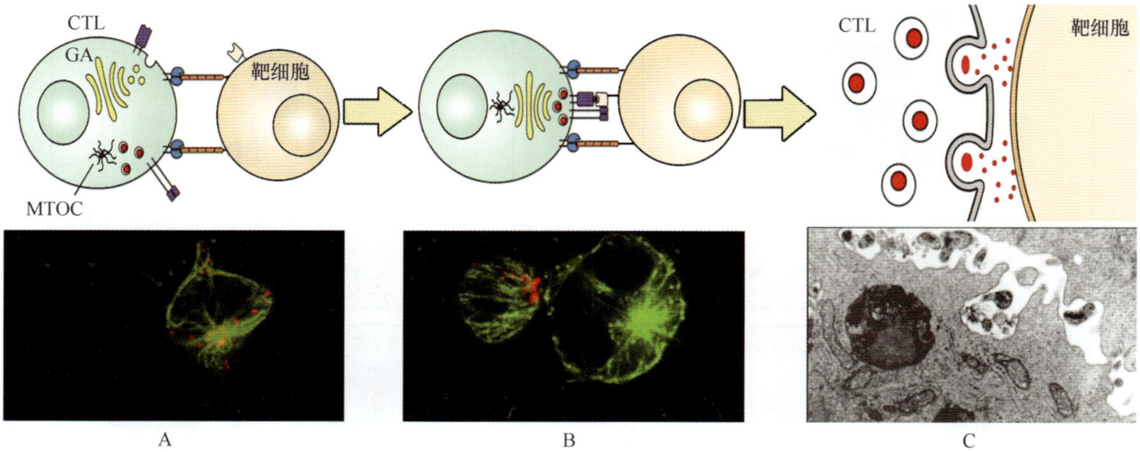

图 10-15 CTL 极化

A. CTL 与靶细胞借助黏附分子非特异性结合，此过程并不影响 CTL 内颗粒分布；B. TCR 特异性识别并结合靶细胞表面 pMHC，导致 CTL 极化(骨架蛋白、微管组织中心、颗粒及其他亚细胞结构向效-靶细胞接触部位重新分布和排列)；C. CTL 将颗粒物质释放至效-靶细胞接触部位所形成的空隙(即突触)内，进而发挥杀伤效应

*** T 细胞发挥特异性效应的结构基础——免疫突触**

T 细胞通过产生多种效应分子而发挥作用，其效应的特异性有赖于免疫突触形成。T 细胞与其他免疫细胞相互作用(如 Th-B、Th-Mϕ、Tc-靶细胞)过程中，细胞表面膜分子可定向聚集于细胞彼此接触部位，形成超分子黏附复合物(supramolecular adhesion complex，SMAC)，即免疫突触(immunological synapse)。其结构如图 10-16 所示：①外周 SMAC(peripheral SMAC)位于 SMAC 外环，主要由 T 细胞和其他细胞表面某些黏附分子(如 LFA/ICAM 等)积聚、结合而组成；②中心 SMAC(central SMAC)位于 SMAC 内环，包括信号区(积聚的 TCR-pMHC、共受体、共刺激分子等)和分泌区(T 细胞所分泌的效应分子)。

免疫突触是 T 细胞与其他免疫细胞间稳定、紧密结合并相互作用的结构基础，其生物学意义为：①保证各种信号有序转导并相互协同；②众多“黏附分子对”结合而形成密闭的狭窄空间，有利于非特异性效应分子(如细胞因子、穿孔素、颗粒酶等)在局部形成有效浓度，并选择性作用于表达特异性抗原的靶细胞，从而确保免疫应答和免疫效应的特异性。

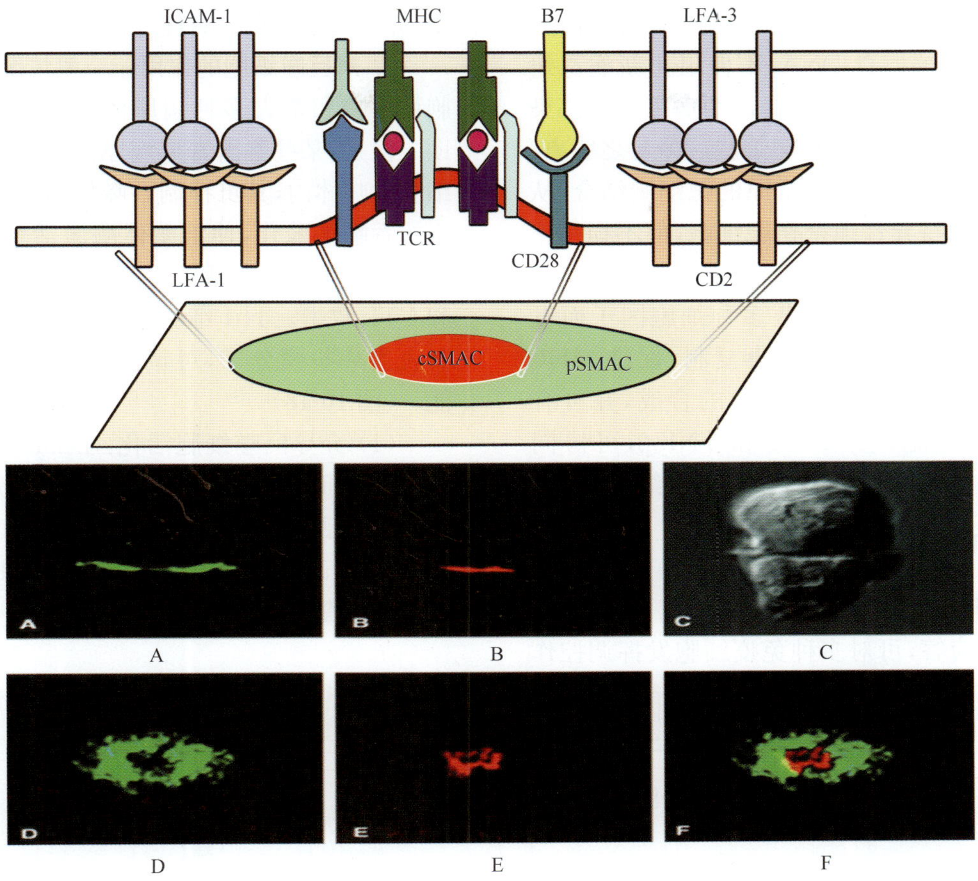

图 10-16　免疫突触

CD4^{+} T 细胞和 B 细胞接触区域（共聚焦显微镜观察）：外环（绿色荧光）由 T 细胞表面 LFA-1 与 B 细胞表面 ICAM-1 等黏附分子结合而组成；TCR/CD3 复合物、CD4 和 CD28 等集中于中间内环（红色荧光）

3. 致死性攻击　CTL 主要通过两条途径杀伤靶细胞：

（1）脱颗粒途径：CTL 与靶细胞直接接触，可启动脱颗粒过程，通过释放多种具有胞毒效应的颗粒物质，快速（5 分钟内）杀伤表达特异性抗原的靶细胞（以凋亡为主）。主要的胞毒效应分子为：①**穿孔素**（perforin），其单体以钙离子依赖性方式与靶细胞膜磷酸胆碱结合，聚合成直径约 16nm 的孔道，使水、钠迅速进入细胞内，导致靶细胞崩解，并可辅助将颗粒内容物运送至靶细胞胞质；②**颗粒酶**（granzyme），属丝氨酸蛋白酶，其随脱颗粒而被释放，由穿孔素将颗粒酶（主要是颗粒酶 B）转运至胞质，颗粒酶 B 通过介导线粒体释放细胞色素 *c* 和激活 Caspase 3，诱导靶细胞凋亡。（图 10-17）

（2）死亡受体途径：CTL 表面表达 FasL 并分泌 TNF-α、TNF-β，分别与靶细胞表面相应死亡受体（Fas、TNFR1）结合，启动凋亡相关的信号转导，介导靶细胞凋亡。

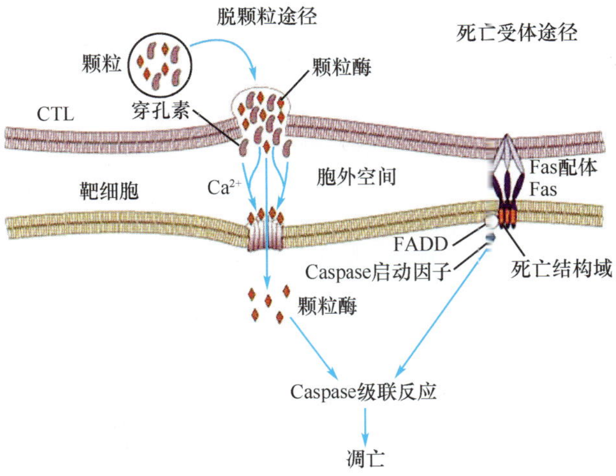

图 10-17　CTL 特异性杀伤作用的机制

脱颗粒途径：CTL 特异性结合靶细胞→CTL 内颗粒向效-靶细胞接触部位极化并释放其内容物→穿孔素、颗粒酶等形成复合物→转运至靶细胞膜→颗粒酶进入靶细胞胞浆→活化 Caspase 途径→靶细胞凋亡

死亡受体途径：CTL 表面 Fas 与靶细胞表面 FasL 结合→启动 Caspase 途径→靶细胞凋亡

CTL 诱导靶细胞凋亡的生物学意义为：①清

除感染细胞;②靶细胞凋亡过程中,激活的内源性核酸酶可降解病毒 DNA,不但阻止新病毒组装,且可阻止靶细胞死亡所释放的病毒再度感染旁邻正常细胞。CTL 杀死靶细胞后即与之脱离,并再次与表达相同特异性抗原的靶细胞结合,从而高效、连续、特异性地杀伤靶细胞,但不损伤正常组织细胞。

另外,CTL 还通过释放多种细胞因子而发挥效应:①IFN-γ,可抑制病毒复制,促进 MHC Ⅰ类分子及抗原提呈相关蛋白的合成,并可有效活化巨噬细胞;②TNF-α 和 TNF-β,可协同 IFN-γ 激活巨噬细胞,并诱导某些靶细胞凋亡。

(二) Th1 细胞功能及机制

Th1 细胞是重要的免疫效应细胞,其通过介导细胞免疫应答,可对多种免疫细胞发挥调控作用,并参与某些免疫病理过程发生、发展。

1. 对巨噬细胞的作用 一般情况下,巨噬细胞可吞噬和杀灭多种病原体,而无需 T 细胞辅助。但是,某些胞内寄生病原体主要存在于巨噬细胞吞噬体内,其可抑制吞噬体与溶酶体融合或干扰吞噬体酸化,使溶酶体酶激活受阻,从而得以在宿主细胞内存活和生长,并逃避特异性抗体和 CTL 攻击。Th1 细胞通过产生多种细胞因子和表达某些膜分子,可调控巨噬细胞活化和功能。(图 10-18)

(1) 介导巨噬细胞活化:①Th1 细胞识别巨噬细胞表面特异性 pMHC Ⅱ,通过分泌 IFN-γ 而直接激活巨噬细胞;②Th1 细胞表面 CD40L 与巨噬细胞表面 CD40 结合,向巨噬细胞提供对 IFN-γ 应答的致敏信号。(图 10-19)

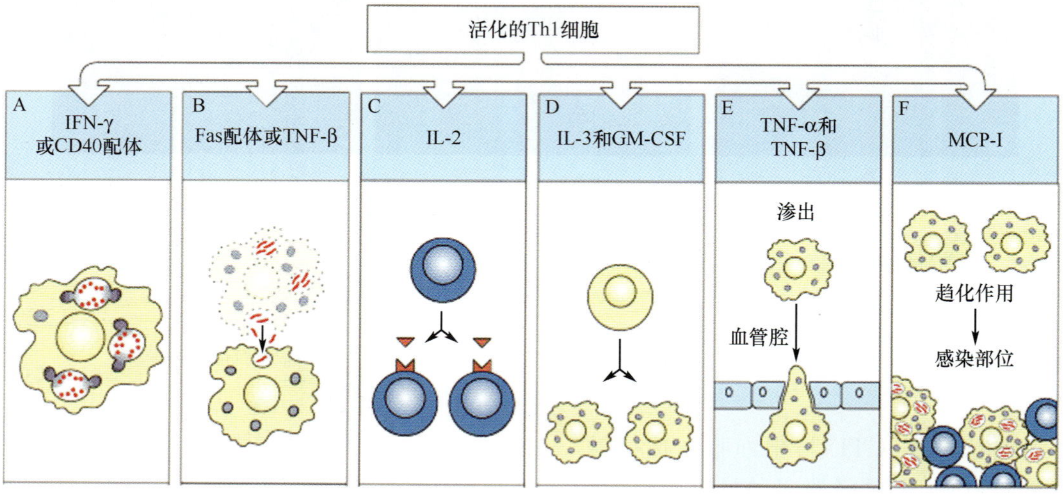

图 10-18 Th1 细胞所产生细胞因子及其生物学作用

A. IFN-γ→激活巨噬细胞并增强其吞噬、杀伤胞内病原体的作用;B. TNF→杀伤慢性感染的巨噬细胞;C. IL-2→促进 T 细胞增殖;D. IL-3 和 GM-CSF→刺激新的巨噬细胞产生;E. TNF-α、TNF-β→促进新生巨噬细胞离开血管浸润感染组织;F. 趋化因子→募集巨噬细胞至感染灶

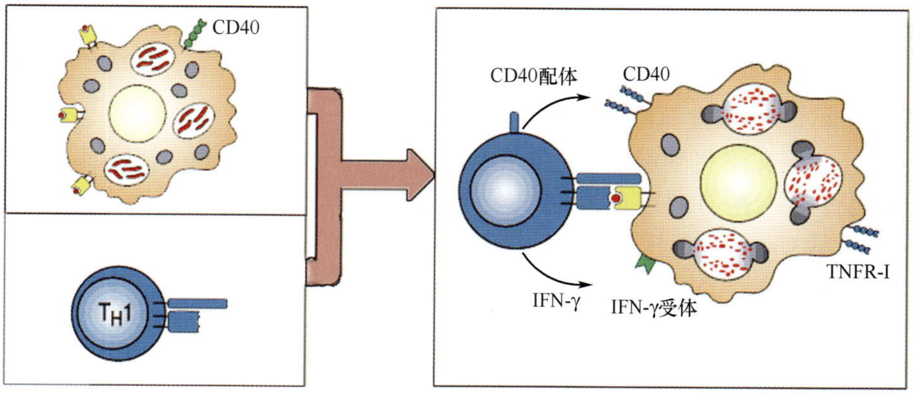

图 10-19 Th1 细胞激活巨噬细胞(Mϕ)

Th1 细胞识别 Mϕ 表面特异性 pMHC→诱导 IFN-γ 分泌和 CD40L 表达→协同活化 Mϕ 并增强其杀菌能力

激活的巨噬细胞具有如下效应：①通过不同机制杀伤病原体；②高表达B7和MHC Ⅱ类分子，具有强的提呈抗原能力；③分泌IL-12，促进Th0细胞向Th1细胞分化。

(2) 清除无杀菌能力、慢性感染的巨噬细胞：慢性感染胞内寄生菌的巨噬细胞丧失活化能力，并成为胞内病原体的蔽护所。Th1细胞可通过FasL/Fas途径杀伤慢性感染的巨噬细胞。

(3) 诱生并募集巨噬细胞至感染部位：①Th1细胞产生IL-3和GM-CSF，可促进骨髓造血干细胞分化为巨噬细胞；②Th1细胞产生TNF(α、β)和趋化因子(如MCP-1)，前者诱导血管内皮细胞高表达黏附分子，促进巨噬细胞黏附于血管内皮，继而穿越血管壁，后者将巨噬细胞趋化并集聚至感染灶发挥效应。

2. 对其他T细胞亚群的作用　Th1细胞产生IL-2等细胞因子，可促进其他T细胞亚群激活和增殖，从而放大免疫效应。

3. 对B细胞的作用　Th1细胞可辅助B细胞产生具有强调理作用的抗体(如IgG1、IgG3)，进一步促进巨噬细胞吞噬病原体。

(三) T细胞介导细胞免疫应答的生物学意义

1. 抗感染　T细胞效应主要针对胞内寄生病原体，包括某些细菌、病毒、真菌及寄生虫等。

2. 抗肿瘤　T细胞介导的细胞免疫具有重要抗肿瘤效应，机制为：特异性杀伤效应；促进巨噬细胞及NK细胞杀瘤效应；细胞因子直接或间接的杀瘤效应等。

3. 免疫损伤作用　Th1细胞参与迟发型超敏反应、移植排斥反应及某些自身免疫病发生、发展。

小　　结

T细胞介导的细胞免疫应答涉及十分复杂的过程。T细胞必须识别由APC提呈的抗原：内源性蛋白抗原通常循胞质溶胶途径(MHC Ⅰ类分子途径)被提呈；外源性蛋白抗原通常循溶酶体途径(MHC Ⅱ类分子途径)被提呈；糖脂类抗原循CD1分子途径被提呈；另外，内、外源性抗原均可循交叉提呈途径被提呈。

T细胞活化有赖于两个激活信号：①TCR识别pMHC，提供第一信号，该信号由CD3分子转导；②APC和T细胞表面多种共刺激分子相互作用提供第二信号。此外，APC与T细胞所产生多种细胞因子也参与T细胞活化、增殖和分化(亦称为第三信号)。

T细胞具有重要的生物学作用，例如：①$CD8^+$ T细胞通过Th细胞依赖和非依赖方式被激活、增殖并分化为CTL，借助穿孔素/颗粒酶途径和死亡受体(Fas/FasL，TNF/TNFR)途径发挥特异性杀伤效应；②Th1细胞可活化巨噬细胞并辅助$CD8^+$ T活化增殖和分化为CTL，在诱导迟发型超敏反应性炎症中发挥重要作用。

(李卓娅)

第十一章　免疫应答之二：B细胞介导的体液免疫应答

许多引起感染性疾病的病原体（如大部分细菌）在胞外增殖，且多数胞内寄生病原体（如处于复制裂解期的游离病毒）通过体液而在细胞间传播。上述存在于细胞外间隙的病原体主要由B细胞介导的免疫应答清除。

B细胞应答过程随遭遇抗原的种类不同而各异：①胸腺依赖性抗原（TD抗原）刺激B细胞应答，有赖于Th细胞（主要是Tfh细胞）辅助；②胸腺非依赖性抗原（TI抗原）可直接刺激B细胞应答。

以针对TD抗原的B细胞应答为例，其过程是：成熟的初始B细胞离开骨髓进入血循环并遭遇特异性抗原，进入外周淋巴组织，在Th细胞辅助下被激活、增殖，最终分化为浆细胞并产生抗体。抗体是B细胞应答产生的最重要效应分子，通过与抗原特异性结合而发挥一系列生物学作用。抗体存在于体液中，故B细胞应答也称体液免疫应答。

第一节　B细胞对TD抗原的应答

B-2细胞对TD抗原产生应答，有赖于Th细胞辅助。应答过程中，B细胞既是直接产生应答的细胞，也作为专职APC而参与摄取、加工TD抗原，并将处理的抗原提呈给Th细胞，使之激活并发挥辅助作用。

（一）B细胞识别、摄取、加工抗原

1. BCR直接识别特异性TD抗原　B细胞表面BCR可直接识别、结合位于天然抗原表面的构象表位和线性表位，继而介导抗原内化。BCR对TD抗原的识别无MHC限制性。

2. B细胞对TD抗原的加工、处理和提呈　随同BCR内化的抗原进入B细胞，被降解为肽段，暴露抗原所含T细胞表位，后者与MHC Ⅱ类分子结合为复合物，转运至B细胞表面，供特异性Th细胞识别。

3. B细胞和T细胞的联合识别　B细胞产生特异性体液免疫应答有赖Th细胞辅助，其前提是：Th细胞所识别的肽段须来自被B细胞识别并内化和提呈的抗原。换言之，BCR和TCR须分别识别同一抗原的B细胞表位和T细胞表位，此现象称为“联合识别”（linked recognition）。（图11-1）

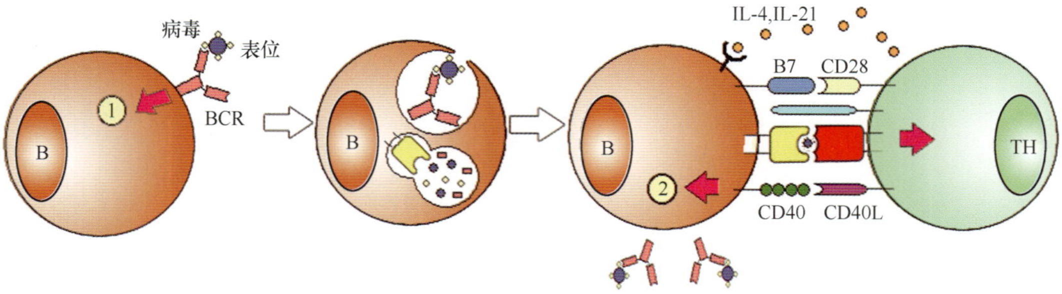

图11-1　B细胞和Th细胞联合识别同一抗原内不同表位

BCR识别病毒表面衣壳蛋白B细胞表位（黄色）→内化病毒→降解为抗原肽→形成T细胞表位肽（蓝色）-MHC Ⅱ类分子复合物→转运至B细胞表面→提呈给特异性Th细胞→激活的Th细胞辅助B细胞活化、增殖→分化为浆细胞→产生抗衣壳蛋白抗体

＊联合识别的生物学意义

(1) 机体维持自身耐受的重要机制:B 细胞针对自身抗原产生应答,有赖针对同一自身抗原(T 细胞表位)的 Th 细胞辅助。由于 Th 细胞易产生耐受,导致相应自身反应性 B 细胞难以产生有效应答,从而维持自身耐受。

(2) 阐明半抗原-载体效应的机制:半抗原仅能被 B 细胞识别,但由于缺乏 T 细胞表位而不能被 T 细胞识别,亦不能诱导抗体应答。若将半抗原与蛋白载体(含 T 细胞表位)偶联,即可通过 T 细胞和 B 细胞联合识别,诱导机体产生抗半抗原的抗体。

(3) 设计多糖类抗原疫苗的理论基础:流感嗜血杆菌多糖(TI 抗原)单独接种婴幼儿,仅产生微弱的免疫应答。若将该 TI 抗原与破伤风类毒素蛋白偶联,接种人体后可被 T、B 细胞联合识别,使多糖特异性 B 细胞获得类毒素抗原特异性 Th 细胞辅助,从而有效诱导婴幼儿产生抗多糖抗体并形成免疫记忆。

(二) B 细胞活化、增殖与分化

B 细胞活化也需双信号,且其增殖、分化与存活受多种细胞因子调节。

1. B 细胞活化的第一信号　特异性 BCR 直接识别天然抗原的 B 细胞表位,所产生的识别信号(第一活化信号)由 Igα/Igβ 传入 B 细胞内。

另外,B 细胞表面**共受体复合物**(由 CD21、CD19、CD81 组成)也参与第一信号形成,其机制为:BCR 识别并结合抗原的同时,附着于抗原表面的补体片段 C3d 和 C3dg 可与共受体复合物的 CD21(即补体受体 2,CR2)结合,借此介导共受体复合物与 BCR 交联,从而参与并增强 BCR 识别抗原的信号转导。(图 11-2)

2. B 细胞活化的第二信号　Th 细胞与 B 细胞相互作用提供 B 细胞活化的第二信号,其机制为:

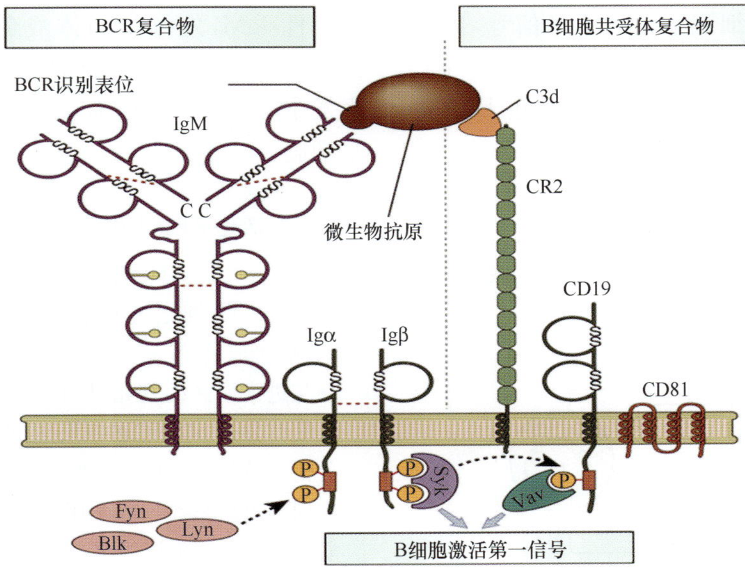

图 11-2　B 细胞识别特异性抗原的信号转导(第一信号)

C3d 沉积于抗原→与 CD21(CR2)结合→介导 B 细胞共受体复合物与已结合抗原的 BCR 交联→CD19 和 Igα/Igβ 胞质段 ITAM 磷酸化→转导并增强 BCR 识别抗原的信号

(1) 初始 T 细胞激活:初始 $CD4^+$ T 细胞识别 DC 所提呈的抗原肽-MHC Ⅱ类分子复合物,获得 T 细胞激活的第一信号;DC 表面 B7 与 T 细胞表面 CD28 结合,提供 T 细胞活化的第二信号。由此,初始 $CD4^+$ T 细胞活化、增殖、分化为效应 Th 细胞。

(2) 激活的效应 Th 细胞向 B 细胞提供第二信号:激活的 Th 细胞 CD40L 表达上调,后者与 B 细胞表面 CD40 结合,向 B 细胞提供共刺激信号(即第二信号)。CD40/CD40L 信号的主要效应为:促进 B 细胞进入细胞周期;上调 B 细胞表达 B7,增强 B 细胞对 Th 细胞的共刺激效应;促进生发中心发育。(图 11-3)

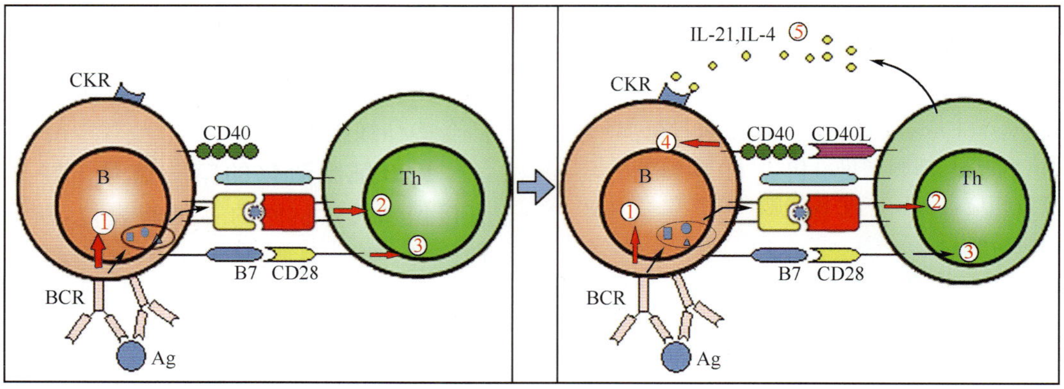

图 11-3 Th 细胞与 B 细胞间相互作用介导 B 细胞激活

①BCR 识别并结合特异性抗原(表位)→在 B 细胞共受体复合物参与下→启动 B 细胞活化的第一信号;②BCR 结合的抗原被内化→经处理而形成 pMHC Ⅱ复合物→提供 Th 细胞活化第一信号;③B 细胞表面 B7 与 T 细胞表面 CD28 结合→提供 T 细胞活化第二信号;④活化的 Th 细胞高表达 CD40L→与 B 细胞表面 CD40 结合→提供 B 细胞激活的第二信号;⑤Th 细胞分泌的细胞因子(IL-21、IL-4)参与 B 细胞活化("第三信号")

3. 细胞因子参与 B 细胞活化、增殖和分化 激活的 Th 细胞分泌多种细胞因子,在 B 细胞活化的不同阶段,通过与 B 细胞表面相应细胞因子受体结合而参与 B 细胞活化、增殖和分化。因此,细胞因子也称为 B 细胞活化的第三信号,例如:IL-4 可促进 B 细胞激活;IL-2、IL-4 和 IL-5 可促进 B 细胞增殖;IL-4、IL-5、IL-6 等可促进 B 细胞分化为产生抗体的浆细胞(图 11-4)。

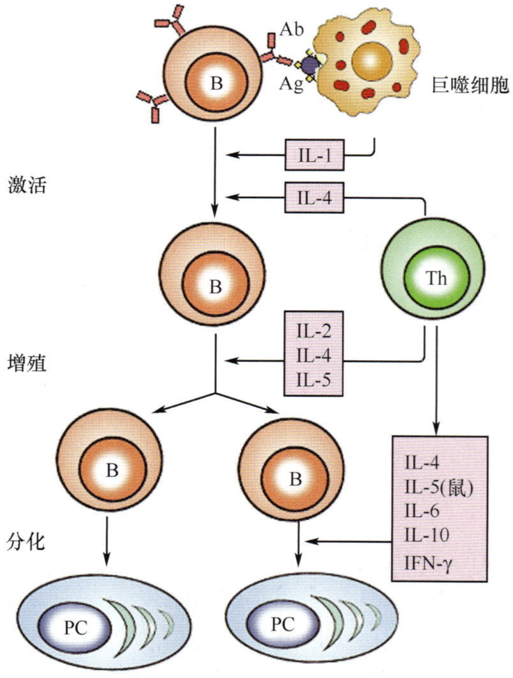

图 11-4 细胞因子参与 B 细胞活化、增殖、分化

APC 分泌 IL-1、Th 细胞分泌 IL-4→参与 B 细胞活化→活化 B 细胞表达 IL-2R 等多种细胞因子受体→Th 细胞分泌 IL-2、IL-4、IL-5、IL-6、IL-10 等→促进 B 细胞增殖、分化

4. 活化 B 细胞的转归 经第一信号、第二信号和细胞因子作用而激活的 B 细胞,一部分迁移至淋巴组织髓质,分化为短寿命**浆细胞**(plasma cell,PC)(多在 3 周内凋亡),主要分泌特异性 IgM,发挥早期体液免疫效应。大部分活化的 B 细胞进入淋巴滤泡内大量增殖而形成生发中心,最终分化为可分泌高亲和力 IgG 的浆细胞。

*** 活化早期(未进入淋巴滤泡前)B 细胞和 Th 细胞间相互作用**

(1) Th 细胞与 B 细胞相互作用的基本过程:①DC 摄取抗原→迁移至外周淋巴组织 T 细胞区→与进入该区的初始 T 细胞接触→凡能识别 DC 表面特异性 pMHC 的 T 细胞即滞留于该区,增殖、分化为特异性效应 Th 细胞;其他初始 T 细胞离开外周淋巴组织参与再循环;②B 细胞通过高内皮小静脉进入外周淋巴组织 T 细胞区→非特异性 B 细胞迅速穿越 T 细胞区进入 B 细胞区(初级淋巴滤泡);少数表达特异性 pMHC Ⅱ类分子复合物的 B 细胞被抗原特异性 Th 细胞所识别,遂滞留于 T 细胞区与滤泡交界处,与 Th 细胞相互作用。

(2) Th 细胞与 B 细胞相互作用的分子基础:Th 细胞识别 B 细胞表面特异性 pMHC 复合物→Th 细胞高表达 CD40L→与 B 细胞表面 CD40 结合→向 B 细胞提供共刺激信号→诱导 B 细胞高表达 B7→向 Th 细胞提供维持活化、生长和分化的重要信号→增强 T 细胞与 B 细胞间相互作用。

(三) 活化的 B 细胞在生发中心内分化与成熟

在副皮质 T 细胞区与滤泡区交界处，经同一抗原(不同表位)活化的 Th 细胞和 B 细胞相互作用：① 诱导 Th 细胞分化为早期滤泡 Th 细胞(Tfh)；②大部分 B 细胞和早期分化的 Tfh 细胞均进入滤泡，通过两种细胞间相互作用，早期 Tfh 细胞分化、成熟为效应 Tfh 细胞，辅助 B 细胞进一步活化、增殖而形成生发中心(GC)，并分泌高亲和力抗体和发生抗体类别转换。

1. 生发中心形成　在外周淋巴组织初级滤泡中，初步活化的单克隆 B 细胞大量增殖，形成**生发中心**(germinal centre，GC)，其结构为：迅速增殖的 B 细胞(即中心母细胞)构成生发中心暗区；较慢增殖的 B 细胞、Tfh 细胞和 FDC(滤泡 DC)构成生发中心亮区；未活化 B 细胞被推至边缘，构成冠状区(mantle zone)。(图 11-5A)

生发中心为 B 细胞提供适合分化、发育的微环境：①生发中心 FDC 表达 Fc 受体和补体受体，可将抗原和免疫复合物长期滞留于其表面，向 B 细胞持续提供抗原信号；②生发中心 B 细胞表达诱导性共刺激分子(ICOS)的配体，与进入滤泡的早期 Tfh 细胞表面 ICOS 结合，诱导和维持其分化为效应 Tfh 细胞并高分泌 IL-21 和 IL-4，辅助 B 细胞进一步分化和成熟。

2. B 细胞分化和成熟的机制　在生发中心内，B 细胞与 FDC、Tfh 细胞发生复杂的相互作用，经历克隆增殖、抗体可变区的体细胞高频突变、抗体亲和力成熟、抗体类别转换、抗原受体编辑等过程，最终分化为分泌高亲和力抗体的浆细胞和长寿记忆 B 细胞(图 11-5B)。

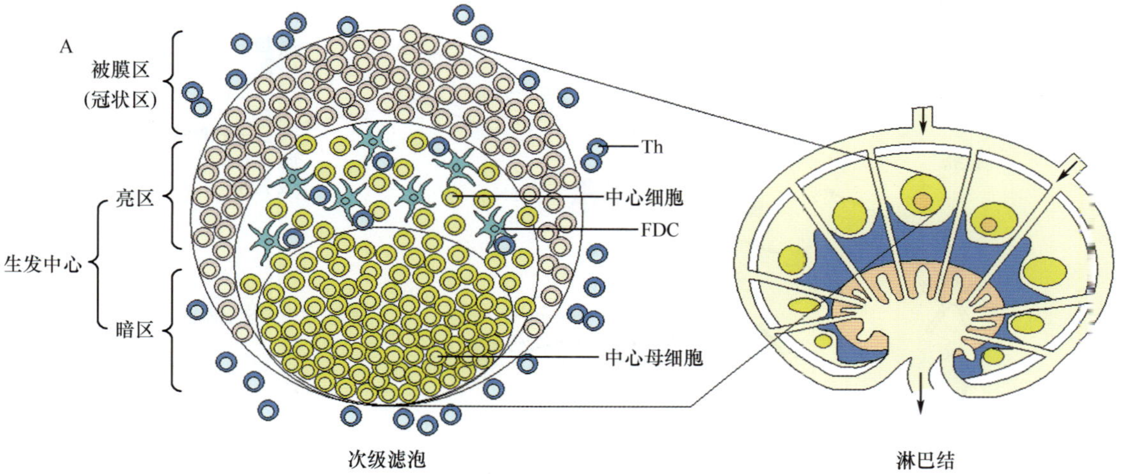

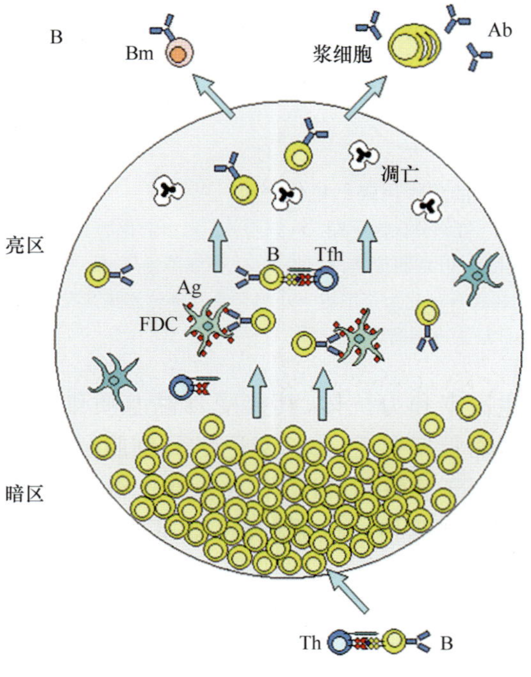

图 11-5　B 细胞在生发中心的分化成熟

A. 生发中心结构；暗区由紧密聚集、快速增殖的 B 细胞(中心母细胞)构成；亮区由较慢增殖的 B 细胞(中心细胞)、FDC 和 Tfh 细胞构成；静止 B 细胞在生发中心边缘组成冠状区，其外侧为 T 细胞所在的副皮质区。B. 经 Ag 激活的 B 细胞快速增殖→BCR 可变区发生体细胞高频突变→在亮区经 FDC 表面所滞留抗原的筛选→低亲和力 B 细胞凋亡；高亲和力 B 细胞继续分化→Tfh 细胞辅助 B 细胞发生类别转换→增殖分化为浆细胞和记忆 B 细胞

（1）**体细胞高频突变**（somatic hypermutation）：在 FDC 所滞留的抗原再次刺激下，BCR IgV 区基因发生高频突变（每次分裂约 50%B 细胞出现突变），此乃形成抗体多样性的主要机制之一。

（2）**Ig 亲和力成熟**（affinity maturation）：由于 IgV 区高频突变，导致子代 B 细胞 BCR 的特异性或亲和力发生改变。其中，极少数能与抗原高亲和力结合的 B 细胞继续增殖，其余 B 细胞克隆则发生凋亡而被清除。经抗原反复选择，仅表达高亲和力 BCR 的特异性 B 细胞克隆得以存活，并分化为产生高亲和力抗体的浆细胞和记忆 B 细胞。

（3）抗原**受体编辑**（receptor editing）：GC 内某些自身反应性 B 细胞可发生 Ig V(D)J 基因二次重排，使其 BCR 被修正为仅针对"非己"抗原。此机制有助于清除自身反应性 B 细胞，从而维持自身免疫耐受。

（4）抗体**类别转换**（class switch）：类别转换指抗体可变区不变（抗原特异性不变），但其重链类别发生改变，从 IgM 向其他类别或亚类 Ig 转换。在 GC 内，Tfh 细胞表面 CD40L 与 B 细胞表面 CD40 结合产生共刺激信号，同时 Tfh 细胞通过分泌 IL-21、IL-4 和低水平 IFN-γ，可促使 Ig C 区发生转录后拼接变化，导致类别转换。

影响抗体类别转换的因素为：①抗原种类和免疫途径，如蛋白抗原主要诱导 IgG 类转换，蠕虫等变应原主要诱导向 IgE 转换，口服抗原易诱导 IgA 产生，而皮内与皮下途径则易于产生 IgG；②微环境细胞因子，如 IL-4 促进向 IgE 和 IgG1 转换，IFN-γ 可促进向 IgG2a 和 IgG3 转换。

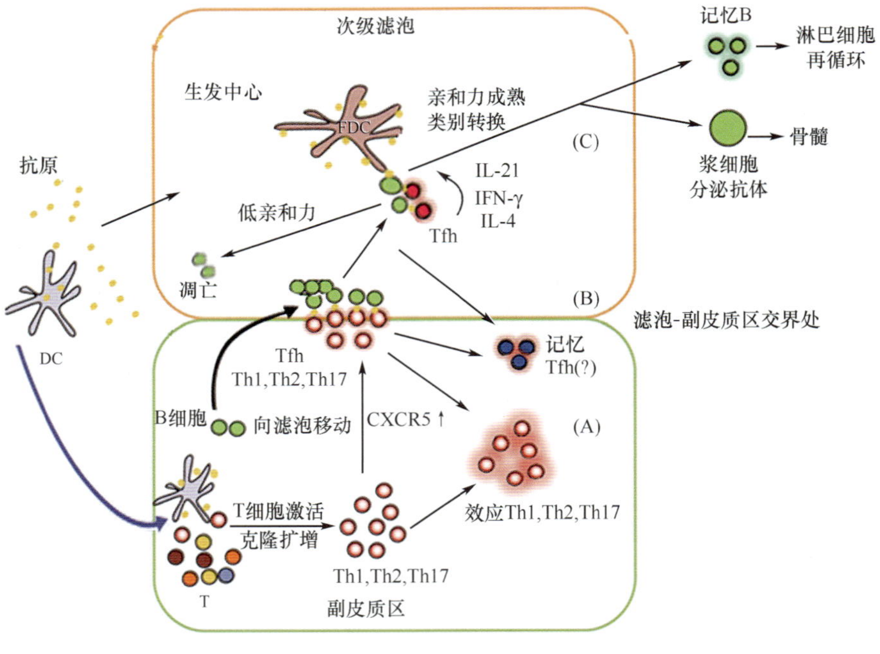

图 11-6 生发中心内 Tfh 细胞与 B 细胞相互作用辅助抗体产生

A. B 细胞和 Th 细胞在滤泡和副皮质区交界处相互作用→B 细胞初步活化；Th 细胞分化为早期 Tfh 细胞；B. 初步活化的 B 细胞进入滤泡→B 细胞增殖→形成生发中心；早期 Tfh 细胞进入滤泡→与 B 细胞相互作用→Tfh 细胞成熟→产生 IL-21 等细胞因子；C. 在 FDC 所滞留抗原刺激和 Tfh 辅助下→B 细胞经历体细胞高频突变、亲和力成熟与类别转换→分化为浆细胞→迁移至骨髓→分泌高亲和力抗体；小部分 B 细胞分化为长寿记忆 B 细胞→再循环

3. 生发中心成熟 B 细胞的转归 GC 内 B 细胞经历上述事件，主要增殖、分化为两类细胞：①浆细胞（约第二周），一部分由 GC 迁移至淋巴组织髓质或脾脏红髓并分泌抗体，其寿命较短，另一部分则迁移至骨髓，长期、持续性产生高亲和力抗体，其接受骨髓基质细胞生存信号而长期存活；②长寿记忆 B 细胞（约第三周），定居于脾脏和淋巴结，并分布于外周循环，一旦再次遭遇相同抗原刺激，即迅速启动再次抗体应答。

* **Tfh细胞与B细胞的相互作用**

机体针对TD抗原产生抗体的过程中，滤泡Th细胞（Tfh）是辅助B细胞应答的关键细胞亚群。在外周淋巴组织内，Tfh细胞和B细胞发生极为复杂的相互作用。按照相互作用发生的部位，可大致分为2个阶段（图11-6）：

（1）生发中心外：①淋巴结副皮质区内，提呈特异性pMHC的DC诱导初始T细胞分化为效应Th细胞（包括Th1/Th2/Th17细胞）→效应Th细胞与经同一抗原（不同表位）初步活化的B细胞相互作用→少量B细胞分化为浆细胞，迁移至髓质区，分泌IgM；②大部分B细胞进入淋巴滤泡，并在滤泡和副皮质区交界处与效应Th细胞相互作用→效应Th细胞内Blimp-1表达逐渐降低，Bcl-6、CXCR5、ICOS、PD-1表达逐渐上调，IFN-γ、IL-13、IL-17产生下降→分化为早期Tfh细胞。

（2）生发中心内：①在副皮质区被初步活化的B细胞大部分进入滤泡→增殖后形成生发中心（GC）；②表达CXCR5的早期Tfh细胞在相应趋化因子诱导下进入GC，早期Tfh细胞表面ICOS、CD40L分别与B细胞表面ICOSL和CD40结合→诱导分化为成熟Tfh细胞；③Tfh细胞分泌IL-21、IL-4或IFN-γ→辅助B细胞活化、增殖→促使Ig C区通过转录后拼接发生抗体类别转换；④B细胞经历Ig V区基因的体细胞高频突变→高亲和力结合FDC表面滞留抗原的B细胞选择性存活→Ig亲和力成熟；经历抗原受体编辑→最终分化为可产生高亲和力抗体的长寿记忆B细胞和浆细胞。

第二节　初次应答和再次应答产生抗体的特征

抗原初次进入机体所引发的应答称为**初次免疫应答**（primary immune response）。初次应答晚期，随着抗原异物被清除，多数效应T细胞和浆细胞死亡，同时抗体水平逐渐下降。部分T、B细胞分化为长寿的记忆性淋巴细胞，其表面TCR、BCR对同一抗原的亲和力显著增高。一旦遭遇相同抗原，记忆性淋巴细胞无需Th细胞辅助，即产生迅速、强烈、持久的特异性抗体应答，此即**再次免疫应答**（secondary response）。

（一）初次抗体应答的特征

初次应答产生抗体的过程可分为4个阶段：①潜伏期（lag phase），历时2～3周，受机体状况、抗原性质及其进入机体途径等因素影响，此期尚无抗体产生；②对数期（log phase），抗体水平呈指数增长；③平台期（plateu phase），抗体水平达到峰值并相对稳定，到达平台期所需时间、抗体水平和持续时间，依抗原不同而异；④下降期（decline phase），抗体被降解或与抗原结合而被清除，体内抗体水平逐渐下降（图11-7A）。

初次应答早期分泌IgM类抗体，后期由于B细胞在生发中心发生抗体类别转换而产生少量IgG，抗体总量及与抗原的亲和力均较低。

（二）再次抗体应答的特征

相同抗原再次进入机体，特异性记忆B细胞可迅速识别和产生应答。再次抗体应答具以下特征：

（1）对抗原的敏感性显著增高：记忆性B细胞BCR的亲和力增高，且上调MHC Ⅱ类分子和共刺激分子，使之能有效地竞争性结合低剂量抗原。

（2）应答速度快：效应性记忆B细胞（Bem）表型更类似于效应性B细胞，故发生效应速度快，潜伏期明显缩短，抗体水平可迅速到达平台期。

（3）应答强度高：静止的特异性B细胞克隆频率为$1/10^5 \sim 1/10^4$，而特异性记忆B细胞克隆频率为$1/10^3 \sim 1/10^2$，同时增殖速度提高，其平台期抗体水平比初次应答高10倍以上，且持续时间长，可达3个月以上。

（4）主要产生IgG类抗体：记忆性B细胞已经历抗体类别转换，故再次应答仅在初期产生少量IgM，其后主要产生大量IgG（以及一定量IgA或IgE）。

（5）抗体亲和力高：再次应答中，仅表达高亲和力BCR的记忆B细胞才能与已存在的抗体有效竞争抗原，并再次经历Ig V区基因的体细胞高频突变，从而进一步提高BCR亲和力。因此，随抗原刺激次数增加，仅高亲和力BCR才能有效结合抗原，并启动再次抗体应答，从而导致抗体亲和力进行性递增。（图11-7B）

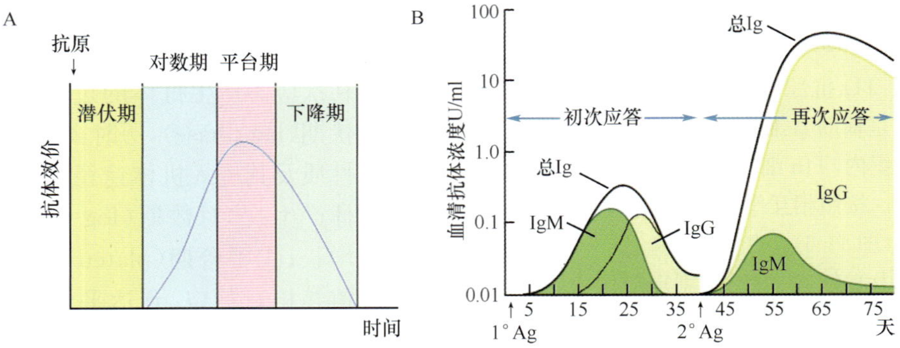

图 11-7 初次免疫应答和再次应答产生抗体的特征

A. 初次应答抗体产生的时相变化；B. 初次应答以产生 IgM（绿色）为主，亲和力低；对相同抗原再次应答，产生抗体的潜伏期短，以 IgG（黄色）为主，抗体总量及其亲和力呈指数级增高

第三节 B 细胞对 TI 抗原的应答

细菌某些非蛋白组分（如多糖、脂多糖等）可直接激活静止的 B 细胞，而无需 Th 细胞辅助，被称为 TI 抗原。TI 抗原主要激活 B-1 细胞产生应答，仅产生 IgM 抗体，且无免疫记忆。根据 TI 抗原激活 B 细胞的方式不同，可分为 TI-1、TI-2 抗原。

（一）B 细胞对 TI-1 抗原的应答

TI-1 抗原指具有丝裂原性质的多克隆激活剂，亦称 B 细胞丝裂原（包括革兰阴性菌 LPS 和革兰阳性菌磷壁酸等），可直接诱导 B 细胞增殖，其作用机制为：

（1）高剂量 TI-1：其可与丝裂原受体结合，非特异性激活多克隆 B 细胞。例如：LPS 可与 LPS 结合蛋白结合，继而与 B 细胞表面 CD14 结合，启动 TLR4 信号转导通路，诱导多克隆 B 细胞活化。

（2）低剂量 TI-1 抗原：其仅激活表达特异性 BCR 的 B 细胞，分泌特异性抗体（图 11-8）。在针对同一细菌的 TD 抗原产生免疫应答前，针对低浓度 TI-1 抗原的特异性 B-1 细胞即被活化，迅速产生特异性抗体，从而在感染初期抵御胞外病原体中发挥重要作用。但是，TI-1 抗原应答不能诱导抗体亲和力成熟和记忆 B 细胞产生。

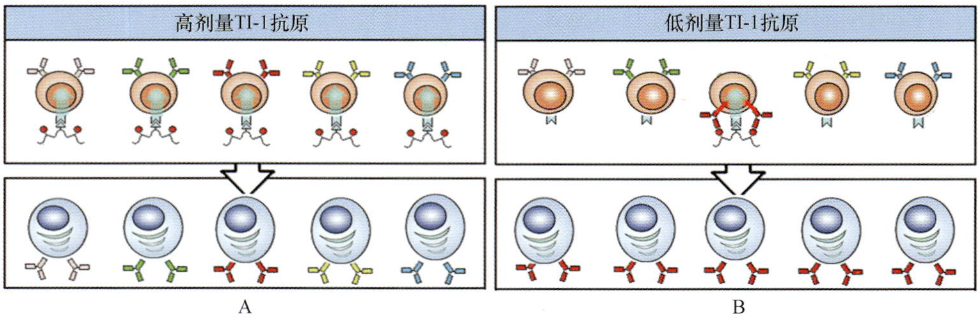

图 11-8 B 细胞对 TI-1 抗原的识别和应答

A. 高剂量 TI-1 抗原→激活多克隆 B 细胞→非特异性应答→产生多样性抗体；B. 低剂量 TI-1 抗原→仅被抗原特异性 B 细胞竞争性结合→诱导 TI-1 抗原特异性应答

（二）B 细胞对 TI-2 抗原的应答

TI-2 抗原多为细菌等来源的多糖和多聚化合物（包括肺炎链球菌多糖、沙门菌多聚鞭毛、右旋糖苷、半抗原交联的聚蔗糖、细菌荚膜多糖等），其含高密度重复性表位，可与抗原特异性 B 细胞 BCR 广泛交联，并诱导产生 IgM 类抗体。TI-2 抗原同时含 PAMP，可通过与 PRR 结合而激活巨噬细胞或 DC，后者分泌 BAFF 等细胞因子，促进抗体类别转换，产生 IgG（图 11-9）。TI-2 抗原仅激活成熟 B 细胞，故婴幼儿通常缺乏应答。

许多常见胞外细菌包被荚膜多糖，可抵御吞噬细胞吞噬和杀伤。机体针对 TI-2 抗原快速应答所产生的抗体可调理吞噬杀菌,有利于抗原提呈和激活特异性 T 细胞。

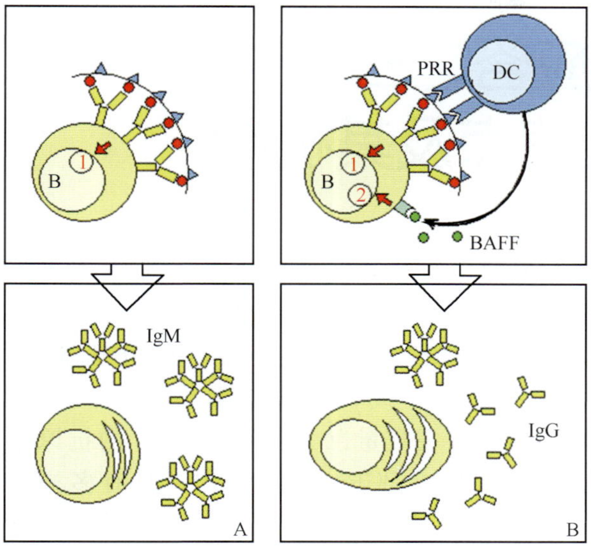

图 11-9 B 细胞对 TI-2 抗原的识别和应答

A. TI-2 抗原含重复单一表位→与 BCR 交联→诱生 IgM;B. TI-2 抗原含 PAMP→可能通过与 DC 表面 PRR 作用→激活 DC→分泌 BAFF 等细胞因子→与 B 细胞表面受体作用→诱导 Ig 类别转换→分泌 IgG

*** 对 TI 抗原的新认识**

(1) TI-1 抗原:此类抗原实际上即是细菌来源的 PAMP,其主要通过模式识别机制(启动 TLR4 等相关的信号转导)激活 B 细胞。

(2) TI-2 抗原:经典理论认为此类抗原不能诱导抗体类别转换和免疫记忆。近期发现,TI-2 抗原也含 PAMP 组分,可通过激活 DC 而向 B 细胞提供共刺激信号和细胞因子,从而诱导抗体类别转换和免疫记忆。

*** 对 B 细胞亚群的新认识**

(1) 参与适应性免疫的 B 细胞亚群:包括滤泡 B 细胞(FOB)、调节性 B 细胞(Breg 或称 B10)、滤泡边缘 B 细胞(MZB)、B-1b 细胞。MZB 细胞和定居于胸腹腔的 B-1b 细胞可在不同组织部位识别黏膜和血液来源 TI 抗原(多属 TI-2 抗原),主要产生抗 TI 抗原的 IgM 类抗体,参与适应性免疫。

(2) 参与固有免疫的 B 细胞亚群:即 B-1a 细胞,定居于胸腹腔,表达 CD5,可交叉识别共生菌来源的抗原或病原体来源 PAMP(多属 TI-1 抗原),持续产生多反应性天然抗体,发挥固有免疫第一道防线的作用。

第四节 B 细胞应答的效应

B 细胞应答的效应分子主要为特异性抗体,后者发挥中和毒素、调理、激活补体、ADCC 及(IgA)阻止抗原入侵局部黏膜细胞等作用(见第三章)。特异性抗体介导的体液免疫主要参与清除胞外感染病原体。

小　结

机体针对 TD 抗原产生体液免疫应答涉及 B 细胞和 Th 细胞间复杂的相互作用,其过程与机制为:①B 细胞 BCR 直接识别抗原 B 细胞表位,由 Igα/Igβ 传递活化信号(第一信号),BCR 共受体复合物也协同提供第一信号,使 B 细胞获得早期活化;②DC 摄取、处理同一抗原的 T 细胞表位,在外周淋巴组织副皮质区向初始 T 细胞提呈抗原,使之分化为效应 Th 细胞;③效应 Th 细胞在滤泡与副皮质区交界处与早期活化 B 细胞相互作用,分化为早期 Tfh 细胞;④在副皮质区初步激活的大部分 B 细胞进入滤泡,通过增殖而形成生发中心(GC);⑤早期 Tfh 细胞进入生发中心,通过与 B 细胞相互作用而分化为成熟的 Tfh 细胞,通过分泌 IL-21 和 IL-4 等,辅助 B 细胞活化、增殖和分化;⑥B 细胞经历体细胞高频突变而发生 Ig 亲和力成熟;经历抗原受体编辑而维持免疫耐受;经历 Ig C 区转录后拼接变化,发生抗体类别转换;在 FDC 滞留抗原的持续刺激下,分化为长寿记忆 B 细胞。

针对 TI 抗原的 B 细胞应答无需 Th 细胞辅助,主要产生 IgM,仅发生有限的抗体类别转换;无抗体亲和力成熟。

B 细胞初次接触抗原产生抗体水平较低,主要为 IgM;再次应答的特点为:潜伏期短;产生抗体(主要为 IgG)水平高,持续时间长,抗体亲和力强。

(徐　薇　熊思东)

第十二章　免疫应答之三：适应性免疫应答的特点及其机制

适应性（特异性）免疫应答是机体针对特定抗原所产生的应答，为个体所特有，不可遗传。适应性免疫应答具有特异性（specificity）、获得性（adaptiveness）、排他性（discrimination）、多样性（diversity）、记忆性（memory）、转移性（transferability）和耐受性（immunotolerance）等特点，其中以特异性、记忆性和耐受性最为重要。

TCR 和 BCR（Ig）多样性是适应性免疫应答特异性的基础。多样性来源于胚系基因进行的 V（D）J 基因重排，基于重排时组合多样性、连接多样性与 B 细胞发生体细胞高频突变等机制，形成多样性 TCR、BCR（Ig）。Tm 和 Bm 来源于活化的特异性淋巴细胞，是免疫记忆性的细胞基础，免疫记忆是预防性疫苗接种的理论依据。免疫耐受即抗原特异性免疫无应答，耐受的发生取决于抗原性质和机体免疫成熟状态，建立和打破免疫耐受的策略已应用于临床治疗超敏反应性疾病和慢性感染性疾病等。

第一节　免疫应答的特异性

适应性免疫应答是由抗原所驱动、多种免疫细胞和免疫分子共同参与、受 MHC 限制的复杂过程。适应性免疫的“特异性”具有双重含义：①由特异性抗原刺激而启动；②应答产物仅识别和结合该特异性抗原。

特异性贯穿于适应性免疫应答全过程，表现为：①经 APC 处理的特异性抗原肽与特定 MHC 等位基因产物结合为复合物并表达于 APC 表面，其被 TCR 特异性识别（或 B 细胞表位直接被 BCR 特异性识别）而启动活化信号；②活化的抗原特异性 T 细胞或 B 细胞发生单克隆扩增，产生特异性抗体和（或）特异性致敏淋巴细胞；③特异性抗体仅与特异性抗原结合并发生反应，特异性效应 CTL 仅杀伤表达特异性抗原的靶细胞。

免疫应答特异性的本质是 T、B 细胞表面 TCR、BCR 对抗原肽的特异性识别，故 TCR 和 BCR 是适应性免疫应答特异性的分子基础。由于一种 TCR 或 BCR 仅识别一种抗原表位，而自然界存在数量巨大、特异性各异的抗原表位，故 TCR 或 BCR（Ig）在结构上具有**多样性**（diversity）。多样性是保证机体对多种多样抗原表位进行分子识别并产生特异性应答的关键。

（一）BCR、TCR 多样性及其分子基础

1. BCR 胚系基因结构　BCR 即 B 细胞膜表面免疫球蛋白（mIg）。如同抗体分子，mIg 由 2 条相同重链和 2 条相同轻链组成。Ig 轻链和重链基因定位于不同染色体，其 V 区和 C 区分别由多个不连续基因片段所编码（表 12-1）：V 基因片段（variable gene segment）和 J 基因片段（joining segment）编码轻链可变区；V 基因片段、D 基因片段（diversity segment）和 J 基因片段编码重链可变区；C 基因片段（constant gene segment）编码轻链和重链恒定区。V、D、J、C 基因群各含多个片段，其中 V 基因片段数量最多（图 12-1）。

表 12-1　人免疫球蛋白基因的染色体定位

肽链	所在染色体	基因片段及排列
λ	22q11.2	Vn—(J—C)n
κ	2 p11—12	Vn—Jn—C
H	14q32.3	Vn—Dn—Jn—Cn

每一个 IgL 链或 H 链基因分别由 V、（D）、J、C 基因片段群中各选择一个基因片段组合而成。由于 V、D、J、C 基因片段具有多数量性、选择随机性和排列组合多样性，使 Ig/BCR 群体数目高达 10^{11} 以上，构成 BCR/ Ig 多样性。

2. TCR 胚系基因结构　TCR 包括 TCRαβ 和 TCRγδ，分别由 α、β 和 γ、δ 链组成。因此，

TCR相关基因群有4组，分别位于相同或不同染色体（表12-2）。TCR每一肽链由V区和C区组成，V、(D)、J基因编码TCR的抗原结合区，其基因片段数目最多。同理，由于V、D、J、C基因片段具有多数量性、选择随机性和排列组合多样性，使TCR群体数目高达10^{15}～10^{18}，构成TCR多样性（图12-2）。

表12-2　人TCR的染色体定位

肽链	染色体定位	基因片段及排列
α	14q11	Vn—Jn—Cn
β	7q32	Vn—(D—J—C)n
γ	7p15	Vn—(Jn—C)n
δ	14q11	Vn—Dn—Jn—Cn

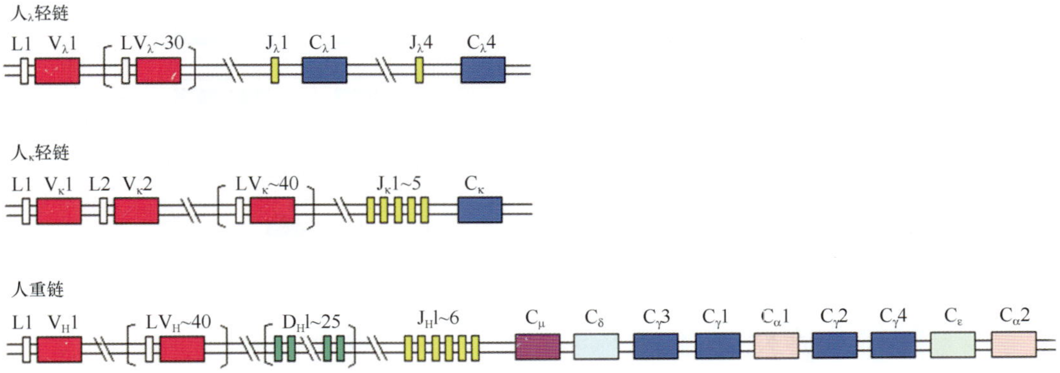

图12-1　免疫球蛋白重链和轻链胚系基因结构示意图

人重链可变区基因由V、D、J基因片段组成。功能性V_H基因片段约40个，编码重链可变区CDR1和CDR2；D_H基因片段位于V_H和J_H基因簇之间，约25个，编码大部分CDR3；J_H基因位于D_H下游，有6个为功能性片段，编码部分CDR3和FR4。人重链恒定区基因(C_H)由多个外显子组成，排列顺序为5'-Cμ-Cδ-Cγ3-Cγ1-Cα1-Cγ2-Cγ4-Cε-Cα-3'，每个外显子编码一个结构域，但铰链区由单独的外显子编码。人轻链基因分为λ和κ基因，功能性$V_λ$基因片段约30个，其后是4个$J_λ$-$C_λ$；$V_κ$基因片段约40个，其后是5个功能性$J_κ$和1个$C_κ$

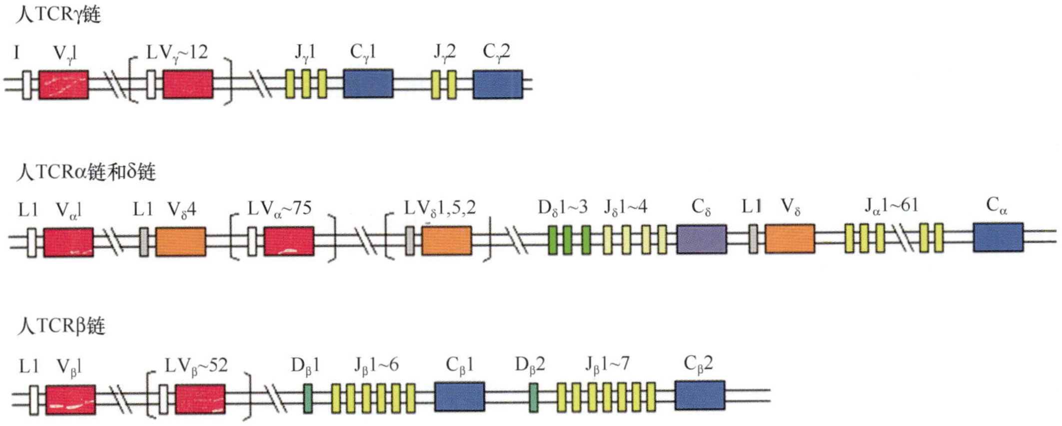

图12-2　TCR胚系基因结构示意图

TCRβ、δ链基因相当于Ig重链基因，由V、D、J、C基因组成；α、γ链基因相当于Ig轻链基因，由V、J、C基因组成。TCR的V、D、J、C基因也分别包括数量不等的多个基因片段，而每一个TCRα、β链或γ、δ链基因均分别由其V、D、J、C基因片段群中各选择一个基因片段而组成

（二）BCR、TCR基因重排

1. BCR(Ig)基因重排　由于Ig基因片段成簇存在，编码完整的功能性Ig肽链有赖于**基因重排**(gene rearrangement)（图12-3）。仅胚系B细胞可进行基因重排：首先是编码重链的V-D-J-C基因重排；而后编码轻链的V-J-C基因重排。

2. TCR基因重排　TCR基因重排分别涉及β(δ)链基因和α(γ)链基因。人TCRα链基因包括70～80个Vα基因簇、61个Jα基因簇和1个Cα基因。Cα基因4个外显子分别编码α链C区、胞外区、跨膜区和3'非翻译区。人TCRβ链基因包括52个Vβ基因簇、两组(Dβ-Jβ6/7-Cβ)基因簇。Cβ基因也编码β链C区、胞外区、跨膜

区和3’非翻译区。TCR以与Ig类似的方式进行基因重排，先后进行β链VDJ基因重排和α链VJ基因重排，各自与C片段连接后形成功能性TCRα和TCRβ基因。转录翻译后形成α链和β链，再通过随机组合而产生多样性TCRαβ（图12-4）。

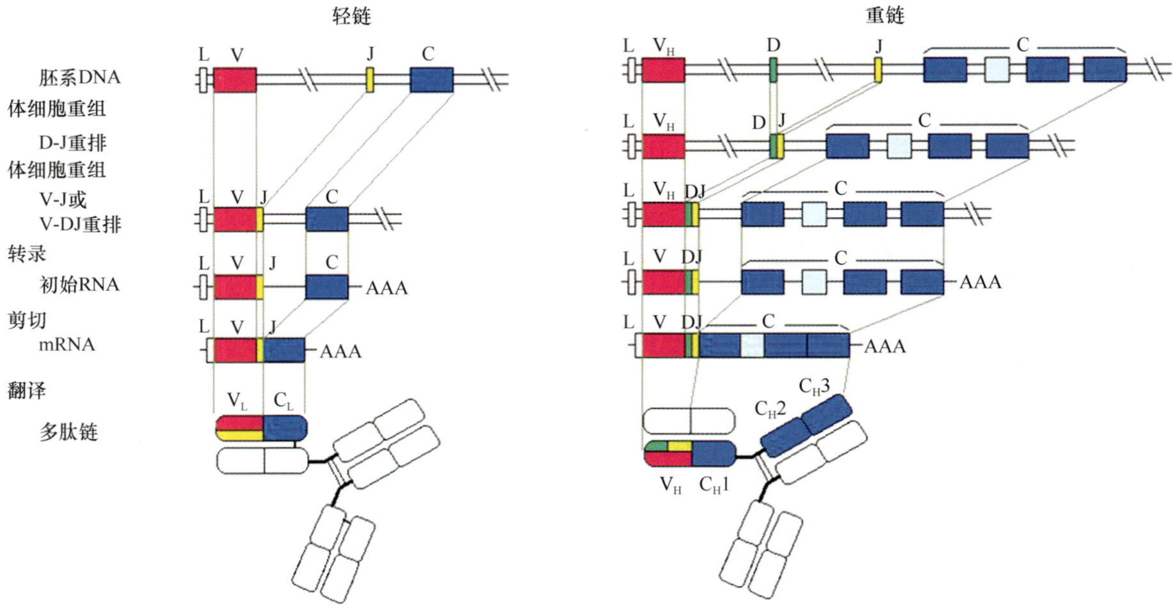

图12-3 Ig基因重排示意图

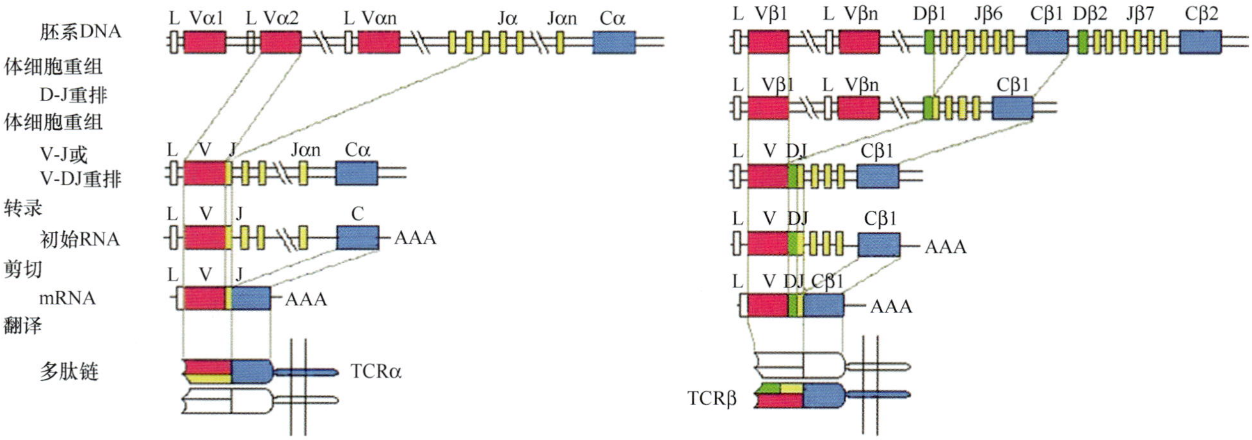

图12-4 TCR基因重排示意图

（三）BCR、TCR多样性的产生机制

BCR多样性的产生主要涉及如下机制（表12-3）：①多基因片段；②组合多样性（combinatorial joining），乃众多V、D、J、C基因片段排列组合的结果；③连接多样性（junctional flexibility），产生于V-D-J重排过程，由V-D-J重排时所出现的不同连接点所致，也可在同一连接点上发生核苷酸缺失（deletion）、插入（insertion）和倒转（inversion）；④体细胞高频突变（somatic hypermutation），指抗体产生后期，经抗原再次刺激和Tfh细胞辅助，滤泡生发中心内B细胞已重排基因的若干核苷酸发生高频率替换突变。

基于上述机制，据推算：V区基因组合数达1.9×10^6；连接多样性达3×10^7；Ig多样化总计约5×10^{13}。

表12-3 人Ig多样性产生的机制

多样性机制	H	λ	κ
多胚系基因数（功能性）			
V	40	30	40
D	25	0	0
J	6	4	5

续表

多样性机制	H	λ	κ
V 区组合多样性	6×10^{3}	1.2×10^{2}	2×10^{2}
N,P-核苷酸插入	2	50%连接部位	
V 区多样性	1.2×10^{24}	1.6×10^{2}	
V 区总多样性		1.9×10^{6}	
连接多样性		3×10^{7}	
总多样性		5×10^{13}	

与 BCR 类似，TCR 多样性的机制也涉及组合多样性、连接多样性，但缺乏体细胞高频突变。δ 链可发生 V-D-J 基因重排，其 D 基因两侧 N 序列插入所致连接多样性高达 10^{11}。此外，TCRβ、δ 链可变区 V-J 基因重排及 α 链和 β 链（或 γ 链和 δ 链）随机组合，可进一步增加 TCR 多样性（表 12-4）。据推算：TCRβ、α 链 V 区基因组合数达 1.1×10^{7}；连接多样性达 2×10^{11}；多样性总计达 2×10^{18}。

表 12-4　人 TCR 多样性产生机制

多样性机制	α	β
多胚系基因数		
V	70	52
D	0	2
J	61	13
组合多样性	4.3×10^{3}	1.4×10^{3}
N-、P-核苷酸插入	1	2
V 区多样性	4.3×10^{3}	2.7×10^{3}
V 区总多样性	1.1×10^{7}	
连接多样性	2×10^{11}	
总多样性	2×10^{18}	

*** TCR/BCR 多样性的产生、进化及生物学意义**

免疫系统（尤其 TCR/BCR 多样性）的进化已经历漫长岁月：①无脊椎的脊索动物仅由白细胞执行类似淋巴细胞的功能，而无 TCR、BCR、RAG、AID 和 MHC 分子，即不具备多样性的基因基础；②七腮鳗、八目鳗等无颌类动物已进化出淋巴细胞、AID，以及类似于 TCR、Ig 的 VLR（多变淋巴细胞受体，variable lymphocyte receptors）A、B 基因，虽无重组转位酶，但具有多样性；③无颌类动物紫海胆首先被发现 Rag1/Rag2 样基因，由于 RAG 重组转位酶的进化，使外源基因得以插入宿主靶基因并介导 DNA 断裂、重组，Ig 基因在 DNA 水平实现多样性重排，所产生 Ig 蛋白具有多样性；④至 500 万年前，有颌类动物（如软骨鱼）已具备完整适应性免疫系统，包括淋巴细胞、TCR、BCR、基因重排所必需的重组转位酶-RAG[重组激活基因（recombination activating gene）所编码]、抗体类别转换所需酶-AID（激活诱导的胞苷脱氨酶，activation-induced cytidine deaminase）及 MHC 分子，从而形成 TCR/BCR 多样性，并具备对外界众多抗原产生免疫应答的能力；⑤哺乳动物则具备最为复杂和完全的多样性免疫系统和机制。（图 12-5）

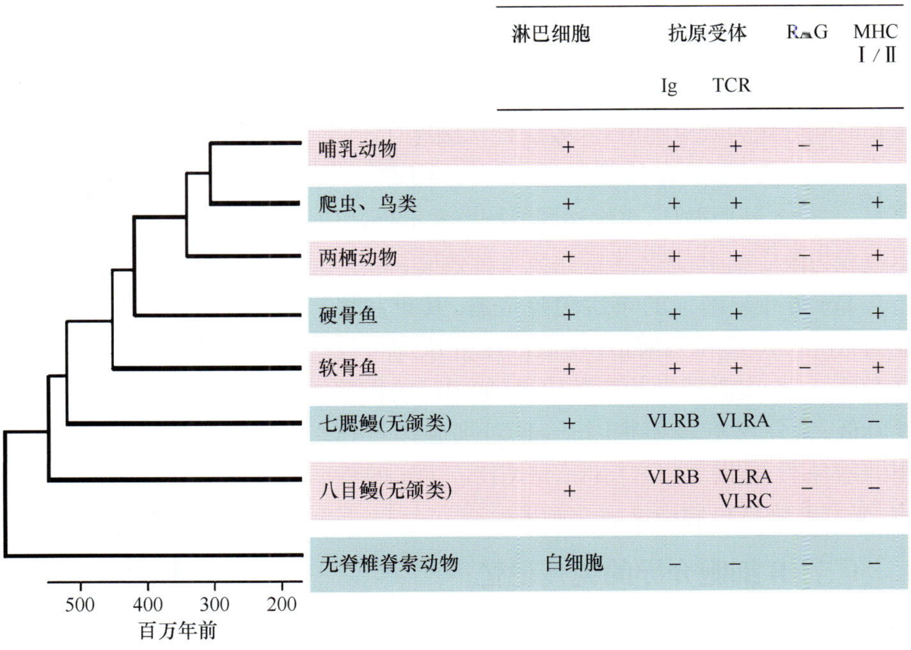

图 12-5　TCR/BCR 多样性的产生与进化

脊索动物门包括脊椎动物和原索动物（无脊椎脊索动物）；脊椎动物分为无颌类和有颌类动物；有颌类动物分为鱼类（软骨鱼、硬骨鱼）、两栖类、爬行类、鸟类和哺乳类动物。完整的、具有多样性的免疫系统从有颌类开始进化完全，包括淋巴细胞、淋巴细胞抗原受体（TCR、BCR）和基因重排所需转位酶如 RAG。无颌类的七腮鳗和八目鳗（盲鳗）开始出现 TCR、Ig 样基因

第二节 免疫应答的记忆性

免疫**记忆性**(memory)指机体对特异性抗原产生初次应答后，所接受的活化信息和产生的效应信息可存留于机体免疫系统；一旦该抗原第二次进入机体，则存留的活化和效应信息被迅速调动，触发比初次应答更为迅速、强烈、持久的特异性免疫应答。这些存留的信息即免疫记忆性的物质基础，其包括：增强的抗原提呈能力；经抗原初次刺激后亲和力增强的特异性TCR与BCR；极少量处于静止态的记忆性T、B细胞等。抗原特异性记忆性T、B细胞是免疫记忆性的细胞学基础，记忆细胞再次遭遇同一抗原刺激，可迅速、积极地发挥免疫效应，有效清除入侵的病原体。免疫系统的记忆特性对机体抵御病原体多次侵袭至关重要，也是预防接种的免疫学基础。

(一) T细胞介导的免疫记忆

T细胞介导的免疫记忆具有长效性。**记忆性T细胞**(memory T cell，Tm)来源尚不清楚，其分化机制可能为：①处于高峰期的效应T细胞中，约10%随机分化为Tm；②高峰期效应T细胞经不对称分裂而分化为两群，即注定死亡的效应T细胞和高表达Bcl-2的记忆性Tm。Tm细胞表型特征为$CD45RO^{+}$，而初始T细胞为$CD45RA^{+}$。按照定居部位和发挥效应的不同，Tm可分为两群：①**中枢记忆细胞**(central memory T，Tcm)，其表型为$CD44^{+}CD62L^{high}CCR7^{high}$，定居于外周淋巴器官T细胞区，参与维持免疫记忆，再次抗原刺激需要较长时间分化为效应细胞；②**效应记忆细胞**(effector memory T，Tem)，其表型为$CD44^{+}CD62L^{low}CCR7^{-}$，进入外周循环，再次被同一抗原激活后，可迅速成为效应细胞，进入炎症组织发挥效应。

Tm可介导增强的再次免疫应答，其机制可能为：①TCR亲和力增强，较低浓度抗原即可使之激活；②再次激活对共刺激信号(如B7)的依赖性降低；③分泌更多细胞因子，且对细胞因子作用的敏感性增强。$CD4^{+}$ Tm与$CD8^{+}$ Tm的性质、亚群和维持机制尚未完全阐明。

(二) B细胞介导的免疫记忆

B细胞所介导免疫记忆即抗体的再次应答，后者在反应时相、产生抗体类型及抗体效价等方面均有别于初次应答(详见第十一章)。参与再次应答的抗原特异性**记忆性B细胞**(memory B cell，Bm)具有如下特征：①经抗原再次刺激后数量可增长10～100倍，所产生抗体的亲和力显著增高，并发生抗体类别转换；②表达膜型IgG、IgA或IgE及MHC Ⅱ类分子水平显著增高；③抗原提呈能力强，在较低浓度抗原刺激下即可激活Th细胞，并接受Th细胞辅助。B细胞免疫记忆有利于机体抵御致病微生物再次侵袭，并成为接种疫苗防治传染性疾病的理论基础。

Bm细胞产生与维持均有赖于抗原存在。抗原初次激活的少量B细胞在淋巴组织滤泡外分化为分泌抗体的短寿浆细胞，大部分B细胞则迁徙至滤泡，成为生发中心B细胞。在生发中心，经滞留于滤泡树突状细胞(FDC)表面的抗原-抗体复合物再次刺激，B细胞发生体细胞高频突变及类别转换，产生分泌高亲和力抗体的浆细胞，此时B细胞应答达到顶峰，且B细胞已分化为两类：①小部分B细胞分化为Bm，进入淋巴细胞再循环；②IgM/IgG/IgA/IgE^{+}浆细胞中某些亚群进入骨髓，可长期存活并产生抗体，其他浆细胞进入淋巴结髓质或脾脏红髓，逐渐发生凋亡而被清除。

*** 免疫记忆细胞来源、分化、类别及作用机制**

记忆性淋巴细胞分化和维持是维持免疫记忆的细胞学基础。有关Tm、Bm来源、分化、亚群及其作用机制，迄今尚未完全阐明。按照Tm定居部位和效应，可分为Tcm和Tem两个亚群。此外，Tem还表达$T\text{-}bet^{high}$，故具有Th1细胞样特征，再次抗原激活后可迅速分泌IFN-γ。对$CD8^{+}$ Tm的研究发现，IL-15及$miR150^{high}/miR155^{low}$轴可促进Tcm分化和维持；IL-2和$miR150^{low}/miR146^{low}$轴可促进Tem分化和维持。Tm诱导和维持与多种细胞因子和转录因子表达相关(如IL-7、Bcl-2、IL-15、CD27和OX40等)。Tm细胞存活时间约是个体寿命的1/10(小鼠约50～100天；人约为10年)。

另外发现：不仅TD抗原激活的B细胞可产生记忆，TI抗原激活的B细胞也可能产生免疫记忆(约维持3个月)。TD抗原激活记忆B细胞，与抗原交联BCR的强度及T细胞辅助作用相关；TI抗原激活记忆B细胞，与多糖所致BCR强烈交联及PAMP-PRR信号转导相关(图12-6)。另外，Bm的维持与多种抗凋亡家族分子(如Bcl-2家族成员Bcl-2、A1、Mcl-1、$Bcl\text{-}X_L$等)表达相关。

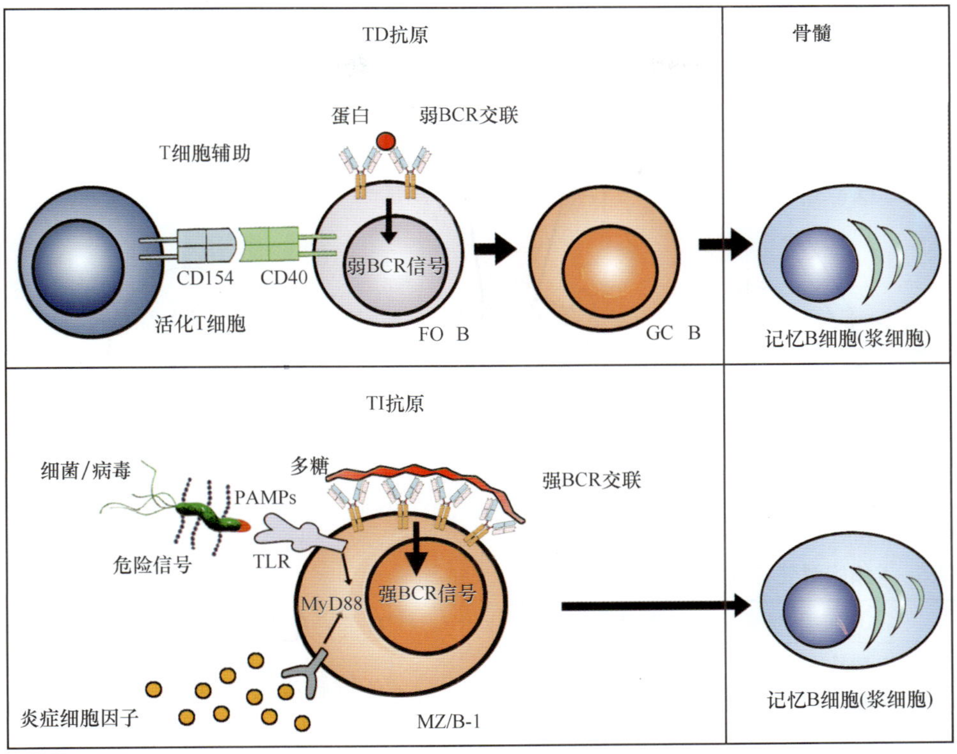

图 12-6　TD 抗原和 TI 抗原诱导记忆 B(浆)细胞的可能机制

第三节　免疫应答的耐受性

免疫系统理论上可对所有抗原物质产生应答，但实际上仅对“非己”抗原产生较强应答，而对自身抗原一般不产生应答。Owen 于 1945 年首先发现天然免疫耐受现象(图 12-7)，即异卵双生小牛形成嵌合体，彼此可接受对方皮肤移植物而不发生排斥反应。由此提示，胚胎期接触同种异型抗原可致免疫耐受。为进一步探讨上述现象的本质，Medawar 等开展了人工免疫耐受的实验研究，证实处于发育阶段的免疫细胞若接触抗原可诱导免疫耐受(图 12-8)。其后，Burnet 等提出克隆清除学说(clonal deletion theory)阐述免疫耐受的机制：胚胎期个体免疫系统尚未发育成熟，抗原异物刺激导致相应抗原特异性免疫细胞克隆被清除，从而出生后对特异性抗原不能产生免疫应答。因此，免疫耐受可视为一种特殊形式的免疫应答，其由特异性抗原刺激免疫系统而产生，也具有抗原特异性、获得性、记忆性等特点。若将抗原刺激机体产生特异性抗体和致敏淋巴细胞称为正应答，则免疫耐受即为负应答。

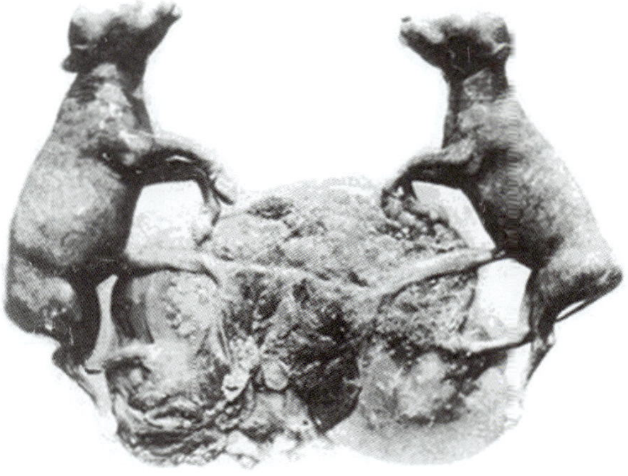

图 12-7　异卵双生小牛嵌合现象(天然免疫耐受)

(一) 免疫耐受的概念及特性

免疫耐受(immunotolerance)指机体免疫系统接触抗原后所表现的特异性免疫无应答或低应答现象。免疫耐受可天然形成，如机体对自身组织抗原的耐受；也可为后天获得，如人工注射某种抗原后诱导的获得性耐受。诱导耐受形成的抗原称为**耐受原**(tolerogen)。同一抗原物质在不同情况下可分别发挥耐受原或免疫原的作用，主要取决于抗原理化性状、剂量、免疫途径和被免疫个体的遗传背景等因素。

由耐受原诱导的免疫耐受可分为T细胞免疫耐受和B细胞免疫耐受，其各具不同特点（表12-5）。机体同时出现T、B细胞耐受，称为完全耐受（complete immunotolerance）；仅出现T细胞或B细胞耐受，称为不完全耐受（partial immunotolerance）或耐受分离（immunotolerance split）。

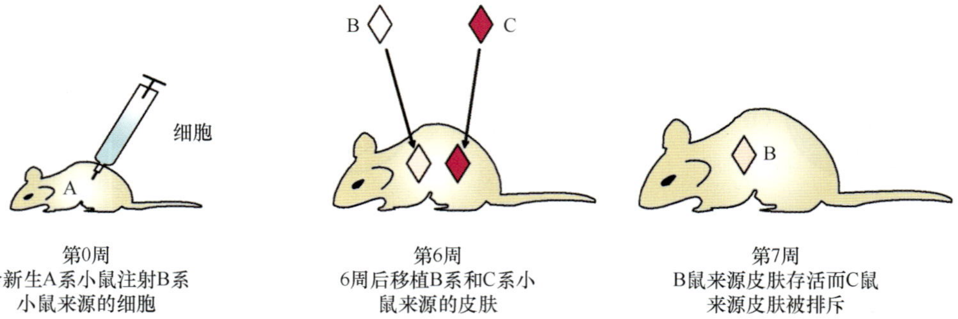

图12-8 人工免疫耐受实验（Medawar）

表12-5 T细胞耐受与B细胞耐受

		T细胞耐受	B细胞耐受
耐受形成		较易	较难
耐受诱导期		较短（1～2天）	较长（约70天）
耐受维持时间		较长（～150天）	较短（～50天）
诱导抗原种类		TD抗原	TD和TI抗原
TD抗原	高剂量	可耐受	可耐受
	低剂量	可耐受	不耐受
TI抗原	高剂量	不耐受	可耐受
	低剂量	不耐受	不耐受
主要耐受机制	中枢	克隆清除	克隆流产、克隆清除、受体编辑及失能
	外周	缺乏共刺激分子致克隆失能	抑制SIgM表达致克隆失能

免疫耐受具有抗原特异性，机体仅对特定抗原无应答或低应答，但对其他无关抗原仍保持正常应答能力。因此，免疫耐受有别于免疫抑制或免疫缺陷所致的非特异性免疫抑制或无反应（表12-6）。

表12-6 免疫耐受与免疫抑制的区别

	免疫耐受	免疫抑制
直接原因	特异性免疫细胞被排除或不能被活化	免疫细胞发育缺损或增殖分化障碍
发生机制	免疫系统未成熟、免疫力减弱、抗原性状改变	先天免疫缺损，应用X-射线、免疫抑制药物、抗淋巴细胞抗体等
特异性	针对特异抗原	无

（二）免疫耐受诱导条件和形成机制

免疫耐受发生取决于抗原与机体两方面因素，其机制尚未完全阐明，可能涉及克隆清除、克隆禁忌、抑制细胞和独特型网络调节等。

1. 免疫耐受诱导条件

（1）抗原因素：免疫耐受为抗原特异性，故抗原是诱导耐受的重要因素。

1）抗原性质：与机体遗传背景接近或分子量小、结构简单的抗原，易诱发免疫耐受。颗粒性大分子蛋白易被APC摄取、处理和有效提呈，为良好免疫原。可溶性小分子抗原易成为耐受原。

2）抗原剂量：适量抗原免疫机体易诱导正应答，而过低或过高剂量抗原刺激均可能诱导免疫耐受：低剂量可诱导T细胞**低带耐受**（low zone tolerance），高剂量诱导T、B细胞**高带耐受**（high zone tolerance）（图12-9）。致耐受所需抗原剂量因抗原种类、动物种属及年龄等而异：TI抗原可诱导B细胞高带耐受；低、高剂量TD抗原均易诱导耐受。

3）抗原的免疫途径：经口服和静脉注射的抗原通常易诱导免疫耐受；皮下及肌内注射易诱导免疫应答。（见第十四章）

4）与抗原相关的其他因素：抗原辅以佐剂易诱导免疫应答，而单独免疫原刺激易致耐受；体内长期存在低剂量抗原易诱导免疫耐受。

（2）机体因素：机体免疫功能状态、免疫系统发育成熟程度、遗传背景等在很大程度上影响免疫耐受形成。胚胎期或新生儿期个体免疫系统未成熟，易形成免疫耐受；免疫功能成熟的成年个体则不易致耐受。啮齿类动物（大鼠、小鼠）在各时期均易诱导耐受，而兔、猴及有蹄类动物一般在胚胎期才能诱导免疫耐受。单独应用抗原难以诱导健康成年个体产生耐受；联合应用放射线照射、抗淋巴细胞抗体等免疫抑制手段或免疫抑制剂，可破坏已成熟的淋巴系统，造成类似新生期免疫不成熟状态，使诱导免疫耐受成为可能。

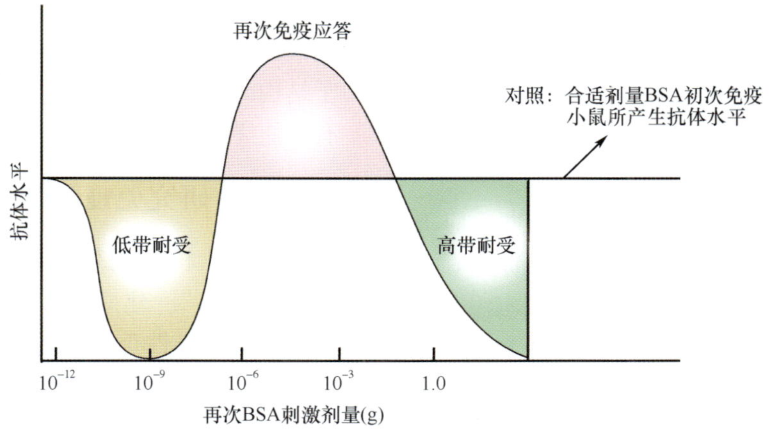

图 12-9　不同剂量抗原诱导免疫耐受

2. 免疫耐受形成机制

（1）中枢免疫耐受

1）**克隆清除**（clonal deletion）：该理论由Burnet于1957年提出，其要点为：胚胎期和新生期个体淋巴细胞尚未发育成熟，此时接触抗原，相应特异性淋巴细胞克隆非但不发生克隆扩增，反被抑制为“禁忌细胞”（forbidden clone）或通过阴性选择而发生凋亡，从而使免疫系统在早期分化发育阶段即对该抗原形成耐受，成年个体因缺乏特异性淋巴细胞克隆而对该抗原终身耐受。胚胎期个体针对自身抗原的淋巴细胞克隆可通过上述机制而被清除，从而形成对自身抗原的免疫耐受（图12-10）。

2）**克隆流产**（clonal abortion）：由Nossal于1974年提出，其要点是：骨髓B细胞发育早期，若前B细胞发育为B细胞之前接触抗原，则B细胞发育即中止，导致B细胞中枢耐受。以此为基础，Vitetta于1975年提出BCR（mIgM）抑制学说：未成熟B细胞表面mIgM接触抗原可启动胞内抑制信号，抑制mIgM继续表达，使抗原特异性B细胞虽未死亡，但不再对相应抗原产生应答，形成克隆失能。失能的B细胞对丝裂原刺激仍可产生应答。中枢耐受主要清除或灭活新生成的自身反应淋巴细胞。

（2）外周免疫耐受：借助上述中枢耐受机制尚不能完全清除的自身反应性T、B细胞克隆，可在外周免疫器官被清除或使其丧失功能，其可能的机制为：①克隆清除，指活化诱导的细胞凋亡（AICD）导致克隆清除；②克隆忽视（clonal ignorance），隔绝于某些器官的自身抗原，由于组织屏障而未与免疫系统接触，或自身反应性淋巴细胞对自身抗原亲和力低，导致对自身抗原不应答；③克隆失能（clonal anergy），由于信号转导通路关闭或共刺激信号缺

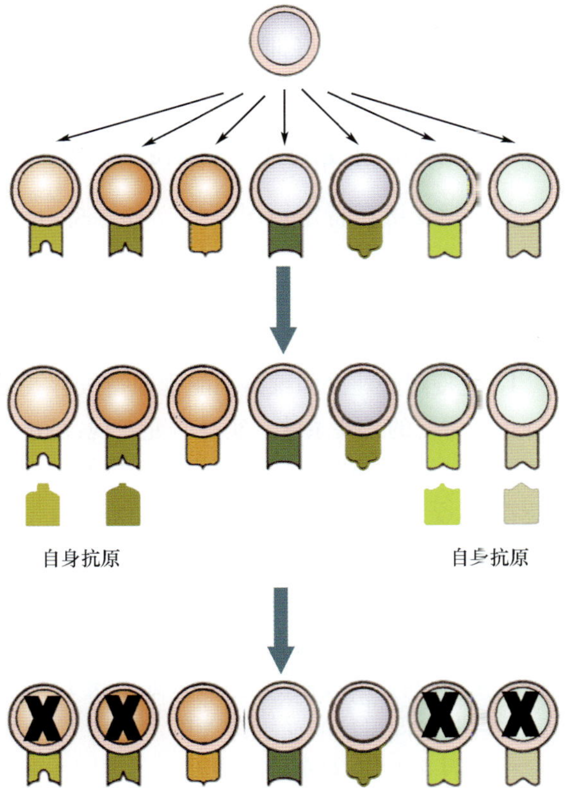

图 12-10　免疫耐受的克隆清除学说

乏所致；④克隆抑制：Treg 细胞抑制自身反应 T 细胞活化，或诱导其凋亡。

T 细胞克隆失能是外周耐受的重要机制：T 细胞有效活化有赖于双信号，即 pMHC 与 TCR 结合提供第一信号，APC 表面 B7 等与 T 细胞表面 CD28 等相互作用提供共刺激信号；若缺失共刺激信号，T 细胞即使接触抗原也不能被活化，而处于无反应性的失能状态，从而导致特异性 T 细胞耐受。

B 细胞外周耐受的机制可能为：自身反应 B 细胞缺乏自身反应 T 细胞（已耐受）辅助而不能激活；B 细胞在生发中心内发生抗原受体编辑，使自身抗原特异性 B 细胞不能识别自身抗原；AICD 导致自身反应 B 细胞清除等。

此外：耐受型 DC 可表达共抑制分子（CTLA-4、PD-1 等），从而诱导 T/B 细胞无反应性或阻滞 TCR/BCR 信号转导；Treg 细胞可通过直接抑制其他 T 细胞亚群或间接抑制 DC 功能而参与诱导免疫耐受。

（三）免疫耐受的建立、维持和终止

免疫耐受可在特定情况下建立和维持，也可因致耐受条件消失而被终止，并逆转为产生抗原特异性免疫应答。抗原和机体因素是决定耐受发生、维持和终止的关键因素。

1. 免疫耐受建立和维持 耐受原持续存在是维持免疫耐受的必要条件。实验研究发现：停止给予耐受原可使耐受逐渐消失，并恢复对抗原的特异性应答；耐受原持续存在可使免疫耐受得以维持和加强，如自身组织细胞、病毒、细菌等耐受原可长期存在于体内，故已建立的免疫耐受不易消退；易降解、不可自我复制的耐受原，须多次重复给予才能维持耐受；某些分解缓慢的耐受原（如多聚 *D*-氨基酸），注射一次即可使耐受维持 1 年。

机体因素方面，对免疫未成熟的胚胎期或新生期个体给予耐受原，或成年期联合应用免疫抑制剂致免疫功能低下，均有助于免疫耐受的维持。

2. 免疫耐受的终止 免疫耐受可因耐受原在体内逐渐被清除而自发性终止。机体对自身抗原所建立的天然耐受在某些情况下也可被终止，并导致自身免疫病，例如：机体组织受损而暴露隐蔽抗原；自身抗原分子结构发生改变；与自身抗原有交叉成分的外来抗原侵入人体；等等。据此，通过改变耐受原分子结构或置换半抗原载体，将这些经改造的物质给予机体，可特异性终止已建立的耐受。

新型疫苗分子设计中，如何打破某些病原体慢性感染所致免疫耐受，已成为研制治疗性疫苗的重点目标。其策略之一是：构建成分相似而具不同分子结构或构象的疫苗，或改变抗原提呈途径，从而有可能终止耐受，重建对抗原的特异性免疫应答。

（四）研究免疫耐受的意义

免疫学核心问题是免疫系统有效识别“自己”和“非己”。建立对“自己”的免疫耐受和对“非己”的特异性免疫应答，是维持机体免疫自稳及正常生理功能的基础和关键。免疫耐受异常可参与多种临床疾病发生、发展，例如：天然自身耐受遭破坏可致自身免疫病；对细菌、病毒的免疫耐受可导致持续性感染；对肿瘤细胞的免疫耐受导致肿瘤发生。因此，探讨免疫耐受机制并通过人为干预而建立或中止耐受，具有重要理论和临床意义。人工诱导免疫耐受已成为防治自身免疫病、超敏反应和器官移植排斥等的重要策略。实验研究和临床实践中，已尝试使用免疫抑制剂造成机体免疫功能低下，继而应用耐受原诱发免疫耐受。此外，借助转基因技术促进某些细胞因子和（或）黏附分子表达，增强抗原免疫原性或提供有效的第二信号，以打破机体免疫耐受状态，已成为抗肿瘤免疫治疗的重要策略。

小　　结

适应性免疫应答具有诸多特点，其中以特异性、记忆性和耐受性最为重要。

TCR 和 BCR(Ig) 多样性是适应性免疫应答特异性的基础，其机制为胚系 V(D)J 基因重排、重排时组合多样性和连接多样性、B 细胞发生体细胞高频突变等。

Tm 和 Bm 来源于活化的特异性淋巴细胞，是免疫记忆性的细胞学基础。免疫记忆是预防性疫苗接种的理论依据。

免疫耐受指机体针对抗原的特异性无应答，其发生取决于抗原性质和机体免疫系统成熟状态。基于建立和打破免疫耐受的干预策略已应用于临床治疗超敏反应性疾病和慢性感染性疾病。

（熊思东）

第十三章 免疫应答之四：固有免疫

固有免疫（innate immunity）亦称天然免疫或**非特异性免疫**（non-specific immunity）。种系发生上，固有免疫远比适应性免疫古老：低等生物仅具有固有免疫功能，至脊椎动物才出现适应性免疫（即特异性免疫）。脊椎动物与无脊椎动物的固有免疫系统有许多相似之处，例如：脊椎动物、非洲蟾蜍、斑马鱼甚至果蝇等生物，其 Toll 或 Toll 样受体（重要的固有免疫识别受体之一）基因均显示保守性。（图 13-1）

经长期种系进化而形成的固有免疫具有如下特点：其由遗传决定，个体出生时即具备；作用范围广，针对一类病原体的保守结构与组分，具有泛特异性；无免疫记忆性。固有免疫的生物学意义为：构成机体抵御致病微生物感染的第一道防线，并参与适应性免疫应答的启动、效应和调节。

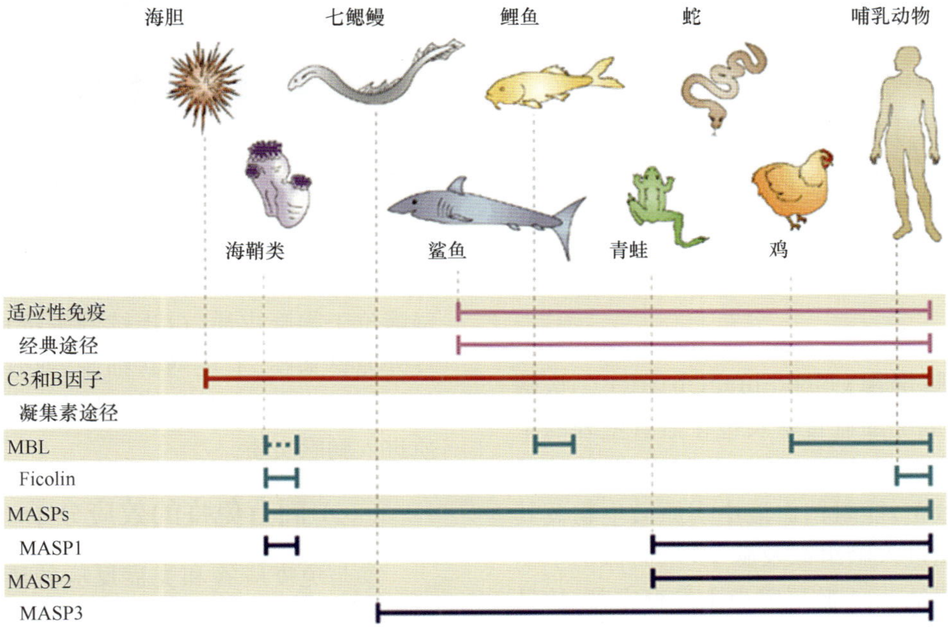

图 13-1 进化与免疫

第一节 参与固有免疫的组分

（一）屏障结构

1. 皮肤黏膜屏障（图 13-2） 覆盖于体表的皮肤及与外界相通的腔道内所衬着的黏膜共同构成皮肤黏膜屏障，可将全身各组织器官封闭在内，成为机体抵御微生物侵袭的第一道防线。

（1）物理屏障：皮肤表面多层鳞状上皮细胞和黏膜上皮细胞均可构成阻挡微生物的有效屏障。另外，黏膜的屏障作用虽相对较弱，但肠蠕动、呼吸道上皮纤毛定向摆动、某些分泌液和尿液的冲洗作用等，均有助于排除入侵黏膜表面的病原体。

（2）化学屏障：黏膜和皮肤的附属器可产生分泌液，其内含有多种杀菌和抑菌物质。例如：汗腺分泌的乳酸和皮脂腺分泌的不饱和脂肪酸等均具有一定抑菌作用；呼吸道、消化道分泌的黏液中含有溶菌酶、抗菌肽、天然抗体等抗菌物质；胃酸可杀死大多数细菌，是抗消化道感染的重要天然屏障。

（3）生物学屏障：寄居于黏膜和皮肤的众多共生菌也发挥重要的屏障作用。例如：口腔中某些细菌可产生过氧化氢，能杀死白喉杆菌、脑膜炎奈瑟菌等；唾液链球菌形成的抗菌物质能对抗多种革兰阴性菌；肠道中的大肠埃希菌能分泌细菌素，抑制某些厌氧菌和革兰阳性菌定居和繁殖。因此，临床上长期或滥用广谱抗生素可致正常菌群失调，引发某些机会致病菌感染（如耐药性葡萄球菌性肠炎及口腔或肺部念珠菌、真菌感染等）。（见第十四章）

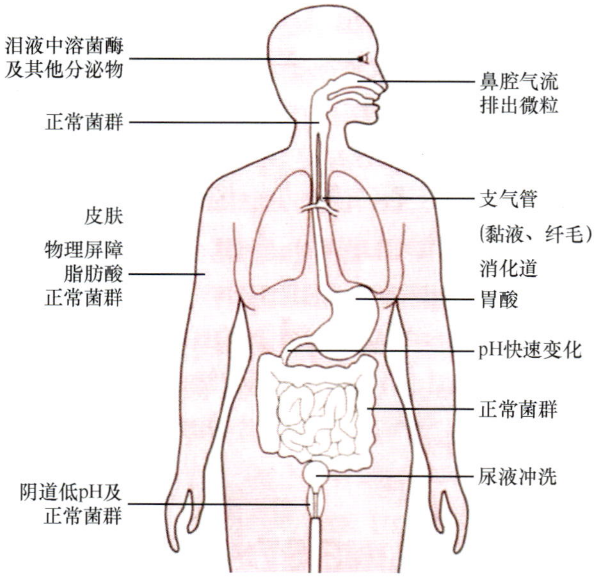

图 13-2 皮肤及黏膜的屏障功能

2. 内部屏障

（1）**血-脑屏障**（blood-brain barrier）：软脑膜、脉络丛的脑毛细血管壁及包在血管壁外的星形胶质细胞所形成的胶质膜，共同组成血-脑屏障。其结构致密，能阻挡血液中病原微生物及其他大分子物质进入脑组织及脑室，从而保护中枢神经系统。婴幼儿血-脑屏障尚未发育完善，故易发生中枢神经系统感染。（图 13-3）

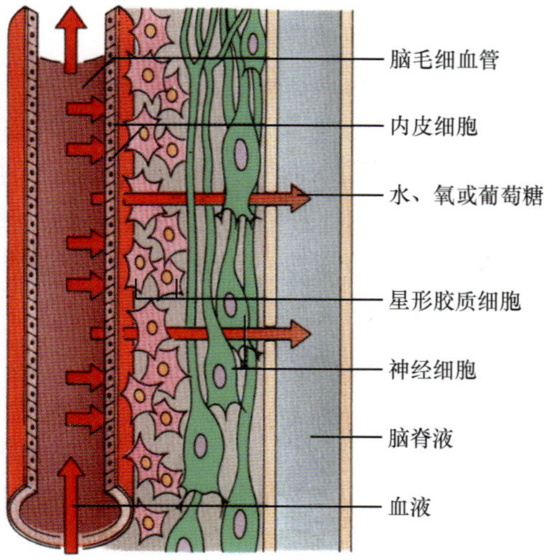

图 13-3 血-脑屏障

（2）**血-胎屏障**（blood-placenta barrier）：母体子宫内膜的基蜕膜和胎儿绒毛膜滋养层细胞共同构成此屏障，可防止母体内病原微生物进入胎儿体内，保护胎儿免遭感染。妊娠早期（前三个月内）此屏障尚不完善，此时孕妇若感染某些病毒（风疹病毒、巨细胞病毒等），可致胎儿畸形、流产或死胎等。（图 13-4）

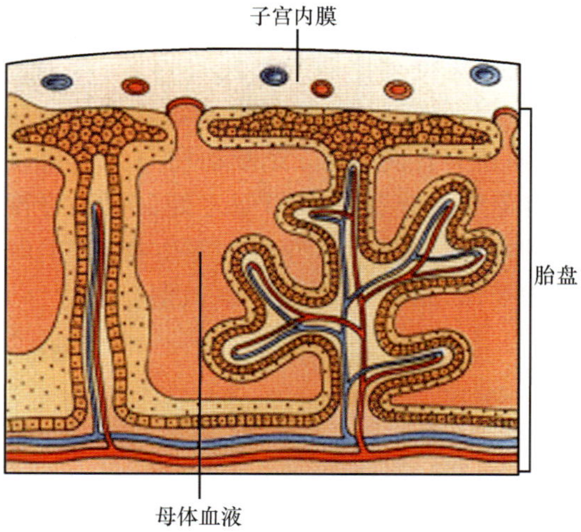

图 13-4 血-胎屏障

（3）**血-胸腺屏障**（blood-thymus barrier）：此屏障位于胸腺皮质，由连续的毛细血管内皮、内皮外完整基膜、上皮网状细胞、血管周隙和巨噬细胞等组成。其主要功能是限制大分子抗原物质进入胸腺实质。

（二）固有免疫的效应分子

参与免疫应答和炎症反应的诸多效应分子中，除抗体属特异性免疫效应分子外，其余均为固有免疫的效应分子。

1. 补体 补体三条激活途径均可介导溶细胞效应，补体激活所产生的活性片段可发挥调理、免疫黏附、趋化、促炎等效应。（见第四章）

2. 溶菌酶（lysozyme） 溶菌酶为不耐热的碱性蛋白质，由吞噬细胞分泌，存在于血液、唾液及尿液等体液中。溶菌酶可水解革兰阳性菌胞壁的关键组分肽聚糖，从而使细菌溶解，并可激活补体及促进吞噬。

3. 细胞因子 免疫细胞和非免疫细胞（如感染的组织细胞）经激活后均可产生多种细胞因子，其作用为致炎、趋化炎症细胞、激活免疫细胞、诱导细胞毒及抑制病毒复制等。（见第五章）

4. 抗菌肽　抗菌肽即具抗菌活性的短肽,已在动物、植物、昆虫体内发现数百种,其中以**防御素**(defensin)最具代表性。哺乳动物体内的防御素 α 属阳离子多肽,由中性粒细胞和小肠 Paneth 细胞产生,主要作用于某些细菌和有包膜病毒,机制为:破坏细菌胞壁或病毒包膜,导致病原体死亡;干扰病原体 DNA/蛋白质合成;诱生细胞因子和趋化因子,发挥致炎和趋化作用。近期发现,防御素 α 某些亚型可阻止病毒(包括 HIV)复制。

5. 其他效应因子　体内一氧化氮(NO)、活性氧(ROI)、C-反应蛋白(C-reactive protein,CRP)及白三烯等也是重要的固有免疫效应分子。

(三) 固有免疫的效应细胞

参与机体免疫应答的诸多效应细胞,除 αβT 细胞和成熟的 B-2 细胞外,均可视为固有免疫效应细胞,尽管其中许多细胞也参与适应性免疫应答。固有免疫细胞主要包括吞噬细胞(中性粒细胞、巨噬细胞)、树突状细胞(DC)、NK 细胞、固有免疫样淋巴细胞(γδT 细胞、NKT 细胞和 B-1 细胞)、肥大细胞、嗜酸粒细胞、嗜碱粒细胞、上皮细胞等。(见第八章)

第二节　固有免疫应答机制与特点

固有免疫具有不同于适应性免疫的应答机制和特点,主要表现为识别方式和效应特点(表 13-1)。

表 13-1　固有免疫与适应性免疫应答特点

应答特点	固有免疫	适应性免疫
作用启动时相	即刻至数小时	数日
识别方式	泛特异性或泛特异性模式识别	特异性表位识别
作用特点	泛特异性 无须增殖分化;作用迅速; 无免疫记忆	特异性 抗原特异性淋巴细胞克隆增殖和分化;有免疫记忆
作用持续时间	持续时间短	持续时间长
两类免疫的关系	启动和调节适应性免疫; 参与适应性免疫效应阶段	

(一) 固有免疫的模式识别及其机制

适应性免疫应答中,T 细胞和 B 细胞通过 TCR 和 BCR 精确识别众多特异性抗原表位;识别过程有赖于多种免疫细胞协作,并受 MHC 限制。固有免疫的特点是模式识别,其识别对象、识别受体及识别方式等均与适应性免疫有显著差异。(见表 13-2)

表 13-2　固有免疫与适应性免疫的识别特点

识别特点	固有免疫	适应性免疫
识别对象的种类和分子结构	通常仅识别微生物及其产物的特定组分或保守结构(PAMP)	既可识别微生物分子抗原,也可识别非微生物抗原
识别的特异性	泛特异性,仅能识别各类微生物保守结构	高度特异性,识别精确抗原表位
参与识别的受体基因	胚系编码	TCR 和 BCR 基因在个体发育过程中重排(体细胞基因重组)
识别受体的存在方式	非克隆化	克隆化,具有高度特异性的不同细胞克隆表达不同识别受体

1. 固有免疫的识别对象——分子模式

(1) **病原相关分子模式**(pathogen associated molecular pattern,PAMP):固有免疫可识别仅存在于微生物病原体(而不存在于哺乳动物细胞)或其产物的某些特征性组分,它们一般是特定类别微生物所共有、高度保守的结构,统称为 PAMP。

不同种类微生物(如病毒、革兰阴性和阳性菌、真菌)可表达不同 PAMP,包括:①微生物的特征性蛋白,如 *N*-甲酰甲硫醇;②由微生物(而非由哺乳动物细胞)合成的脂质复合物和碳水化合物,如脂多糖(LPS)、磷壁酸(lipoteichoic acid,LTA)、肽聚糖(peptidoglycan,PGN)、甘露糖和葡聚糖等;③微生物特异的核苷酸,如复制的病毒所产生双链 RNA(dsRNA)、细菌的非甲基化 CpG DNA 序列等。

由于 PAMP 仅来源于病原体,而宿主组织细胞并无此组分,故 PAMP 成为固有免疫区分"自己"与"非己"的重要结构标志。

(2) **损伤相关的分子模式**(damage associated molecular pattern,DAMP):DAMP 系宿主体内因组织损伤而产生的内源性模式分子。感染、应激、无菌性炎症、坏死、凋亡及氧化糖基化修饰等因素均可导致组织损伤，死亡或损伤细胞内的成分一旦释放至胞外或细胞外基质成分降解，即形成 DAMP。例如：高迁移率族蛋白 B1（high mobility group protein B1，HMGB1）是一种染色体相关核蛋白，在维持细胞正常功能中发挥重要作用；一旦组织细胞损伤，或某些细胞（如巨噬细胞）被激活，即可被动或主动释放 HMGB1（属典型的 DAMP）。此外，热休克蛋白（heat shock protein，HSP）、S100 钙结合蛋白家族中的 S100A8/A9/A12、肝癌来源生长因子（hepatoma derived growth factor，HDGF）、尿酸、IL-1α 和凋亡细胞表面磷脂酰丝氨酸等，均属 DAMP。

某些情况下，固有免疫系统还可识别凋亡、死亡、突变、受损伤及老化的细胞。

2. 固有免疫识别方式——依赖于模式识别受体的模式识别 侵入体内的各种病原微生物繁殖迅速，要求机体能通过简单、快速的反应机制启动防御性应答，从而快速识别并清除病原体。固有免疫细胞识别分子模式称为模式识别，介导模式识别的受体被统称为**模式识别受体**（pattern-recognition receptor，PRR）（表 13-3）。模式识别的特点是：不同 PRR 分别识别来源于某一类病原体共有的特征性组分（分子模式），使得数量有限的 PRR 可应对、识别种类众多的 PAMP 与 DAMP。因此，模式识别亦称为泛特异性识别。

表 13-3 主要的 PRR 及其识别的 PAMP

模式识别受体(PRR)	配体(PAMP)	生物学活性
1. 分泌型 PRR		
(1)甘露聚糖结合凝聚素 MBL	微生物表面甘露糖富集的寡糖	调理作用、激活补体 MBL 途径
(2)C-反应蛋白(CRP)	细菌细胞壁磷酰胆碱	调理作用、补体活化
(3)LPS 结合蛋白(LBP)	G^- 菌 LPS	将 LPS 传递给 CD14
(4)胶原凝集素(collectin)	微生物表面甘露糖或果糖富集的寡糖	调理、激活补体凝集素途径
(5)正五聚蛋白(pentraxin)	细菌细胞壁磷酰胆碱及磷脂酰乙醇胺	调理、补体活化；炎症指标
(6)纤维胶原素(ficolin)	G^+ 菌胞壁 *N*-乙酰葡萄糖胺与脂磷壁酸成分	
2. 内吞型 PRR		
(1)甘露糖受体	甘露糖富集的寡糖	吞噬作用
(2)清道夫受体(SR)	$G^{+/-}$ 菌某些表面成分	吞噬作用、清除 LPS 等
3. 信号转导型 PRR		
(1)胞膜型 PRR		
TLR2 TLR2/TLR1 组合识别 TLR2/TLR6 组合识别	PGN 和 LTA、细菌脂蛋白、分枝杆菌胞壁组分、LPS、酵母菌酵母多糖、白色念珠菌磷脂酰甘露糖；麻疹病毒血凝素蛋白；单纯疱疹病毒成分等	激活胞内信号 NF-κB、诱生黏附分子和炎性细胞因子
TLR4	LPS、LTA、呼吸道轮状病毒(RSV)F 蛋白、锥虫的甘油肌醇磷脂；热休克蛋白、纤维蛋白原	同上
TLR5	细菌鞭毛蛋白	同上
TLR10	未知	
TLR11	泌尿系感染的病原菌及其产物；弓形虫成分	同上
(2)内体膜型 PRR		
TLR3	病毒 RNA，合成 Poly(I:C)	同上
TLR7、TLR8	RNA 病毒 ssRNA；抗病毒药物 imidazoquinolone	同上
TLR9	细菌非甲基化 DNA 的 CpG 基序；疟原虫色素；单纯疱疹病毒 DNA	产生 Th1 型细胞因子，促进 NK 细胞细胞毒活性
(3)胞质型 PRR		

续表

模式识别受体(PRR)	配体(PAMP)	生物学活性
NOD 样受体	识别 G+/－菌及分枝杆菌产物	激活 NF-κB,诱生黏附分子和炎性细胞因子
RLR	病毒 RNA	激活 NF-κB 和 IRF3/7,协同诱导Ⅰ型 IFN 表达,抗病毒效应

PRR 包括膜型与可溶型(亦称分泌型),分别表达于固有免疫细胞膜表面或体液中,其特征为:①不同于 TCR 与 BCR 具有极大多样性,PRR 因由胚系基因编码,其多样性有限;②非克隆表达,即同一类型细胞(如巨噬细胞)所表达的 PRR 具有相同特异性;③介导快速生物学反应,效应细胞一旦识别 PAMP,即立刻被激活并发挥效应。兹介绍几类重要的 PRR。

(1) 分泌型 PRR:①甘露糖结合凝集素(MBL),由肝脏合成,可识别并结合革兰阳性/阴性菌、酵母菌及某些病毒、寄生虫表面的甘露糖组分,通过激活补体(见第四章)或介导调理作用而促进对病原体的清除;②C-反应蛋白,可结合细菌细胞壁磷酰胆碱。

(2) 巨噬细胞内吞型 PRR:巨噬细胞表面表达多种跨膜受体,可识别并结合相应 PAMP,介导吞噬细胞对病原菌的摄取和运输,参与病原菌在溶酶体中降解及对病原体蛋白的加工、处理。主要包括:①甘露糖受体,可特异性识别并结合微生物细胞壁糖蛋白和糖脂组分中的末端甘露糖和岩藻糖残基,从而介导巨噬细胞的吞噬作用;②**清道夫受体**(scavenger receptor,SR),可与细菌细胞壁某些组分结合,有效清除血循环中的细菌。

(3) 信号转导型受体:包括 Toll 样受体、NOD(nucleotide-binding oligomerization domain)样受体(NOD like receptor,NLR)、RIG(retinoic-acid-inducible gene)样受体(RIG like receptor,RLR)等。(见表 13-3)

Toll 样受体(Toll-like receptor,TLR)是在果蝇体内发现的一种膜蛋白,功能为抵御感染。其后发现哺乳动物固有免疫细胞可表达其胞外段与 Toll 同源的蛋白,故被称为 Toll 样受体。TLR 主要分布于淋巴组织、单核/巨噬细胞等表面(TLR3、TLR7、TLR8 及 TLR9 存在于内体膜),另外其他细胞也可表达 TLR。目前已在哺乳动物发现 10 余种 TLR 和一系列可被 TLR 识别的配体(多数为 PAMP,部分为 DAMP)。(图 13-5)

图 13-6 显示革兰阴性菌胞壁的脂多糖(lipopolysaccharide,LPS)被 TLR4 识别及其效应机制。

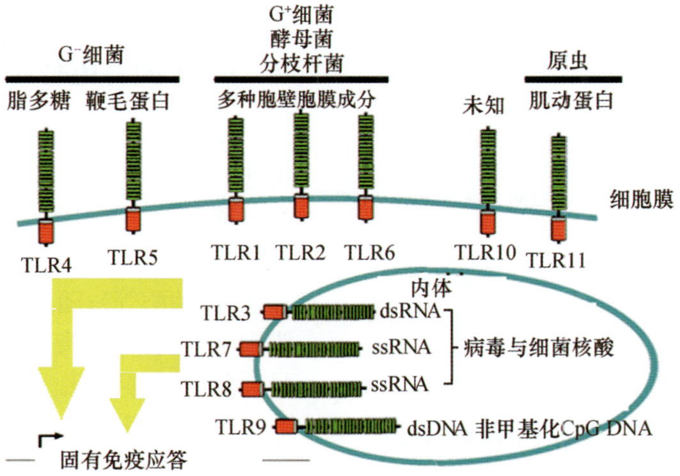

图 13-5　主要 TLR 家族成员及其识别的 PAMP

TLR 可单独、组合或依赖其他辅助蛋白而识别各种结构不同的配体(表 13-3),通过激活胞内 NF-κB 信号途径,诱导免疫分子表达和炎性细胞因子(IL-1β、IL-8 及 TNF-α 等)产生,进而介导生物学效应,在清除病原体及炎性反应中发挥重要作用。此外,TLR 可通过激活 APC 而参与启动适应性免疫应答

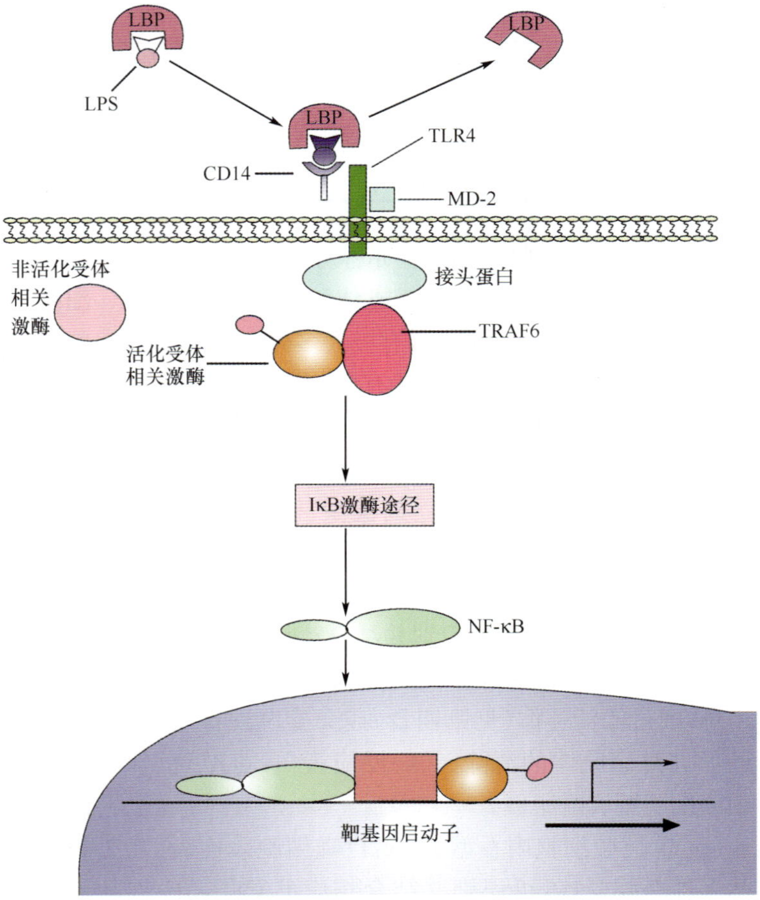

图 13-6 TLR4 识别 LPS 及其信号转导途径
TLR4 识别 LPS 需 LBP、CD14 和 MD-2 辅助。LPS 与血清 LPS 结合蛋白(LPS-binding protein,LBP)结合→转运至 Mϕ→与 Mϕ 表面 LPS 受体(CD14)结合→LPS 释放→被 TLR4 识别并结合→激活相关激酶→激活 NF-κB→激活细胞因子基因→细胞因子表达

PRR 与相应 PAMP/DAMP 结合发挥如下功能:介导吞噬和调理;参与活化补体;启动细胞内信号转导,促进细胞活化,诱生炎性细胞因子,表达共刺激分子等膜分子;参与抗感染;某些 TLR 家族成员(如 TLR2、TLR4 和 TLR9)还参与超敏反应、自身免疫病及肿瘤发生。

(二) 固有免疫应答的特点

1. 快速反应 固有免疫应答的启动及作用迅速,可在接触病原体及其产物的即刻至 96 小时内发挥作用。此过程中,最先发挥作用的是各类屏障和体内预存的某些可溶性固有免疫分子(如补体、溶菌酶等);随后中性粒细胞浸润及各种细胞因子释放,促进炎症反应;96 小时后则进入特异性免疫的诱导期。

2. 泛特异性 固有免疫的识别与应答机制并非精确地针对特异性抗原表位,而仅针对存在于病原微生物及其产物的共有保守结构(PAMP),故具有泛特异性。

3. 无细胞增殖、分化与克隆扩增 固有免疫细胞可借模式识别受体与 PAMP 结合而迅速激活并产生促炎细胞因子,但多数细胞不发生增

*** NOD 样受体和炎症小体**

(1) NOD 样受体(NOD like receptor,NLR):属胞质型 PRR,可识别 PAMP 和 DAMP(如 β-淀粉样蛋白、ATP、尿酸结晶等),激发炎症反应,并参与维持机体自稳功能。其细胞内信号通路为 NF-κB 和 Caspase-1(半胱天冬氨酸酶-1)。NLR 的分布、识别配体、信号转导等均与 TLR 有所不同。

(2) 炎症小体(inflammasome):系细胞内固有免疫感受器,是一组多蛋白寡聚复合物,含 NLR 家族成员 NLRP3、NLRC4、NLRP6、AIM2、ASC(apoptosis-associated speck-like protein)等。该小体可识别外源性 PAMP 和内源性 DAMP,直接激活半胱天冬氨酸酶(Caspase-1),进而诱发 IL-1β 和 IL-18 成熟与分泌,并导致非凋亡性程序性细胞死亡(pyroptosis,介于凋亡与坏死间的一种程序性细胞死亡)。炎症小体的确切组成取决于激活信号:AIM2 和 NLRC4 主要被特定 PAMP、dsDNA 激活,而 NLRP3 可被众多 PAMP、DAMP 激活。炎症小体在机体抗感染、自我稳定、调节代谢过程及黏膜免疫中发挥重要作用,并参与肿瘤及代谢性疾病发生。

殖、分化与克隆扩增。

4. 维持时间短且无免疫记忆　固有免疫细胞寿命较短，且不形成特定的细胞克隆和记忆细胞，因此固有免疫应答持续时间短，且无免疫记忆，即再次感染相同病原体所诱发的应答与初次应答的速度和强度无区别。

第三节　固有免疫的生物学意义

固有免疫通过识别“自己”与“非己”，不但成为机体抵御微生物侵袭的第一道防线，并参与特异性免疫应答的启动、进程和效应。此外，固有免疫也可影响某些非感染性疾病，如过敏样反应、自身免疫病、移植排斥反应、肿瘤等的发生和发展。

（一）固有免疫是机体抗感染的第一道防线

组成固有免疫系统的细胞和分子在体内分布广泛且反应快速，故在抵御细菌、病毒及寄生虫感染中发挥重要作用，这对感染早期机体尚未形成特异性免疫的情况下尤为重要。此外，固有免疫也参与抗感染适应性免疫应答的效应阶段。固有免疫缺陷（如吞噬细胞与补体缺陷）可致对病原体感染的易感性（见第十九章）。

（二）固有免疫参与维持机体自稳

死亡或受损细胞所释放 DAMP 可诱发炎症反应。可控状态的炎症（尤其是急性炎症）有助于清除体内产生的细胞碎片，并可诱导、促进组织修复。一旦 DAMP 相关的炎症失控或转为慢性炎症，则可能参与自身免疫病、代谢性疾病及肿瘤发生、发展。

（三）固有免疫参与启动适应性免疫应答

1. 参与适应性免疫应答的启动（图 13-7）

①固有免疫细胞（巨噬细胞、DC）可通过膜表面的 PRR 识别、吞噬、摄取病原体，将后者加工成 pMHC 而提呈给 T 细胞，提供 T 细胞激活的第一信号；②激活的固有免疫细胞（巨噬细胞、DC）高表达共刺激分子，提供 T 细胞激活的第二信号；③激活的固有免疫细胞分泌多种细胞因子（如 IL-12）和趋化因子等，参与 Th 细胞活化、增殖和定向迁移。

2. 参与适应性免疫应答的效应

（1）参与体液免疫效应：例如：①三条补体激活途径的共同终末效应均为形成膜攻击复合体，从而发挥溶菌、溶细胞效应，补体活化所产生的 C3a、C5a 具有过敏毒素作用；②IgE 致敏的肥大细胞与嗜碱粒细胞通过脱颗粒而介导Ⅰ型超敏反应；③特异性抗体存在的情况下，巨噬细胞和 NK 细胞可通过调理吞噬和 ADCC 发挥效应，包括参与清除病原微生物，在Ⅱ型超敏反应中清除同种异体细胞和作为自身抗原的自体细胞。

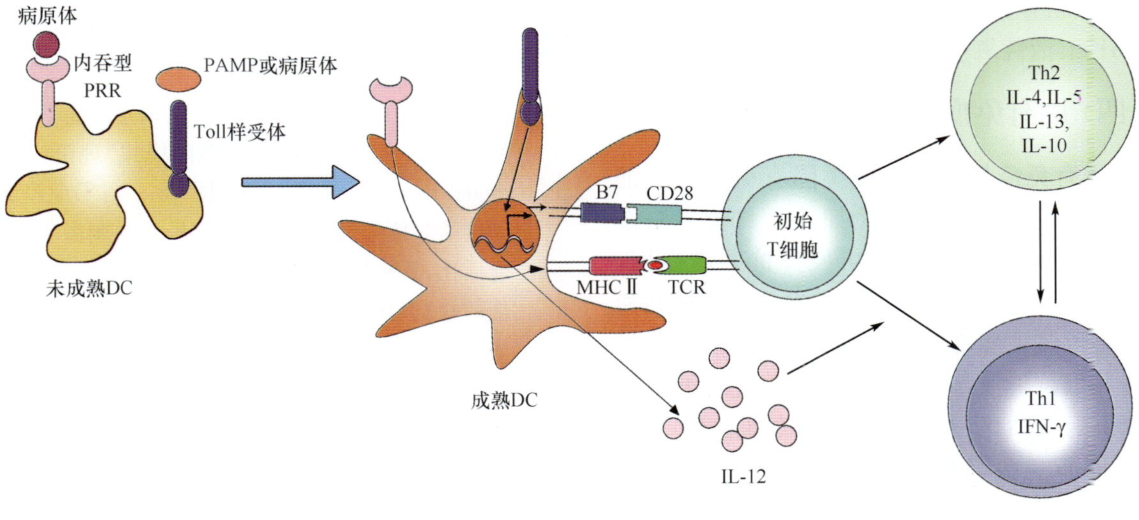

图 13-7　固有免疫参与特异性免疫的启动

未成熟 DC 表面 TLR 识别病原体所携带 PAMP→摄取病原体→DC 向外周淋巴组织迁移并逐渐成熟：①高表达 MHC Ⅱ类分子和共刺激分子→向 T 细胞提供第一和第二活化信号；②分泌细胞因子促进 T 细胞活化、增殖与分化（→Th1/Th2）

（2）参与细胞免疫效应：例如：①在 Th1 细胞所介导的迟发型超敏反应中，主要机制是诱导大量单核/巨噬细胞浸润局部，活化的巨噬细胞通过释放细胞因子、蛋白酶及胶原酶等清除靶抗原；②Th17 细胞是适应性免疫的重要效应细胞，其主要效应机制是分泌 IL-17，通过募集中性粒细胞而介导炎症反应和组织损伤。

3. 调节适应性免疫应答

（1）影响适应性免疫应答的类型

1）Th1 与 Th2 细胞应答：固有免疫细胞通过模式识别不仅能区分“自己”和“非己”，还可识别病原体类别，从而启动不同类型适应性免疫应答而清除病原体。例如：活化的巨噬细胞可分泌 IL-12，活化的 NK 细胞可产生 IFN-γ，从而诱导 Th1 细胞分化；某些寄生虫感染使巨噬细胞分泌 IL-10，肥大细胞和嗜碱粒细胞可分泌 IL-4，从而诱导 Th2 细胞分化。

2）体液免疫与细胞免疫：NK 细胞可通过释放 IL-2、IFN-γ、TNF-α 和 GM-CSF 等细胞因子而增强 T 细胞功能，亦可显著抑制 B 细胞分化及产生抗体，甚至可杀伤 LPS 活化的 B 细胞，从而抑制体液免疫应答。

（2）影响适应性免疫应答的强度：通过促进固有免疫细胞表达某些效应分子，可增强其捕获、提呈抗原的作用或降低细胞活化阈值。例如：微生物佐剂可显著增强适应性免疫应答；上调固有免疫细胞分泌某些免疫促进因子（如IL-1、IL-12、IL-4、TNF-α 等），可增强机体适应性免疫应答；上调固有免疫细胞分泌某些免疫抑制因子（如 TGF-β、活性氧等），可抑制免疫应答。

（四）固有免疫参与的免疫病理

1. 固有免疫与肿瘤 各类固有免疫效应细胞均具有一定抗肿瘤效应，例如：NK 细胞可杀伤肿瘤细胞；激活的巨噬细胞可发挥抗肿瘤作用，TLR2、TLR4 和 TLR9 参与此过程；NKT 细胞和 γδT 细胞可监视恶性肿瘤发生；中性粒细胞也参与攻击肿瘤。目前认为：足量的固有免疫细胞快速浸润并有效活化，有利于杀伤肿瘤细胞。

2. 固有免疫与移植排斥 TLR2 与 TLR4 激动剂或配体可介导急性移植排斥，或打破已建立的移植耐受。例如：LPS 可通过激活 TLR4 途径而中止免疫耐受；可溶性 CD14 则可减轻 LPS 的效应。

3. 固有免疫与炎性疾病 某些非过敏原因素可导致肥大细胞脱颗粒，产生非 IgE 依赖性过敏样反应。近年还发现，固有免疫诱发的轻度、持续性炎症参与动脉硬化等疾病发生。

***免疫识别理论的进展——现代免疫学发展史**

（1）克隆选择学说：Burnet 于 20 世纪 50 年代末提出抗体生成的克隆选择学说（clonal selection theory），其要点为：体内存在随机形成的多样性免疫细胞克隆，每一克隆的细胞均表达同一特异性受体；抗原进入体内后，选择表达特异性受体的免疫细胞与之反应，致该细胞克隆扩增，产生大量后代细胞，它们可合成大量具有相同特异性的抗体。基于克隆选择学说而提出的“自己-非己”（self-non-self，SNS）模式（图 13-8a）将免疫识别的主体限定为特异性免疫细胞，即 T 细胞和 B 细胞。其后数十年克隆选择学说成为解释基本免疫学现象的经典理论。但后续研究发现，T、B 细胞活化还有赖于共刺激信号，SNS 理论无法解释此现象。

（2）模式识别理论：基于 T 细胞激活的双信号学说，以及 Toll 样受体（TLR）被发现，Janeway 于 1989 年提出模式识别理论。其要点为：APC 表面表达模式识别受体（PRR），通过识别病原体携带的“病原相关分子模式”（PAMP）而被激活，继而高表达共刺激分子（如 B7）和 MHC Ⅱ类分子，并向 T 细胞提供双信号而使之激活。“非感染的自己（正常自身细胞）”由于不携带 PAMP 而不能启动适应性免疫应答。按照该理论，APC 是参与免疫识别的主体，其在适应性免疫应答中承担“分拣信号”的作用。上述“感染-非己”（infectious-nonself，INS）模式（图 13-8b）可圆满解释感染免疫等诸多免疫学现象，但显然不适用创伤和自身免疫所致的无菌性炎症。

（3）危险模式理论：以模式识别理论为基础，Matzinger 于 1994 年提出“危险模式”理论（danger model theory）。其要点为（图 13-8c）：①免疫细胞须接受双信号（即抗原刺激信号和共刺激信号）才能活化，其控制权在 APC；②各种导致宿主细胞损伤的触发剂（即危险信号），均可诱导 APC 活化并表达共刺激分子，从而提供 T 细胞活化的第二信号。“危险信号”包括两类：①外源性危险信号，即微生物及其代谢产物共有的 PAMP；②内源性危险信号，指组织损伤时所释放的某些胞内保守成分（如 HMGB1、HSP 等 DAMP，以及抗菌肽/防御素、透明质酸、氧自由基、神经介质、IL-33 等）。

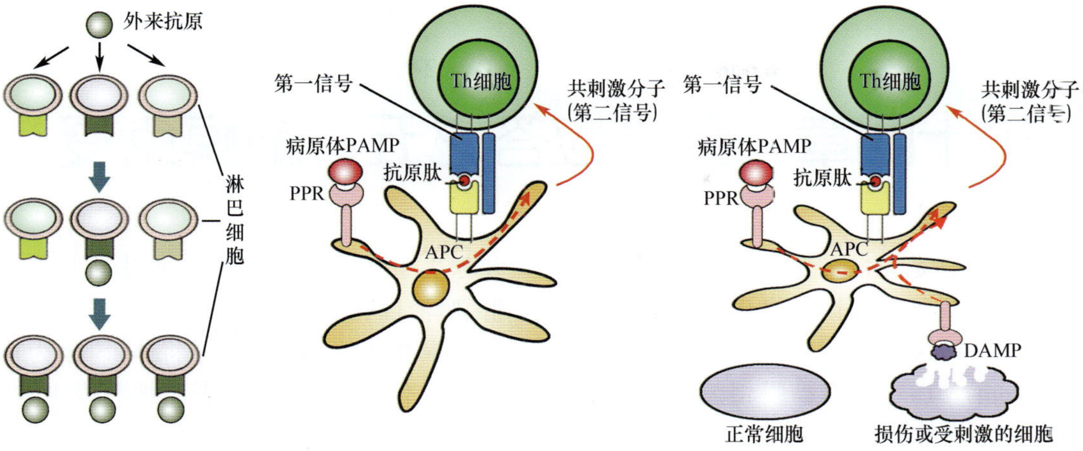

图 13-8　三种免疫识别模式理论

A. 克隆选择学说；B. 模式识别学说；C. 危险模式学说

小　结

固有免疫由遗传决定、个体出生时即具备，其作用范围广，并非针对特定抗原。固有免疫系统包括屏障结构、效应分子和效应细胞。固有免疫的最显著特点是模式识别：固有免疫细胞通过其表面模式识别受体而识别病原相关分子模式（PAMP）与损伤相关分子模式（DAMP）。固有免疫应答的特点为：效应功能发生迅速、泛特异性、模式识别、无记忆反应。固有免疫生物学作用主要为：抵御感染；维持机体自稳；参与适应性免疫应答的启动与效应；参与某些免疫病理过程发生、发展。

（周　洪　吴　砂　富　宁）

第十四章　免疫应答之五：黏膜免疫

外周免疫器官是免疫细胞定居和免疫应答发生的场所，其包括两部分：①淋巴结和脾脏等有被膜的免疫器官；②黏膜免疫系统（mucosal immune system，MIS），亦称黏膜相关淋巴组织（mucosal associated lymphoid tissue，MALT），主要包括呼吸道、消化道及泌尿生殖道黏膜固有层和上皮细胞下散在的无被膜淋巴组织，以及某些带有生发中心、器官化的（有被膜的）淋巴组织（如扁桃体、小肠的集合淋巴结、阑尾等）。

MIS是机体发挥免疫功能的重要部位，其重要性表现为：①人体黏膜表面积巨大，仅小肠黏膜表面积即达 $400m^2$（是皮肤面积的200倍），乃阻止病原微生物等入侵机体的主要物理屏障；②机体近50%淋巴组织存在于黏膜系统，MIS内淋巴细胞占全身淋巴细胞总数的3/4。

第一节　黏膜免疫系统概述

（一）黏膜免疫系统的组成

黏膜免疫系统由器官（包括消化道、呼吸道、泌尿生殖道、内耳等）内表面及外分泌腺（如泪腺、唾液腺、胰腺和乳腺等）相关的淋巴组织组成。根据功能与分布，可将MIS分为两部分：①器官化淋巴组织，其表面被黏膜上皮细胞覆盖，是黏膜免疫应答发生的部位，T、B细胞在此识别抗原，并增殖、分化为效应细胞；②弥散的免疫细胞，包括散布于全部肠道的上皮内淋巴细胞和固有层淋巴细胞，主要是效应T细胞和分泌抗体的浆细胞，是黏膜免疫应答的效应部位（图14-1A）。按照MIS的器官分布，主要可分为如下3类：

1. 肠黏膜相关淋巴组织（gut-associated lymphoid tissue，GALT）　GALT是肠道免疫应答产生的场所，由遍布肠道的弥散淋巴细胞发挥效应。

（1）肠壁内次级淋巴组织：①集合淋巴结（Peyer's patch），位于小肠，由B细胞滤泡（具有生发中心）和滤泡间T细胞区域所组成；②孤立淋巴结，分布于小肠和大肠，主要由B细胞组成；③阑尾。（图14-1A）

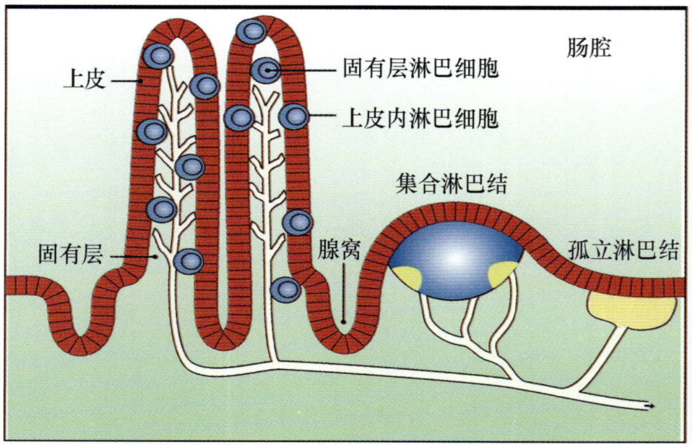

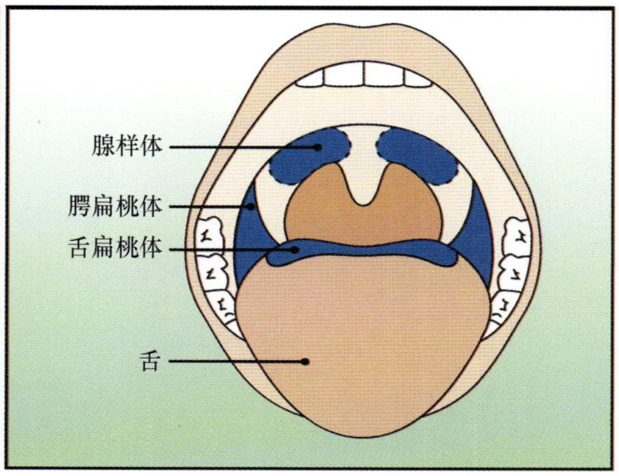

图14-1　GALT和NALT

A. GALT：肠壁的器官化淋巴组织（集合淋巴结、孤立淋巴结）均由黏膜上皮细胞包被；肠道引流淋巴结（系膜淋巴结）通过输入淋巴管与集合淋巴结、孤立淋巴滤泡和肠黏膜相连；集合淋巴结和系膜淋巴结含T细胞区（蓝色）和淋巴滤泡（黄色），孤立淋巴结主要含B细胞。大量效应T细胞和分泌抗体的浆细胞弥散分布于肠道上皮和黏膜下固有层；B. NALT：扁桃体和腺体在肠道和呼吸道入口形成咽淋巴环，抵御病原体入侵

集合淋巴结和孤立淋巴滤泡均被黏膜上皮细胞覆盖，包括传统**肠上皮细胞**（enterocyte）和少

量微皱褶细胞(microfold cell，M 细胞)。M 细胞肠腔面呈折叠状，无纤毛，不能分泌黏液，比肠上皮细胞更易接近抗原，且肠腔微生物也易通过 M 细胞而进入集合淋巴结。

(2) 肠系膜淋巴结(mesenteric lymph node)：是肠道最大的淋巴结，含 T 细胞区和淋巴滤泡，其通过输入淋巴管与集合淋巴结、孤立淋巴滤泡及肠黏膜相通，在针对肠道抗原的免疫应答中发挥重要作用。

(3) 弥散免疫细胞：包括**固有层淋巴细胞**(lamina propria lymphocyte，LPL)和弥散在肠道上皮的**上皮内淋巴细胞**(intraepithelial lymphocyte，IEL)，主要是效应 T 细胞和分泌抗体的浆细胞，是黏膜免疫应答的效应部位。

2. 鼻相关淋巴组织(nasal-associated lymphoid tissue，NALT)　包括咽扁桃体、腭扁桃体、舌扁桃体及鼻后部其他淋巴组织。NALT 的淋巴细胞位于鼻咽和软腭鳞状上皮下，可直接接触空气和食物中抗原。其中，腭扁桃体、舌扁桃体和腺体共同在咽部组成咽淋巴环，即 **Waldeyer** 环(图 14-1B)，构成保护消化道和呼吸道入口的重要防线。儿童因反复感染而致扁桃体增大，若进行手术摘除则可降低患儿对口服脊髓灰质炎疫苗的 IgA 应答。

3. 支气管相关淋巴组织(bronchus-associated lymphoid tissue，BALT)　其解剖结构与 NALT 相似，由淋巴细胞聚集而成的滤泡所构成，滤泡主要位于支气管上皮下。BALT 的免疫细胞也可直接接触、摄取空气中抗原物质，并产生相应应答。

(二) 黏膜免疫系统特征

MIS 是机体最大的免疫组织，所含淋巴细胞占全身所有淋巴细胞总数的 3/4，正常机体大部分抗体由该系统产生。

1. MIS 的解剖学特征

(1) 黏膜上皮细胞和淋巴组织直接接触：①集合淋巴结和孤立淋巴结均被黏膜上皮细胞覆盖；② IEL 直接分布于黏膜上皮细胞之间；③LPL分布于黏膜下。此特点有利于黏膜上皮和淋巴组织间相互作用。

(2) MALT 呈不连续的区域性分布：器官化的集合淋巴结、孤立淋巴结、扁桃体以及弥散分布的淋巴细胞，均分布于不连续的黏膜部位(如呼吸道、肠胃道、泌尿生殖道等)，可对侵入任一部位的病原体产生应答。

(3) MALT 分布于与外界相通的组织器官(如消化道、呼吸道等)：易直接接触病原体。

(4) 黏膜层很薄且具有通透性：该持征适于黏膜参与气体交换(肺)、食物吸收(肠)、感知(眼、鼻、口腔、咽喉)和生殖(子宫、阴道)等重要的生理功能。但是，黏膜的脆弱性和通透性又使其成为病原体入侵的重要门户。

2. MIS 的功能特征

(1) 对抗原的选择性应答：MIS 经常接触外来抗原(如肠道接触大量食物蛋白；呼吸道接触花粉和其他无害抗原)，且由于与外界相通而持续处于有菌环境(如大肠内寄生 1000 种以上微生物，总数达 100 万亿)。MIS 可区分有害抗原(如病原体)和无害抗原(如食物和共生菌)，对前者产生有效应答，对后者仅低应答或形成耐受。

(2) 持续生理性炎症状态：正常肠黏膜组织浸润大量效应免疫细胞，如黏膜上皮内主要含 $CD8^+$ 效应/记忆 T 细胞；黏膜下固有层含大量 $CD4^+$ 或 $CD8^+$ 效应/记忆 T 细胞、浆细胞、巨噬细胞、DC 和肥大细胞等。换言之，正常肠黏膜形成类似慢性炎症的微环境。其原因是：MIS 对大量无害抗原产生持续性、限制性低应答，而局部占据优势的负调控机制(如抑制性巨噬细胞、耐受型 DC、调节性 T 细胞等)可阻止黏膜免疫应答失控。

第二节　黏膜免疫系统的屏障作用

MIS 的(物理、化学、生物)屏障作用在固有免疫中具有重要意义。

(一) MIS 的物理屏障功能

1. 黏液层屏障　呼吸道和消化道黏膜的杯形细胞可分泌黏液，覆盖于上皮细胞表面形成黏液层屏障。其功能是：使微生物难以接近上皮细胞；向肠道共生菌提供栖息地和营养；捕获病原体，使之随肠蠕动或呼吸道纤毛运动而被排除(遗传性囊肿性纤维化患者黏液分泌缺陷，易伴肺部感染)；作为分泌型 IgA 的储存库。

2. 上皮细胞屏障　黏膜上皮细胞间通过紧

密连接而形成物理屏障，可阻止病原体和大分子物质通过。但是，上皮细胞较单薄且通透性强，其屏障作用逊于皮肤，常成为病原体入侵的门户。

(二) MIS 的化学屏障功能

1. 蛋白水解酶 MIS 产生各类蛋白酶，可在消化道不同部位将食物抗原水解成肽，使之丧失免疫原性。另外，这些酶也可溶解和消化某些革兰阳性菌。

2. 抗感染效应分子 黏膜局部可产生多种抗感染的效应分子，例如：①转铁蛋白，可与细菌竞争性结合铁离子而抑制细菌生长；②溶菌酶，来源于唾液、泪液，或由肠道 Paneth 细胞产生，可水解细菌胞壁，抵御革兰阳性菌感染；③防御素(defensin)，属阳离子肽，包括小肠隐窝基底部 Paneth 细胞产生的隐窝素(cryptdin)(即 α-防御素)和呼吸道、泌尿生殖道黏膜上皮细胞产生的 β-防御素，可破坏细菌和真菌细胞膜，介导细胞溶解；④胃酸，由胃黏膜壁细胞分泌，可抑制致病菌生长；等等。

(三) MIS 的生物屏障功能

肠道内存在大量共生菌，其生物学作用为：与病原体竞争空间和营养，阻止病原体在肠道定居；产生抗菌物质(如蛋白样毒素)，可抑制相应菌株生长。临床大量应用抗生素可造成菌群失调，致病菌替代共生菌而致病。共生菌生长和清除的平衡受固有免疫机制调节，若该机制缺陷，非致病菌过度生长，也可导致疾病。

MIS 内模式识别受体(PRR)分布和定位，有利于对病原体识别和应答，同时保护共生菌。例如：上皮细胞肠腔面不表达 TLR 和 CD14，故对肠腔共生菌不敏感；某些有强侵袭力的致病菌一旦穿越黏膜屏障，可被上皮细胞基底面的 TLR5 等识别；上皮细胞内体表达 TLR，胞质表达 NLR，可分别识别由上皮细胞内化或直接侵入胞质的病原体，进而启动免疫应答。

第三节 黏膜免疫应答特点

(一) 参与黏膜免疫的淋巴细胞

MIS 内 T 细胞分为两类：①A 型 T 细胞，即传统 $CD4^+$ 或 $CD8^+$ αβT 细胞，主要分布于固有层；②B 型 T 细胞，即 $CD8\alpha\alpha^+$ (少量为 $CD4^-CD8^-$) γδT 和 αβT 细胞，主要分布于上皮。

1. 上皮内淋巴细胞(IEL) IEL 分布于小肠和大肠黏膜上皮细胞间，其数量巨大，约 80% 为 $CD8^+$ T 细胞，但其 TCR 多样性有限。IEL 包括两类：①A 型 IEL，小肠内多为 $CD8\alpha\beta^+$ $TCR\alpha\beta^+$ T 细胞，其 TCR 多样性受限，可迅速被抗原激活，直接杀伤感染的肠上皮细胞，但其增殖和产生炎性细胞因子的能力较弱，故不致损害机体组织器官；②B 型 IEL，主要分布于小肠黏膜上皮，包括 $TCR\alpha\beta^+$ 或 $TCR\gamma\delta^+$ IEL，其主要功能是免疫调节，在维持 MIS 自稳及低反应性中发挥重要作用。

2. 固有层淋巴细胞(lamina propria lymphocyte，LPL) 肠黏膜内主要分布 A 型 LPL：①$CD4^+$ T 细胞，包括 Th 细胞(辅助黏膜 B 细胞产生 IgA)、$Foxp3^+$ Treg 细胞(维持肠 MIS 对无害抗原无应答或低应答)、Th17 细胞(参与抵御胞外菌和真菌感染)；②$CD8^+$ T 细胞，通过杀伤活性和产生细胞因子而参与炎症反应和抵御病原体感染。

(二) 黏膜免疫应答的特点

1. 黏膜免疫 APC 摄取抗原的特点

(1) DC 借助 M 细胞转运而摄取抗原：抵达黏膜表面的抗原须穿越上皮屏障才能刺激 MIS。以集合淋巴结为例：其被膜由 M 细胞与肠上皮细胞紧密排列而组成，M 细胞形成不规则微褶皱，且表面无黏液层覆盖，易接近肠腔内抗原，可通过吞噬或内化而摄取颗粒抗原(如微生物)，并迅速将抗原转运至 M 细胞基底面，继而将抗原释放至胞外，被 M 细胞基底部袋中的 DC 摄取(图 14-2A)。上述 M 细胞转运抗原的过程，是启动黏膜免疫应答的关键环节。此外，BALT 和 NALT 也存在类似的 M 细胞。

(2) DC 跨越黏膜上皮屏障摄取抗原：肠壁(尤其是黏膜固有层)含大量 DC。局部感染时，DC 可通过其突起沿上皮细胞间延伸至肠腔直接摄取病原体，再迁移至固有层，而无需 M 细胞转运。固有层 DC 也可摄取已跨越上皮屏障而侵入的抗原，通过肠壁输入淋巴管将抗原转运至系膜淋巴结 T 细胞区。(图 14-2B)

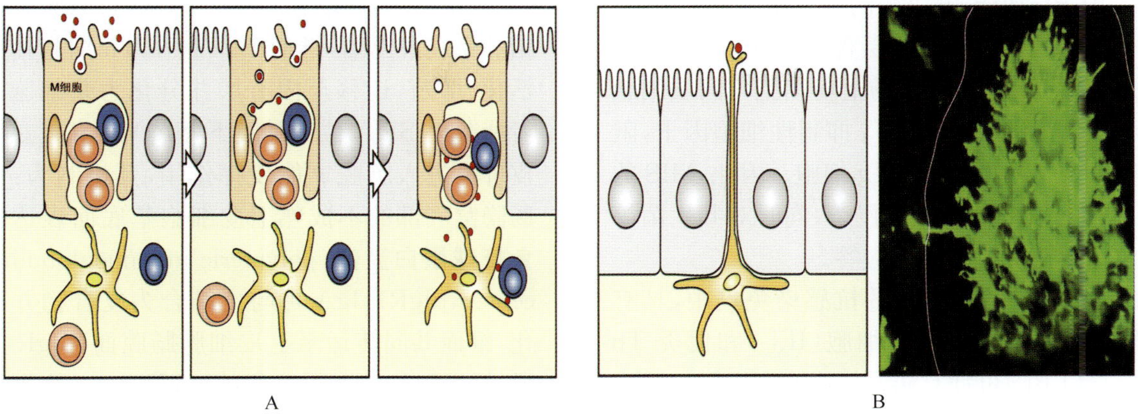

图 14-2　肠道黏膜摄取抗原的途径和机制

A. M 细胞转运抗原给 DC；(左)M 细胞通过内化或吞噬，直接从肠腔摄取抗原；(中)含抗原的内体被转运至 M 细胞基底面，并释放抗原；(右)抗原被转运给 M 细胞基底部口袋内 DC，后者将抗原提呈给 T 细胞；B. DC 跨越内皮屏障，直接从肠腔摄取抗原

2. 黏膜细胞免疫应答特点　摄取抗原的 DC 迁移至系膜淋巴结，激活的效应 T 细胞（A 型 T 细胞）主要迁移至固有层，成为 LPL，也可进入黏膜上皮成为 A 型 IEL。多数 IEL 为 B 型 IEL，由胸腺直接迁移至肠上皮。

（1）IEL 功能（图 14-3）：IEL（效应/记忆 T 细胞）位于黏膜上皮，可直接发挥抗黏膜感染的作用，其机制为：①病原体入侵迅速激活 A 型 IEL（$CD8\alpha\beta^+$ CTL），直接杀伤感染的上皮细胞；②B 型 IEL（$CD8\alpha\alpha^+$ IEL）可识别、杀伤高表达非经典 MHCI 类分子的黏膜上皮细胞，同时发挥免疫负调节作用，避免或减少对黏膜屏障的损害，并促进肠上皮细胞更新，维持黏膜屏障完整性。

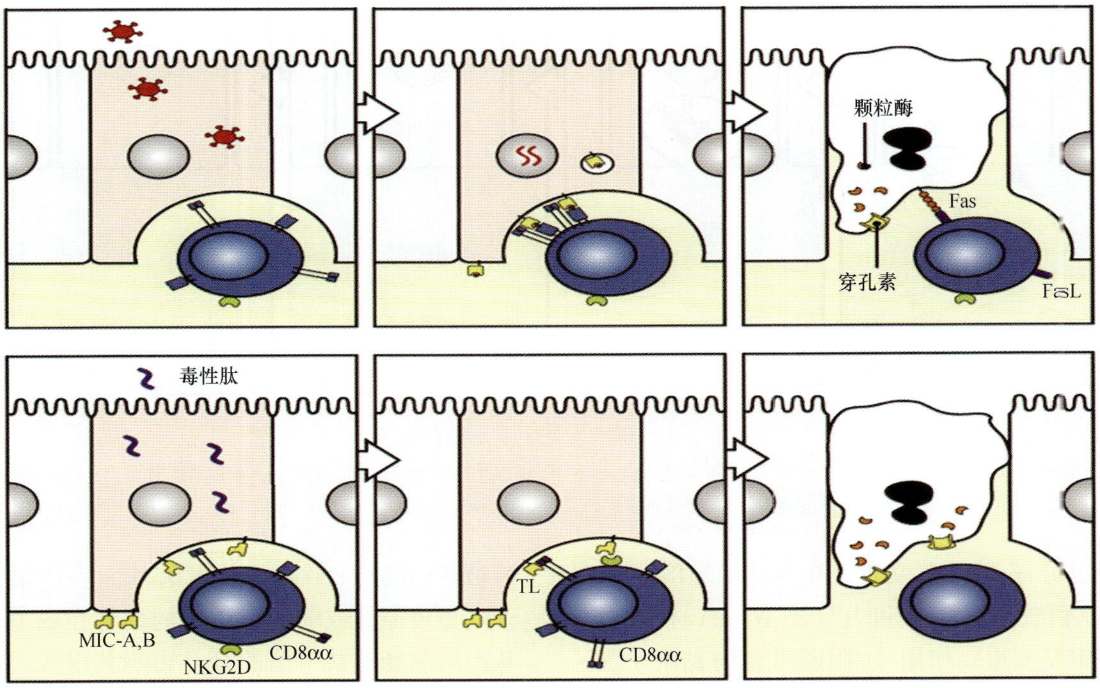

图 14-3　IEL 的功能

上图显示 A 型 IEL（$CD8^+$ CTL）功能：(左)病毒感染黏膜上皮细胞；(中)受感染的肠上皮细胞向 $CD8^+$ IEL 提呈病毒抗原肽；(右)活化的 $CD8^+$ IEL 通过释放穿孔素/颗粒酶及 Fas 途径杀伤感染的上皮细胞。

下图显示 B 型 IEL（$CD8_{\alpha\alpha}$ CTL）：(左)感染、损伤或毒性肽→上皮细胞应激反应→上调 MIC-A、MIC-B 表达并产生 IL-15；(中)IL-15 激活旁邻 IEL→IEL 表面 NKG2D 与上皮细胞表面 MIC-A、MIC-B 结合，CD8αα 结合非经典 MHC I 类分子[TL(胸腺白血病抗原)]；(右)活化 IEL 释放穿孔素/颗粒酶→杀伤应激细胞

(2) LPL功能：共生菌的存在使肠道处于"生理性炎症"状态：黏膜固有层含大量Th17细胞和其他效应性T细胞亚群；肠上皮细胞与间质细胞组成性产生TGF-β、IL-10等抑制性细胞因子，阻止局部DC成熟并诱生Treg细胞。因此，MIS的LPL既可有效抵御病原体侵袭，同时对共生菌等无害抗原保持不应答或低应答。

综上所述，MIS参与的抗感染免疫中，具有胞毒活性的效应/记忆T细胞(IEL)和促炎Th细胞亚群(LPL)可针对病原体快速产生保护性应答，同时Treg和B型IEL可参与维持MIS完整性和免疫自稳，限制过度的炎症反应。

3. 黏膜体液免疫应答特点 体液免疫应答在黏膜免疫中发挥重要作用，其主要效应分子是分泌型IgA，其次是分泌型IgM和IgG。

(1) 分泌型IgA产生和转运：黏膜微环境CCL21和CCL19可诱导初始T细胞和B细胞(均表达CCR7)穿越高内皮小静脉进入集合淋巴结和系膜淋巴结，继而B细胞在Th细胞辅助下活化、增殖，迁移至固有层并分化为浆细胞。后者所分泌SIgA位于黏膜下，SIgA须穿越黏膜上皮屏障进入肠腔才能发挥作用，其机制为：位于肠隐窝底部的不成熟上皮细胞基底面表达**多聚免疫球蛋白受体**(polymeric immunoglobulin receptor，pIgR)，IgA可与之结合为复合物并被内化，继而共同转运至上皮细胞肠腔面；pIgR胞外段被酶解，IgA连同残留的pIgR小片段(即分泌片)被释放，此即分泌型IgA(图14-4)。分泌片所含糖基可介导IgA与黏膜表面覆盖的黏液层结合，从而储存IgA，同时有利于IgA阻止病原体黏附并中和病原体所产生毒素和酶。

分泌型IgM以与IgA同样的方式跨越上皮屏障，而IgG与新生FcR(neonatal Fc receptor，nFcR)结合，可双向跨越黏膜上皮细胞。

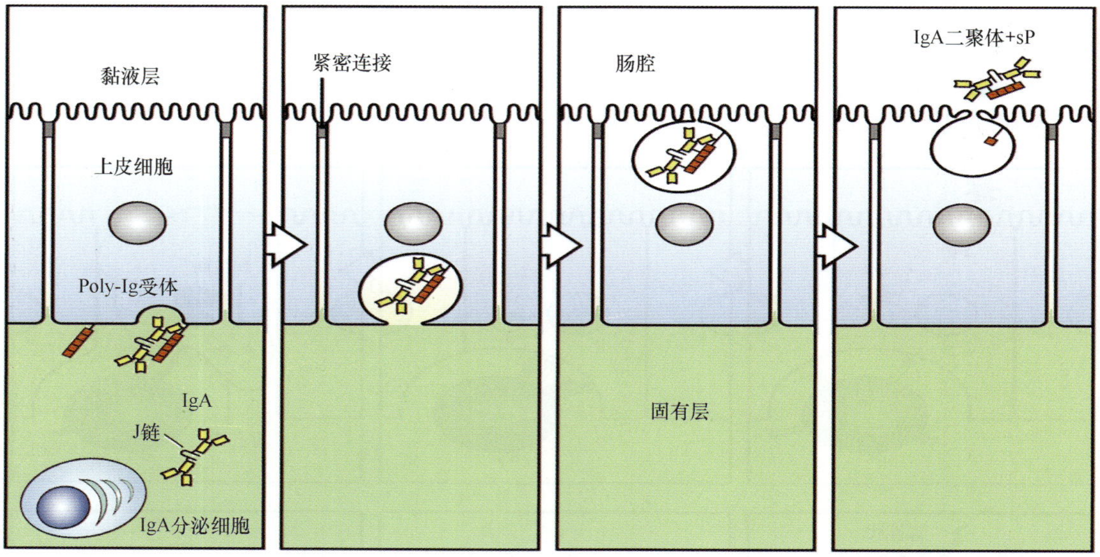

图14-4 SIgA穿越上皮屏障的机制

IgA主要由黏膜固有层浆细胞产生→IgA二聚体穿越基膜→与上皮细胞基底面pIgR结合→内化→随囊泡运转至上皮细胞腔面→pIgR被酶解→释放与分泌片连接的SIgA→SIgA进入腔道发挥作用

(2) 分泌型IgA功能(图14-5)：MIS针对TD抗原刺激产生高亲和力分泌型IgA，在抗感染免疫中发挥重要作用：①阻断微生物黏附于黏膜，使多数共生菌滞留于肠腔而不侵入人体，维持机体和共生菌间生态平衡；②与IgG协同，抵御穿越肠道上皮组织的致病菌，控制感染蔓延；③中和作用，主要针对位于黏液层表面或进入固有层的病原体及其毒素，以及上皮细胞中内化的抗原及LPS，并借助pIgR使病原体穿越内皮屏障被送回肠腔；④调节共生菌基因表达谱，有利于弱免疫原性或弱促炎活性的菌种在肠道寄生，从而限制肠道共生菌的量并影响其组成，维持肠道共生菌与机体生态平衡。

鉴于IgA在黏膜免疫中发挥关键作用，IgA缺陷与反复发作的呼吸道和肠胃道感染、变态反应和自身免疫病等相关。某些IgA缺陷患者肠道共生菌增殖失控，可能过度刺激B细胞而导致炎症性肠道疾病。

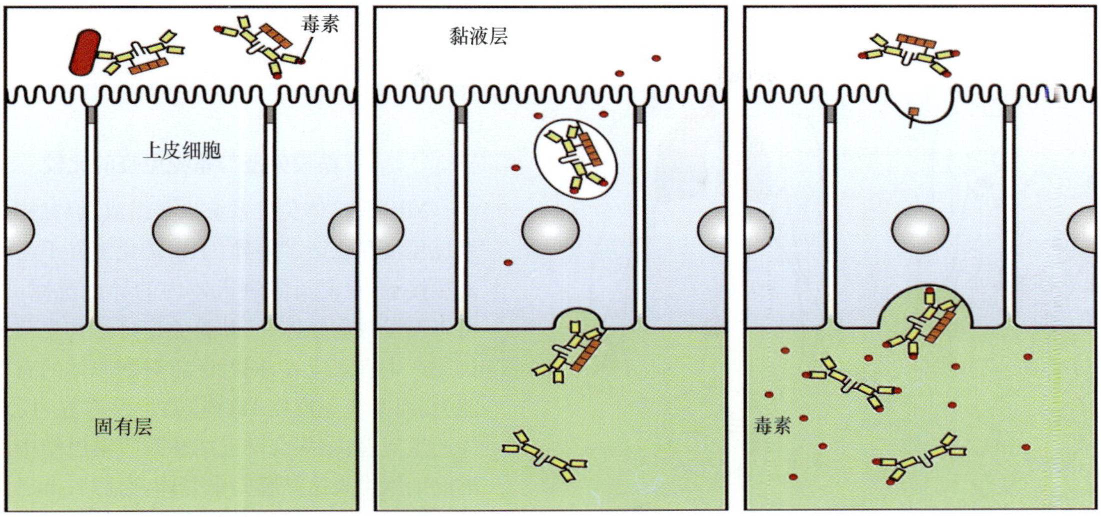

图 14-5 分泌型 IgA 功能

(左)SIgA 吸附于覆盖黏膜的黏液层表面,在此中和病原体及其毒素,阻止病原体接近组织并抑制其功能;(中)上皮细胞内化的抗原可于内体被 SIgA 中和;(右)抵达固有层的病原体及其毒素可与 IgA 结合,借助 pIgR 转运和穿越上皮细胞,排出至腔道

4. 黏膜免疫效应的"扩散" 在机体任一局部黏膜组织致敏的淋巴细胞,可迁移至其他黏膜部位发挥保护作用。其机制如下:

(1) 黏膜淋巴细胞在全身 MIS 内循环:初始 T 细胞表达归巢受体 CCR7 和 L-选择素,通过与高内皮小静脉表面相应配体结合而进入集合淋巴结,在 T 细胞区遭遇特异性抗原而被活化。活化的 T 细胞丧失 CCR7、L-选择素,但表达 CCR9 和整合素(α4:β7)等归巢受体,从而穿越系膜引流淋巴结,经胸导管和血循环返回肠道,并被趋化至小肠黏膜固有层(肠壁血管内皮细胞表达 MAdCAM-1),形成淋巴细胞在 MIS 内再循环。

(2) 共同黏膜免疫系统(common mucosal immune system):不同黏膜部位血管均表达 MAdCAM-1,故 GALT、NALT 的致敏淋巴细胞可随血循环转移至乳腺、呼吸道、泌尿生殖道发挥作用。换言之,不同部位黏膜间存在相互密切联系的再循环渠道,组成共同黏膜免疫系统。因此,在某一黏膜部位接种疫苗,可保护另一黏膜部位免遭感染。例如:通过鼻黏膜给予 HIV 疫苗,可使泌尿生殖道获得免疫保护;通过口服疫苗(肠黏膜免疫),可诱导乳腺产生 IgA,使婴儿从乳汁被动获得保护性抗体。

* 黏膜免疫与疫苗给予途径

虽然某一部位黏膜免疫应答产生的效应细胞可至其他黏膜部位发挥效应,但受局部微环境影响(如趋化因子、黏附分子、细胞因子表达与组成等),某些部位黏膜之间(如肠道与乳腺;鼻腔与呼吸道、消化道)存在更紧密联系(图 14-6)。实践中发现:口服疫苗可在小肠及邻近的结肠、唾液腺和乳腺产生有效 IgA 应答,而在大肠远端、扁桃体和生殖道的应答则很弱;直肠免疫可在局部产生强应答,但小肠及其邻近的结肠却无明显应答;鼻或扁桃体免疫可在上呼吸道(而非肠道)诱导应答。上述黏膜免疫系统的区域化特征,对选择最佳疫苗接种途径提供了重要依据。

5. 黏膜免疫耐受 食物蛋白通常在肠道并未完全降解而被肠道吸收,但机体对口服的蛋白抗原并不产生应答或仅产生低水平应答,即形成口服耐受。实验研究发现,给动物口服卵白蛋白,一周后再通过非黏膜途径(如皮下)注射该蛋白,动物对其不产生应答。此外,抗原通过鼻吸入或舌下途径进入机体也可诱导耐受,统称为**黏膜耐受**(mucosal tolerance)。

口服免疫耐受的机制可能为:①口服高剂量抗原导致特异性 T 细胞凋亡或失能,同时巨噬细胞吞噬和清除凋亡细胞过程中可产生 TGF-β,继而诱导 Treg 细胞分化;②口服低剂量抗原可诱生调节性 T 细胞;③系膜淋巴结是诱导口服耐受

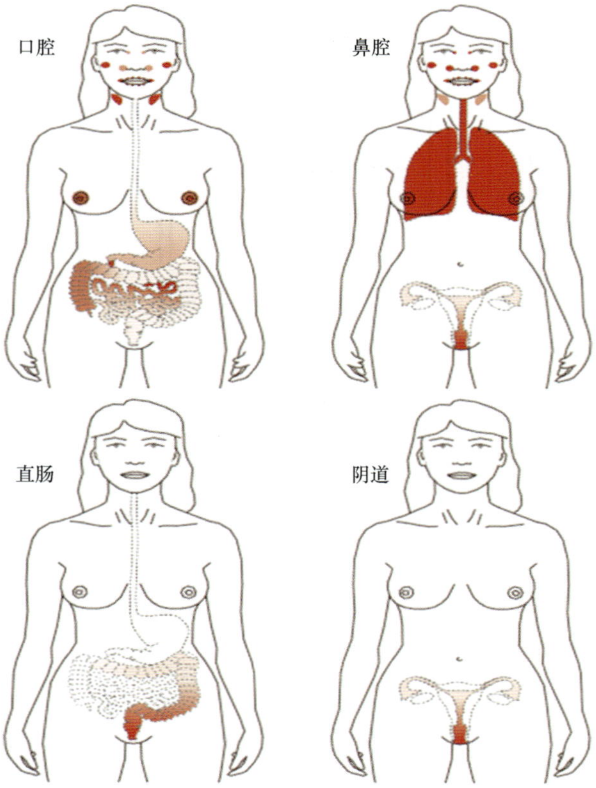

图 14-6 疫苗免疫不同黏膜部位所产生免疫效应的扩散
霍乱毒素 B 亚单位免疫黏膜组织，在疫苗作用的局部黏膜部位产生应答最强，其次是邻近黏膜部位，以及存在紧密联系的黏膜部位（如哺乳期妇女肠-乳连接）。例外情况是：鼻黏膜免疫不仅刺激呼吸道免疫应答，还可引起强的生殖道-阴道黏膜免疫应答（阴影深浅表明应答强度）

的主要部位，该部位 DC 共刺激分子表达减少，而共抑制分子表达增加。

口服耐受现象提示，通过口服抗原（如自身抗原、过敏原等）诱导耐受可能防治相关疾病发生、发展。例如：①口服 dnaJP1（热休克蛋白的显性表位）用于治疗活动性类风湿关节炎；②口服胰岛素用于治疗血清高水平抗胰岛素自身抗体的 1 型糖尿病；③口服或鼻吸入抗 CD3 抗体治疗某些自身免疫病及动脉粥样硬化。

*** 遗传性乳糜泻**

该病特点是口服耐受遭破坏，患者对小麦谷蛋白产生 $CD4^+$T 细胞应答，所引发的炎症反应可损害上段小肠组织。口服耐受遭破坏的机制尚不清楚，可能是遗传和环境因素综合作用的结果。此病与 HLA-DQ2/8 相关，消化不全的谷蛋白在转谷氨酰胺酶作用下，使谷氨酸带负电荷，促进谷蛋白肽与 APC 表面 HLA-DQ2 或 DQ8 结合，从而激活固有层 Th1 细胞，导致肠组织损害。

*** 黏膜免疫与系统免疫的比较**

MIS 属机体免疫系统重要组成，但黏膜免疫和系统免疫存在诸多差异：①系统免疫并不与外环境直接接触，主要清除进入体内的异己抗原，而 MIS 可直接接触病原体；②黏膜免疫可对共生菌和食物抗原产生有限应答，同时保留对病原体的有效应答能力，而系统免疫则“忽视”共生菌存在，仅对病原体产生应答；③集合淋巴结和系膜淋巴结中激活的淋巴细胞可表达黏膜归巢受体，而脾脏淋巴细胞无此表型；④任一黏膜局部产生的效应细胞可（相对选择性）进入其他部位黏膜组织；⑤抗原通过口服被肠道吸收可诱导耐受，而同一抗原通过皮下注射可激发系统免疫产生强应答。

第四节 机体与共生菌的生态平衡

人肠道共生菌有如下特点：①菌属和菌株呈高度多样性，数量达 100 万亿，总重量达 1 公斤；②共生菌在肠道可终生定居（“土著菌”）或仅暂时居住（“外来菌”）；③共生菌组成和数量可随年龄、饮食、环境等因素而变化；④共生菌参与宿主对食物和营养素的消化、吸收，并参与免疫系统发育和应答。

（一）共生菌对免疫系统的影响

1. 共生菌参与出生后免疫系统发育 已发现：肠道内无共生菌的无菌动物，其外周淋巴器官（包括 MIS）体积缩小、缺乏生发中心、分泌 IgA 的浆细胞减少、固有层 $CD4^+$ T 细胞减少；无菌动物一旦和有菌动物同笼喂养，其免疫系统即可恢复正常。

2. 共生菌参与固有免疫 机制为：①通过调控上皮细胞增殖和紧密连接而维持上皮屏障完整性；②促进杯状细胞分泌黏液而形成黏液层屏障；③与病原体竞争营养和定居空间，并产生抗菌肽，阻止病原体入侵；④直接抑制上皮细胞内病原体相关的促炎信号，或通过 TLR 途径参与抗炎效应。

3. 共生菌参与适应性免疫和免疫调节 不

同共生菌所启动的适应性免疫类型各异。例如：脆弱类杆菌诱导 Th1 细胞应答；分节丝状菌(SFB)诱导 Th17 细胞分化；共生菌 DNA 通过 TLR9 而诱生可分泌 IFN-γ 和 IL-17 的效应 T 细胞；某些共生菌可诱生 Treg。

4. 共生菌导致肠道处于“生理性炎症”状态 共生菌(某种程度上食物抗原)持续刺激使肠道黏膜处于“生理性炎症”状态，即无感染情况下肠道黏膜也浸润大量效应淋巴细胞及其他炎症细胞。这种低度慢性炎症使 MIS 处于高度戒备状态，可适时对局部环境变化(尤其是病原体侵袭)产生适度保护性应答。

(二) 黏膜免疫系统对共生菌产生低应答

MIS 可有效抵御病原体侵袭，但对共生菌等无害抗原则仅产生低应答。其机制如下：

1. 黏膜免疫系统“忽视”共生菌 黏膜上皮细胞肠腔面不表达 PRR(如 TLR、CD14)，而仅在细胞内及基膜面表达 PRR。因此，机体免疫系统通常“忽视”肠腔共生菌存在，不对其产生应答。

2. 黏膜隔绝屏障的作用 肠道黏膜屏障、黏液屏障可阻止全身性免疫系统的次级淋巴器官与共生菌接触和产生应答。

3. 共生菌侵入能力弱 例如：①共生菌一般不产生毒性因子，故渗透上皮、侵入机体的作用很弱；②正常肠道分泌物含大量针对共生菌的 IgA，可阻止共生菌黏附和穿越黏膜上皮。

4. 共生菌下调黏膜免疫应答 共生菌存在情况下，肠上皮细胞与间质细胞可组成性表达 TGF-β、PGE_2 等抑制性因子，从而抑制局部 DC 成熟并诱生 Treg 细胞。共生菌还可抑制致病菌所致上皮细胞 NF-κB 活化，从而发挥抑炎作用，维持 MIS 处于抑制状态。(图 14-7)

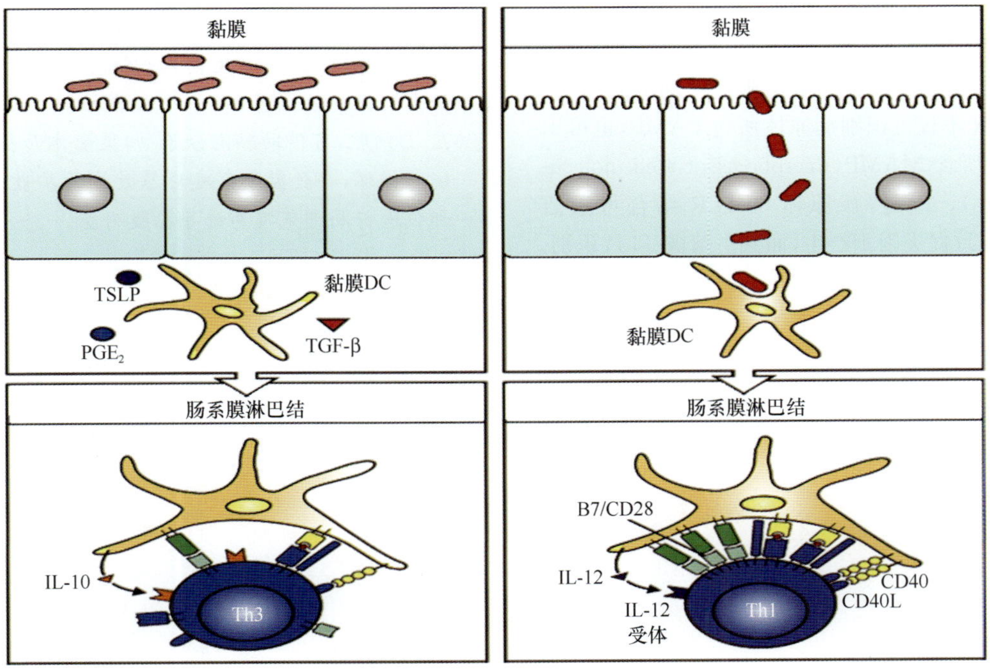

图 14-7　黏膜 DC 调节肠道对共生菌的耐受及对致病菌的免疫

(左)正常情况下，上皮细胞和间质细胞持续产生 TGF-β、PGE_2，可抑制 DC 成熟，故黏膜上皮 DC 摄取食物或共生菌后，在系膜淋巴结诱导 T 细胞分化为 Th3 细胞(属诱导性 Treg)，导致黏膜耐受；(右)病原体或大量共生菌侵入可激活局部 DC，进而诱导保护性应答

(三) 共生菌与疾病发生

1. 针对共生菌的应答引发肠道疾病 黏膜免疫调控机制紊乱，对共生菌产生强 Th1 细胞应答，导致黏膜强烈炎症反应和肠道损伤，可引发炎性肠道疾病(如 Crohn's 病)。

2. 共生菌异位激发全身性免疫应答 创伤、感染、内毒素性休克、重症肝炎等导致肠上皮完整性受损，通常无害的共生菌(如大肠埃希菌)可穿越上皮屏障而进入血流，引起致命性全身感染，诱导系统免疫应答。

3. 共生菌组成与免疫性疾病相关

(1) 共生菌组成与糖尿病:①共生菌有利于机体从食物中获取更多能量,动物肥胖程度与其肠道共生菌组成相关,而高能量饮食可改变肠道共生菌组成;②选择性增加双歧杆菌,可升高革兰阴性菌和阳性菌比例,使循环中 LPS 水平增高,促进炎性细胞因子产生,导致糖耐量降低和胰岛素抵抗。

(2) 共生菌组成与自身免疫病:肠道共生菌组成与某些自身免疫病发生相关,例如:①缺失肠道共生菌可缓解自身免疫性关节炎和多发性硬化症病情;②肠道定居分节丝状菌,可诱生抗原特异性 Th17 细胞,促进生发中心 B 细胞增殖,产生大量自身抗体,加重自身免疫性关节炎;③定居双歧杆菌促进 Treg 细胞分化,抑制炎症应答,缓解动物 EAE。

*** 共生菌和病原体相关的固有免疫**

共生菌和病原体具有类似的保守结构和产物,如革兰阴性菌的 LPS 和革兰阳性菌的壁肽酸等。因此,PRR 不仅可识别病原体所含 PAMP,也可识别共生菌所含 MAMP(microbe-associated molecular pattern)。但是,病原体与 TLR 结合可激活 NF-κB,导致促炎因子产生,而共生菌被 TLR 识别则启动 NF-κB 抑制信号,导致抑炎效应。目前尚不清楚,TLR 如何辨别病原体和共生菌,并因此启动截然不同的信号转导及免疫效应。可能的机制之一是:病原体组分中含共生菌缺如的毒力因子,故病原体入侵所形成的炎性微环境与共生菌所处并参与形成的正常黏膜微环境不同。

小　结

遍布全身多个组织器官的黏膜组织表面积巨大,多直接与外环境接触,其针对抗原刺激产生固有免疫和适应性免疫应答,在机体抗感染免疫中发挥重要作用。

黏膜免疫系统具有与系统免疫不同的明显特点:淋巴组织直接与黏膜上皮细胞相邻;淋巴组织分布弥散;特殊的抗原摄取机制(由 M 细胞摄取抗原后转交 DC);在非感染状态下也浸润大量活化的记忆性淋巴细胞(生理性炎症);主要产生分泌性 IgA 而发挥效应;对无害抗原(食物和共生菌)应答低下,而对病原体产生强大的保护性应答;在一个黏膜组织部位所产生的效应 T 细胞,可借助黏附分子/归巢受体而在黏膜免疫系统再循环,导致黏膜免疫应答效应的扩散;对某些黏膜部位进行局部免疫易诱导黏膜耐受。

(李卓娅)

第十五章　免疫应答之六：免疫调节

第一节　概　　述

免疫调节(immune regulation)是免疫系统内众多免疫细胞、免疫分子间以及免疫系统与其他系统间相互作用而建立的相互协调、相互制约的网络体系，以保证机体内环境稳定。换言之，免疫调节的真谛乃维持机体**免疫自稳**(immunological homeostasis)，使免疫系统产生有利于机体的适度应答，如对病原体产生排斥，而对自身抗原产生耐受。免疫调节涉及整体、细胞和分子等不同层次，其作用贯穿于免疫应答过程始终，涉及免疫细胞发育、分化、识别、活化及其效应等。免疫调节一旦发生障碍，免疫功能必然出现异常，甚至导致疾病。

(一) 免疫调节贯穿免疫应答全过程

抗原可诱导机体产生特异性免疫应答，免疫调节贯穿于免疫应答的全过程，即抗原识别阶段、免疫细胞激活和增殖分化阶段、效应阶段。机体通过精细调节，使免疫应答的强度和持续时间被限制在一定范围内，既能有效消除外来抗原，又能避免免疫应答对自身组织、细胞的损伤，从而维持机体内环境稳定。

1. 抗原识别阶段的免疫调控　在抗原识别阶段，T细胞、B细胞分别通过TCR、BCR特异性识别抗原。某些免疫分子以及免疫细胞可通过不同机制促进或抑制对抗原的识别，例如：补体激活所产生的活性片段(C3b、C4b等)，可与抗原-抗体复合物结合为Ag-Ab-C3b/C4b复合物，通过与APC表面CR1结合而促进APC吞噬抗原，继而向T细胞提呈抗原；免疫应答过程中所产生的特异性抗体通过封闭作用，可抑制抗原与BCR结合，对免疫应答发挥持续性负调节作用。

2. 活化、增殖和分化阶段的免疫调节　T、B细胞活化依赖于双信号，即TCR/BCR识别抗原产生的第一信号及共刺激分子与相应配体结合产生的第二信号。活化的T、B细胞在多种细胞因子作用下，进一步增殖和分化，最终形成效应性T细胞或浆细胞，并分泌免疫效应分子(细胞因子和抗体)。在此阶段，免疫分子和免疫细胞通过多种机制抑制T、B细胞活化、增殖和分化。例如：特异性抗体与相应抗原结合形成的抗原-抗体复合物可使B细胞表面FcγRⅡ与BCR发生交联，从而向B细胞传入抑制性信号，阻断B细胞活化；T细胞表面共刺激分子CD28与APC表面相应配体B7结合，提供T细胞活化的第二信号，T细胞一旦活化，即开始表达共抑制分子CTLA-4，后者通过与B7高亲和力结合，启动抑制性信号，抑制活化的T细胞增殖，从而负调节免疫应答进程。另外，调节性免疫细胞亚群可通过分泌抑制性细胞因子或直接接触而抑制T、B细胞活化和增殖。

3. 效应阶段的免疫调节　在免疫应答效应阶段，免疫效应细胞和效应分子共同发挥作用，清除"非己"抗原物质，维持机体正常生理状态。在此阶段，多种免疫分子和免疫细胞主要通过调控免疫应答的类型，使机体充分发挥免疫效应以清除外来抗原。同时，调节机制还使免疫应答适时终止，以避免过度应答导致对自身组织的损伤。例如：激活的效应性T细胞表面高表达FasL，通过与自身或旁邻T细胞表面Fas结合，导致活化的T细胞凋亡，这种活化诱导的细胞死亡(AICD)对免疫应答发挥重要的负反馈调节作用，以适时终止免疫应答，避免活化的T、B细胞过度扩增及由此所引发的免疫病理性损伤。

综上所述，机体免疫调节贯穿免疫应答全过程，涉及多种免疫分子和免疫细胞间错综复杂的相互作用，以实现排斥异己、保护自己、维持内环境稳定的目的。

(二) 负调节发挥主导作用

正常情况下，免疫系统可通过克隆失能、免疫忽视、活化诱导的细胞死亡等机制以及调节性免疫细胞、抑制性分子等负调控机制，抑制自身反应性淋巴细胞克隆活化，保持机体内环境稳定。一旦抗原进入机体，免疫系统即针对抗原刺激产生应答，意味免疫自稳被打破。因此，机体在产生固有免疫和适应性免疫（均属正应答）清除异物抗原的同时，必然启动负调控机制，以期恢复免疫自稳，并防止过强的正应答可能对自身组织造成损伤。换言之，自身免疫耐受的维持和抗原诱发免疫应答后的免疫调节，其本质均是负调节。

1. 通过代谢而清除免疫效应分子 例如：补体激活所产生的活性片段均不稳定，可通过失活和代谢而被清除；细胞因子的半寿期均较短；体液免疫应答所产生的抗体，可通过形成免疫复合物、体内降解等机制而被清除。

2. 参与负调节的蛋白发挥主导作用 例如：补体系统包括 20 余种可溶性和跨膜型调节蛋白，其中绝大多数发挥负调节作用，可在不同环节抑制补体激活，或限制补体活性片段的效应。

3. 对免疫分子表达的负反馈调节 例如：多数细胞因子可促进或增强免疫应答发生、发展。因此，活化的免疫细胞一旦启动细胞因子表达，同时也激活细胞因子信号转导抑制蛋白（SOCS）基因，从而有效下调细胞因子表达。

4. 参与负调节的膜分子发挥主导作用 不同类型免疫细胞既可表达具有激活效应的膜分子，也可表达具有抑制效应的膜分子（如 NK 细胞表面的激活性受体和抑制性受体、T 细胞表面的共刺激分子和共抑制分子），从而对免疫细胞发挥双向调节作用。通常情况下，若两类分子相关的信号转导同时被启动，则抑制性信号一般发挥主导作用（如调节性受体对 NK 细胞杀伤活性的调节作用）。另外，两类膜分子表达可存在时相差异，如 T 细胞应答过程中，首先表达共刺激分子 CD28，启动 T 细胞激活，然后共抑制分子（CTLA-4）表达逐渐升高，启动负调节作用，从而恢复免疫稳态。

5. 对特异性细胞克隆扩增的负调节 适应性免疫应答过程中，抗原可诱导表达特异性 BCR/TCR 的细胞克隆激活和增殖，从而打破体内淋巴细胞库（repertoire）平衡。机体已形成 AICD、独特型网络等调控机制，可有效遏制少数特异性克隆过度扩增，将免疫应答控制于适度范围，从而维持免疫自稳。

第二节 分子水平的免疫调节

多种免疫分子参与维持免疫稳定和恢复失衡的免疫应答，本节重点介绍 3 类发挥负调控作用的分子

（一）补体调节蛋白

补体调节蛋白通过调节补体激活途径的关键酶，可调控补体活化的强度和范围，例如：C1INH 可与 C1r 和 C1s 以共价键结合，使 C1 解聚，从而丧失对 C4 和 C2 的酶解作用，阻断经典激活途径；C4 结合蛋白、补体受体 1（CR1）、H 因子、I 因子等通过抑制或灭活 C3 转化酶而调节补体激活；C8 结合蛋白、CD59 通过抑制 MAC 形成而对补体效应发挥负调控，保护正常组织细胞免遭补体激活所致溶细胞效应。

（二）抑制性细胞因子

免疫应答过程中，免疫细胞可产生多种促炎细胞因子（如，IL-1、IL-6、TNF-α、IFN-γ），同时也产生多种具有负调控作用的抑炎细胞因子（如，IL-10、TGF-β），后者可抑制多种免疫细胞（单核/巨噬细胞、T 细胞、B 细胞等）激活、增殖、分化和功能，对免疫应答发挥负性调节作用。

（三）抑制性受体

抑制性受体的胞内段含免疫受体酪氨酸抑制基序（ITIM），如 T 细胞表面的 CTLA-4、NK 细胞表面 KIR、B 细胞表面 FcγRII-B 等。此类受体与相应配体结合可启动胞内抑制信号，对免疫细胞活化和增殖起负调控作用。

1. T 细胞表面的抑制性受体 T 细胞表面共抑制分子可对 T 细胞活化发挥负调节作用。免疫应答早期，T 细胞通过表达共刺激分子而促进 T 细胞活化；免疫应答后期，共抑制分子表达上调，通过负调控作用使免疫应答恢复至生理水平（图 15-1）。

（1）CTLA-4：CTLA-4 与 CD28 分子高度同源，但二者胞内段所含基序各异（分别含 ITIM 和 ITAM）。CD28 和 CTLA-4 均能与 B7 分子结合，但前者提供 T 细胞激活的第二信号，而后者启动抑制性信号。CTLA-4 在 T 细胞激活开始即表达，逐渐升高，由于 CTLA-4 与 B7 的亲和力

显著高于CD28，至T细胞活化24小时已基本取代CD28与B7结合，故CTLA-4可在T细胞活化后期发挥负调节作用（图15-1）。实验研究已证明，给予CTLA4-Ig融合蛋白或抗CD28抗体可抑制特异性T细胞激活，而给予抗CTLA-4抗体可增强特异性T细胞激活。人CTLA4-Ig重组蛋白（abatacept）于2005年已被美国FDA批准用于类风湿关节炎的治疗；抗人CTLA-4单克隆抗体（ipilimumab）于2010年获美国FDA批准用于不可切除或转移性黑色素瘤治疗。

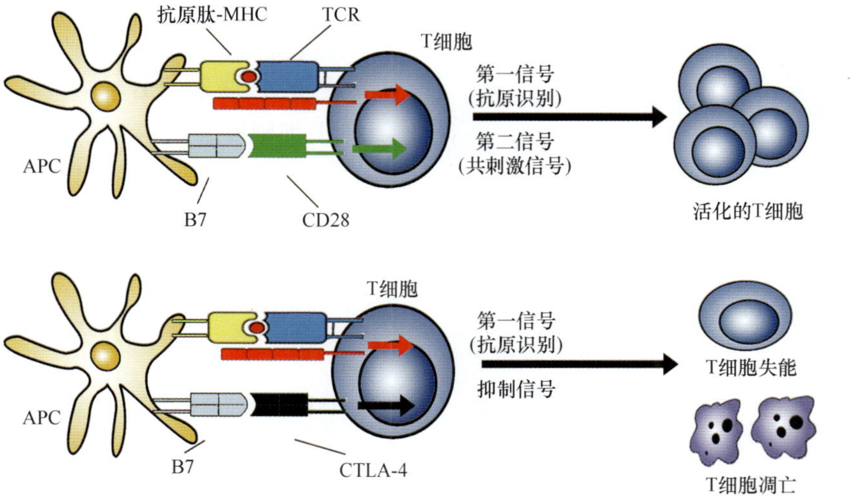

图15-1 共刺激分子/共抑制分子对T细胞活化的调控作用

（2）PD-1（programmed death-1）：PD-1表达于活化的T细胞、B细胞、髓系细胞表面，其胞质段含ITIM。PD-1的配体为PD-L1（B7-H1）和PD-L2（B7-DC），属B7家族成员，可组成性表达于T细胞、B细胞、巨噬细胞和DC等。PD-1与PD-L1结合，可抑制T细胞增殖并促进抑制性细胞因子IL-10产生，从而在免疫应答起始和效应阶段均发挥抑制作用，防止过强免疫损伤和自身免疫病发生，有利于维持免疫自稳。

2. B细胞表面的抑制性受体 FcγRⅡB是B细胞表面主要的抑制性受体，其胞内段含ITIM，通过受体交联可启动抑制性信号。如图15-2所示：抗体通过其Fc段与B细胞表面Fc受体（FcγRⅡB，即CD32B）结合，抗体Fab段与抗原表位结合，从而介导FcR和BCR交联，启动CD32B相关的抑制性信号，抑制B细胞活化和抗体产生，此即抑制性受体交联（receptor cross-link）。另外，抗体也可在体内诱生抗独特型抗体，后者的Fab段可识别并结合BCR V区，而Fc段则与B细胞表面FcγRⅡB（CD32B）结合，形成受体交联，从而启动抑制信号。

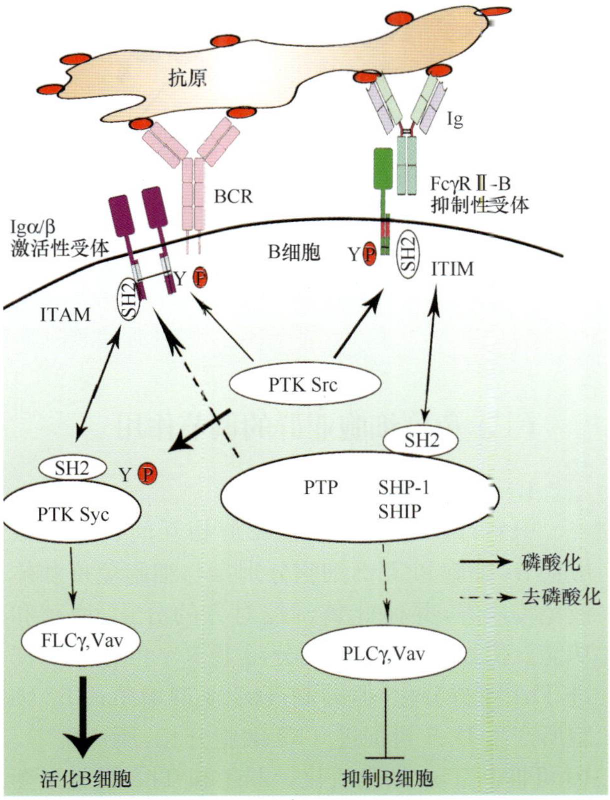

图15-2 抑制性受体FcγⅡB对B细胞的负调节作用

3. NK细胞表面的抑制性受体 NK细胞表面同时表达活化性受体和抑制性受体（如CD94/NKG2A）。后者胞质段含ITIM，可转导抑制性信号，抑制NK细胞杀伤活性。NK细胞表面抑制性受体的配体是自身组织细胞表面MHC Ⅰ类分子，可通过抑制性效应而避免NK细胞对自身组织细胞的杀伤作用。

第三节 细胞水平的免疫调节

(一) 免疫细胞的自身调节机制

免疫应答后期，活化的T细胞可通过被动死亡和活化诱导的细胞死亡（AICD）而被清除（图15-3），及时终止免疫应答。

1. 被动死亡 免疫应答后期，随着抗原被清除，抗原刺激降低，活化的免疫细胞缺乏刺激信号，进而启动线粒体凋亡通路，发生被动死亡（passive cell death）。

2. 活化诱导的细胞死亡 免疫应答后期，T细胞在抗原持续刺激下不断被激活并高表达Fas和FasL，通过T细胞间相互作用，启动凋亡相关的信号途径，此为T细胞的主动死亡，其包括两种形式：①顺式自杀（suicide in cis），指T细胞表面高表达Fas，与自身表达的FasL或脱落的FasL结合，导致Fas^+ T细胞凋亡；②反式自杀（suicide in trans），指T细胞表面Fas与旁邻T细胞表面FasL结合，导致Fas^+ T细胞凋亡。

此外，激活的B细胞也高表达Fas，可与活化的T细胞所表达FasL结合，导致AICD。

通过上述机制，活化的T和B细胞均可通过AICD而逐渐被清除，使免疫应答的强度和持续时间维持在适度水平，并适时终止，从而避免自身免疫性损伤。

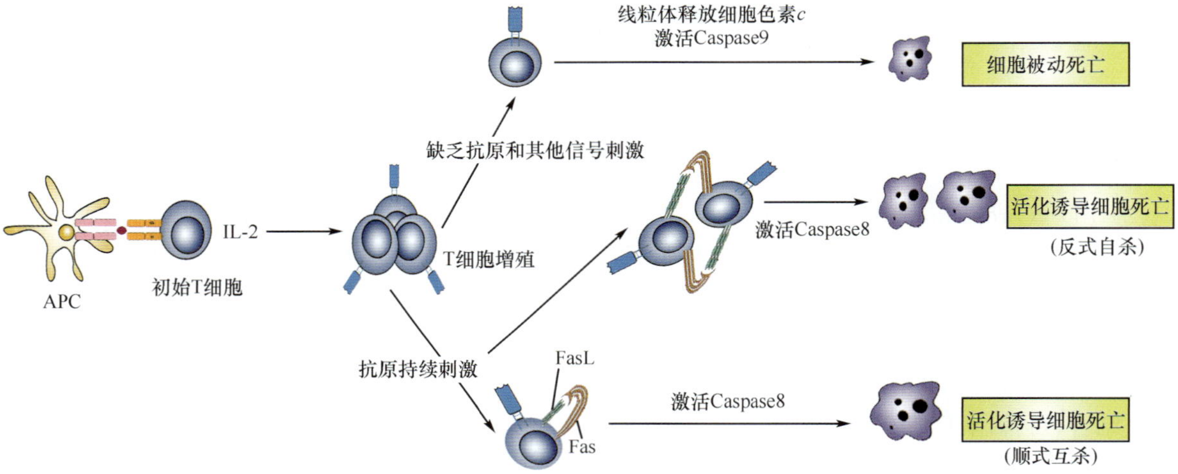

图15-3 免疫细胞的自身调节机制
活化的T细胞可通过被动死亡和AICD而被清除

(二) 免疫细胞亚群的调节作用

1. T细胞亚群的调节作用

(1) Th1与Th2细胞亚群相互间负调节效应：Th1细胞和Th2细胞分别参与细胞免疫和体液免疫应答，并彼此负调控对方的分化、增殖和功能。例如：Th1细胞所分泌IFN-γ可进一步促进Th1亚群分化，但抑制Th2亚群增殖；Th2细胞所产生IL-4可促进Th2细胞分化，所产生IL-10可抑制Th1细胞活化。Th1和Th2细胞平衡是维持机体自身稳定的重要机制。任一亚群比例过高或功能过强，均可导致特定类型免疫应答及其效应呈现优势，称为**免疫偏离**（immune deviation）。

依据Th1和Th2细胞亚群相互负调节的特点，有可能对相关疾病进行干预。例如：麻风杆菌感染者体内Th2细胞大量增殖，所产生IL-4和IL-10可抑制巨噬细胞活化，使胞内麻风杆菌长期滞留，病情难以控制；应用IFN-γ治疗，可抑制Th2细胞亚群增殖，同时促进Th1细胞亚群增殖，逆转患者体内两种细胞比例，增强Th1细胞功能，通过激活巨噬细胞而杀伤寄生于其内的麻风杆菌。

(2) 调节性T细胞（Treg）：迄今对$CD4^+CD25^+Foxp3^+$ Treg细胞的研究最为深入，其可分为天然Treg（nTreg）和诱导性Treg（iTreg），二者可通过细胞直接接触或释放抑制性细胞因子而抑制免疫细胞活化和增殖（图15-4），在维持机体自身稳定中发挥重要作用。

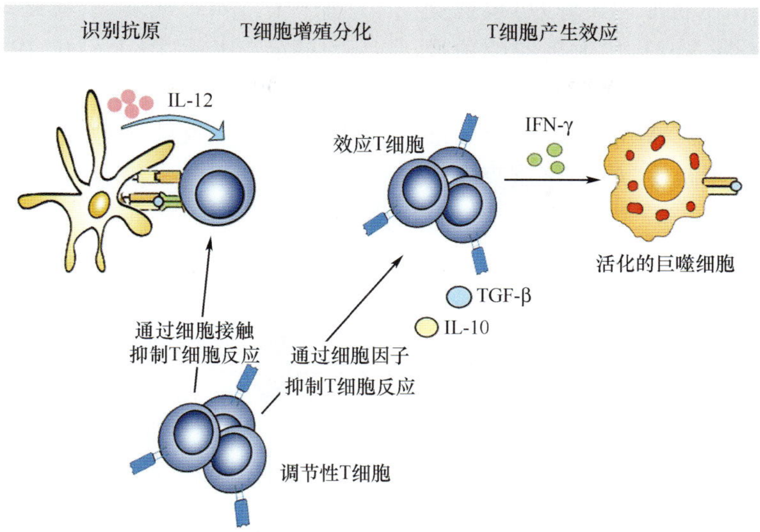

图 15-4　调节性 T 细胞的效应机制

2. B 细胞的免疫调节效应　近期发现，B 细胞也存在调节性 B 细胞（regulatory B cell，Breg）亚群，其可通过产生 IL-10 或 TGF-β 等抑制过度炎症反应，并可介导免疫耐受。Breg 在某些些慢性炎性疾病（如肠炎、类风湿关节炎、多发性硬化症）、感染和肿瘤等发生、发展中起重要调节作用。

3. DC 的免疫调节作用　体内存在能负向调节免疫应答并维持免疫耐受的**调节性 DC**（regulatory DC，DCreg），如脾脏 $CD11c^{low}$ $CD11b^{high}$ MHC II^{low} 和 $CD11^{low}$ $CD45RB^{high}$ DCreg 亚群。DCreg 负调控作用的机制为：①诱导 Treg 细胞分化；②分泌 IL-10 等抑制因子；③高表达吲哚胺 2,3-双加氧酶（IDO），介导 $CD4^+$ 和 $CD8^+$ T 细胞低反应性。

4. Mϕ 的免疫调节作用　Mϕ 属异质性细胞群，依据活化状态和功能，可分为 M1 型（经典活化的 Mϕ）和 M2 型（替代性活化的 Mϕ）。M2 又称调节性 Mϕ，其抗原提呈能力较弱，可通过分泌抑制性细胞因子（IL-10、TGF-β 等）而发挥负调控作用。

5. NK 细胞的免疫调节作用　NK 细胞可通过分泌细胞因子而发挥免疫调节作用。例如：NK 细胞可分泌 IFN、IL-1、IL-2 等，促进 T、B 细胞增殖、分化和成熟，并增强 NK 细胞自身活性。近年发现体内可能也存在调节性 NK 细胞，可抑制 T 细胞成熟以及 B 细胞增殖、分化和抗体生成。

（三）独特型网络的免疫调节作用

独特型（idiotope）指 Ig、BCR 及 TCR 分子可变区中不同表位的集合，其分布于互补决定区（CDR）和骨架区（FR）。体内存在特异性识别独特型表位的抗独特型（anti-idiotope，AId）细胞克隆，它们受独特型表位刺激而被激活，并产生不同类别的抗独特型抗体（Ab2）（图 15-5）：①α 型（Ab2α），指针对 FR 区独特型的 AId，可与相应表位结合，但并不影响 Ab1 与抗原结合，称为半抗原非抑制性 Ab2；②β 型（Ab2β），指针对 CDR 区抗原结合位独特型的 AId，可模拟抗原与 CDR 结合，且分子结构与抗原表位相似，能与抗原竞争性结合 Ab1，故称为体内的**抗原内影像**（internal image）；③γ 型（Ab2γ），指针对部分 CDR 区或其邻近 FR 区独特型的 AId，其虽不能模拟抗原，但能与 CDR 部分结合，从而阻止抗原与 CDR 结合，由于 Ab2γ 可抑制 Ab1 克隆活化，故又称半抗原抑制性 Ab2。

抗原进入机体前，体内已存在 Ab2、Ab3 克隆，但其数量远未达到能引起级联反应的阈值，故独特型网络保持相对平衡。机体接受抗原刺激后，针对该抗原的特异性淋巴细胞克隆［即抗原反应性细胞克隆（antigen-reactive cell clone，ARC）］活化并大量增殖，打破原有网络平衡。大量产生的抗体（Ab1）及显著增多、含特定独特型的抗原受体又可作为抗原，诱导抗独特型克隆增殖和 AId（Ab2）产生，实现对 ARC（即 Ab1）的调节。其调节机制是：Ab2β(抗原内影像)可模拟抗原，进一步激活 ARC(即 Ab1)，放大抗原的免疫效应；Ab2γ 作为负反馈因子，可负调节抗原特异性淋巴细胞克隆应答，抑制 Ab1 分泌；"Ab2"细胞克隆活化、增殖，进一步激发"Ab3"细胞克隆应答……。如此延续，反应逐级递减，最终建立新的稳定与平衡(图 15-5)。由此，独特型网络成为机体免疫调节的重要机制之一，其功能紊乱或平衡失调可导致自身免疫病。

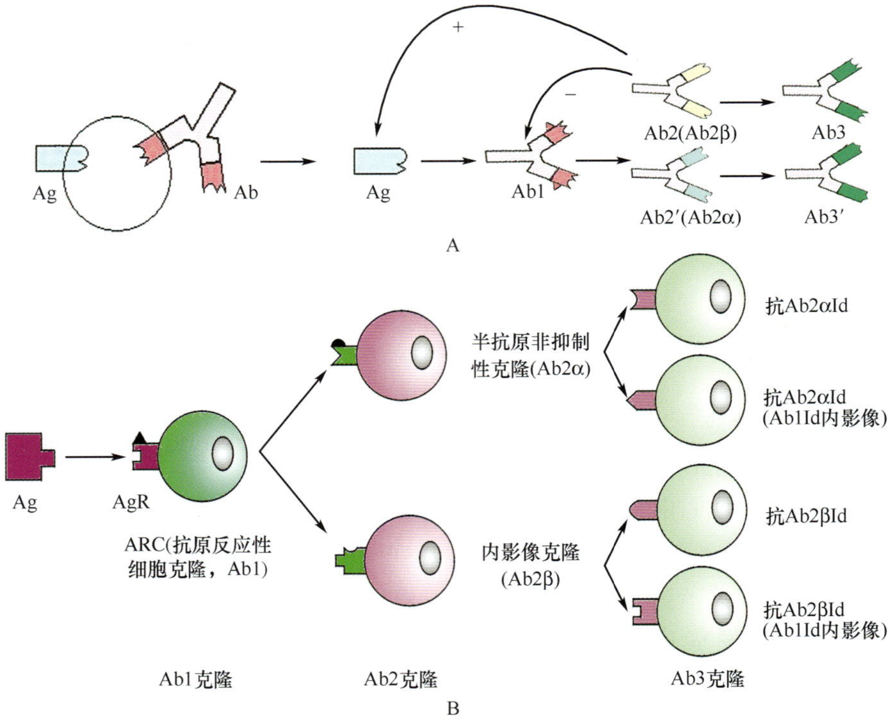

图 15-5 独特型网络的免疫调节作用

从上述可见，体内独特型-抗独特型网络既涉及抗体，也包括相关细胞网络。而且，B 细胞和 T 细胞库中均存在独特型-抗独特型细胞网络。机体免疫调节机制中，独特型-抗独特型细胞网络比独特型-抗独特型抗体网络更为重要。独特型网络理论为临床免疫干预提供了新策略，例如：①将自身反应性 T 细胞克隆灭活并制成 T 细胞疫苗，或提取其 TCR 可变区制成 TCR 疫苗，体内注射可诱生一组负调节性 T 细胞克隆(相当于 Ab2β)，从而清除体内自身反应性 T 细胞；②以抗原内影像抗独特型抗体(Ab2γ)作为疫苗，代替相应抗原用于疾病防治。对某些不易获得其抗原成分的病原体，或难以精确分离、纯化其抗原的肿瘤组分，研制抗独特型疫苗具有重要意义。

第四节 整体和群体水平的免疫调节

(一) 神经-内分泌-免疫调节网络

免疫系统可受机体其他器官系统调节和影响，尤以神经-内分泌系统的调节作用最为重要。例如：精神紧张、心理压力、内分泌失调等均可直接或间接影响免疫系统功能状态。整体水平的免疫调节即指神经-内分泌-免疫系统的网络调节(图 15-6)。

1. 神经、内分泌系统对免疫系统的调节 神经-内分泌系统主要通过神经纤维、神经递质和激素而调节免疫系统功能。交感或副交感神经支配中枢免疫器官(胸腺、骨髓)和外周免疫器官(脾脏、淋巴结等)，可分别抑制或增强免疫细胞分化、发育、成熟及效应。免疫细胞表面及细胞内表达多种神经递质受体和激素受体，神经系统和内分泌系统所产生、释放的神经递质(如肾上腺素、多巴胺、胆碱、5-羟色胺等)和激素(如胰岛素、生长激素、性激素等)可作用于相应受体，从而发挥正向或负向免疫调节作用。典型的例子是：糖皮质激素具有明确的免疫抑制作用，临床上广泛用于治疗自身免疫病和超敏反应性疾病。

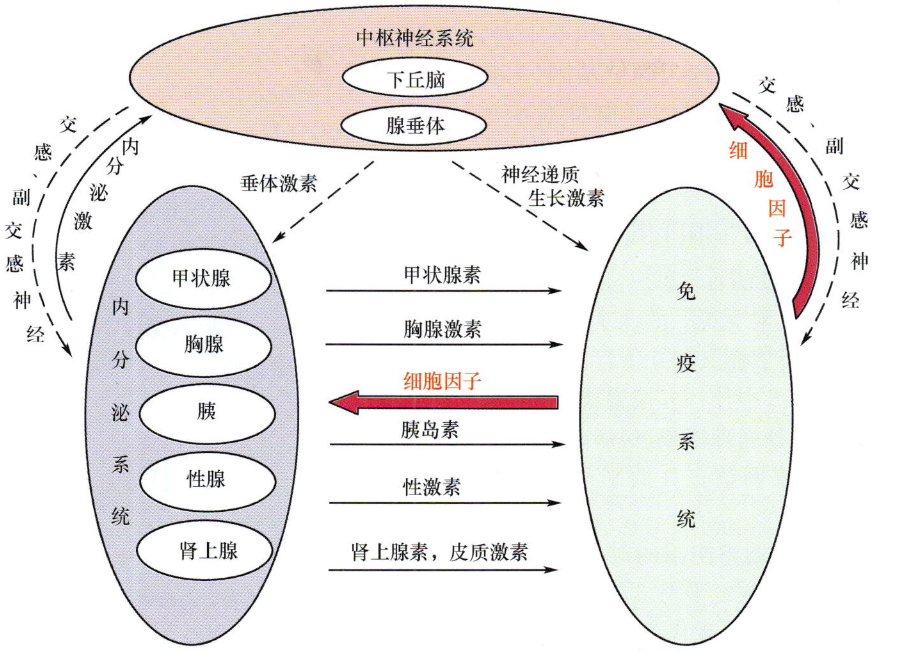

图 15-6　神经-内分泌-免疫调节网络

以神经递质、内分泌激素、细胞因子为主→实现神经-内分泌-免疫系统间的网络调节

2. 免疫系统对神经、内分泌系统的调节　神经、内分泌系统组织细胞可表达不同细胞因子受体，免疫细胞所产生的细胞因子通过与相应受体结合而启动相关信号转导，从而调节神经、内分泌系统功能。例如：IL-2 可抑制 Ach 释放；TNF-α可促进星形胶质细胞表达脑啡肽；IL-1R 广泛分布于中枢神经系统；许多细胞因子可上调或下调激素合成；等等。

（二）群体水平的免疫调控

基于物种进化和自然选择，包括人类在内的高等动物形成了极为复杂的 BCR/TCR 多样性和 MHC/HLA 多态性，从而在群体水平实现对免疫应答的遗传控制。

1. BCR 及 TCR 多样性与免疫调节　自然界已知和未知的抗原（表位）种类数量巨大，而机体免疫系统可针对几乎所有抗原（表位）产生特异性应答，提示体内必然存在数量巨大的 T、B 细胞克隆库。已证实：胚胎期个体即已形成表达不同特异性抗原识别受体（TCR/BCR）的淋巴细胞克隆，每一克隆均可通过 TCR/BCR 而识别并结合特定抗原（表位），其机制即 BCR 和 TCR 基因具有多样性。由于 TCR 和 BCR 库的多样性，使不同种群或群体对不同抗原的应答类型及其强度各异，此乃免疫应答特异性的分子基础，也在群体水平显示免疫调节的遗传学机制。

2. MHC 多态性与免疫调控　不同种群对不同抗原的免疫应答各异，其不仅取决于群体水平 BCR 或 TCR 库多样性，也与 MHC 等位基因（或单体型）多态性相关。

MHC 是参与抗原提呈的关键分子。MHC 分子抗原结合槽以锚着位与槽中所容纳抗原肽的锚着残基结合，进而将抗原肽提呈给 T 细胞，供 TCR 识别（见第七章和第十章）。由于 MHC 具有高度多态性，群体中不同个体所携带的 MHC 等位基因型别各异，该特定等位基因编码的 MHC 分子结构也各异：个体所携带的 MHC 分子抗原结合槽若可与某一抗原肽结合，则机体可对该抗原产生应答，反之则不产生应答；特定 MHC 分子的抗原结合槽若可与抗原肽呈高亲和力结合，即介导高强度应答，若低亲和力结合，则介导低强度应答。换言之，MHC 多态性在群体水平实现对免疫应答的遗传调控。

兹以 HLA-B53 抗原与疟疾易患性关联为例：中非洲尼日利亚和冈比亚人群 B53 等位基因频率高，显示对疟疾具有抗性；白人和黄种人群 B53 频率低，其对疟疾易感性明显高于上述非洲人群。此现象的机制是：中非洲乃疟疾高发地区，在长期进化过程中，由于疟原虫感染的自然选择压力，导致中非洲人群 HLA-B53 频率上升。换言之：通过对群体中 HLA-B53 等位基因（疟疾抗性基因）的高频选择，使该群体抵御针对疟原虫的免疫应答能力增强。

*** 免疫调节与"阴阳平衡"**

阴阳是中国古代重要的哲学思想，指自然界万事万物间既相互矛盾又对立统一的两个方面。中医把人体视为由相互矛盾而又相互依存的阴阳两方所构成的统一体，两方中任一方偏盛或亏损，可致二者失衡，则产生各种病理现象，疾病防治的本质即维持阴阳平衡，或调整丧失的平衡并使之恢复。

免疫调节过程如同调整阴阳的对立消长，使阳、阴任一方偏盛的状态恢复平衡，以保持机体内外环境稳定，防止疾病发生。现代免疫学进展已证实，免疫调节涉及免疫系统众多细胞和分子间及免疫系统与其他系统间的复杂相互作用，形成相互协调、相互制约的网络体系。中医阴阳及其平衡的理论，可用于阐明诸多重要的免疫学现象。例如：

（1）免疫细胞中：Th1 细胞为阳，Th2 细胞为阴；Th17 细胞为阳，Treg 细胞为阴；M1 巨噬细胞为阳，M2 巨噬细胞为阴；成熟普通 DC 为阳，调节性 DC 为阴。

（2）免疫分子中：促炎细胞因子（IFN-γ、TNF-α）为阳，抑炎细胞因子（如 IL-10、TGF-β）为阴；共刺激分子（CD28、ICOS 等）为阳，共抑制分子（CTLA-4、PD-1）为阴；跨膜免疫分子胞内段含 ITAM 为阳，含 ITIM 为阴；参与补体激活的固有成分为阳，补体调节蛋白为阴。

（3）免疫生理过程中：淋巴细胞激活为阳，细胞"失能"、"激活诱导的细胞死亡"为阴；独特型-抗独特型网络中，抗原刺激及 β 型 AId（Ab2β，即抗原内影像）为阳，α 型 AId（Ab2α）为阴；细胞因子与相应受体结合所启动的信号通路为阳，SOCS 信号为阴。

简言之，从宏观至微观，免疫系统的组分及其功能均可视为阴阳对立的统一体，彼此既相互矛盾，又互为依存，并在一定条件下相互转化。生理条件下，机体形成免疫自稳，即阴阳平衡；免疫应答早期，免疫细胞活化、增殖、分化为效应细胞、产生效应性分子，此即阳盛阴衰；免疫应答后期，调节性免疫细胞分化、抑制性细胞因子、抑制性受体表达上调，回复免疫自稳，在新的水平上实现阴阳平衡。

阴阳学说体现了中国古代朴素的唯物主义和辨证思想，在中国传统医学中得到广泛应用，并对中医临床实践具有普遍指导意义。借助现代免疫学理论和技术，借鉴传统医学的阴阳平衡学说，可望从新的角度揭示免疫学现象的本质，并为阐明某些免疫相关疾病发生、发展的机制提供新的思路。

小　　结

生理状态下，免疫系统通过一系列调节机制对自身抗原产生耐受，从而维持免疫自稳。接受抗原刺激后，机体产生免疫应答，同时启动免疫调节，既有利于清除抗原异物，同时使免疫系统功能尽快恢复至生理水平，达到新的平衡，以避免过度应答对机体造成病理损伤。因此，免疫调节贯穿免疫应答全过程的始终，而负调节在其中发挥主导作用。

免疫应答有赖体内多系统、多细胞、多分子间相互作用与协调：①在分子水平，体内存在众多参与免疫应答的效应分子和抑制性分子（如补体调节蛋白、抑制性细胞因子、抑制性受体、共抑制分子等）；②在细胞水平，免疫细胞可分化为诸多功能亚群，并通过不同机制（调节性细胞亚群、独特型-抗独特型细胞克隆网络、激活诱导的细胞死亡等）调控免疫应答强弱和转归；③在整体水平，免疫系统和神经-内分泌系统间通过神经递质、激素和细胞因子而相互作用，共同维护机体内环境稳定。机体免疫调节机制一旦发生障碍，可导致免疫功能异常，并引发免疫相关疾病。

此外，TCR/BCR 多样性和 MHC 多态性在群体水平实现对免疫应答的遗传控制。

（张利宁）

第四篇　免疫病理

正常情况下，机体产生生理性免疫应答（免疫保护），以抵御外源性抗原的侵害，而对自身组织抗原则产生耐受。异常情况下，机体产生病理性免疫应答（免疫损伤），其表现为：①对无害抗原产生应答，或对抗原异常反应等导致超敏反应；②对“非己”抗原应答过弱，导致免疫功能低下或缺失，引发严重感染或肿瘤；③对自身抗原产生正应答，导致自身免疫病。

本篇介绍主要的免疫病理过程，包括超敏反应、自身免疫、感染免疫、免疫缺陷、移植免疫和肿瘤免疫。超敏反应涉及免疫系统对某些抗原（过敏原）产生异常应答所致炎症反应及组织损伤；自身免疫涉及机体对自身组织抗原产生异常应答，及由此所致组织损伤和机制；感染免疫涉及机体免疫系统对各种病原体（细菌、病毒、真菌和寄生虫）的防御功能及病原体逃逸免疫攻击的作用及其机制；免疫缺陷涉及先天性或继发性原因所致免疫系统任一环节的功能缺陷，及其引发的疾病；肿瘤免疫涉及机体对肿瘤抗原产生应答，及肿瘤细胞逃逸免疫攻击的作用及机制；移植免疫属医源性的免疫病理过程，涉及移植物在受者体内激发免疫应答（移植排斥反应）的作用及其机制。

第十六章　免疫病理之一：超敏反应

超敏反应（hypersensitivity）指已被抗原致敏的机体再次接触相同抗原时所导致的功能紊乱和（或）组织损伤。抗原初次刺激机体，使机体形成对该抗原的过度敏感性，此为致敏阶段；已致敏的机体再次接触相同抗原而导致功能紊乱和（或）组织损伤，此为发敏阶段。超敏反应主要是机体对抗原物质产生异常的、病理性的适应性免疫应答，但固有免疫应答也参与超敏反应发生和发展，并发挥重要作用。

早期曾按超敏反应发生的速度将其分为速发型和迟发型。1963 年 Gell 和 Coombs 按超敏反应发生的速度、发生机制及临床特点，将其分为 4 型：Ⅰ型又称速发型；Ⅱ型又称细胞毒型；Ⅲ型又称免疫复合物型；Ⅳ型亦称迟发型（表16-1）。Ⅰ、Ⅱ和Ⅲ型均由抗体介导，可经血清被动转移；Ⅳ型由 T 细胞介导，可经淋巴细胞被动转移。

表 16-1　超敏反应的类型与特点

类型	参与反应的主要成分	发生机制	疾病举例
Ⅰ型（速发型）	IgE 肥大细胞 嗜碱粒细胞 嗜酸粒细胞	变应原与肥大细胞、嗜碱粒细胞表面IgE结合，使细胞释放活性介质，引起毛细血管扩张、通透性增加、平滑肌收缩、腺体分泌增强	过敏性休克、过敏性哮喘、食物过敏症、荨麻疹等
Ⅱ型（细胞毒型）	IgG、IgM 补体 巨噬细胞 NK 细胞	抗体与靶细胞表面抗原结合，在补体、吞噬细胞和 NK 细胞参与下导致靶细胞溶解	过敏性血细胞减少症、新生儿溶血症、ABO 血型不合的输血反应等

续表

类型	参与反应的主要成分	发生机制	疾病举例
Ⅲ型(免疫复合物型)	IgG、IgM、补体、中性粒细胞、肥大细胞、嗜碱粒细胞、血小板	中等大小IC沉积于血管基膜，激活补体，吸引中性粒细胞、肥大细胞、嗜碱粒细胞、血小板等，引起炎症	免疫复合物型肾小球肾炎、血清病、类风湿关节炎等
Ⅳ型(迟发型)	致敏淋巴细胞 单核/巨噬细胞	致敏T细胞再次与抗原相遇，直接杀伤靶细胞或产生多种细胞因子，引起以单个核细胞浸润为主的炎症反应	接触性皮炎、传染性变态反应、急性移植排斥反应

第一节 Ⅰ型超敏反应

Ⅰ型超敏反应(type Ⅰ hypersensitivity)可为局部反应或全身反应，主要由IgE抗体介导，肥大细胞和嗜碱粒细胞是关键的效应细胞，其释放的生物活性介质是引起各种临床表现的重要分子基础。Ⅰ型超敏反应的特点是：①发作快，消退亦快，又称**速发型超敏反应**(immediate hypersensitivity)或**变态反应**(allergy)；②常引起机体生理功能紊乱，但无严重的组织损伤；③有明显个体差异和遗传倾向，患者对某些抗原易产生IgE抗体，称为**特应性个体**(atopic individual)。Ⅰ型超敏反应，可分为两个时相：①速发相，于机体再次接触相同抗原后数秒至数十分钟内发作，主要由生物活性介质引起功能异常，一般在数小时后消退，但严重时发生过敏性休克(anaphylactic shock)则可能致死；②迟发相，一般在机体再次接触相同抗原数小时后发生，持续24小时后逐渐消退，以局部炎症反应为特征，也伴有某些功能异常。

(一) 发生机制

1. 致敏阶段 某些抗原物质能选择性激活Th2细胞及B细胞，诱导产生IgE类抗体，使机体被致敏而形成对这些抗原的过度敏感性(图16-1)，此类抗原又称**变应原**(allergen)。

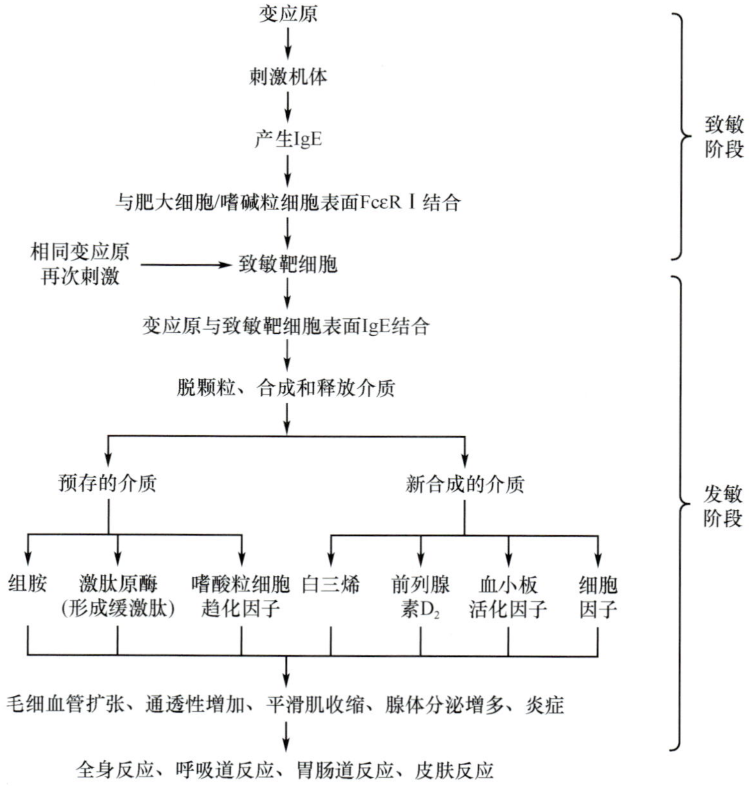

图16-1 Ⅰ型超敏反应的主要环节

（1）变应原：引起Ⅰ型超敏反应的变应原种类很多，主要有如下几类：①吸入性变应原，如植物花粉、真菌孢子和菌丝、螨类的碎片或排泄物、生活用品的纤维、粉尘、动物皮屑、昆虫毒液及酶类等；②食物变应原，如牛奶、鸡蛋、海产类食物、真菌类食物，以及食物添加剂、防腐剂、保鲜剂和调味剂等；③药物，如青霉素、磺胺、普鲁卡因和有机碘等，它们可与体内某些蛋白质结合而成为变应原。此外，由动物血清制备的抗毒素属异种蛋白，注入人体能诱发Ⅰ型超敏反应。

（2）产生 IgE 抗体：变应原通过呼吸道、消化道、注射等途径进入机体，诱导 B 细胞分化增殖为浆细胞，并产生 IgE 类抗体，即变应素（allergin）。IgE 主要由鼻咽、扁桃体、气管及胃肠道等处黏膜固有层浆细胞合成，变应原常入侵这些部位引发超敏反应。正常人血清中 IgE 水平极低，而过敏症患者血清 IgE 可高于正常人 1000～10 000倍。

B 细胞产生 IgE 的过程受多种细胞因子调节，例如：Th2 细胞释放 IL-4 和 IL-13，可促进 IgE 类抗体类别转换和合成；Th1 细胞产生IFN-γ 和 IL-12，可拮抗 IL-4 诱生 IgE 的作用；Treg 细胞分泌 IL-10 或 TGF-β，可抑制 IgE 产生，而促进 IgG4 产生。

（3）IgE 与效应细胞表面 FcεRⅠ结合：IgE 具有较强亲细胞性，可高亲和力结合肥大细胞或嗜碱粒细胞表面 IgE Fc 受体（FcεRⅠ），使机体致敏。表面结合 IgE 的肥大细胞和嗜碱粒细胞称为致敏靶细胞。IgE 在细胞表面可停留数月或数年。IgE 的亲细胞性具有明显种属特异性，同一种群个体间，可经 IgE 转移过敏性，故又称亲同种细胞性抗体。IgE 还能上调肥大细胞和嗜碱粒细胞表达 FcεRⅠ，对 IgE 介导超敏反应起放大作用。

2. 发敏阶段　已致敏机体再次遇到相同变应原而发生超敏反应，此为发敏阶段（图 16-1）。

（1）变应原与致敏靶细胞表面 IgE 结合：肥大细胞主要分布于黏膜下层和皮下结缔组织，嗜碱粒细胞存在于血液中。相同变应原再次进入致敏机体，多价变应原与已存在于肥大细胞或嗜碱粒细胞表面的两个以上 IgE 分子交叉结合，导致 FcεRⅠ聚集并发生构型改变，即发生受体交联，从而启动激活信号（图 16-2）。

（2）致敏靶细胞活化和脱颗粒：肥大细胞和嗜碱粒细胞胞质均含大量嗜碱性颗粒及脂质小体。聚集的 FcεRⅠ通过其 β 和 γ 链的 ITAM 基序传递信号，其效应是：①导致细胞内颗粒膜与胞质膜融合，将颗粒内容物释放至细胞外（图 16-2），此即**脱颗粒**（degranulation），此后细胞暂时处于脱敏状态，1～2 天后细胞将重新形成颗粒；②激活磷脂酶 A_2（PLA_2），使膜磷脂酰胆碱（PC）分解，产生多种花生四烯酸代谢产物（脂类活性介质），释放至细胞外。

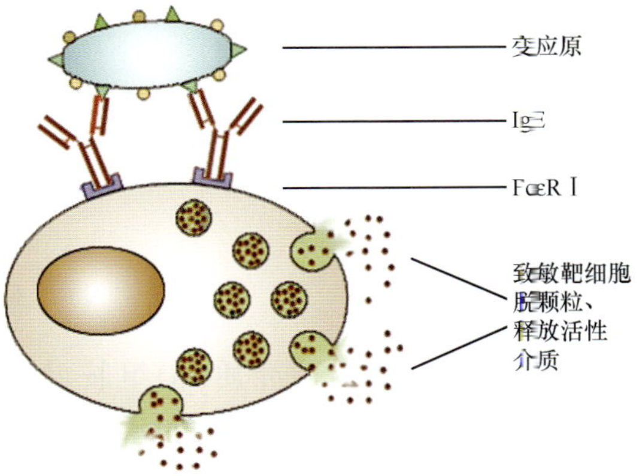

图 16-2　变应原和 IgE 介导的 FcεRⅠ交联

变应原初次刺激产生 IgE，后者 Fc 段与致敏靶细胞（肥大细胞和嗜碱粒细胞）表面 FcεRⅠ结合。相同变应原再次进入机体，与结合于致敏靶细胞表面的 2 个以上 IgE 的 Fab 段结合，使 FcεRⅠ交联，启动激活信号，导致致敏靶细胞脱颗粒并释放生物活性介质

除肥大细胞和嗜碱粒细胞外，嗜酸粒细胞也是参与Ⅰ型超敏反应的重要效应细胞。嗜酸粒细胞可诱导性表达 FcεRⅠ，也可被 IgE 诱导脱颗粒，释放类似的脂类介质、颗粒蛋白及酶类物质。

另外，肥大细胞和嗜碱粒细胞还表达 IgG Fc 受体，已发现 IgG 免疫复合物和 IgG 类抗体也能介导Ⅰ型超敏反应，但 IgE 是介导Ⅰ型超敏反应的最主要抗体。

（3）释放活性介质介导生物学效应：肥大细胞和嗜碱粒细胞活化后释放的活性介质包括预存于颗粒内的介质和新合成的介质。这些介质的主要生物学活性为：①扩张小血管和增加毛细血管通透性；②刺激平滑肌收缩；③促进黏膜腺体分泌；④趋化炎症细胞，促进局部炎症反应（图 16-3）。

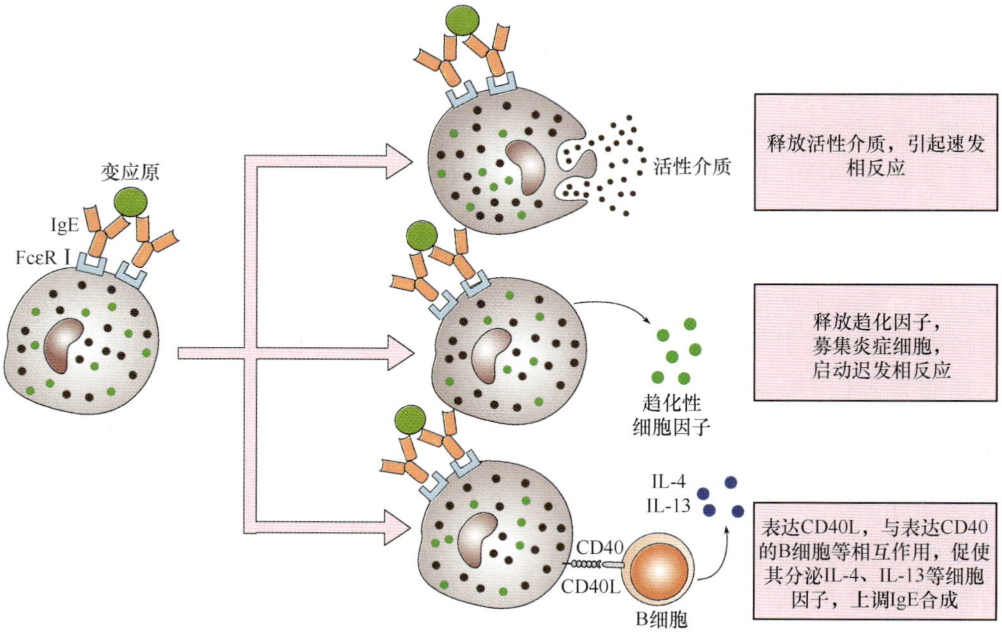

图 16-3 Ⅰ型超敏反应发生机制示意图

1）预存于颗粒内的介质：①组胺（histamine），是引起速发相症状的主要介质，通过与组胺受体结合而发挥作用，可使小血管扩张、毛细血管通透性增加、平滑肌收缩、黏膜腺体分泌增强，其作用短暂，很快被组胺酶灭活；②激肽原酶（kininogenase）和类胰蛋白酶（tryptase），可将血浆中激肽原转变为缓激肽等，后者是参与迟发相反应的重要介质，能引起平滑肌缓慢收缩，强烈扩张血管和增强局部毛细血管通透性，吸引嗜酸粒细胞和中性粒细胞等；③嗜酸粒细胞趋化因子（eosinophil chemotactic factor of anaphylaxis，ECF-A），可趋化嗜酸粒细胞。

2）新合成的介质：①前列腺素 D_2（prostaglandin D_2，PGD_2），是花生四烯酸经环氧合酶途径代谢的产物，其与平滑肌细胞表面相应受体结合，可使血管扩张、支气管收缩，并趋化中性粒细胞；②白三烯（leucotriene，LT），是花生四烯酸经脂氧合酶途径代谢产物，其致支气管平滑肌收缩的作用极强且持续时间长，是引起迟发相支气管持续痉挛的主要介质，还能促进腺体分泌增强，使毛细血管扩张和通透性增加；③血小板活化因子（platelet activating factor，PAF），是细胞膜磷脂分解产物，能直接刺激支气管收缩，诱导血小板聚集、活化并释放活性胺类，促进毛细血管扩张和增强通透性，还可活化炎性细胞，在迟发相反应中起重要作用；④细胞因子，如 IL-3、IL-4、IL-5、IL-6、IL-13 及 TNF 等，可分别促进 Th2 细胞应答和 B 细胞发生 IgE 类型转换，并诱导免疫细胞释放多种细胞因子和其他炎症介质。

此外，机体还可通过 IgE/FcεRⅠ非依赖性机制，促使肥大细胞或嗜碱粒细胞脱颗粒并释放活性介质，见于过敏毒素 C3a/C5a、神经肽（P 物质、生长抑素、血管肠肽）及某些药物、造影剂、脂质成分和多聚物等所致过敏样反应，其机制涉及胞内 Ca^{2+} 升高。

*** 过敏性疾病发生的“卫生假说”**

除遗传因素外，环境因素亦参与Ⅰ型超敏反应发生。早已观察到，发达国家过敏性疾病发病率高达 20%～37%，而发展中国家仅 2%～10%，即使同一国家城市与农村相比，超敏反应发病率也存在显著差异。上述现象提示，环境卫生和个人卫生水平似乎与过敏性疾病发病相关，人们据此提出“卫生假说”（hygiene hypothesis）。该学说认为：现代卫生条件和医疗措施创造了一个相对洁净的环境，使人们暴露于各种病原体的机会大为降低，造成免疫系统功能失衡，最终导致过敏性疾病发生。

迄今，日益增多的流行病学资料和实验研究均支持该假说，但其机制尚不十分清楚。早期的解释是：胎盘是一个独特的微环境，能分泌维持母胎耐受的 Th2 型细胞因子，故新生儿脐带血和外周血中，以 Th2 细胞亚群占优势。上述来源的 T 细胞若暴露于病原体，可导致 Th2 细胞受损，而促进 Th1 细胞分化，最终恢复 Th1 和 Th2 细胞平衡。在个人卫生和食品卫生水平较高的情况下，疫苗注射和抗生素应用有效控制了儿童期感染，使免疫系统丧失主动纠正 Th1/Th2 细胞平衡的机会。在这一人为造成的“庇护所”中，Th2 细胞偏移难以被打破，导致易感过敏性疾病。

但是，临床实践并非完全支持上述解释，例如：①机体感染蠕虫可诱导 Th2 细胞应答，并诱生 IgE 和嗜酸粒细胞，但此类患者并不易感过敏性疾病；②理论上，Th2 细胞偏移应伴随 Th1 细胞介导的器官特异性自身免疫病发病率降低，但发达国家 1 型糖尿病和炎症性肠病发病率也不断升高。

因此，近年提出修正的卫生学说，即“couter-regulation hypothesis（反向调节学说）”，其要点为：各种病原体感染均可诱导机体产生 IL-10 和TGF-β 等抑制性细胞因子，并促进调节性 T 细胞（Treg）分化，从而下调 Th1 和 Th2 细胞应答，保护机体免患过敏症。儿童期感染有助于促进机体建立有效的抗过敏性炎症反应的保护机制，反之则易感过敏症及某些自身免疫病（如 1 型糖尿病、SLE 等）。

另外，近年研究发现：哺乳期或幼年期小鼠暴露于肠道共生菌、普通流感病毒或幽门螺杆菌等可保护成年个体对过敏性哮喘、炎症性肠炎等产生抗性。该效应与呼吸道和胃肠道黏膜固有层 NKT 细胞募集、增多相关，机制可能为 NKT 细胞可诱生 Treg 细胞，从而建立免疫耐受。

（二）临床常见疾病

1. 过敏性休克　多次注射药物或抗毒素血清后数秒至数分钟内发生，若不及时抢救可致死亡。

（1）药物过敏性休克：药物半抗原进入体内与蛋白质结合为变应原，诱导机体产生 IgE 而致敏，再次应用相同药物即可发生Ⅰ型超敏反应。最常见为青霉素所致过敏性休克。青霉素分子量低，本身无免疫原性，但其降解产物（青霉噻唑醛酸、青霉烯酸等）可与体内蛋白质结合而成为完全抗原，青霉素制剂中大分子杂质也可能成为变应原，刺激机体产生 IgE，使肥大细胞和嗜碱粒细胞致敏，再次接触青霉素即发生过敏性休克。少数人初次注射青霉素也会发生过敏性休克，可能由于曾使用过被青霉素污染的医疗器械或吸入空气中青霉菌孢子等所致。

（2）血清过敏性休克：已被异种蛋白致敏的机体再次注射相同来源的抗体或血清制品，可立即发生Ⅰ型超敏反应，出现过敏性休克。如临床上应用破伤风抗毒素和白喉抗毒素等动物血清进行治疗或紧急预防，部分患者可出现此种血清过敏症（serum anaphylaxis）。

2. 呼吸道超敏反应　最常见者为支气管哮喘（bronchial asthma）和变应性鼻炎（allergic rhinitis），主要由花粉、真菌、尘螨、动物皮毛等引起。支气管哮喘多在吸入或食入变应原后发生，导致支气管平滑肌痉挛、小支气管黏膜水肿、黏液分泌增多、气道变应性炎症。其急性发作属速发相反应，发作 48 小时后进入迟发相反应阶段，出现典型气道炎症特征，此时嗜酸粒细胞等炎症细胞释放细胞因子及其他炎症介质，可强烈损伤呼吸道上皮细胞，加重临床症状。

3. 胃肠道超敏反应　少数人食入异种蛋白会发生食物过敏症。此类患者胃肠道缺乏蛋白水解酶，分泌型 IgA 明显低下，局部黏膜防御功能下降，食物中异种蛋白不能完全被分解而被黏膜吸收，或经损伤的胃肠道黏膜进入机体引起致敏，发生胃肠道局部超敏反应。

4. 皮肤超敏反应　主要是荨麻疹（urticaria）、湿疹（eczema）和血管性水肿（angioedema），多由药物性、食物性或吸入性变应原诱发。也可由某些肠道寄生虫感染或物理性因素（如寒冷）诱导局部肥大细胞释放介质而引发。

（三）免疫学防治原则

1. 确定变应原并避免接触　通过询问过敏史，寻找可疑变应原，或借助皮肤试验检出变应原。明确变应原后应避免接触，如药物皮试阳性者应忌用，对必须用药者可行脱敏疗法。

2. 切断或干扰发病机制中间环节

（1）特异性脱敏疗法

1）异种免疫血清脱敏疗法：对须注射免疫血清进行治疗的过敏患者，可先注射极少量免疫血清，再每隔半小时增量一倍，重复注射多次。其原理可能是：少量变应原仅引起致敏靶细胞释放微量生物活性介质，而不出现明显临床症状；短时间内多次注射使致敏靶细胞内活性介质逐渐耗竭，从而解除机体致敏状态，再注射大量免疫血清则不引发过敏反应。须强调的是，脱敏疗法仅能暂时维持疗效，一定时期后将恢复致敏状态。

2）特异性变应原脱敏疗法：某些患者的变应原已确定，但难以避免接触，可应用低剂量变应原反复多次皮下注射进行脱敏。其原理可能是：①促进产生 IL-12，诱导 Th1 应答，抑制 Th2 型细胞因子分泌，减少 IgE 产生；②促进 IL-10 分泌，抑制 IgE 但促进 IgG4 产生，阻断变应原与致敏靶细胞表面 IgE 结合。

（2）药物防治：基本原则是：①抑制活性介质合成与释放；②拮抗活性介质作用；③改善效应器官反应性。

*** 干预Ⅰ型超敏反应的免疫生物疗法原理**

基于对Ⅰ型超敏反应发生机制的认识，已开始探索某些新的免疫疗法。例如：①联合给予 IL-12 与变应原，或以编码变应原的基因为基础制备 DNA 疫苗，进行特异性脱敏治疗，使 Th2 型应答向 Th1 型转变，减少 IgE 产生；②抗 IL-4 抗体或重组可溶性 IL-4 受体结合 IL-4，阻断其促进 IgE 合成的作用；③针对 IgE 分子上能结合 FcεRⅠ部位的人源化抗体，可与循环中 IgE 结合，阻止其与肥大细胞和嗜碱粒细胞表面 FcεRⅠ结合，但并不结合已存在于肥大细胞和嗜碱粒细胞表面的 IgE；④抗 IL-5 抗体可减少嗜酸粒细胞数量，降低由嗜酸粒细胞浸润所致炎症反应；⑤针对变应原的 IgG 抗体可结合变应原，阻止致敏靶细胞上的 IgE 与变应原结合，并可通过结合 FcγRⅡB 受体，抑制细胞脱颗粒。上述疗法在动物实验和初步临床研究已取得效果，但尚需进行严格的安全性和有效性评价。

第二节 Ⅱ型超敏反应

Ⅱ型超敏反应（type Ⅱ hypersensitivity）又称细胞溶解型或细胞毒型超敏反应，其特点是发作较快，抗体（IgG 或 IgM）直接与靶细胞表面抗原结合，在补体、吞噬细胞和 NK 细胞参与下，导致靶细胞溶解（图 16-4）。

（一）发生机制

1. 抗原诱导机体产生抗体 引起Ⅱ型超敏反应的抗原主要有以下几类。

（1）同种异型抗原：①ABO 血型抗原，在血型不符的输血时，红细胞表面血型抗原可与受者

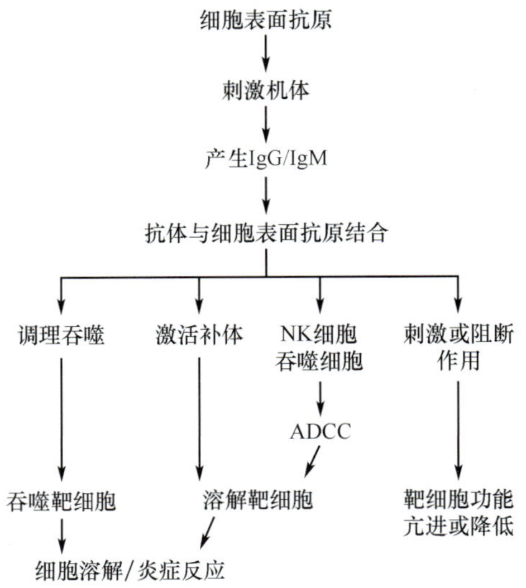

图 16-4 Ⅱ型超敏反应的主要环节

体内天然血型抗体结合；②HLA 抗原，供/受者 HLA 型别不同，供者 HLA 抗原可在受者体内诱生抗 HLA 抗体。

（2）交叉抗原：某些外来抗原与人体组织抗原间存在共同或相似的表位，如溶血性链球菌某些组分与人心肌、心瓣膜、肾小球基膜组分有交叉抗原，机体针对外来抗原产生的抗体能与自身组织发生交叉反应。

（3）自身抗原：外伤、感染、药物等可改变自身组织抗原性质或导致某些隐蔽抗原进入血流，这两类自身抗原均能诱导机体产生自身抗体（见第 17 章）。

（4）外来抗原或半抗原：外来抗原、药物等小分子半抗原进入机体，可非特异性黏附或结合于细胞表面，诱导针对该抗原的免疫应答，产生相应抗体。

2. 抗体介导靶细胞破坏的机制

（1）激活补体溶解细胞：Ⅱ型超敏反应主要由 IgG 和 IgM 类抗体所致，这些抗体与细胞表面抗原结合，能通过激活补体经典途径而导致细胞溶解。

（2）促进吞噬细胞吞噬：抗体通过与吞噬细胞表面 FcR 结合而发挥调理作用，补体裂解片段可通过与补体受体结合而介导免疫黏附和调理作用，上述两种效应均可促进吞噬细胞吞噬靶细胞。另外，在无效吞噬情况下（如针对基膜细胞），吞噬细胞可通过释放蛋白酶而导致组织破坏。

(3) ADCC 作用：IgG 与靶细胞表面抗原结合，其 Fc 段与 NK 细胞和吞噬细胞表面 FcγR 结合，从而介导 ADCC 作用，杀伤靶细胞。

上述效应均导致靶细胞大量溶解或死亡，并出现相应的病变，例如：体内血细胞大量破坏可致溶血或血细胞减少症；组织细胞破坏可伴局部炎症反应，引起组织器官病变；某些抗细胞表面受体的自身抗体与相应受体结合，并不引起靶细胞溶解，而是导致靶细胞功能紊乱（图 16-5）。

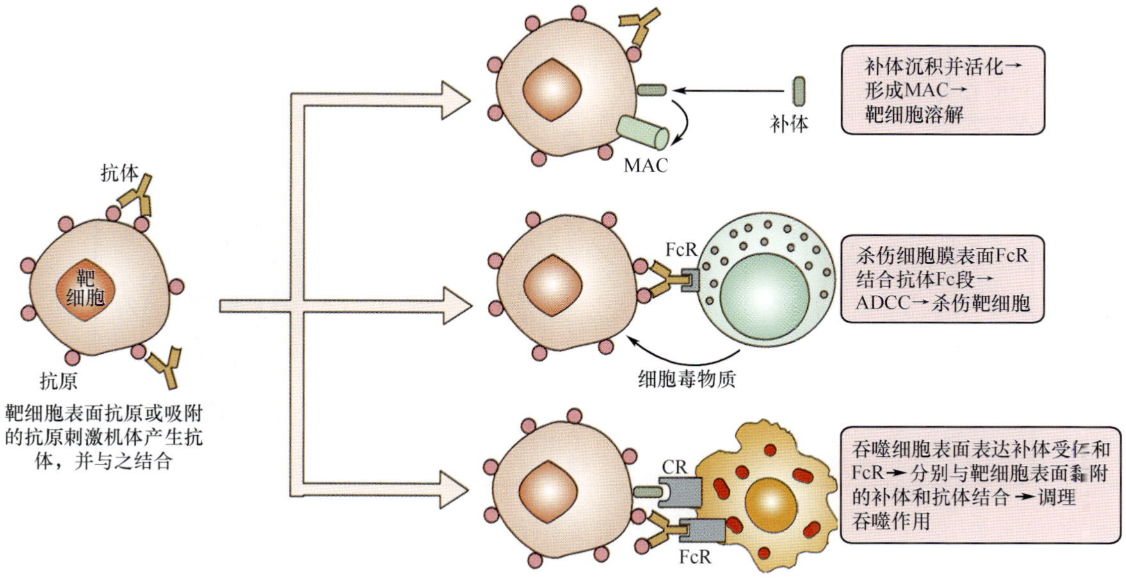

图 16-5　Ⅱ型超敏反应机制示意图

（二）临床常见疾病

1. 输血反应　ABO 血型不符的输血可致红细胞大量破坏，此为溶血性输血反应。反复输入含异型 HLA 和血浆蛋白抗原的血液，可在受者体内诱生抗白细胞、血小板和血浆蛋白的抗体，通过与相应血液成分结合而导致非溶血性输血反应。

2. 新生儿溶血症

(1) 母胎 Rh 血型不符：多发生于孕妇为 Rh^- 血型而胎儿为 Rh^+ 血型。初次妊娠发生流产、胎盘出血或分娩时胎盘剥离，胎儿少量 Rh^+ 红细胞可进入母体诱生抗 Rh 的 IgG 类抗体。若再次妊娠胎儿仍为 Rh^+，母体内抗 Rh 抗体通过胎盘进入胎儿体内，可与 Rh^+ 红细胞结合，导致红细胞破坏，引起流产、死胎或新生儿溶血症（图 16-6）。对初产妇于分娩后 72 小时内注射抗 Rh 抗体，可阻断 Rh^+ 红细胞对母体致敏，从而预防再次妊娠时发生新生儿溶血症；对患儿则须立即换输 Rh^- 血。

(2) 母胎 ABO 血型不符：多发生于母亲为 O 型而胎儿为 A 型、B 型或 AB 型。此型新生儿溶血症发生率虽高，但症状较轻。其机制是：进入母体的少量胎儿红细胞能诱生 IgG 类抗体，虽可通过胎盘进入胎儿血流，但血清及其他组织中存在的 A、B 型抗原物质能吸附抗体，使抗体不致全部作用于胎儿红细胞；母体天然血型抗体属 IgM 类，不能通过胎盘。

3. 过敏性血细胞减少症　某些药物半抗原与血细胞膜分子结合，或因病原微生物感染，均可改变血细胞膜抗原性质，并诱生相应抗体而致病。

(1) 半抗原型：属药物过敏性血细胞减少症的常见类型。药物半抗原与血细胞膜表面蛋白质结合，刺激产生针对药物的特异性抗体。此种抗体与结合于血细胞表面的药物（如青霉素、磺胺、奎宁等）结合，通过激活补体、调理吞噬及 ADCC 作用，导致血细胞溶解，发生药物过敏性溶血性贫血、粒细胞减少症和血小板减少症。

(2) 自身抗原改变型：甲基多巴、吲哚美辛等药物或病毒感染等可造成红细胞膜成分改变，通过诱生自身抗体而引起自身免疫性溶血性贫血。

4. 肾小球肾炎和风湿性心肌炎 A族12型乙型溶血性链球菌与人类肾小球基膜有共同抗原，故链球菌感染所诱生的抗体可与肾小球基膜发生交叉反应，导致肾小球病变，此类抗基膜型肾小球肾炎约占肾小球肾炎的15%左右。A族链球菌胞壁蛋白质还与心肌细胞有共同抗原，链球菌感染诱生的抗体可与心肌细胞发生交叉反应，引起风湿性心肌炎。

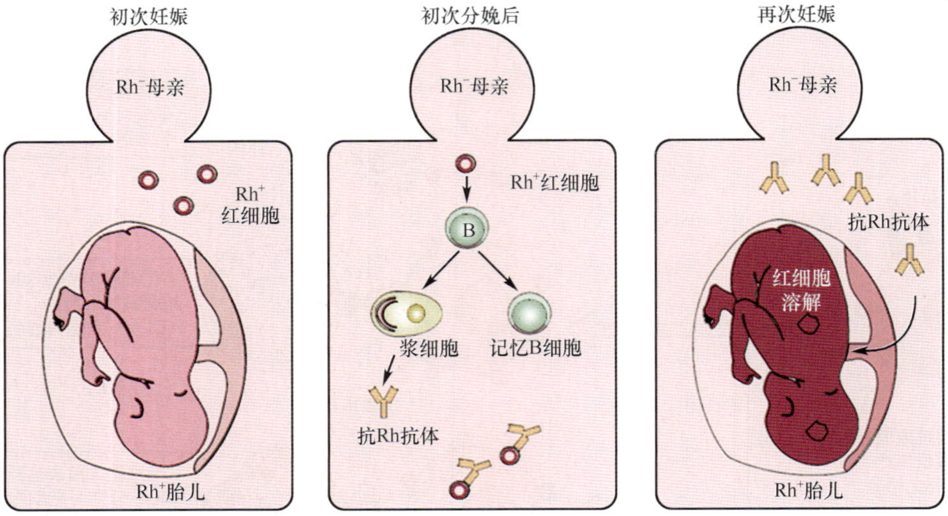

图 16-6 母胎 Rh 血型不符所致新生儿溶血症

5. 肺-肾综合征 又称 Goodpasture 综合征，病人血清可检出抗基膜抗体，后者能与肺泡壁基膜和肾小球基膜发生反应。此病发病机制可能是：病毒（如A2型流感病毒）感染或吸入某些有机溶剂造成肺组织损伤，可诱生自身抗体，与肾小球基膜发生交叉反应。

6. 其他相关疾病 某些针对自身细胞表面受体的抗体可导致细胞功能紊乱，而非细胞破坏，如甲状腺功能亢进症（Graves 病）即属刺激型超敏反应。该病患者血清可检出抗甲状腺刺激素（TSH）受体的 IgG 类自身抗体，后者能高亲和力结合并持续激活 TSH 受体，使甲状腺滤泡上皮细胞产生大量甲状腺素，故称为长效甲状腺刺激素（long-acting thyroid stimulator，LATS）（图16-7）。又如重症肌无力患者体内生成抗乙酰胆碱受体的自身抗体，该抗体与乙酰胆碱受体结合，使乙酰胆碱受体数量减少（通过内化）、功能降低，以致肌无力。

此外，超急性器官移植排斥反应的发生，乃因受者体内预存抗体与移植物细胞结合，从而导致移植物损伤。

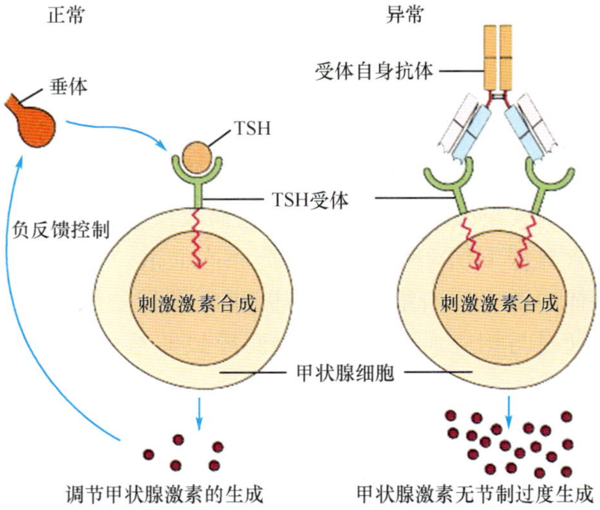

图 16-7 甲状腺功能亢进症（刺激型超敏反应）发生机制

第三节 Ⅲ型超敏反应

Ⅲ型超敏反应（type Ⅲ hypersensitivity）又称免疫复合物型或血管炎型超敏反应，乃因抗原与相应抗体结合，形成中等分子可溶性**免疫复合物**（immune complex，IC），在一定条件下 IC 易沉积于全身或局部血管基膜，引起炎性病理改变（图16-8）。

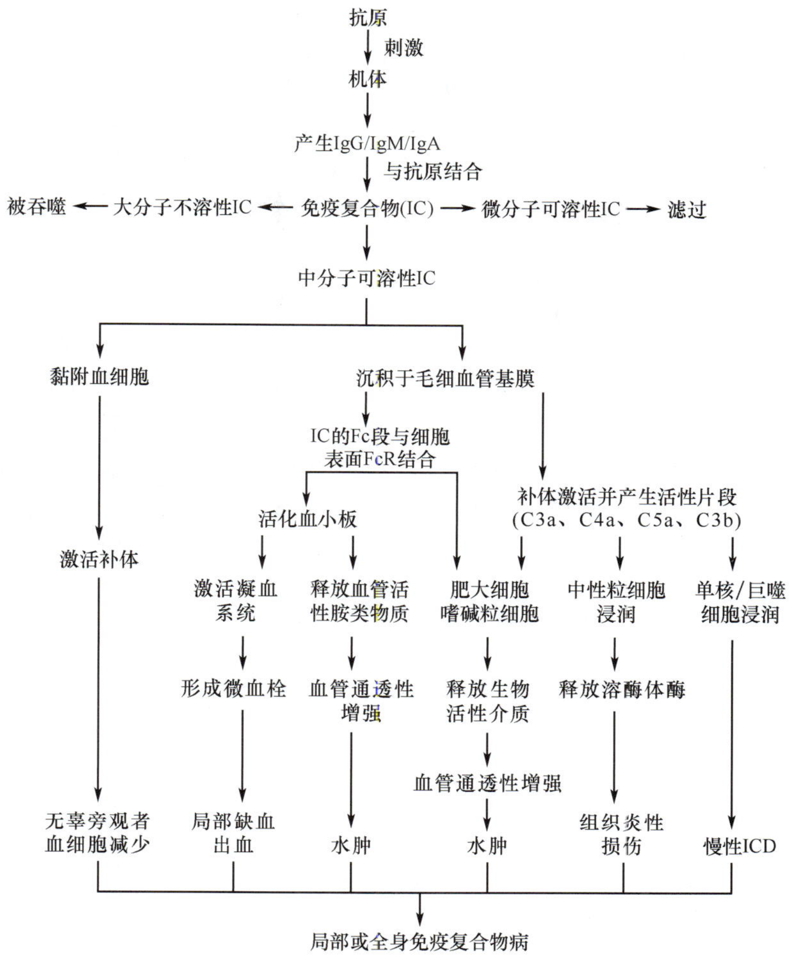

图 16-8　Ⅲ型超敏反应的主要环节

(一) 发生机制

1. 抗原诱导特异性抗体产生　与Ⅲ型超敏反应有关的抗原可分为两类：①内源性抗原，如变性 DNA、核抗原、肿瘤抗原等；②外源性抗原，如病原微生物抗原、异种血清、药物半抗原与组织蛋白质结合形成的完全抗原等。这些抗原主要诱生 IgG、IgM 或 IgA 类抗体，再遇相应抗原时结合为 IC。

2. 免疫复合物沉积的条件

(1) 抗原/抗体比例和 IC 分子量：可溶性抗原与抗体比例不同，所形成 IC 的大小各异：①抗原、抗体比例适合，形成大分子 IC，易被吞噬细胞吞噬清除；②抗原（或抗体）高度过剩，形成微分子 IC，可通过肾小球滤出；③抗原（或抗体）略多于抗体（或抗原），形成分子量约 1000 kD、沉降系数约 19S 的中分子 IC，其不易被吞噬细胞吞噬，可随血循环而播散，并沉积于不同组织部位。

另一方面，颗粒性抗原与相应抗体结合，可促进吞噬细胞对其的吞噬作用，使之被清除，不易发生沉积。IgM 类抗体与相应抗原结合所形成的 IC 分子量大，一般也不易沉积。

(2) 抗原物质持续存在：长期反复感染、长期用药、长期接触外源性抗原，或自身抗原、肿瘤抗原等长期存在于体内，均可不断刺激机体产生抗体，所形成的 IC 在血循环中滞留较长时间，且过量 IC 不易被彻底清除，从而有利于 IC 沉积。

(3) 抗原、抗体的理化特性：抗原和抗体的带电性、结合价、相互作用的亲和力、免疫球蛋白的抗原特异性等，均可影响 IC 形成及沉积。带正电荷抗原所形成的 IC（如 DNA-抗 DNA 复合物），易与带负电荷的肾小球基膜结合，引起严重和持久的组织损伤。

(4) 组织学结构与血流动力学因素　IC 易沉积于下列部位：血流缓慢的血管分叉处；血流量大而易产生涡流的部位；血管静水压较高的部

位；毛细血管通透性增加的部位；血管内皮细胞表达特定受体（C3bR 或 FcR）的部位。

（5）机体清除 IC 的能力：尽管补体在 IC 所致组织损伤中起重要作用，但补体成分可通过补体受体介导免疫黏附和调理吞噬，促进 IC 被清除。若补体成分或补体受体缺陷，易发生 IC 导致的炎症反应。吞噬细胞表面 FcγR 对吞噬和清除 IC 发挥关键作用，若 FcγR 表达异常，吞噬细胞清除 IC 的功能下降，可促进 IC 沉积。

3. IC 引起炎症损伤的机制 在上述易造成 IC 沉积的条件下，IC 沉积或镶嵌于血管基膜，此乃造成血管基膜炎症和组织损伤的始动因素。

（1）IC 通过抗体 Fc 段与靶细胞结合而致组织损伤：①Fc 段与肥大细胞、嗜碱粒细胞表面 FcR 结合，促进血管活性物质释放；②Fc 段与血小板表面 FcR 结合，使血小板激活并释放血管活性胺类物质，导致血管扩张、通透性增加，加剧局部渗出和水肿，并激活凝血机制，形成微血栓，引起局部缺血、出血和组织坏死。

（2）沉积的 IC 通过激活补体产生活性片段而致组织损伤：①补体 C3a、C5a 可趋化肥大细胞、嗜碱粒细胞，并促进活性介质释放；可趋化中性粒细胞，在吞噬 IC 时释放活性氧和溶酶体酶，损伤邻近组织；可趋化单核/巨噬细胞浸润，通过释放细胞因子和炎症介质而参与 IC 所致慢性组织损伤；②C3a、C5a 具有过敏毒素样效应，可导致局部血管通透性增高，引起渗出和局部水肿。（图 16-9）

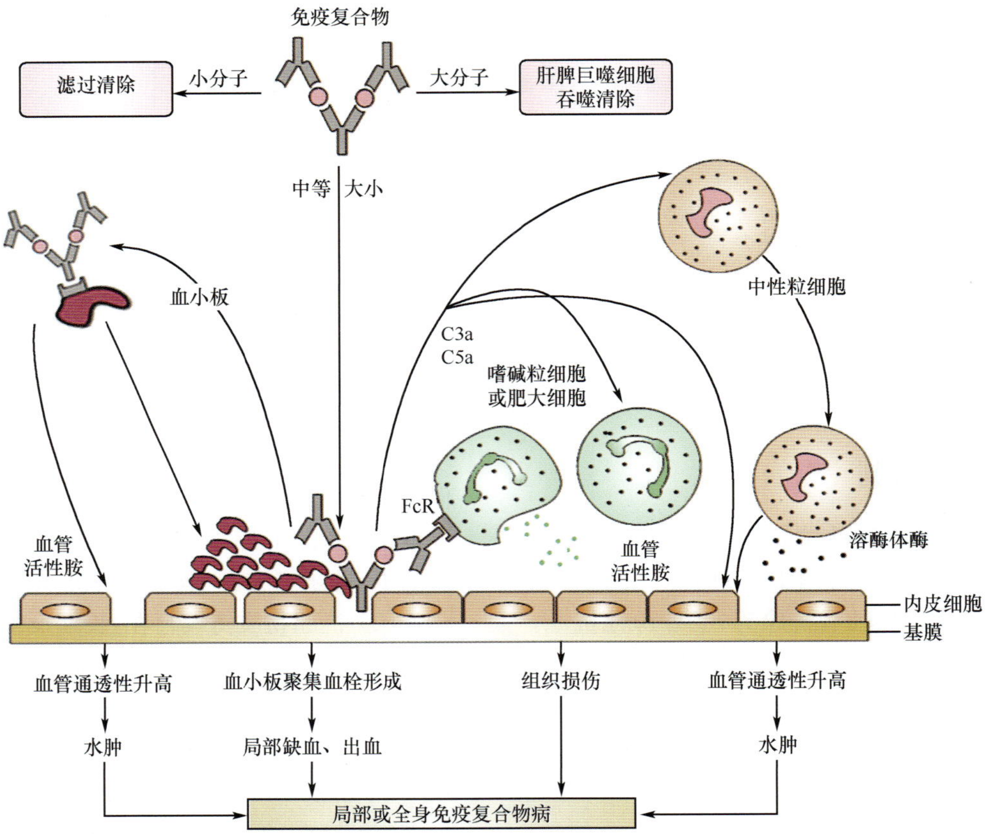

图 16-9 Ⅲ型超敏反应机制示意图

（二）临床常见疾病

Ⅲ型超敏反应所致疾病亦称为**免疫复合物病**（immune complex disease，ICD），分为两类：局部 ICD 发生于抗原进入部位；全身 ICD 乃 IC 随血流播散沉积于多个部位所致。

1. 局部免疫复合物病

（1）Arthus 反应：Arthus 于 1903 年发现，给家兔皮下多次注射马血清，局部可出现红肿、出血和坏死等剧烈炎症反应，遂将此现象称为 Arthus 反应。其原理是：多次注射异种蛋白刺激机体产生大量抗体，局部聚集的抗原与过量的相

应抗体形成IC,沉积于局部血管基膜,导致病理损伤。(图16-10)

(2)人类局部ICD:①胰岛素依赖型糖尿病患者须反复注射胰岛素,体内可产生过量抗胰岛素抗体,从而在局部出现类似Arthus反应的临床表现;②长期大量吸入植物性或动物性蛋白质及真菌孢子,可引起变态反应性肺泡炎或间质性肺泡炎。

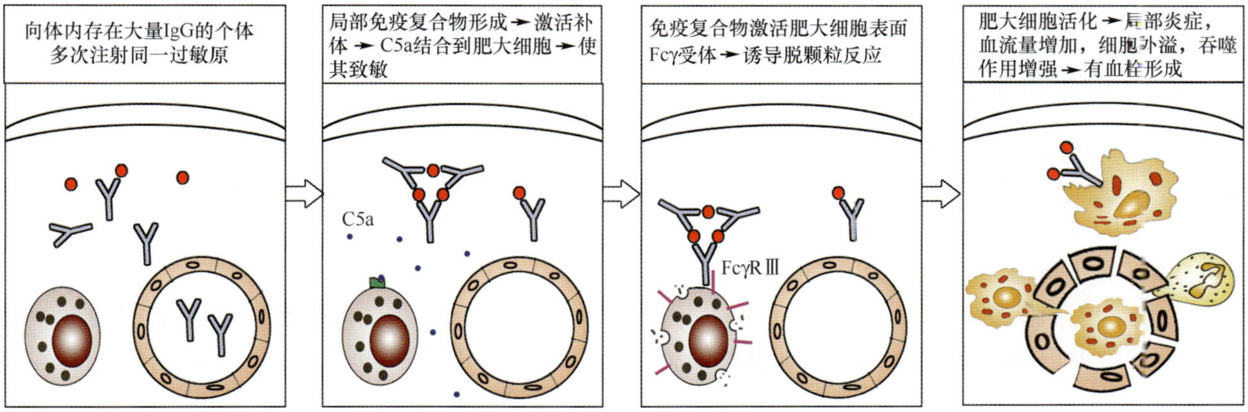

图16-10 局部Arthus反应

2. 全身免疫复合物病

(1)血清病(serum sickness):初次注射大剂量异种抗毒素血清,7～14天后可发生急性血清病,其机制是:初次注入大量异种蛋白抗原,刺激机体生成的少量抗体与尚未被清除的较多量抗原结合,所形成的中分子IC随血流运行至全身各处沉积,引起发热、皮疹、淋巴结肿大、关节肿痛等临床症状。若反复注射异种血清,形成的IC常沉积于肾、肺、动脉等处,造成炎症损伤,称为慢性血清病。此外,使用大剂量青霉素、磺胺药等也可出现血清病样反应。

(2)急性免疫复合物型肾小球肾炎:约占急性肾小球肾炎的80%,常发生于A族链球菌感染2～3周后,乃因抗病原体抗体与相应抗原结合形成IC,沉积于肾小球基膜所致。此型肾小球肾炎也可由葡萄球菌、肺炎球菌、某些病毒或疟原虫等引起。

(3)类风湿关节炎(rheumatoid arthritis,RA):RA发病机制尚不清楚,可能是由于病毒或支原体持续感染,机体产生变性的IgG,继而诱生抗变性IgG的自身抗体(主要为IgM,也可有IgG或IgA),即**类风湿因子**(rheumatoid factor,RF),RF与变性IgG结合成IC,沉积于关节滑膜,引起炎症损害。

(4)风湿热(rheumatic fever):上呼吸道受溶血性链球菌感染2～3周后重新感染而发病,由于体内产生的抗链球菌抗体与病原体结合为IC,沉积于多个部位造成炎症损伤,严重者出现心肌炎及心瓣膜损伤。

(5)全身性红斑狼疮(systemic lupus erythematosus,SLE):SLE患者体内出现多种自身抗体,例如抗核抗体(乃抗各种核酸和核蛋白抗体的总称)。自身抗体与自身成分结合成IC,沉积于全身多处血管基膜,导致组织损伤,表现为全身多器官病变。

(6)免疫复合物型血细胞减少症:又称无辜旁观者型血细胞减少症。某些药物可与血细胞蛋白成分结合,成为完全抗原,刺激机体产生抗体(IgG或IgM)。这些抗体结合相应药物形成复合物,通过FcR或补体受体黏附至血细胞表面,激活补体而溶解血细胞。

第四节 Ⅳ型超敏反应

Ⅳ型超敏反应(type Ⅳ hypersensitivity)亦称**迟发型超敏反应**(delayed type hypersensitivity,DTH),是由致敏淋巴细胞再次接触相同抗原所致、以单个核细胞(单核细胞、淋巴细胞)浸润为主的炎性损伤(图16-11)。该反应发生迟缓,一般在接触抗原18～24小时后出现,48～72小时达高峰。Ⅳ型超敏反应属细胞免疫应答,细胞免疫缺陷者不发生Ⅳ型超敏反应。

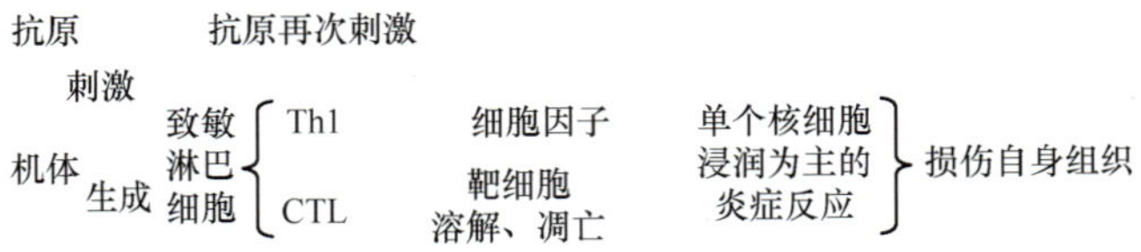

图 16-11 Ⅳ型超敏反应的主要环节

（一）发生机制

1. 抗原致敏 引起Ⅳ型超敏反应的抗原主要包括病毒、胞内寄生菌（如结核杆菌、麻风杆菌）、寄生虫、真菌、细胞抗原（如肿瘤细胞、移植细胞）等。抗原刺激使 T 细胞活化、增殖，产生特异性致敏淋巴细胞，机体形成致敏状态。

2. 致敏淋巴细胞介导 DTH 致敏淋巴细胞包括 Th1 和 CTL 两个亚群，通过识别 APC 或靶细胞表面抗原肽-MHC 分子复合物而被活化。

（1）Th1 介导的炎症损伤：致敏 Th1 细胞受相同抗原再次刺激，可大量释放 IFN-γ、TNF-β、IL-2、IL-3、GM-CSF、趋化因子和移动抑制因子等。这些细胞因子具有直接致炎作用，也可使单核/巨噬细胞和淋巴细胞在局部聚集并被激活，进一步分泌炎症介质，导致局部出现特征性、以单个核细胞浸润为主的炎症反应，并造成组织损伤（见第十章）。

（2）CTL 介导的细胞毒作用：CTL 识别并结合靶细胞表面相应抗原而被激活，通过脱颗粒释放穿孔素和颗粒酶等，并通过 FasL/Fas 途径，导致靶细胞溶解和凋亡（见第十章）。

在抗原被清除后，DTH 能自行消退。若抗原持续存在，可致单核/巨噬细胞呈慢性活化状态，局部组织出现纤维化和肉芽肿。（图 16-12）

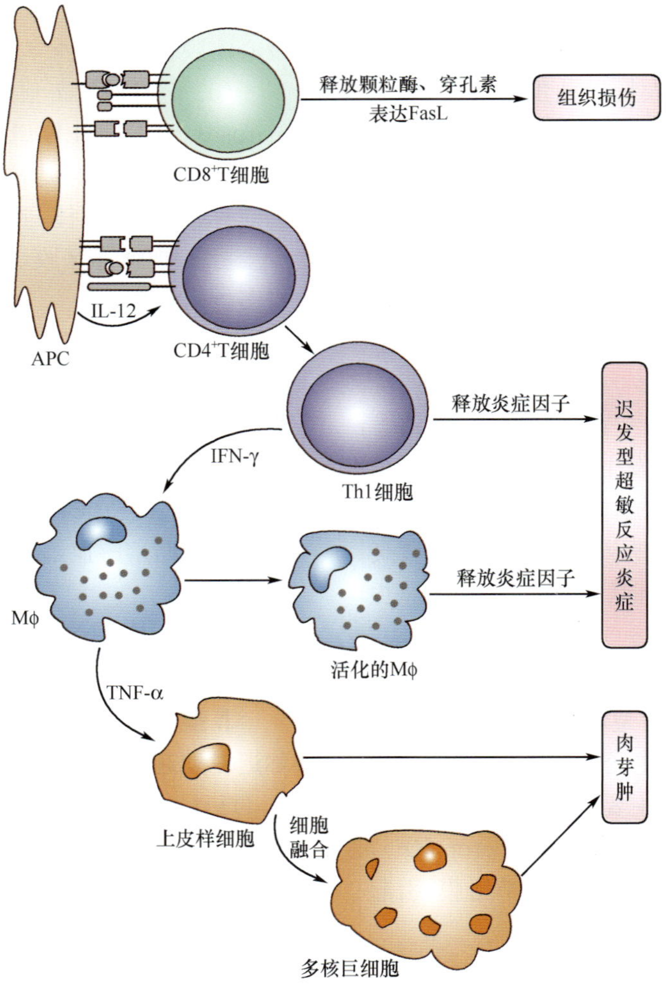

图 16-12 Ⅳ型超敏反应机制示意图

（二）临床常见疾病

1. 感染性迟发型超敏反应 机体对胞内感染的病原体（如胞内寄生菌、病毒、某些寄生虫和真菌等）主要产生细胞免疫应答。但在清除病原体或阻止病原体扩散的同时，可因产生 DTH 而致组织炎症损伤。例如肺结核患者对结核杆菌产生 DTH，可出现肺空洞、干酪样坏死等。基于此，临床上借助结核菌素试验以判定机体是否对结核杆菌有免疫保护力。该试验是将结核菌素（OT）注入受试者皮内，若局部出现 DTH 即为阳性反应，表明该个体对结核杆菌具有细胞免疫力，也表明该个体曾感染过结核杆菌（或接种过卡介苗）。

2. 接触性皮炎 某些个体接触油漆、染料、化妆品、农药、药物或塑料制品，可发生接触性皮炎。其机制是：小分子半抗原与皮肤角蛋白、胶原蛋白或细胞结合成为完全抗原，可刺激 T 细胞分化增殖成致敏淋巴细胞，再次遇此类物质即诱发 DTH，出现皮肤炎症。

3. DTH 参与的其他疾病 DTH 在同种移植排斥反应、胰岛素依赖型糖尿病、甲状腺炎、多发性硬化、多发性神经炎等疾病的发生、发展中也起重要作用。

上述 4 型超敏反应主要依据其发生机制以及参与反应的效应成分不同而划分。须强调的是：临床上某些免疫相关疾病并非仅由单一机制所致，Ⅱ、Ⅲ、Ⅳ型超敏反应机制均参与 SLE 发病，表现为以某一型损伤机制为主的混合型；同一抗原可引起不同类型超敏反应，如青霉素除诱发Ⅰ型超敏反应导致过敏性休克外，还可能通过Ⅱ、Ⅲ、Ⅳ型超敏反应机制诱发不同病症。

小 结

超敏反应是指已被抗原致敏的机体再次接触相同抗原时所发生的生理功能紊乱和（或）组织损伤。根据发生机制及临床特点，将其分为Ⅰ、Ⅱ、Ⅲ、Ⅳ共 4 型。Ⅰ、Ⅱ和Ⅲ型均由抗体介导，Ⅳ型由 T 细胞介导。

Ⅰ型超敏反应主要由 IgE 抗体介导，以肥大细胞和嗜碱粒细胞释放生物活性介质导致机体生理功能紊乱为主，其发作快，有明显的个体差异和遗传倾向。Ⅱ型超敏反应是由于 IgG 或 IgM 类抗体直接与靶细胞表面抗原结合，在补体、吞噬细胞和 NK 细胞参与下，导致靶细胞溶解，或引起靶细胞表面受体功能异常。Ⅲ型超敏反应乃因抗原与相应抗体（IgG 或 IgM）结合，形成中等分子可溶性 IC，沉积于血管基膜，激活补体，活化血小板，使白细胞聚集，引起炎症反应。Ⅳ型超敏反应发生迟缓，由致敏的 Th1 和 CTL 再次接触相同抗原后释放细胞因子和发挥杀伤作用所致，表现为以单个核细胞浸润为主的炎性损伤。

临床上超敏反应相关疾病通常并非仅由单一机制所致，可表现为以某一型损伤机制为主的混合型，而同一抗原也可引起不同类型超敏反应。

（田野苹）

第十七章　免疫病理之二:自身免疫

第一节　概　　述

机体免疫系统具有区别“自己”和“非己”的能力。正常情况下,免疫系统仅对非己抗原产生应答,而对自身抗原则无应答或仅产生微弱应答,此为**自身耐受**(self-tolerance)。某些情况下,自身耐受遭到破坏,机体免疫系统针对自身抗原产生免疫应答,体内可检出**自身抗体**(autoantibody)或**自身反应性 B/T 细胞**(autoreactive B/T lymphocyte),此为**自身免疫**(autoimmunity)。

自身免疫并非必然引起疾病发生,仅当自身免疫应答过强或持续时间过长、以致破坏自身正常组织结构并引起相应临床症状时,才导致**自身免疫病**(autoimmune disease, AID)。已证明,所有 AID 患者体内均存在针对自身抗原的自身抗体和(或)自身反应性 B/T 细胞。

(一) 自身抗体

自身抗体有生理性与病理性之分。

1. 生理性自身抗体　正常人或动物体内均可检出自身抗体,其出现的频率和滴度随年龄增长而升高。例如,50%以上老年人(>60 岁)体内可检出多种自身抗体(如抗核抗体、抗线粒体抗体等)。这些生理性自身抗体的特点为:①其产生并不依赖外源性抗原刺激;②多为 IgM 类,偶见 IgG、IgA 类;③具有广泛交叉反应性;④与自身抗原亲和力低。

某些生理性自身抗体具有特定功能,例如:抗独特型抗体具有免疫调节作用;**类风湿因子**(rheumatoid factor, RF)是抗变性 IgG 的抗体,可与多价 IgG 结合,所形成的循环免疫复合物可被单核/巨噬细胞清除;某些自身抗体效价较低,不足以导致自身组织损伤,但可协助清除衰老蜕变的自身成分。

产生上述生理性自身免疫应答的机制是:T/B 细胞分别在胸腺和骨髓发育成熟,可通过识别基质细胞所表达的自身抗原而形成中枢自身耐受(阴性选择)。但是,中枢免疫器官基质细胞主要表达机体各组织普遍具有的共同自身抗原(ubiquitous self-antigen),而外周器官所表达的某些组织特异性抗原(tissue-specific antigen)并不在骨髓和胸腺表达,故针对组织特异性抗原的自身反应性T/B细胞仍可正常发育、成熟,并迁移至外周组织,从而在正常人体内可检出自身反应性 T/B 细胞或相应自身抗体。然而,由于机体存在外周耐受机制(如免疫失能、免疫忽视、调节性免疫细胞的作用等),这些自身反应性 B/T 细胞或自身抗体受到严密调控,并不引起疾病。

2. 病理性自身抗体　某些自身抗体可直接导致疾病发生,称“病理性自身抗体”,如抗血小板抗体、抗甲状腺球蛋白抗体、抗乙酰胆碱受体抗体等。病理性自身抗体的特点是:①受抗原刺激而产生;②多为 IgG 类;③特异性强;④与自身抗原亲和力高。

病理性自身抗体可分为两类:①器官特异性自身抗体,如桥本甲状腺炎的抗甲状腺球蛋白抗体和抗甲状腺微粒体抗体、甲状腺毒症(Graves 病)的抗甲状腺刺激素受体的抗体、原发性 Addison 病的抗肾上腺皮质细胞自身抗体等;②器官非特异性自身抗体,如抗核抗体可在多种 AID(如慢性活动性肝炎、类风湿关节炎、SLE 等)患者体内检出。

(二) 自身反应性 T 细胞和 B 细胞

Burnet 提出的“克隆清除学说”认为:胚胎期个体接触某种抗原后,可通过“克隆选择”而清除相应的特异性淋巴细胞克隆,或使之成为“禁忌细胞株”(forbidden clone),导致正常个体成年后不产生自身免疫应答,即形成自身耐受。实际上,自身反应性 B/T 细胞并未被完全清除,在正常人或动物体内均可被检出。例如:体内存在自身反应性 $CD5^+$ B 细胞亚群,可通过分泌 IgM 类自身抗体而参与某些 AID 发生;器官特异性 AID 病变组织中可分离出“自身攻击性 T 细胞”(autoaggressive T lymphocyte),将其转输给健康受者,可引起相应 AID。

由自身攻击性 T 细胞引起 AID 的典型例子是实验性自身免疫性脑脊髓炎(experimental autoimmune encephalomyelitis，EAE），其特点是：①将髓磷脂碱性蛋白（myelin basic protein，MBP）与弗氏完全佐剂联合免疫携带易感基因的大鼠或小鼠，可诱发 EAE；②从患病动物体内能分离出 MBP 特异性 T 细胞；③将后者分离、纯化后转输给健康动物，可显示很强攻击性，表现为严重的中枢神经系统自身免疫性损害，甚至导致动物死亡。

第二节　诱发异常自身免疫应答的因素及其机制

正常情况下，机体免疫系统对自身组织成分保持无应答或低应答状态，即维持自身耐受。一旦自身耐受出现异常或遭破坏，则引发异常的自身免疫应答。导致自身耐受终止并诱发异常自身免疫应答的机制十分复杂，一般认为，遗传背景是重要诱发因素，但其通常与环境因素（如毒素、药物和感染）相互影响和相互作用，共同破坏自身耐受而导致自身免疫异常。（图 17-1）

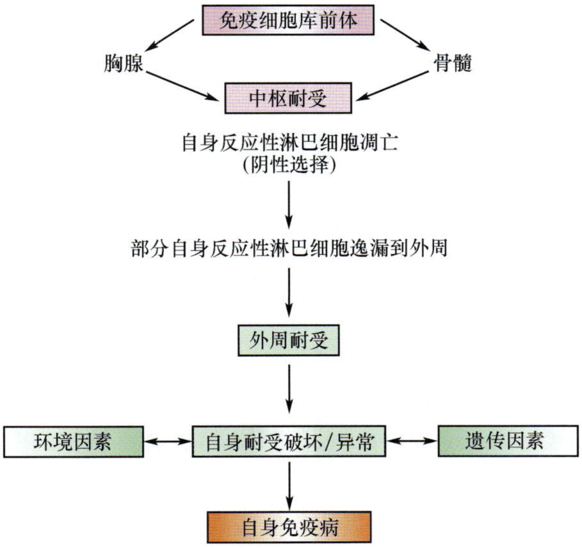

图 17-1　自身耐受与自身免疫病

中枢耐受和外周耐受共同维持机体自身免疫耐受，环境和遗传因素相互作用可打破此耐受，导致 AID 发生

如下因素可诱发异常自身免疫应答。

（一）自身抗原相关的诱因

1. 隐蔽抗原释放　体内某些自身抗原（如精子、眼晶状体、神经髓鞘磷脂碱性蛋白等）位于特殊的解剖位置，自胚胎期始从未与机体免疫系统接触，被称为隐蔽抗原（secluded antigen）或隔离抗原（sequestered antigen），故针对该抗原的特异性淋巴细胞克隆未被清除。手术、外伤或感染等情况下，隐蔽抗原可释入血流、淋巴液而与淋巴细胞接触，从而诱发异常的自身免疫应答。例如：输精管结扎术可能使精子释入血液，刺激机体产生抗精子抗体，引发自身免疫性睾丸炎；眼外伤可释放眼内容物，刺激相应淋巴细胞产生特异性自身抗体，从而攻击健侧眼球，引发交感性眼炎。

2. 自身抗原性质改变　物理因素（如冷、热、电离辐射）、化学因素（如药物等）或生物学因素（如细菌、病毒、寄生虫等）均可导致自身组织抗原性质改变：①暴露新的抗原表位；②抗原发生构象改变；③抗原被修饰或发生降解，成为具有免疫原性的肽段；④外来半抗原（如某些药物）、完全抗原（如微生物毒素）与自身组织成分中完全抗原（如蛋白质）、半抗原（如多糖）相结合；等等。（图 17-2）

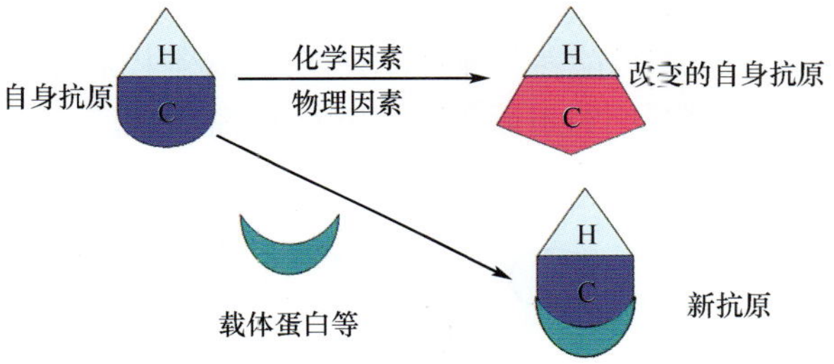

图 17-2　自身抗原性质改变

①化学、物理因素直接作用→自身抗原变性→改变的自身抗原；②组织或细胞蛋白质载体与自身抗原结合→新抗原

由于自身抗原性质改变，使机体免疫系统将其视为“异己”物质而产生应答。例如：①肺炎支原体感染可改变红细胞表面血型抗原，刺激机体产生抗红细胞抗体，导致红细胞破坏；②体内变性的 IgG 可刺激机体产生 IgM 或 IgG 类抗体，称为类风湿因子（RF），变性 IgG 与 RF 形成免疫复合物，可引起关节炎等多种疾病；③长期服用 α-甲基多巴（α-methyldopa），可结合于红细胞表面，诱导机体产生抗红细胞抗体而导致溶血；④长期使用肼酞嗪（hydralazine）、普鲁卡因胺（procainamide）、异烟肼等药物可诱发系统性红斑狼疮样综合征。

3. 自身抗原量的改变　例如：正常人血清中仅存在微量甲状腺球蛋白，并使机体对其产生低带耐受，此时相应 Th 细胞耐受，不能辅助 B 细胞产生自身抗体；甲状腺受损时，血清甲状腺球蛋白水平升高，当其浓度超过“低带耐受”阈值时，则相应 Th 细胞耐受被破坏，并辅助相应 B 细胞产生抗甲状腺球蛋白抗体,从而引起自身免疫性甲状腺炎。

4. 分子模拟 某些外来抗原(尤其是病原微生物)具有与宿主正常细胞或细胞外基质相似的抗原表位,宿主针对外来抗原产生的抗体能与表达共同表位的宿主自身抗原发生交叉反应,此现象称**分子模拟**(molecular mimicry),由此导致炎症和组织破坏,并引发 AID。例如:①A 型溶血性链球菌胞壁成分与人体心肌间质、心瓣膜、肾基膜及其他结缔组织具有相似抗原表位,此型链球菌感染人体后所产生的抗体,能与心脏和肾脏等部位的结缔组织发生交叉反应,导致风湿性心脏病和急性肾小球肾炎(图 17-3);②大肠埃希菌 O14 与结肠黏膜有相似的抗原决定簇,故 O14 株感染可致溃疡性结肠炎;③多种微生物的热休克蛋白(HSP)与人 HSP 或其他组织抗原存在相似决定簇,可引起肾小球肾炎、慢性活动性肝炎、类风湿关节炎、SLE 和心肌炎等 AID;④克萨奇病毒感染激发的免疫应答可攻击胰岛细胞,引发糖尿病。此外,分子模拟机制可能参与强直性脊椎炎、格林-巴利综合征、原发性胆汁性肝硬化和多发性硬化症发病。

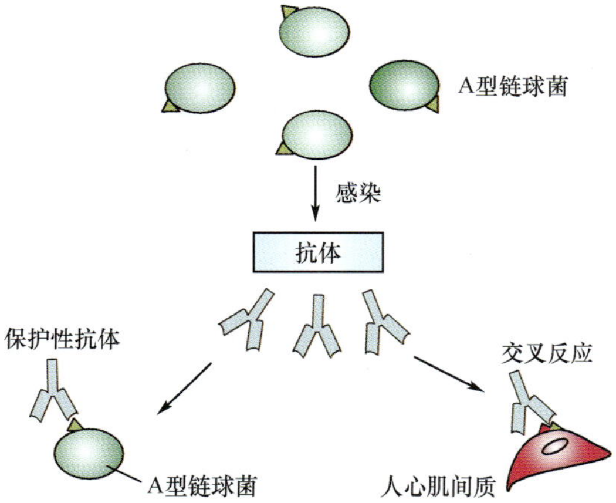

图 17-3 A 型溶血性链球菌胞壁成分与人心肌间质抗原发生交叉反应

A 型溶血性链球菌胞壁与人心肌间质抗原有相似抗原表位→机体针对前者产生的抗体可与后者发生交叉反应→风湿热

5. 表位扩展 依据抗原表位诱导机体产生应答的强弱,可将其分为两类:①优势表位(dominant epitope),其具有强免疫原性,在抗原初始接触免疫细胞时,可首先激发免疫应答;②隐蔽表位(cryptic epitope),其隐藏于抗原大分子内部或密度较低,在后续应答过程中才可激活免疫细胞。已发现,特定抗原刺激机体后,免疫系统首先针对优势表位产生应答,但往往尚不足以清除该抗原,随应答过程的持续,机体可相继针对更多抗原表位(包括隐蔽表位)产生应答,此现象称为**"表位扩展"**(epitope spreading)。

已发现,表位扩展机制与自身免疫异常相关,并参与某些 AID(如 SLE、类风湿关节炎、多发性硬化症等)发生、发展,其机制可能是:针对自身抗原隐蔽表位的淋巴细胞克隆在中枢免疫器官发育过程中,有可能逃逸阴性选择而出现于外周成熟淋巴细胞库中。AID 发生过程中,某些诱因或自身免疫损伤效应可造成自身组织细胞凋亡或坏死,使含隐蔽表位的自身抗原被暴露或释放,并通过 APC 摄取、加工、处理,将其提呈给相应自身反应性淋巴细胞克隆。随 AID 疾病进展,免疫系统不断扩大所识别自身抗原表位的范围,使更多自身抗原遭受免疫攻击,导致疾病迁延不愈并不断加重。

(二) 机体免疫自稳机制失控

机体免疫自稳机制失控,可致自身耐受终止或破坏,从而引发自身免疫异常。

1. 自身反应性淋巴细胞逃避"克隆清除" T/B 细胞分别在胸腺和骨髓分化、发育,均可通过阴性选择而清除自身反应性 T/B 细胞克隆,此即中枢耐受。少数逃避"克隆清除"的自身反应性 T/B 细胞,一旦在外周免疫器官受自身抗原刺激而活化,也可通过激活诱导的细胞死亡(AICD)发生凋亡而被清除,此即外周耐受。若上述机制发生障碍,则自身反应性淋巴细胞逃避"克隆清除",导致 AID 发生。例如:

(1) 中枢"克隆清除"障碍:正常胸腺髓质上皮细胞和髓质树突状细胞均高表达自身免疫调节因子(autoimmune regulator, AIRE),后者可调控自身抗原表达。若 AIRE 基因突变或缺失,可导致胸腺基质细胞自身抗原表达降低或缺失,从而引发自身免疫性多腺体(如甲状腺、胰腺)综合征Ⅰ(autoimmune polyglandular syndrome, APS-Ⅰ)。

(2) 外周"克隆清除"障碍:典型例子是:①MRL/Lpr(Fas 基因突变)和 C3H/gld(FasL 基因突变)小鼠易患 AID;②在人类,Fas 基因突变个体可发生系统性自身免疫综合征(systemic autoimmunity syndrome),其临床表现类似于 SLE。

2. 自身反应性淋巴细胞异常激活

(1) 多克隆淋巴细胞活化:某些病原微生物组分或超抗原可激活大量淋巴细胞克隆,产生自身抗体或自身反应性 T 细胞。例如:EB 病毒可激活多克隆B细胞，除产生抗病毒抗体，还可产生抗平滑肌、核蛋白、淋巴细胞和红细胞的自身抗体(图17-4)；超抗原(如金黄色葡萄球菌肠毒素SEA、SEB等)可激活多克隆T细胞，其中包括自身反应性T细胞，从而导致AID。

(2)旁路Th细胞活化：正常机体内存在能对自身抗原产生应答的B细胞，但由于自身反应性初始T细胞被清除或处于耐受状态，使B细胞缺少辅助信号而不能被有效激活。某些微生物抗原含与自身抗原相似或相同的B细胞表位，但具有不同的T细胞表位。这些微生物抗原可绕过对自身抗原产生耐受的Th细胞，通过激活其他Th细胞而向自身反应性B细胞提供辅助信号，刺激其产生自身抗体，引发AID(图17-5)。

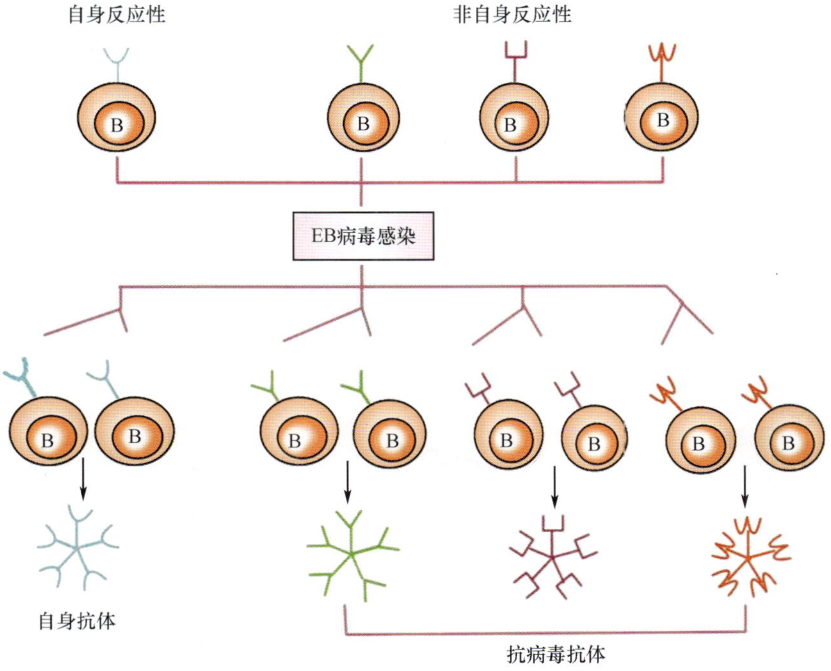

图17-4　多克隆激活剂介导自身免疫应答

EB病毒→绕过耐受的自身反应性Th→非特异性刺激多克隆B细胞→某些自身反应性B细胞被激活→产生自身抗体

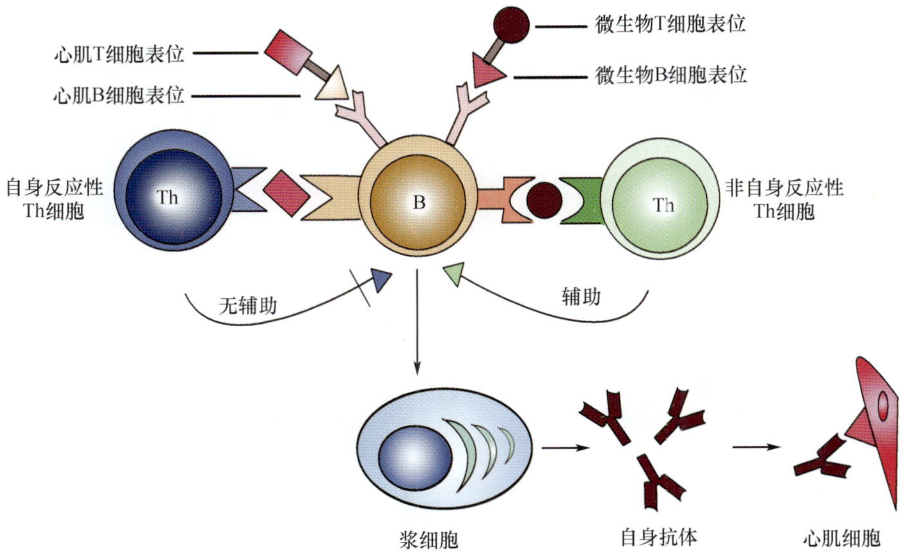

图17-5　旁路T细胞激活B细胞

正常情况下(左)：针对心肌细胞的自身反应性B细胞功能正常，但自身反应性T细胞耐受→形成对心肌细胞的自身耐受。某些情况下(右)：微生物抗原具有与正常心肌细胞相同的B细胞表位和不同的T细胞表位→激活针对该T细胞表位的非自身反应性Th细胞→辅助自身反应性B细胞应答→产生自身抗体

(3) PAMP-Toll样受体(TLR)激活途径:某些PAMP可通过与自身反应性B细胞表面相应TLR结合而使之激活(图17-6)。

*** 独特型旁路激活途径**

某些外源性致病因子(如病毒、寄生虫等)本身或其刺激机体产生的抗体,可能与自身反应性T、B细胞的TCR/BCR具有“公有独特型”(public idiotype),故这些致病因子或其抗体可激活特异性独特型Th细胞(绕过耐受的Th细胞),使之辅助携带相应“公有独特型”的自身反应性B细胞活化,产生自身抗体(图17-7)。在人类,某些病毒诱发的抗独特型抗体可与神经肌肉接头处突触后膜乙酰胆碱受体结合,导致神经肌肉传导障碍和肌肉收缩无力,这可能是重症肌无力发病机制之一。

3. 免疫调节功能紊乱 正常情况下,体内自身反应性T、B细胞受某些因素影响可被激活,但通过精密的免疫调控机制,不致造成组织损伤。若免疫调节功能紊乱,可使自身免疫应答的启动、持续时间和强度等失控,导致异常。

(1) MHC Ⅱ类分子及共刺激分子表达异常:正常情况下,MHC Ⅱ类分子仅表达于APC和某些激活的免疫细胞表面。某些情况下(如IFN-γ的诱导作用)组织细胞异常表达MHC Ⅱ类分子,从而可能将自身抗原提呈给Th细胞,启动自身免疫应答,导致AID。例如,Graves病的甲状腺上皮细胞、原发性胆管肝硬化的胆管上皮细胞、Sjögrens综合征的唾液腺上皮细胞、风湿性心脏病的心肌组织、1型糖尿病的胰岛B细胞以及自身免疫性甲状腺炎的甲状腺上皮细胞等,均已被发现异常表达MHC Ⅱ类分子。

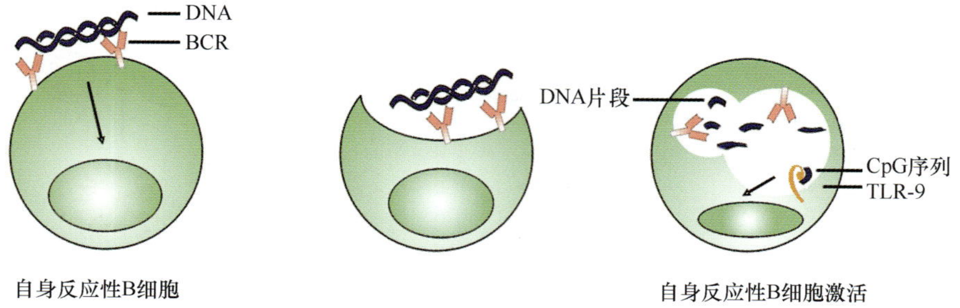

图17-6 TLR途径激活自身反应性B细胞

感染等因素→过量细胞死亡→凋亡片段清除不足→特异性B细胞通过BCR结合并内化DNA片段(富含CpG序列)→被TLR9识别→产生B细胞活化信号→激活原先被忽略(ignorant)、针对DNA的自身反应性B细胞→自身免疫应答

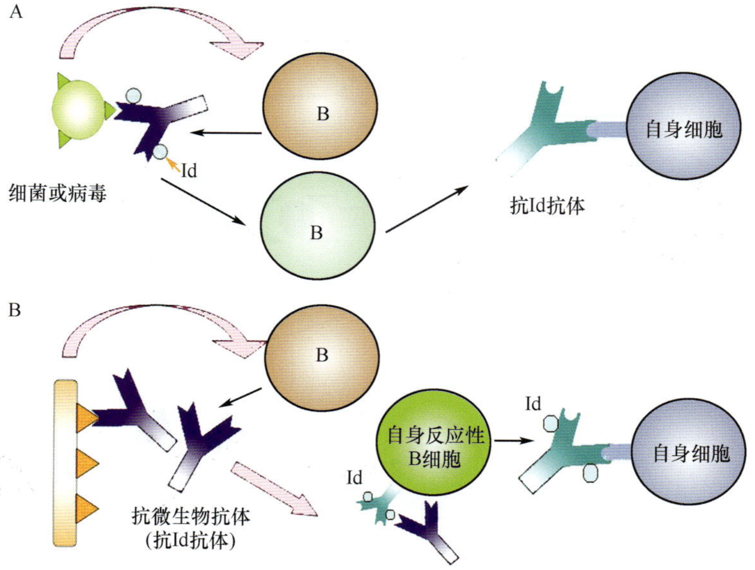

图17-7 独特型相互作用形成自身免疫

A. 抗细菌或抗病毒抗体具有与自身正常细胞膜抗原相似或相同的表位(Id)→所产生的抗Id抗体类似自身抗体→能与自身细胞表面抗原结合→诱发自身免疫反应;B. 抗微生物抗体本身即为针对自身抗体的抗独特型抗体(抗Id抗体)→激活含独特型表位的自身反应性B细胞→产生自身抗体→与自身细胞抗原结合→自身免疫反应

另外，某些组织细胞异常表达共刺激分子（如 B7、CD40L），可激活自身反应性 T 细胞，引发异常自身免疫应答。

（2）细胞因子产生失调：细胞因子产生异常，可诱导 MHCⅡ类分子异常表达或黏附分子表达上调，通过激活巨噬细胞或促进 APC 与 T 细胞相互作用等机制，使自身反应性 T 细胞被活化，导致异常自身免疫。例如：类风湿关节炎的关节滑膜 T 细胞可产生大量炎性细胞因子（如 TNF-α、GM-CSF 等），继而强烈激活 Mϕ，介导慢性炎症和持续性自身免疫应答。据此，应用抗细胞因子或抗细胞因子受体的抗体，可能防治某些 AID。

（3）Th1 和 Th2 细胞功能失衡：Th1 和 Th2 细胞功能失衡（偏移）可导致异常自身免疫。例如：Th1 细胞偏移参与某些器官特异性 AID（如 IDDM、MS 等）发生；Th2 细胞偏移参与器官非特异性 AID（如 SLE）发生、发展。

（4）调节性 T 细胞异常：Treg 细胞在维持自身耐受中发挥重要作用，Treg 细胞分化和功能异常可导致自身免疫紊乱。例如，过继输注特异性 $CD4^+CD25^+$ Treg，可抑制非肥胖型糖尿病（non-obese diabetic，NOD）小鼠发生 1 型糖尿病。

4. 免疫系统缺陷或异常　胸腺发育异常、免疫缺陷、免疫增生等均可导致异常自身免疫应答。例如：SLE 患者可伴有胸腺萎缩且血清胸腺激素水平下降，用胸腺素治疗可缓解病情；胸腺肥大或胸腺炎症与重症肌无力发病相关，（部分）切除胸腺对某些患者有显著疗效；体液或细胞免疫缺陷者 AID 发病率升高：先天性或获得性低丙球蛋白血症者 AID 发病率高达 14%，而正常人群仅为 0.001%～0.01%。

（三）遗传因素

已发现，AID 发病有家族遗传倾向，即 AID 易感性与遗传因素密切相关。例如：单卵孪生子患同一 AID 的几率明显比异卵孪生子高；某些 AID 与性染色体相关；某些动物品系（NZB、NAB/NAWF1 小鼠、OS 来亨鸡等）高发 AID；特定基因表达异常，或调控免疫细胞发育、分化的基因突变、缺失、异常，均可导致个体易感某些 AID。

1. MHC 与 AID 关联　对大样本各种 AID 患者进行 HLA 型别群体分析，发现携带某些 HLA 等位基因或单体型的个体患特定 AID 的频率远高于正常人群，尤以 HLA Ⅱ类基因与 AID 关联最为明显。例如：Addison 病与 HLA-B8-DR3 关联；胰岛素依赖型糖尿病（即青年型糖尿病）与 HLA-B8-DR3、DR4 关联；慢性活动性肝炎与 HLA-B8 关联；慢性淋巴细胞性甲状腺炎与 HLA-DR5 关联；类风湿关节炎与 HLA-DR4 关联；强直性脊椎炎与 HLA-B27 关联；等等。此外还发现：携带 HLA-B8、DW3、DR3 单体型的个体，其发生多种 AID 的危险性远比携带其他单体型的个体高。

＊ HLA 与 AID 易感性关联的机制

HLA 与 AID 关联的本质是：MHC 是向 T 细胞提呈自身抗原肽的关键分子。自身反应性 T 细胞识别自身抗原肽-MHC 复合物，此乃启动自身免疫应答的前提。换言之，特定的 MHC 等位基因产物决定能否有效地提呈特定自身抗原肽，从而决定携带该 MHC 等位基因的个体是否易感某种 AID。HLA 与 AID 易感性关联的机制尚未被阐明。兹介绍两种假说：

（1）“选择性假说”：强调 MHC 等位基因在机体 T 细胞库形成过程中的作用。其要点是：胸腺中某些自身抗原肽表达水平极低或与自身 MHC 分子结合的亲和力极低，导致 T 细胞克隆在胸腺发育过程中难以识别和结合相应自身抗原肽-MHC 复合物，从而使某些自身反应性 T 细胞克隆逃避阴性选择而得以保存。简言之，特定 MHC 等位基因使某些自身反应性 T 细胞阴性选择受阻，中枢耐受机制发生障碍。

人类 AID 的某些研究结果支持选择性假说。例如：HLA-DQβ 是人类 IDDM 的易感基因，其编码产物 DQβ 链 57 位氨基酸残基具有多态性。正常人群 DQβ 链 57 位氨基酸残基为天（门）冬氨酸，有利于在 DQβ 抗原结合凹槽末端形成盐桥。但在高加索人群，IDDM 患者 DQβ 链 57 位氨基酸残基为缬氨酸、丝氨酸或丙氨酸，导致 DQβ 抗原结合凹槽末端缺乏盐桥。其结果是，HLA-DQβ 与自身抗原肽结合的亲和力极低，自身反应性 T 细胞的 TCR 难以识别相应自身抗原肽-HLA-DQβ 复合物，成为阴性选择的“漏网之鱼”。人类群体调查发现 HLA-DR3、-DR4 与 IDDM 关联，乃因 HLA-DR3、-DR4 等位基因均与 HLA-DQβ 基因紧密连锁。

另外，对 NOD 小鼠的研究也为“选择性假说”提供了某些佐证：同源小鼠 MHC Ⅱ类分子 $I\text{-}A^{g7}$ 的 57 位是天（门）冬氨酸，而 NOD 小鼠为丝氨酸，导致后者 $I\text{-}A^{g7}$ 与某些自身抗原肽的亲和力极弱，使相应自身反应性 T 细胞在胸腺中逃脱阴性选择。

（2）“分子模拟假说”：其要点为：特定的 HLA 等位基因产物能更有效地提呈与自身抗原相似的病原体抗原，以分子模拟的方式引发 AID。例如：携带 HLA-B27 基因的个体有较强提呈与自身抗原相似的病毒抗原的能力，在病毒感染后更易出现识别自身抗原的 CTL，造成脊柱细胞损伤，进而引发强直性脊柱炎。

2. 免疫相关蛋白基因突变 某些免疫相关蛋白基因突变与 AID 易感性相关。例如：Ⅱ类反式激活蛋白（CⅡTA）可调控 MHC Ⅱ类基因及其他参与抗原加工、提呈的基因（如 TAP、LMP 和 DM）转录，该基因突变常导致Ⅱ类分子表达缺陷，引起裸淋巴细胞综合征；补体 C2、C4、C5 和 C8 基因突变可导致免疫复合物清除障碍，从而易感 SLE；小鼠敲除 CTLA 基因可导致致死性 AID，用特异性抗体阻断 CTLA-4 可明显加重小鼠脑膜炎和糖尿病模型的组织损伤；某些类风湿关节炎和 SLE 患者存在 IgV H 基因缺失；某些易感 SLE 样综合征的小鼠品系（lpr、1prcg、gld），其 Fas 或其 FasL 基因出现缺陷，提示死亡受体与 AID 易感性相关；多种自身免疫综合征患者出现细胞因子（及其受体）基因结构、转录和功能缺陷。

（四）机体方面的其他因素

1. 年龄 AID 发病率随年龄增长而升高，AID 多见于老年人，儿童发病非常少见。临床观察发现，50%的老年人（60 岁以上）可检出自身抗体。其原因可能是：老年人胸腺功能低下或衰老导致免疫系统功能紊乱，从而易感 AID。

2. 性别 性激素在 AID 发病中起重要作用，例如：女性 AID 发病率高于男性，SLE 和 Graves 病发病率的性别比（女性：男性）分别为 10∶1 和 7∶1；某些特殊品系雌性小鼠可自发性发生 SLE，若切除卵巢或用睾丸酮处理则可避免 SLE 发病；切除睾丸的雄性小鼠易感多种 AID。

第三节 自身免疫异常导致组织损伤的机制

自身免疫异常可产生病理性自身抗体和（或）自身致敏淋巴细胞，其导致机体组织损伤的机制类似于Ⅱ、Ⅲ、Ⅳ型超敏反应。必须强调：不同 AID 其免疫异常和引起组织损伤的机制各异，可能由数种机制同时或先后参与（表 17-1）。

表 17-1 自身免疫应答导致组织损伤的机制（举例）

自身免疫病	自身免疫应答产物	病损特征
Goodpasture 综合征	抗肾小球、肺泡基膜胶原抗体	肾炎，伴蛋白尿、肺出血
自身免疫性溶血性贫血	抗红细胞膜蛋白抗体	溶血
自身免疫性血小板减少性紫癜	抗血小板膜蛋白（如 gpⅡb/Ⅲa）抗体	血小板破坏、减少
重症肌无力	抗神经肌肉接头处乙酰胆碱受体的抗体和自身致敏淋巴细胞	乙酰胆碱受体破坏，神经冲动传递低下，肌无力
类风湿关节炎	抗 IgG 抗体（类风湿因子）	关节腔炎症
系统性红斑狼疮	抗 DNA、核蛋白、各种血细胞膜抗原抗体	血细胞减少，多部位（肾、关节、血管）炎症
实验性变态反应性脑脊髓炎	髓碱性蛋白特异性自身致敏 T 细胞	脑脊髓炎症
实验性变态反应性神经炎	外周鞘碱性蛋白特异性自身致敏 T 细胞	神经炎
某些自身免疫性甲状腺炎	针对甲状腺滤泡上皮细胞的致敏 T 细胞	甲状腺炎
甲状腺功能亢进	抗 TSH 受体抗体	甲状腺细胞分泌甲状腺素增加

（一）自身抗体与细胞表面抗原结合介导组织损伤或功能紊乱

1. 自身抗体与细胞表面或细胞外基质抗原结合介导组织损伤 其机制为：

（1）补体依赖的细胞毒作用：①自身抗体与血细胞表面相应自身抗原结合为复合物，通过激活补体而发挥溶细胞效应，导致自身免疫性血细胞减少症（如自身免疫性溶血性贫血、特发性血小板减少性紫癜、特发性中性粒细胞减少症等）；②肺和肾的基膜富含Ⅳ型胶原，抗Ⅳ型胶原抗体与之结合可介导基膜炎症性损伤，破坏肺泡血管和肾小球血管基膜，引起肺出血肾炎综合征。

（2）调理作用（见第三章）：自身抗体（IgG）及补体激活产生的 C3b 片段均属调理素，可促进吞噬细胞对靶细胞的吞噬作用。

（3）ADCC 效应（见第三章）：自身抗体的 Fab 段与靶细胞表面抗原结合，而 Fc 段可与 NK 细胞表面 Fc 受体结合，从而介导 NK 细胞对靶细胞的杀伤作用。自身免疫性甲状腺炎可能主要通过 ADCC 效应导致组织损伤。

2. 自身抗体与细胞表面受体结合介导细胞和组织功能紊乱 其机制为：

（1）抗受体的抗体模拟相应配体作用：①毒性弥漫性甲状腺肿（Graves 病）患者体内存在抗促甲状腺激素受体（TSHR）的自身抗体（IgG），后者可模拟 TSH 而作用于 TSH 受体，持续刺激甲状腺细胞分泌过多甲状腺激素，导致甲状腺功能亢进；②某些低血糖症患者体内存在抗胰岛素受体的自身抗体，后者与胰岛素受体结合，可发挥胰岛素样效应，导致低血糖症。

（2）抗体竞争性阻断效应：①重症肌无力（MG）患者体内存在抗神经肌肉接头乙酰胆碱（Ach）受体的自身抗体，后者通过与神经突触后膜乙酰胆碱受体结合，竞争性抑制乙酰胆碱的作用，导致肌肉收缩无力（图 17-8）；②某些胰岛素耐受性糖尿病患者体内存在抗胰岛素受体的自身抗体，后者与胰岛素竞争同胰岛素受体结合，对受体起封闭和破坏作用，导致高血糖和酮症酸中毒等。

（3）抗体介导受体内化：重症肌无力患者产生抗乙酰胆碱受体的自身抗体，该抗体与乙酰胆碱受体结合可促进受体内化和降解，从而降低骨骼肌细胞对运动神经元所释放乙酰胆碱的反应性，导致骨骼肌无力。（图 17-8）

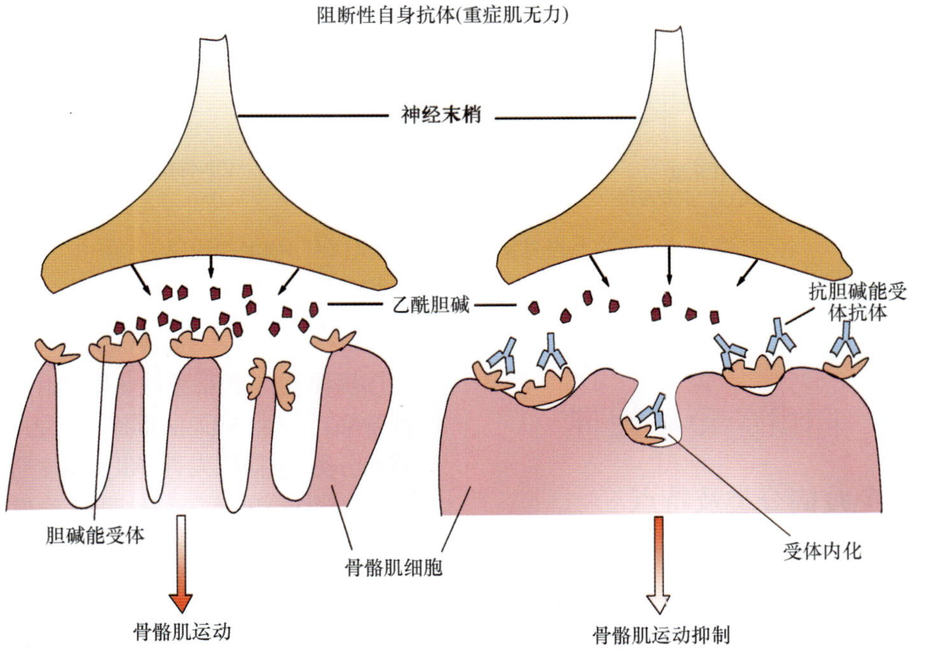

图 17-8 重症肌无力发生机制

正常情况（图左）：神经冲动→神经末梢释放乙酰胆碱→与神经突触后膜乙酰胆碱受体结合→传递信号；重症肌无力（图右）：抗乙酰胆碱受体抗体→竞争结合 AChR 受体并使之内化→功能性 AchR 数量减少→信号传递受阻→肌肉兴奋障碍

（二）抗原-抗体复合物介导组织损伤

自身抗体与自身抗原结合形成循环免疫复合物，在一定条件下可沉积于某些部位的组织间隙，通过激活补体而介导以中性粒细胞浸润为主的局部炎症反应。例如：SLE 患者体内产生针对多种细胞核抗原的自身抗体，可与 DNA 及其他核成分（如组蛋白）形成免疫复合物，沉积于肾脏、皮肤、关节和其他器官小血管壁，引起肾小球肾炎等多器官、多系统病变；类风湿关节炎（RA）患者血清中存在抗变性 IgG 自身抗体（RF），所形成的免疫复合物沉积于关节滑膜和血管壁，导致关节组织损伤。

(三) 自身反应性T细胞介导组织炎性损伤

致敏的自身反应性T细胞可攻击局部靶组织，造成局部炎症，其损伤机制与Ⅳ型超敏反应相同。参与此型组织损伤的效应细胞主要 $CD4^+$ Th1 细胞和 $CD8^+$ CTL 细胞。

激活的 Th1 细胞释放多种细胞因子，形成以单核细胞和淋巴细胞浸润为主的免疫损伤性炎症。其效应机制为：①某些趋化因子使单核/巨噬细胞被趋化至抗原所在部位并被激活，通过释放溶酶体酶等炎症介质而引起局部炎症；②IFN-γ、IL-2 等炎症因子具有促炎作用；③TNF-α 等可直接杀伤靶细胞及其周围组织细胞。例如：小鼠实验性自身反应性脑脊髓炎（experimental autoimmune encephalomyelitis，EAE）模型中，存在髓鞘碱性蛋白（myelin basic protein，MBP）特异性 $CD4^+$ Th1 细胞克隆，且过继转移可复制出该动物模型（图 17-9）。

CTL 识别靶细胞表面相应抗原而被激活，可通过不同机制杀伤靶细胞。已证实，胰岛素依赖性糖尿病（IDDM）患者的 $CD8^+$ CTL 可特异性破坏胰岛 B 细胞。

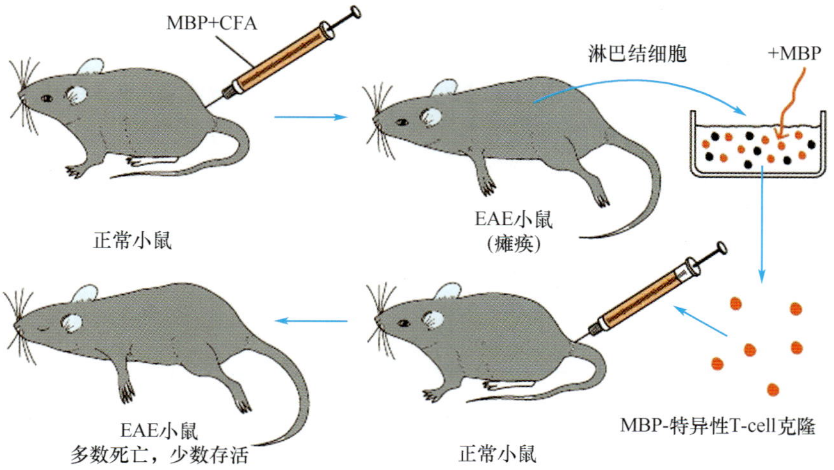

图 17-9 实验性自身反应性脑脊髓炎（EAE）模型的原理
联合注射 MBP 和 CFA（弗氏完全佐剂）→小鼠发生 EAE→分离 EAE 鼠淋巴细胞→MBP 刺激特异性 $CD4^+$ Th1 细胞扩增→过继输入正常鼠→患 EAE

第四节 自身免疫病概述

(一) 自身免疫病分类及特点

如前所述，体内出现自身免疫并非必然导致病理性损伤或疾病，仅当自身免疫超越正常生理阈限，出现大量病理性自身抗体或激活的自身反应性淋巴细胞，才导致自身组织损伤和相应功能障碍，并引起 AID。另外，自身免疫应答也可能是某些疾病过程的伴随现象。例如：严重烧伤或冷冻伤患者血清中可检出抗皮肤组织的自身抗体；心肌梗死或心脏大手术后患者血清中可检出抗心肌的自身抗体；传染性单核细胞增多症患者恢复期血清中可检出抗平滑肌的自身抗体等。上述自身抗体在原发疾病恢复后即自然消退，故并非诊断 AID 的依据。

1. 自身免疫病分类 迄今已获确认的 AID 达数十种，其临床表现复杂多样，尚无统一分类标准：①按病程分类，包括急性 AID（如特发性血小板减少性紫癜）、慢性 AID（如重症肌无力）；②按病因是否清楚分类，包括原发性 AID（如皮肌炎、干燥综合征等）、继发性 AID（如交感性眼炎、继发于睾丸炎的男性不育症等）；③按 AID 累及的系统分类（见表 17-2）。

表 17-2 各系统自身免疫病

不同系统疾病	自身免疫病举例
结缔组织疾病	类风湿关节炎、系统性红斑狼疮、皮肌炎、硬皮病
神经肌肉疾病	多发性硬化症、重症肌无力、脱髓鞘疾病
内分泌性疾病	原发性肾上腺皮质萎缩、慢性甲状腺炎、青少年型糖尿病
消化系统疾病	慢性非特异性溃疡性结肠炎、慢性活动性肝炎、恶性贫血与萎缩性胃炎
泌尿系统疾病	自身免疫性肾小球肾炎、肺肾出血性综合征
血液系统疾病	自身免疫性溶血性贫血、特发性血小板减少性紫癜、特发性白细胞减少症

另外，还可按自身抗原分布的范围分类（表17-3），包括：①器官特异性AID，指自身靶抗原为某一器官的特定组分，病理损害和功能障碍局限于该器官，如慢性淋巴细胞性甲状腺炎（桥本甲状腺炎），自身抗体乃针对甲状腺某些组分（如甲状腺球蛋白），病变严格局限于甲状腺；②非器官特异性AID，其自身靶抗原为多器官、组织的共有组分（如细胞核、线粒体等），故病变可累及多个系统和器官，引起多器官损害。

该分类法并不十分严格，多数“器官特异性”AID患者的血清学检查常出现交叉重叠现象。例如：自身免疫性甲状腺炎患者血清中既可检出抗甲状腺球蛋白和抗甲状腺微粒体的自身抗体，也可检出抗胃黏膜抗体、抗核抗体和类风湿因子等。

临床观察还发现：某些AID患者可同时伴发其他AID，即出现疾病的交叉重叠现象，其机制可能是：①不同组织中存在可发生交叉反应的共同抗原表位；②体内形成的免疫复合物可非特异性沉积于多个组织器官；③机体免疫系统功能紊乱累及多个组织器官。

表17-3　按自身抗原分布而分类的自身免疫病

自身免疫病	自身抗原
器官特异性自身免疫病	
慢性甲状腺炎	甲状腺球蛋白、微粒体、细胞膜表面抗原、第二胶质抗原（CA2）
毒性弥漫性甲状腺肿（Graves病）	甲状腺细胞表面TSH受体
原发性肾上腺皮质萎缩（Addison病）	肾上腺细胞
恶性贫血	胃壁细胞、内因子
慢性溃疡性结肠炎	结肠上皮细胞
男性自发性不育症	精子
青少年型胰岛素依赖性糖尿病	胰岛细胞
伴共济失调-毛细血管扩张的胰岛素抵抗型糖尿病	胰岛素受体
重症肌无力	乙酰胆碱受体
自身免疫性溶血性贫血	红细胞
特发性血小板减少性紫癜	血小板
干燥综合征（Sjögrens syndrome）	唾液腺管、细胞核、甲状腺球蛋白
非器官特异性自身免疫病	
类风湿关节炎	变性IgG
系统性红斑狼疮	核成分（DNA、DNA-核蛋白、RNA、Sm抗原）、红细胞、血小板、细胞质成分（线粒体、微粒体）

2. 自身免疫病的基本特征　不同AID其临床表现和诊断标准各异，但往往具有如下共同特点：①患者血液可测出高滴度自身抗体和（或）自身反应性致敏T细胞；②自身抗体和（或）自身致敏淋巴细胞作用于表达靶抗原的组织细胞，造成相应组织器官病理性损伤和功能障碍；③动物实验可复制出相似病理模型，并能通过输入患者血清或淋巴细胞使疾病被动转移；④病情转归与自身免疫应答强度密切相关，且应用免疫抑制剂治疗有效；⑤某些病因明确的继发性AID，可随原发疾病被治愈而消退，但多数AID病因不明，常呈反复发作和慢性迁延；⑥疾病发生有一定遗传倾向，并与性别（多为女性）或年龄相关。

必须指出，并非每一种AID均同时具备上述全部特点，其中第①、②项最为重要，其他各项可作为临床诊断的参考。

*** 常见自身免疫病举例**

（1）系统性红斑狼疮（systemic lupus erythmatosus，SLE）：是常见的全身性AID，常累及多个组织器官和系统，多见于育龄期女性。本病发病机制不明，一般认为与免疫耐受终止而产生大量自身抗体有关。患者体内可检出以抗核抗体为主的多种自身抗体，包括抗DNA抗体、抗组蛋白抗体、抗RNA-非组蛋白抗体、抗核仁抗体及抗血细胞抗体等。

它们可与相应自身组织成分结合而形成免疫复合物，通过Ⅱ型、Ⅲ型超敏反应导致组织器官的免疫损伤，出现发热、皮疹、关节痛、肾损害、心血管病变、浆膜炎、贫血、精神症状等复杂多样的临床表现。SLE病程迁延反复，预后不良。

(2) 类风湿关节炎(rheumatoid arthritis，RA)：是一种以慢性进行性关节病变为主的系统性AID，其显著病理特点是滑膜血管增生和多种炎性细胞浸润，形成血管翳(pannus)，导致滑膜、软骨及软骨下骨组织破坏。疾病多发于青壮年，女性多于男性。本病病因不明，感染、炎症等可诱导患者产生多种自身抗体，包括RF(抗变性IgG抗体)、抗角蛋白抗体(AKA)、抗环瓜氨酸肽(CCP)抗体、抗核周因子(APF)、抗RA33/36抗体和抗Ⅱ型胶原抗体等，在体内形成中等大小循环免疫复合物，沉积于关节滑膜等部位，激活补体，引起慢性渐进性免疫炎症性损伤。

(3) 桥本甲状腺炎(Hashimoto's thyroiditis)：又称慢性淋巴细胞性甲状腺炎，是一种典型的器官特异性AID，为原发性甲状腺功能减退的最常见原因，好发于中年女性。本病是遗传与环境因素(如感染和高碘饮食)共同作用所致，属多基因遗传病。患者产生针对甲状腺组织抗原的特异性自身抗体，直接导致甲状腺细胞损伤，甲状腺出现广泛淋巴细胞浸润并伴淋巴滤泡及腺泡细胞损伤。许多患者伴其他AID，如恶性贫血、RA、SLE、干燥综合征及其他自身免疫性内分泌病(如Addison病、甲状旁腺功能减退、胰岛素依赖型糖尿病等)。患者血清中抗甲状腺过氧化酶抗体、抗甲状腺球蛋白抗体及抗微粒体抗体滴度也增高。

(二) 自身免疫病治疗原则

AID确切病因和发病机制均尚待深入阐明，迄今的治疗方案效果多不理想。目前临床常规治疗措施多限于缓解AID患者临床症状。近年来，AID相关的免疫治疗已取得某些进展。

1. 常规治疗

(1) 去除诱因：凡药物诱发的AID，应立即停用该药。已知对某种药物发生过自身免疫性血细胞减少症的患者，须警示其避免再次用该药。某些病原体感染可通过抗原模拟而诱发AID，可应用抗生素或相应疫苗控制病原体感染而预防发病。

(2) 对症治疗：①抗炎疗法，应用皮质激素、水杨酸制剂、前列腺素抑制剂及补体拮抗剂等抑制炎症反应，减轻AID症状；②替代疗法，青年型糖尿病患者可给予胰岛素控制血糖；恶性贫血患者可给予维生素B_{12}；对重症自身免疫性溶血性贫血患者可进行输血；③免疫净化疗法(immunoablation)，借助血浆置换、双重滤过血浆净化、冷却滤过法、免疫吸附血浆净化和细胞净化等技术，去除血循环中异常活性介质(如抗体、循环免疫复合物、补体、炎性介质等)或炎症细胞(如淋巴细胞、中性粒细胞等)，适用于常规治疗无效及血液中有高滴度自身抗体的某些难治性AID(如严重的免疫复合物所致血管炎、SLE、肺肾出血性综合征等)。

(3) 免疫抑制疗法：常用免疫抑制剂包括肾上腺皮质激素、环磷酰胺、甲氨蝶呤、环孢素A(CsA)、雷公藤和FK506等。例如：环孢素A(CsA)和FK506可抑制IL-2等细胞因子产生，使T细胞增殖、分化受阻，从而治疗SLE、多发性肌炎、重症肌无力症、类风湿关节炎等。

2. 特异性免疫治疗的实验研究 理论上，特异性免疫治疗是防治AID的最佳策略。但是，由于AID病因和发病机制均未完全阐明，且机体免疫调节网络极为复杂，目前所探索的疗法多处于实验研究阶段，仅少数方案已进入临床试验。

(1) 口服抗原诱导自身耐受：口服抗原通过肠相关淋巴组织诱导免疫耐受，可能预防或抑制AID发生。临床试验已借助该策略治疗某些AID，例如：口服重组胰岛素防治糖尿病；口服Ⅱ型胶原防治类风湿关节炎；口服髓鞘碱性蛋白(myelin basic protein，MBP)治疗EAE；等等。

(2) 阻断自身反应性T细胞克隆激活：①应用抗MHC Ⅱ类分子抗体，通过与AID靶组织表面异常表达的MHC Ⅱ类分子结合，可阻断后者提呈自身抗原肽的作用；②应用类似于自身抗原的多肽片段，同致病性自身抗原竞争性与APC表面MHC分子或TCR结合，可阻断自身抗原诱发的T细胞应答；③应用抗CD4单抗和抗T细胞表面TCR独特型的单抗，可阻断自身反应性$CD4^+$ T细胞应答；④应用抗共刺激分子(如CD28、CD40等)单抗阻断共刺激信号，可导致自身反应性T细胞失能(anergy)。

(3) 清除自身反应性T细胞克隆：①以自身T细胞为疫苗(T-cell vaccination)，可诱导针对自身反应性T细胞的特异性应答，如给动物注射髓鞘碱性蛋白特异的减活T细胞克隆(T细胞疫苗)，亚致病剂量时能有效预防实验性变态反应性脑脊髓炎(EAE)，其机制可能是诱生针对效应T细胞受体独特型的抑制性T细胞；②应用抗自身反应性T细胞 TCR 和自身反应性 B 细胞 BCR 的独特型抗体,可清除相关的自身反应性淋巴细胞;③将毒素或放射性物质与自身抗原肽偶联,通过与特异性 TCR 结合而选择性杀伤相应自身反应性 T 细胞。(4)诱生调节性 T 细胞:动物实验发现,分离、扩增 NOD 小鼠的抗原特异性 Treg,转输至糖尿病动物模型,可逆转糖尿病。

(5) 同种异体造血干细胞移植:某些 AID 乃机体免疫系统因先天或后天原因出现严重缺陷所致,通过造血干细胞移植可重建免疫系统,从而治愈 AID。

(6) 建立针对特定自身抗原的中枢/外周耐受:

1) 胸腺细胞异位表达自身组织限制性抗原(tissue restricted antigen,TRA)诱导中枢耐受:基于自身反应性 T 细胞在胸腺通过阴性选择而被清除,设计如下策略:借助转基因技术,使胸腺(髓质)基质细胞表达特定 TRA,诱导自身反应性 T 细胞凋亡而被清除,从而建立针对该 TRA 的自身耐受,用于防治相关 AID。实验研究已证实,胸腺异位表达特定自身抗原的转基因鼠可预防某些 AID 发生,如自身免疫性胃炎、NOD 鼠 1 型糖尿病和实验性自身免疫眼色素层炎(EAU)。

2) 转输表达 TRA 的自身造血干细胞诱导自身耐受:基于外周的自身反应性淋巴细胞可通过“激活诱导的细胞死亡(AICD)”而被清除,设计如下策略:分离自身造血干细胞,体外转染 TRA 基因使之高表达 TRA,回输后可清除相应自身反应性 T 细胞,建立自身耐受。已报道:转染全长脂蛋白(proteolipid protein,PLP)基因或碱性少突神经胶质细胞糖蛋白(myelin oligodendrocyte glycoprotein,MOG)的造血干细胞,可完全阻断由 PLP(139-151)或 MOG(35-55)多肽免疫所诱导的 EAE。

小　　结

某些遗传和环境因素可致自身耐受终止、破坏,机体针对自身组织抗原产生病理性自身抗体和(或)致敏淋巴细胞,由此导致自身免疫异常。

诱发自身免疫异常的因素及机制十分复杂,包括自身抗原改变(隐蔽抗原释放、自身抗原性质和水平变化、分子模拟、表位扩展等)、机体免疫自稳机制紊乱(自身反应性淋巴细胞逃避“克隆清除”、异常激活、凋亡异常、免疫调节异常等)、遗传因素(MHC 等)及机体因素(性别、年龄等)。

自身免疫异常所致组织损伤的机制类似于Ⅱ、Ⅲ和Ⅳ型超敏反应。

自身免疫病是一类重要的免疫相关疾病,其涉及的病种多、发病机制复杂、临床治疗效果不佳。随着现代免疫学理论和技术的发展,特异性免疫治疗(尤其是诱导针对致病抗原的自身耐受)可望取得进展,并成为防治 AID 的理想策略。

(李　一)

第十八章　免疫病理之三:抗感染免疫

感染性疾病是人类常见病和致死的主要病种之一。引起感染的病原体包括两类:①寄生虫,体型较大,分为原虫和蠕虫,能致人类患病的有锥虫、内阿米巴、疟原虫和弓形虫等;②病原微生物,包括病毒、细菌、真菌、支原体、衣原体、立克次体、螺旋体和放线菌等。

抗感染免疫(免疫防御)是机体免疫系统三大功能之一,涉及免疫系统识别、应答和清除病原体等复杂过程。病原体入侵机体导致感染,同时也被机体免疫系统所识别,依次激发两类免疫应答:①固有免疫细胞通过 PRR 识别病原体 PAMP 而被激活,继而分泌炎性细胞因子并增强吞噬功能;②T 细胞和 B 细胞通过 TCR/BCR 特异性识别病原体抗原表位,产生效应 T 细胞和抗体,从而清除病原体。另一方面,病原体在长期进化过程中也形成多种免疫逃逸机制,导致慢性感染。

第一节　机体抗感染免疫的类型及其机制

抗感染免疫包括固有免疫和适应性免疫,后者又可分为体液免疫、细胞免疫(图 18-1)。固有免疫是机体抗感染的第一道防线,决定抗感染免疫格局,而适应性免疫是清除病原体的决定性因素。同一个体针对不同病原体的免疫应答各异,而不同种属及个体对相同病原体的易感性、应答类型及效应也不尽相同,导致个体间千差万别的抗感染免疫结局。适应性免疫缺如可导致持续性感染;固有免疫机制缺如则使早期感染失控,可导致致死性后果。

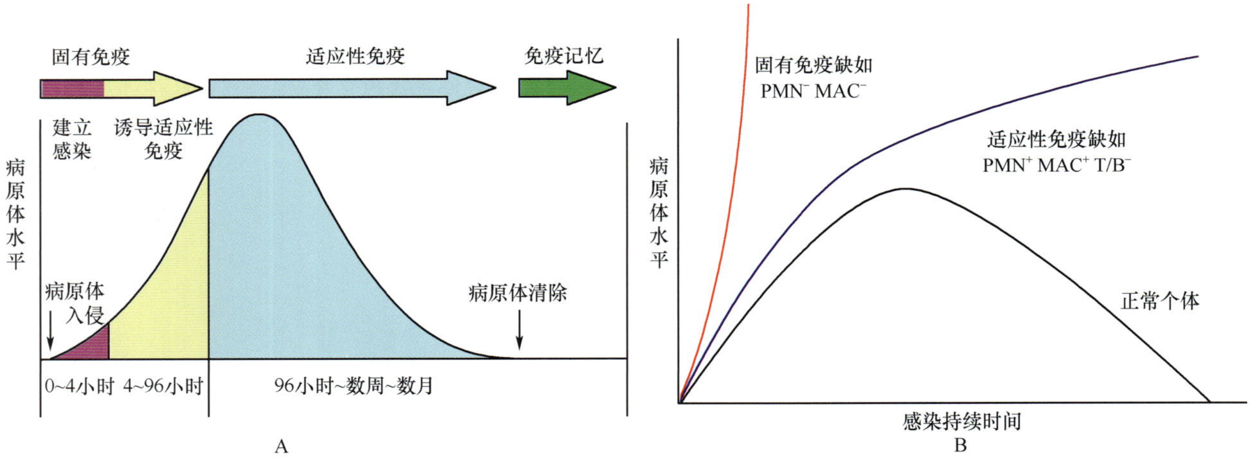

图 18-1　抗感染免疫应答的时相

(A)正常机体的抗感染免疫过程:①感染后 0～4 小时,固有免疫发挥即刻抗感染作用;②4～96 小时,固有免疫细胞通过模式识别被激活→产生抗感染效应分子和炎性细胞因子;③DC 等通过提呈抗原而启动适应性免疫;④T/B 细胞激活并发挥抗感染效应

(B)正常机体有效控制病原体感染;固有免疫或适应性免疫缺陷,可导致急性或慢性感染性疾病

(一) 抗感染的固有免疫

固有免疫可人为分为两个阶段:①即刻早期相(0～4 小时),皮肤黏膜屏障、吞噬细胞和效应分子(如溶菌酶等)可直接抵御病原体侵袭;②早期相(4～96 小时),Mϕ 等通过模式识别受体(PRR)识别病原体 PAMP,启动相关信号转导,分泌多种促炎因子,直接抑制病原体,并增强 NK 细胞、γδT 细胞等杀伤功能,同时为诱导适应性免疫奠定基础。

1. 固有免疫的抗感染作用

(1) 完整皮肤黏膜的屏障作用:机体完整的皮肤和黏膜构成抵御病原体入侵的第一道防线。例如:物理屏障作用,阻止病原体定植;皮肤与黏膜附属腺体分泌不饱和脂肪酸、溶菌酶、防御素和胃酸等，具有杀菌、抑菌作用；消化道正常菌群竞争性抑制病原菌对肠道上皮细胞的黏附和定居。大量、长期应用广谱抗生素可破坏消化道正常菌群，导致细菌大量生长，并引发条件性感染疾病。

（2）吞噬细胞杀菌和致炎作用：感染后吞噬细胞首先到达感染灶，通过胞吞或受体介导方式摄取经抗体或补体C3b调理的病原体，并在吞噬溶酶体内清除病原体。同时，巨噬细胞表面PRR可识别PAMP而活化，通过分泌炎性细胞因子而促进炎症反应。另外，激活的巨噬细胞高表达共刺激分子和MHC Ⅱ类分子，可启动适应性免疫应答。

（3）趋化因子诱导炎症细胞浸润感染灶：炎症早期，趋化因子可趋化和激活免疫细胞。

（4）炎症细胞因子致炎作用：巨噬细胞等分泌多种炎症细胞因子，发挥抗感染和免疫调节作用。

（5）干扰素抗病毒作用：①巨噬细胞等分泌Ⅰ型干扰素（IFN-α、IFN-β），可抑制病毒转录和复制，诱导感染细胞凋亡，上调MHC Ⅰ类分子表达，增强CTL杀伤活性；②活化的T细胞产生Ⅱ型干扰素（IFN-γ），可促进巨噬细胞和NK细胞功能；③活化的T细胞产生IFN-λ（Ⅲ型干扰素），在早期抗A型流感病毒中发挥关键作用。（图18-2）

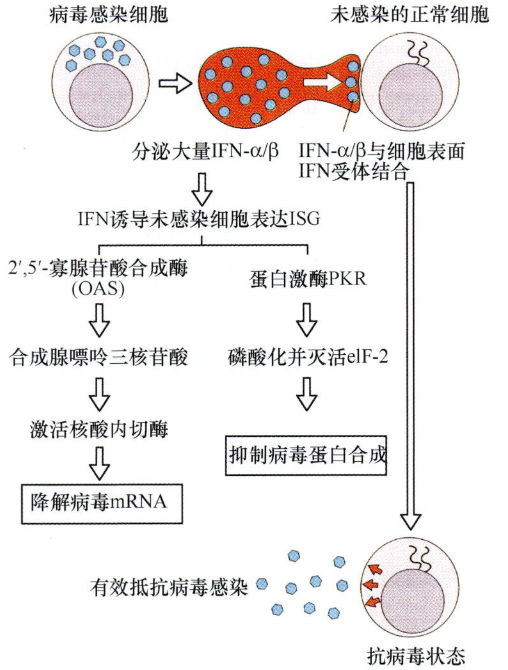

图18-2　Ⅰ型干扰素抗病毒作用的机制

Ⅰ型干扰素与旁近细胞表面相应受体结合→激活多种IFN-刺激基因（Interferon-stimulating gene，ISG）表达→使未感染细胞处于"抗病毒状态"（anti-viral state）

【ISG包括：①2′,5′-寡腺苷酸合成酶（OAS）→合成腺嘌呤三核苷酸→激活核酸内切酶RNAseL→降解病毒mRNA→抑制病毒转录；②蛋白激酶PKR→蛋白翻译所必需的翻译起始因子eIF-2磷酸化→使之灭活→抑制病毒mRNA翻译】

（6）NK细胞抗病毒和胞内菌感染作用：NK细胞由IL-12、IFN-α/β激活，通过分泌IFN-γ可促进巨噬细胞分泌IL-12、TNF-α，后二者协同促进NK细胞分泌更多IFN-γ，上调抗病毒功能。

（7）其他固有免疫细胞抗感染作用：①黏膜固有层B-1细胞针对TI-Ag产生IgM类抗体；②脾脏内边缘B细胞（MZB）针对血清来源病原体抗原产生IgM类抗体；③γδT细胞识别分枝杆菌等的热休克蛋白（HSP）、脂类抗原，参与黏膜免疫；④NKT细胞识别CD1提呈的脂类和糖脂类抗原，发挥杀伤功能；⑤肥大细胞经LPS刺激可释放活性介质，发挥趋化、激活补体和致炎效应。

（8）急性期蛋白的作用：巨噬细胞分泌的炎症因子可诱导肝脏合成**急性期蛋白**（acute phase protein），参与抗感染。

（9）补体系统的作用：旁路途径和凝集素途径在机体早期抗感染免疫中发挥重要作用。（见第四章）

2. 抗感染固有免疫的意义　固有免疫在感染早期控制病原体感染和播散，同时参与启动和调节适应性免疫。

（1）抗感染免疫的第一道防线：固有免疫通过其屏障、抑菌、吞噬等作用，在感染早期及局部有效控制病原体数量，避免全身传播。

（2）提呈病原体抗原启动适应性免疫：巨噬细胞和DC均为专职APC，可摄取、加工、处理、提呈病原体抗原，启动适应性免疫应答。

（3）调控适应性免疫应答类型：病毒感染激活NK细胞分泌IFN-γ，IFN-γ激活巨噬细胞分泌IL-12，两种细胞因子可促进Th1细胞分化，发挥抗病毒作用；细菌或病毒慢性感染诱导DC表达共抑制分子或分泌IL-10，促进Treg或Th2细胞分化，导致对病原体的免疫耐受；病原微生物可激活巨噬细胞等分泌IL-6、TGF-β、IL-23，促进Th17应答，导致免疫炎症与组织损伤。（图18-3）

***感染免疫相关的模式识别及其效应**

感染早期，巨噬细胞和DC表面PRR识别PAMP，启动相关信号通路。不同类型PRR识别不同病原体组分。

（1）TLR识别的细菌和病毒成分：胞膜表面TLR识别胞外PAMP，胞质内体膜表面TLR识别胞质PAMP。TLR1、2、4、5、6、7、9优先识别细菌来源PAMP；TLR3、7、8、9识别病毒来源核酸。

（2）RLR识别病毒核酸：RIG-I识别短dsRNA

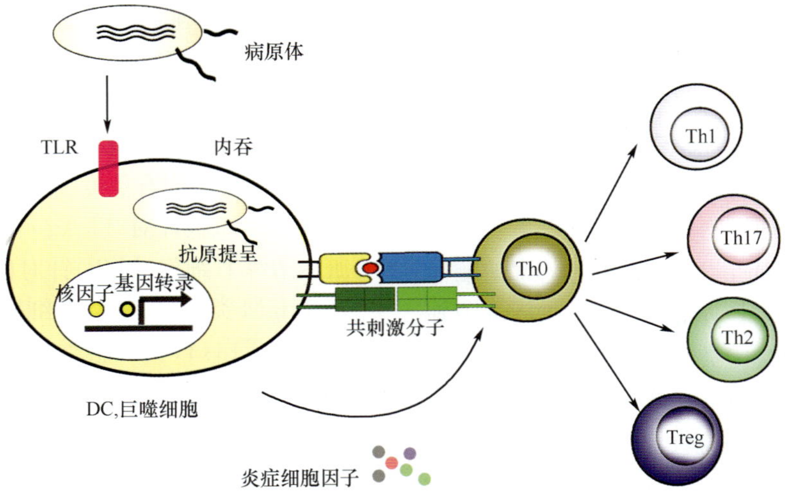

图 18-3 抗感染固有免疫启动和调控适应性免疫

DC 等摄取、加工、处理、提呈病原体抗原→提供 T 细胞激活的第一信号;激活的 DC 高表达共刺激分子→提供 T 细胞激活的第二信号;DC 产生细胞因子→提供 T 细胞激活的"第三信号",并诱导 T 细胞功能亚群分化

和 5′磷酸化 RNA,对抗 RNA 病毒等感染十分关键;MDA5 识别长 dsRNA,并激活下游通路产生 I 型干扰素,对抗副黏病毒和流感病毒感染至关重要;IFN 诱导的 dsRNA 激活的蛋白激酶-PKR,是胞质病毒 RNA 感受器,可识别 dsRNA 和 5′磷酸化 RNA 而被激活,通过灭活真核生物复制延长因子 eIF-2α 而抑制病毒复制。

(3) NLR 识别细菌成分并形成炎症小体:NLR(包括 NOD1/2、NLRP1/3 和 NLRC4 等)主要识别胞质病原体来源的小分子及其他危险信号。NOD1 和 NOD2 识别细菌来源的胞壁酰二肽(MDP)和肽聚糖等成分,启动 NF-κB 通路而介导炎症反应。NLRP3、NLRP1、NLRC4 识别病毒来源单链 RNA(ssRNA)及细菌、真菌,继而与衔接蛋白 ASC 结合,后者与 Caspase-1 前酶分子结合,由此形成炎症小体(inflammasome)复合物(包括 NLRP3、ASC 和 Caspase-1 前酶),通过激活 Caspase-1,使 IL-1β 和 IL-18 蛋白前体被剪切为活性 IL-1β 和 IL-18,介导炎症反应。

(4) DNA 感受器识别病毒核酸:胞质存在 DNA 感受器,在抗感染免疫中发挥重要作用,例如:①DAI 可识别病毒来源 dsDNA 或李斯特单胞菌 DNA,可诱导不依赖 TLR9 的 I 型干扰素分泌;②AIM2 识别 DNA 病毒(如痘病毒、小鼠巨细胞病毒 MCMV 和野兔热病杆菌),参与炎症小体形成,促进分泌 IL-1β。

(二) 抗感染的适应性免疫

病原体一旦扩散入血,其彻底清除有赖于适应性免疫应答效应机制,包括全身性免疫(systemic immunity)和黏膜免疫(mucosal immunity)。

1. 抗感染体液免疫应答及其效应机制 Tfh 细胞辅助 B 细胞对病原体抗原产生应答,分泌以 IgG 为主的抗体。黏膜免疫所诱生的浆细胞可循血循环抵达全身其他黏膜部位,在局部产生 SIgA。

体液免疫所产生的抗体具有如下功能:①中和细菌毒素;②封闭病原体表面参与感染的关键表位,阻止其感染宿主细胞;③激活补体经典途径杀伤病原体;④调理作用,增强巨噬细胞及中性粒细胞吞噬功能;⑤通过 ADCC 效应促进 NK 细胞杀伤病原体;⑥IgG 经 FcγR 穿越母胎界面,使胎儿及 3 个月内新生儿获得抗感染免疫力;⑦黏膜 SIgA 可中和黏膜表面的病原体。

2. 抗感染细胞免疫应答及其效应机制 感染早期的微环境首先诱生 Th17 细胞,后者介导如下效应:分泌 IL-17,促进成纤维细胞、上皮细胞、角质细胞等分泌更多炎症因子和趋化因子,诱导中性粒细胞浸润炎症灶;分泌 IL-22,通过与 IL-17 协作而促进角质细胞合成抗菌肽。

感染中后期,病毒等胞内微生物可促使 DC 分泌 IL-12,后者与 NK 细胞分泌的 IFN-γ 共同诱导 Th1 细胞分化。Th1 细胞的作用是:激活巨噬细胞和中性粒细胞,促进对胞内菌吞噬和杀伤;介导迟发型超敏反应,造成结核慢性肉芽肿等病理损伤。

此外,NKT 细胞可分泌 IL-4,诱导 Th2 细胞分化,激活嗜酸粒细胞介导抗寄生虫免疫;Treg 细胞可分泌 IL-10、TGF-β，在慢性感染中发挥免疫抑制作用。

3. 抗感染黏膜免疫应答及其效应机制 黏膜免疫应答中，T、B 细胞在局部黏膜部位激活，可通过淋巴管迁移至其他黏膜部位发挥效应。例如，呼吸道病原体诱生的 SIgA，也可出现于生殖道。因此，滴鼻疫苗有可能在生殖道诱生 SIgA，发挥抗感染效应。（第十四章）

（三）抗感染免疫的结局

抗感染免疫本质上是病原体与机体免疫系统相互对抗和平衡：一方面，免疫系统通过固有免疫和适应性免疫而识别病原体及其相关抗原，并通过复杂的效应机制清除病原体；另一方面，病原体在进化中形成多种免疫逃逸机制。不同个体遗传背景各异，决定其所识别的抗原表位、所产生的免疫应答类型和强度等存在差异。因此，不同个体感染同一病原体，其抗感染免疫的结局各异。

1. 慢性炎症反应 多种病原体慢性潜伏感染可导致免疫逃逸和持续炎症。例如：慢性乙肝患者肝炎反复发作及并发肝硬化；结核分枝杆菌慢性感染中，Th1 细胞应答可诱导 DTH，一方面有利于控制细菌扩散，但也可导致慢性肉芽肿、肺组织坏死和纤维化。

2. 自身免疫病 病原体抗原可能与机体组织抗原间存在相同或相似的抗原表位，从而发生交叉反应，诱导自身免疫病。如 B3 型柯萨奇病毒与心脏肌球蛋白具有交叉抗原，可致自身免疫性心肌炎和胰腺炎；某些乙型溶血性链球菌与心肌肌浆球蛋白有交叉抗原，可引发风湿热。（第十七章）

3. 恶性肿瘤 HBV 通过抗原突变而逃逸免疫攻击，导致潜伏感染和急性发作反复交替，肝炎迁延不愈、肝细胞坏死、肝组织变性，最终可能发展为肝癌。另外，EBV 感染 B 细胞可致淋巴瘤；人乳头瘤病毒（HPV）感染可致宫颈癌；幽门螺杆菌感染可致胃癌。因此，应用预防性疫苗或借助免疫疗法控制病原体感染，是防治肿瘤的重要策略之一。

第二节 机体针对不同病原体的抗感染免疫

（一）抗胞内微生物感染的免疫应答

病原微生物的细胞定位各异，决定机体通过不同机制产生应答。病毒和胞内菌在宿主细胞内复制和藏匿，抗体无法直接中和胞内微生物，故细胞免疫是清除胞内微生物的关键。

1. 抗病毒感染免疫（图 18-4） 病毒通过与宿主细胞表面相应受体结合而进入宿主细胞，如 HIV-1 与 T 细胞表面 CD4 和趋化因子受体（CXCR4、CCR5）结合而感染 T 细胞。机体通过如下机制对宿主细胞内的病毒产生应答：

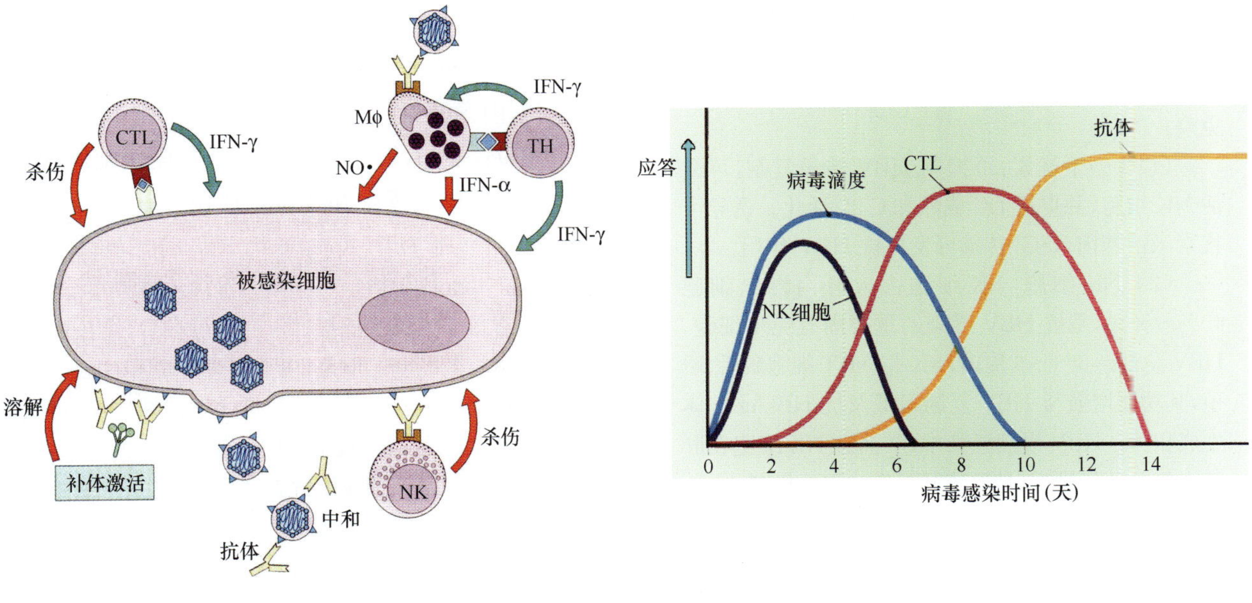

图 18-4 抗病毒感染免疫

左图：机体抗病毒感染的免疫学机制主要包括：NK 细胞 ADCC 作用；Th1 细胞介导迟发型超敏反应；巨噬细胞吞噬杀伤作用；CTL 特异性杀伤效应，等等。右图：病毒特异性 CTL 效应达到峰值，病毒滴度可降至最低，从而有效清除病毒

（1）抗病毒固有免疫：巨噬细胞胞内 PRR（TLR3、7、8 和 RIG-I、MDA-5 等）识别病毒相应 PAMP，通过分泌 I 型干扰素（IFN-α/β）而发挥抗病毒作用，并增强 NK 细胞杀伤活性。

（2）抗病毒适应性免疫：特异性抗体可中和胞外游离病毒；抗体或补体片段 C3b 可促进巨噬细胞吞噬病毒；黏膜 SIgA 抗体可中和入侵消化道、呼吸道、生殖道的病毒；CTL 可特异性杀伤感染病毒的靶细胞。（表 18-1）

表 18-1 抗病毒适应性体液和细胞免疫的效应机制

应答类型	效应分子或细胞	机制
体液免疫	抗体（特别是 SIgA）	中和及阻断病毒吸附细胞，抑制感染发生
	IgG、IgM、IgA	阻断病毒包膜与细胞膜融合
	IgG、IgM	调理并增强 Mϕ 吞噬
	IgM	凝集病毒颗粒
	IgG、IgM	激活补体溶解病毒，C3b 调理和促进吞噬
细胞免疫	Th1/CTL 分泌 IFN	直接抗病毒、激活 NK、Mϕ
	CTL	杀伤病毒感染细胞
	NK、Mϕ	通过 ADCC 杀伤病毒感染细胞

*** 慢性乙型肝炎的免疫学发病机制**

乙型肝炎病毒（HBV）感染所致慢性乙肝可发展为肝硬化和肝癌，成为世界范围的公共卫生问题。慢性乙肝发病的免疫学机制尚未完全阐明，主要涉及病毒免疫逃逸和宿主免疫耐受两方面的因素。

多种免疫细胞和免疫分子参与抗 HBV 感染免疫：

（1）I 型干扰素：可抑制 HBV 转录复制，可激活 NK 细胞，并促进 DC 成熟和 CTL 活化。诱导干扰素激活基因（ISG）转录可发挥抗 HBV 作用。

（2）NK 细胞：NK 细胞占人肝内淋巴细胞 40%～60%，是抗 HBV 感染的重要固有免疫细胞。HBV 急性感染 1～6 周内，NK 与 NKT 细胞激活、增殖，其功能增强与 HBV 复制降低及抗 HBsAg 抗体生成相关。HBV 慢性感染中，激活态 NK 细胞在肝脏富集及功能过度，是导致肝损伤的重要机制。

（3）巨噬细胞：肝脏巨噬细胞通过 TLR4 和 TLR9 识别 HBV，HBeAg 转阴与 TLR2 表达上调相关。

（4）抗 HBV 抗体：高效价抗 HBsAg 抗体可中和血清游离病毒，抑制病毒感染能力，故感染过 HBV 并恢复的个体可很快清除再次感染的病毒，由此为预防性乙肝疫苗的应用提供重要依据。

（5）$CD4^+$ Th1 细胞和 CTL：HBV 感染早期，特异性 $CD4^+$ Th1 细胞和 $CD8^+$ T 细胞应答可直接决定清除病毒的效率。针对不同 HBV 抗原表位的多特异性 $CD8^+$ T 细胞应答，可有效清除 HBV；抗原谱狭窄的低水平 CTL 应答则可导致肝脏炎症及损伤。

另外，CTL 可分泌 IFN-α 和 TNF-α，以非溶细胞性方式（non-cytopathic pathway）抑制肝细胞内 HBV 复制和装配，而不杀伤肝细胞，并可激活 CTL 和枯否细胞，加速清除 HBV。

病毒免疫逃逸和宿主免疫耐受导致慢性感染：

（1）病毒免疫逃逸：病毒通过高频抗原变异而干扰宿主抗感染作用。HBV 基因组突变影响 HBeAg 表达，导致抗 HBe 抗体不能识别 HBV，从而逃逸免疫清除。

（2）宿主免疫耐受：宿主若在生命早期感染 HBV，由于宿主免疫系统发育不全，可抑制 DC 成熟并诱导 Th2 细胞偏移，导致针对 HBV 的免疫耐受。

2. 抗胞内菌的感染免疫

（1）抗胞内菌的固有免疫：胞内菌（如结核分枝杆菌）可抑制巨噬细胞内吞噬体和溶酶体融合，导致巨噬细胞无法清除胞内菌，形成以炎症损伤为主的慢性肉芽肿，结核菌隐匿其中而逃避免疫攻击。

（2）抗胞内菌适应性免疫：特异性抗体可清除游离的胞内菌，或通过调理吞噬、激活补体而清除细菌。Th1 细胞是抗胞内菌感染的主要效应细胞，其机制为：分泌 IFN-γ，促进巨噬细胞杀菌功能；分泌 IL-12，激活 NK 细胞，有效杀伤和控制胞内菌感染。

$CD8^+$ CTL 可杀伤感染细胞并促使胞内菌释放，再由抗体发挥中和及调理作用。

*** 抗结核杆菌感染的免疫学机制**

有赖于人群广泛接种卡介苗（BCG），结核病曾一度被有效控制。但是，由于多种环境和社会因素综合作用（如 AIDS 流行；耐抗生素菌株出现；传统 BCG 疫苗失效），导致结核病死灰复燃。据统计，我国人群中曾感染结核菌者高达 5.5 亿（其中绝大多数是已建立免疫力的健康人），活动性肺结核患者 450 万，每年死亡 13 万人。目前，结核与病毒性乙型肝炎并列为最严重威胁我国人群健康的感染性疾病。结核分枝杆菌感染肺泡巨噬细胞，通过抑制吞噬溶酶体融合等机制逃逸杀菌，隐匿于巨噬细胞，导致潜伏感染并形成慢性肉芽肿。

(1) 固有免疫细胞相关的抗结核效应：①γδT细胞，早期分泌 IFN-γ，并可识别糖脂抗原而杀菌，是抗结核感染的第一道防线，同时可分泌高水平 IL-17，介导慢性炎症损伤；②NKT 细胞，可识别 CD1d 提呈的结核菌脂类抗原，促进 IFN-γ 分泌和杀伤 CD1 阳性靶细胞；③巨噬细胞，通过 PRR 识别结核杆菌 PAMP，发挥抗感染效应。

(2) 细胞因子相关的抗结核效应：TNF-α 在抗结核免疫中发挥重要作用：促进受感染的巨噬细胞凋亡；促进结核杆菌释放与抗原提呈；促进趋化因子、黏附分子表达，激活 T 细胞应答。IFN-γ 是激活巨噬细胞的关键细胞因子。

(3) T 细胞应答相关的抗结核效应：Th1 细胞分泌大量 IFN-γ，$CD8^+$ T 细胞分泌 IFN-γ 和 TNF-α，均可激活巨噬细胞并诱导巨噬细胞凋亡而释放结核菌。但是，结核菌诱导 T 细胞应答的过程十分迟缓(14 天后 T 细胞激活，21 天后效应 T 细胞迁移至感染灶)，导致结核杆菌在感染早期大量增殖。

(4) 肉芽肿(granuloma)形成：多种免疫细胞聚集于感染灶，针对结核菌产生慢性炎症应答，由此形成的炎症组织称为肉芽肿。其具有如下病理组织学特征：中心为感染结核杆菌的巨噬细胞，外围为 $CD4^+$ T 细胞、$CD8^+$ T 细胞、γδT 细胞、CD1 限制性 T 细胞和中性粒细胞，最外围为成纤维细胞(图 18-5)。肉芽肿的病理生理学意义为：①限制结核杆菌感染并有助于清除细菌；②通过包裹结核杆菌使之长期休眠而呈潜伏状态，机体一旦出现营养不良、免疫抑制、HIV 合并感染和使用类固醇药物等情况，可导致结核杆菌再度激活和结核病复发。在后一情况下，局部 Th17 细胞和 IL-17 水平上调，募集大量中性粒细胞，导致组织损伤并出现干酪样坏死，结核菌释放并播散，患者出现活动性肺结核症状。

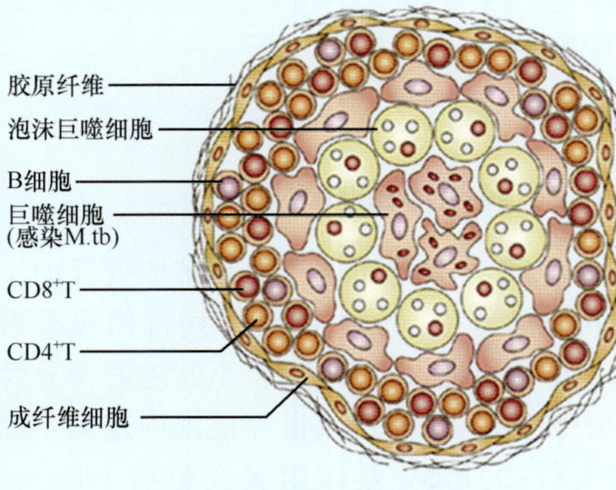

图 18-5　结核肉芽肿病理组织结构

(二) 抗胞外微生物感染的免疫应答

1. 抗胞外细菌感染免疫　人类致病菌多为胞外菌，寄居于细胞外组织间隙和体液中。致病性胞外细菌包括革兰阳性菌(如葡萄球菌、链球菌)和革兰阴性菌(如脑膜炎奈瑟菌、淋球菌等)，其主要通过分泌外毒素和释放胞壁内毒素而致病。外毒素免疫原性强，可诱导中和抗体产生。

(1) 抗胞外细菌的固有免疫：①少量胞外菌可被中性粒细胞、巨噬细胞吞噬清除；②感染早期，肽聚糖或 LPS 等可分别激活补体替代途径和 MBL 途径，杀伤含甘露糖基的细菌；③补体 C3b 片段具有调理作用；④C3a、C5a 等参与招募和激活免疫细胞。

另外，LPS 可刺激巨噬细胞、血管内皮细胞等产生炎性细胞因子及趋化因子，诱导炎性细胞趋化、募集至感染灶，诱发局部炎症反应。

(2) 抗胞外细菌的适应性免疫：不同胞外菌组分可诱导 B 细胞产生不同类别特异性抗体，其效应为：中和细菌外毒素；阻断病原菌定植；激活补体；调理吞噬细胞。

2. 抗真菌的感染免疫　由于临床和饲养业滥用广谱抗生素，或免疫功能低下状态(如 AIDS、糖尿病及接受放化疗的患者等)，可导致人体内菌群失调，引发条件性感染，尤其是某些真菌感染(如念珠菌、新型隐球菌等)。另外，存在于泥土等环境中的二相性(dimorphic)真菌(如荚膜组织胞质菌等)感染免疫低下个体后，可转变为酵母样而致病。

(1) 抗真菌固有免疫：①完整皮肤分泌的脂肪酸可杀灭真菌；②中性粒细胞可吞噬真菌，通过引发呼吸爆发而产生活性氧中间物(ROI)，或通过分泌防御素等，杀死真菌，中性粒细胞缺失患者常见播散性念珠菌病和侵袭性曲霉病；③巨噬细胞、NK 细胞可通过不同机制吞噬、杀伤、抑制新型隐球菌；④某些真菌组分可激活补体替代途径，但真菌能抵抗 MAC 的溶细胞效应。

(2) 抗真菌的适应性免疫：抗体对真菌感染的保护作用有限。细胞免疫与真菌感染密切相关：Th1 应答发挥免疫保护；Th2 应答可导致组织损害。例如：新型隐球菌常定植于免疫低下患者肺和脑，白色念珠菌感染常始于黏膜表面，均有赖于细胞免疫阻止真菌感染和扩散。

3. 抗寄生虫的感染免疫

（1）抗寄生虫的固有免疫：感染宿主的寄生虫（如原虫、蠕虫）可抵抗或逃避宿主的免疫攻击。其机制为：寄生虫表面不表达与补体结合的表面分子，或表达某些补体调节蛋白（如 DAF），从而抵抗补体的溶细胞效应；被巨噬细胞吞噬的原虫可抵抗溶菌效应而在胞内繁殖；蠕虫表面结构可抵抗中性粒细胞和巨噬细胞的杀伤作用。

（2）抗寄生虫的适应性免疫：不同原虫和蠕虫其结构、生化特性、生活史和致病机制各异，故激发宿主免疫应答的作用和机制不尽一致：①Th2细胞可分泌 IL-4 而诱生 IgE，后者 Fab 段与蠕虫结合，Fc 段与 FcεR 结合，可激活嗜酸粒细胞使之脱颗粒，释放主要碱性蛋白（MBP）而杀死蠕虫；②ADCC 对幼虫阶段（如血吸虫童虫、丝虫微丝蚴、旋毛虫早期幼虫等）作用显著，但对成虫作用不明显；③Th1 细胞和 CTL 是杀伤巨噬细胞内感染原虫的主要效应细胞，如疟原虫感染的红细胞外期，CTL 可直接裂解子孢子感染的肝细胞，或间接分泌 IFN-γ 并在肝细胞活化，使之产生 NO 等杀伤原虫。

综上所述，机体针对胞内病原体、胞外病原体、真菌、原虫、蠕虫等不同病原体的抗感染保护机制不尽相同：抗体应答有助于清除胞外病原体；细胞免疫是清除胞内病原体的主要机制。（图 18-6）

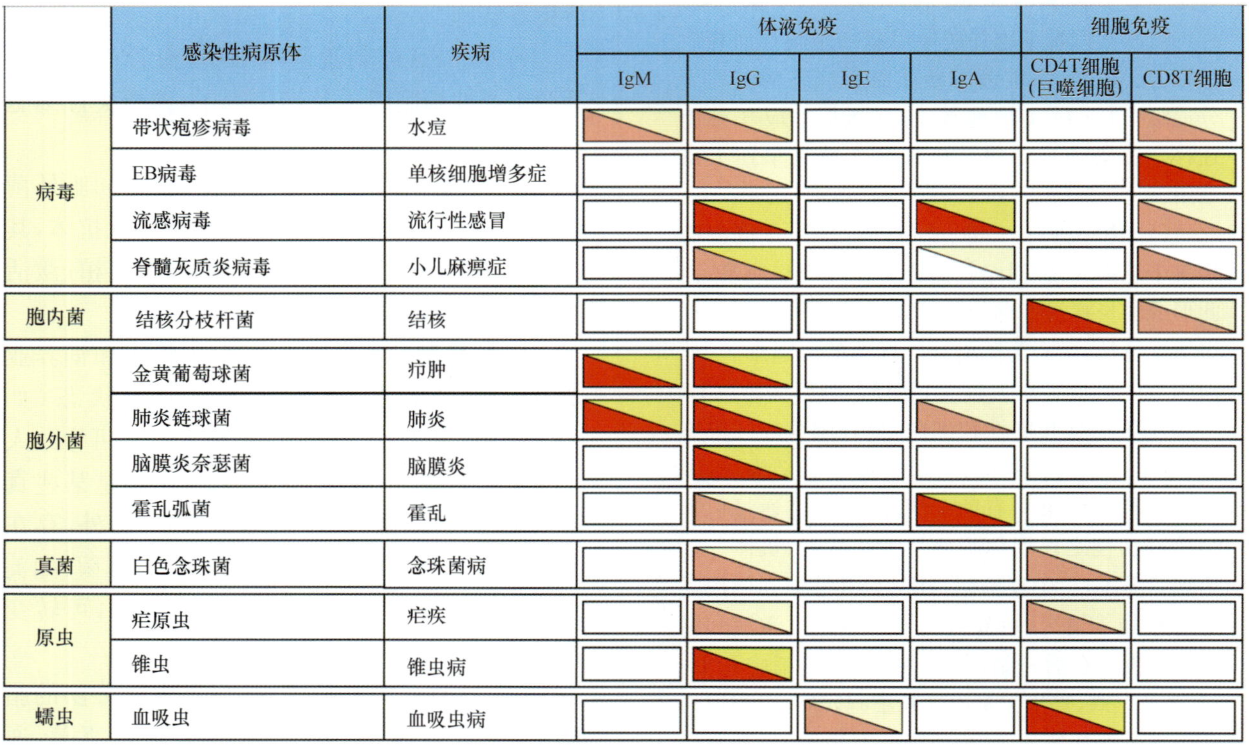

图 18-6 抵御病原体感染的免疫保护机制

白色表明无作用或尚不明确；红色代表清除初次感染的主要免疫应答类型；黄色代表清除再次感染的保护性免疫应答类型；颜色深浅代表所发挥作用的重要程度

第三节 病原体的免疫逃逸及其机制

病原体在长期进化过程中形成各种机制逃逸机体免疫防御：首先，病原体可隐匿于免疫细胞内部或寄生于某些免疫赦免部位而逃逸免疫识别与攻击；其次，病原体通过改变抗原或表达某些抑制分子而拮抗、阻断机体抗感染免疫效应。

（一）病原体抗原改变

1. 病毒 病毒可通过高频抗原变异而干扰宿主抗感染作用，例如：①流感病毒的血凝素和神经氨酸酶可通过高频突变，不断逃避特异性抗体的中和作用，从而造成世界范围内连续不断的流感流行；②HBV 基因组突变影响 HBeAg 表达，导致免疫逃逸和免疫耐受；③淋球菌菌毛高频变异，产生多达 10^6 个不同菌毛抗原，逃避抗体攻击；④流感嗜血杆菌糖基合成酶突变，可逃避抗体识别与攻击。

2. 寄生虫　不同生活期寄生虫体（如疟原虫子孢子期与裂殖子期）其表面抗原各异：①布氏锥虫和东非锥虫表面糖蛋白基因逾千余种，导致抗原高度变异；②组织内阿米巴、血吸虫幼虫和锥虫等可丧失其原有表面抗原，逃避免疫识别与攻击；③曼氏血吸虫经皮肤入肺，可将宿主 ABO 血型糖脂组分和 MHC 分子等包装于其外层，干扰宿主识别和攻击。

（二）病原体抑制机体抗感染免疫效应

1. 抑制固有免疫效应

（1）抗吞噬作用：细菌荚膜、微荚膜或其类似结构，可抵抗吞噬细胞吞噬和体液中杀菌物质的作用，使病原菌在宿主体内迅速繁殖并产生病变。

（2）抗杀菌作用：①某些 G^+ 和 G^- 细胞荚膜含唾液酸残基，可与血清补体 H 因子高亲和力结合，从而阻断补体激活，并抑制 C3b 的调理作用；②金黄色葡萄球菌的 SPA 组分与 IgG Fc 段结合，可使已受该抗体调理的细菌免遭吞噬；③某些胞外菌可分泌蛋白酶，分别水解特异性 IgG 类抗体或分泌型 SIgA；④某些病毒可干扰 IFN 产生和效应而逃避被杀伤。

另外，病毒和胞内菌有可能潜伏于宿主免疫细胞不易接近的组织和细胞，从而逃避机体免疫监视。

2. 抑制适应性免疫抗感染效应

（1）干扰宿主抗原提呈：①结核分枝杆菌可抑制吞噬体释放结核菌抗原，干扰抗原提呈；②腺病毒、HIV 等分别合成 E1A、Tat 蛋白，抑制 MHC Ⅰ类分子转录；③腺病毒和 HSV 编码病毒蛋白，通过抑制 TAP 而阻断抗原提呈。

（2）诱导淋巴细胞凋亡：①脱落的 HIV 蛋白 gp120 可结合并封闭 CD4 分子，并诱导 $CD4^+$ T 细胞凋亡；②HIV 的 Tat 蛋白可促进 FasL 表达，抑制 Bcl-2 表达，促进 $CD4^+$ T 细胞凋亡；③HIV 的 Vpr 和 gp160 可诱导 $CD4^+$ T 和 $CD8^+$ T 凋亡；④曼氏血吸虫尾蚴排泄物含曼氏血吸虫凋亡因子（SMAF），可通过 FasL-Fas 途径诱导 $CD4^+$ T 细胞凋亡。

（3）干扰体液免疫效应：①淋球菌、脑膜炎奈瑟菌等能分泌蛋白酶，切断 IgA 铰链区，IgA Fab 片段仍可结合并屏蔽细菌表位，干扰免疫识别；②某些蠕虫分泌胞外酶，可降解结合于虫体膜表面的抗体，使之功能失效。

（4）诱导 T 细胞亚群偏移：①HBV 可抑制 DC 成熟，并诱导 Th2 细胞偏移；②血吸虫尾蚴进入皮肤可激活皮肤角朊细胞分泌 IL-10，抑制 Th1 细胞；③尾蚴及童虫排泄物可诱导肥大细胞释放 IL-4，引发 Th2 细胞应答。

（5）抑制被感染细胞凋亡及释放抗原：被感染的宿主细胞自发凋亡，可促进抗原释放和清除，以及免疫识别。某些痘病毒编码丝氨酸蛋白酶抑制剂，可阻断 Caspase 激活而抑制宿主细胞凋亡。

（三）宿主遗传背景及免疫功能状态

宿主遗传背景（尤其是 MHC 多态性）在很大程度上决定个体对感染易感性，例如：①SARS 易感及疾病严重程度与 HLA-B＊4601 和 HLA-B＊0703 单体型相关；②中国人群乙肝慢性感染与 HLA-DRB1＊12、HLA-DRB＊110 等相关。

某些免疫相关基因编码产物是病原体感染的关键受体或配体，可决定宿主对特定病原体感染的易感性，例如：①10％欧美高加索人群存在 CCR5（HIV 感染宿主细胞的共受体）基因突变，从而对 HIV 感染出现抗性；②CTLA4 启动子-318碱基多态性及 CCR5δ32 与慢性乙肝易感性相关；③TNF 基因多态性与疟原虫感染相关；④巨噬细胞阳离子转运蛋白 NRAMP-1 多态性与结核感染相关。

此外，宿主免疫功能低下是导致病原体感染的的重要原因，如免疫缺陷患者易发生机会性感染。

小　　结

抗感染免疫是机体抵御病原体感染的免疫应答，包括固有免疫和适应性免疫；后者又分体液免疫、细胞免疫。固有免疫是抗感染免疫的第一道防线，可于感染早期在感染灶局部迅速清除病原体，同时通过固有免疫的模式识别机制激活免疫细胞，产生炎症细胞因子，并通过提呈病原体抗原而启动抗感染适应性免疫应答。病原体的彻底清除依赖于适应性免疫效应，包括：抗体中和游离病原体；CTL 特异性杀伤病原体感染细胞；微环境中 Th 细胞功能亚群（Th1/Th2/Th17 等）发挥调控和效应功能。

抗感染免疫机制因入侵病原体定居的部位而各异：胞外病原体清除主要依赖于抗体应答及其调理；胞内病原体清除依赖 CTL 杀伤效应；黏膜感染的病原体还可依赖黏膜免疫而控制其播散。抗感染免疫结局取决于病原体和宿主相互作用：低剂量病原体持续存在可诱导免疫耐受，并导致慢性炎症与疾病反复发作；机体 T 细胞功能亚群失衡，可导致组织的炎性损伤、自身免疫病甚至肿瘤。

（徐 薇 熊思东）

第十九章　免疫病理之四：免疫缺陷

第一节　免疫缺陷概述

免疫缺陷（immunodeficiency）指免疫系统一种或几种成分的缺陷或功能缺失。**免疫缺陷病**（immunodeficiency disease，IDD）是由于先天或后天损伤因素引起免疫细胞发生、分化、发育、增殖和代谢异常，导致机体免疫功能降低或缺陷的一组临床综合征（19-1）。简言之，前者指机体免疫功能异常状态，后者指由于免疫功能状态异常所致的疾病。

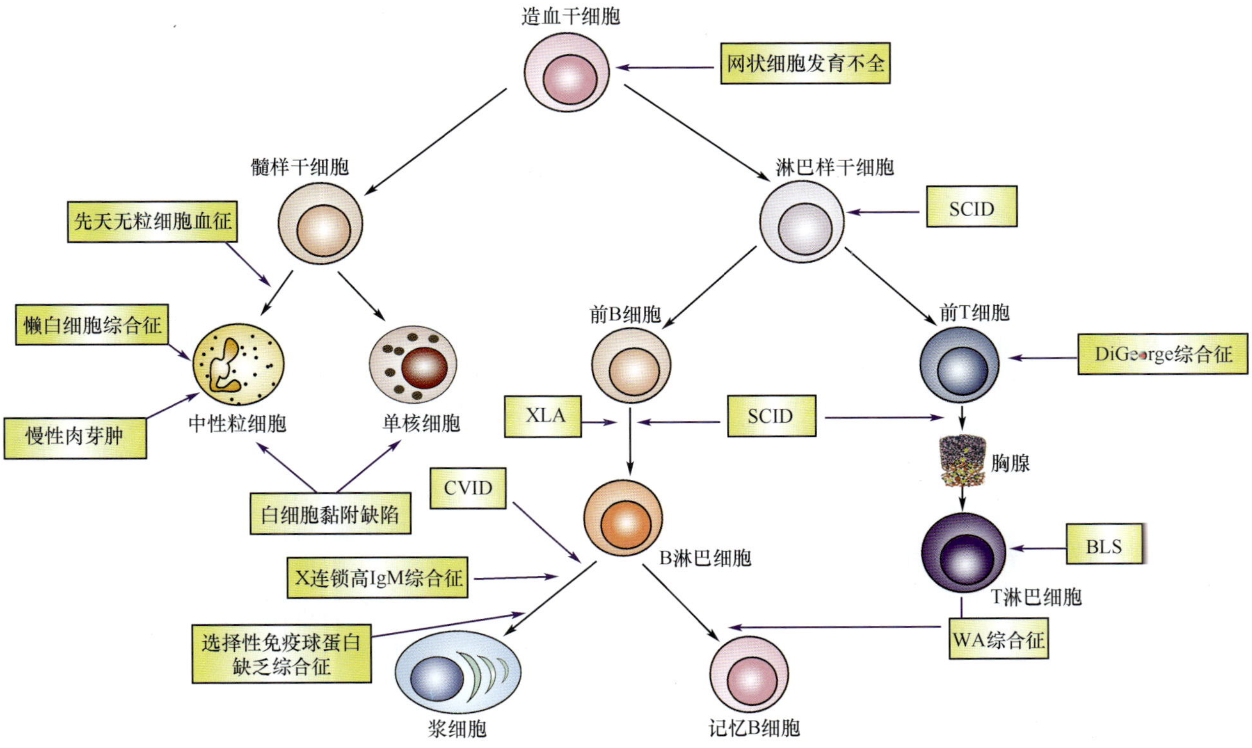

图 19-1　免疫细胞分化、发育不同环节异常所致免疫缺陷

（一）免疫缺陷分类

免疫细胞、免疫分子或免疫细胞信号转导缺陷均可导致免疫功能障碍，引起免疫缺陷。根据发病原因，一般将免疫缺陷分为原发性和继发性两大类。

1. 原发性免疫缺陷（primary immunodeficiency，PID）　PID 是由免疫系统遗传缺陷或先天性发育不全所致，常伴有其他组织器官发育畸形，故又称为先天性免疫缺陷（congenital immunodeficiency）。免疫缺陷可发生于免疫系统发育、成熟各个环节，多为 X 连锁隐性遗传或常染色体隐性遗传，常见于婴幼儿，严重者可危及生命。

根据所缺损的免疫组分，PID 可分为 5 类：①体液免疫缺陷（占 50%），如先天性无或低丙种球蛋白血症、选择性 IgA 缺陷病、高 IgM 丙种球蛋白血症等；②细胞免疫缺陷（占 10%），如先天性胸腺发育不良等；③联合免疫缺陷（占 30%），如性联严重联合免疫缺陷、裸淋巴细胞综合征等；④吞噬细胞功能缺陷（占 6%），如慢性肉芽肿病等；⑤补体缺陷（占 4%），如遗传性血管神经性水肿等。原发性免疫缺陷病（PID disease，PIDD）种类繁多，但单个病种的发病率均不高，我国人群的发病率尚缺乏准确统计数据。

2. 继发性免疫缺陷(secondary immunodeficiency, SID) SID指继发于其他原发疾病或因某些理化因素的影响,引起免疫系统暂时或持续性损害,导致免疫功能缺陷。常见原发病因是感染、恶性肿瘤、消耗性疾病、长期使用免疫抑制剂和某些抗生素等。继发性免疫缺陷病(SID disease, SIDD)发生率远高于PIDD,可见于各年龄组人群,但无特征性病理变化。

(二)免疫缺陷病临床特点

IDD临床表现复杂多样,免疫系统不同组分缺陷可引发不同疾病,并可同时累及多系统、多器官,出现相应功能障碍和症状。另一方面,不同患者罹患相同IDD,其临床表现可能各异。

1. 感染 由于免疫防御功能下降或缺失,IDD患者对病原体感染的易感性明显增加,呈反复发作、难以治愈,并成为主要死因。所感染病原体的种类与免疫缺陷类型有关:体液免疫缺陷、吞噬细胞缺陷、补体缺陷者易发生化脓菌、无包膜病毒(如肠道病毒)感染;细胞免疫缺陷者易发生真菌、结核菌、疱疹类病毒及原虫感染。

感染是免疫缺陷最主要、最严重的临床表现,尤其常见条件致病菌所致机会感染。

2. 恶性肿瘤 由于免疫监视功能下降,IDD患者恶性肿瘤发病率明显升高。PIDD患者多为儿童,肿瘤发生率高于正常人群100~300倍,尤以淋巴瘤和淋巴性白血病最为常见。SIDD多见于成人,肿瘤发生率也远高于正常人群,例如:晚期艾滋病患者肿瘤发生率高于正常人万倍以上,常见Kaposi肉瘤、B细胞淋巴瘤、皮肤鳞癌等。

3. 自身免疫病和过敏性疾病 IDD患者免疫自稳功能紊乱,其自身免疫病和过敏性疾病发病率远高于正常人群。

4. 遗传倾向和婴幼儿发病 PIDD多有遗传倾向:常染色体遗传约占1/3;X性染色体隐性遗传约占1/5,故以男性患儿多见(15岁以下患儿80%以上为男性)。约50%以上PIDD从婴幼儿开始发病,发病年龄越小,病情越严重,死亡率越高。

*** 免疫缺陷病的实验室检查**

实验室检查结果是诊断IDD的重要依据,通常开展如下检查:①常规血液学检测,包括各类白细胞总数和分类;②免疫学检测,包括体液免疫功能、细胞免疫功能、吞噬细胞功能、补体测定等;③活体组织检查,骨髓检查用于判断各类免疫细胞分化、发育、增殖状况,以及淋巴结活检、直肠黏膜活检(黏膜下固有层浆细胞)等;④基因检测用于诊断基因和染色体异常(突变、缺失、插入、倒位和基因融合等)等。

*** 免疫缺陷病治疗原则**

(1)病因治疗:转基因治疗对单基因遗传性免疫缺陷病具有确定疗效。例如:转导腺苷酸脱氨酶(ADA)基因或T细胞特异性酪氨酸激酶ZAP-70基因用于治疗相关SCID患者;转导CD18(β2整合素)基因可用于治疗白细胞黏附功能缺陷患者。另外,积极控制原发疾病和去除导致IDD的理化因素,是治疗SIDD的有效策略。

(2)控制感染:IDD患者常继发反复发作、难以治愈的感染,并成为患者主要死因,故抗感染是综合治疗策略的重要环节。

(3)免疫重建和免疫增强:造血干细胞移植重建机体免疫系统,用于治疗SCID、白细胞黏附功能缺陷等;移植胎儿胸腺治疗先天性胸腺发育不全;输入正常人丙种球蛋白治疗性联无丙球血症患儿;给予外源性IFN-γ与TNF-α,通过激活单核/巨噬细胞NADPH氧化酶,可促进细胞色素*b*基因转录,从而发挥杀菌作用并治疗慢性肉芽肿病;给予外源性IL-2和IFN-γ,可促进Th1细胞分化和功能,从而辅助治疗AIDS。

第二节 原发性免疫缺陷

按免疫缺陷性质不同,PID可分为体液免疫缺陷为主、细胞免疫缺陷为主、两者兼有的联合性免疫缺陷以及固有免疫(补体、吞噬细胞)缺陷(图19-1)。迄今,临床已发现的PIDD多达3000余种,多数疾病发病率极低。本章仅选择若干典型疾病,结合免疫学基础理论进行介绍。

(一)原发性体液免疫缺陷

1. X连锁无(低)丙种球蛋白血症(X-linked agammaglobulinemia, XLA) XLA亦称Bruton's综合征,是Bruton于1952年发现的第一例遗传性免疫缺陷病,属X性染色体隐性遗传,仅发生于男性婴幼儿,为常见的先天性体液免疫缺陷病之一。XLA病因是X性染色体长臂Xq21.3-22区Bruton酪氨酸蛋白激酶(Btk)基因突变,导致Btk表达缺陷或无活性。Btk是参与细胞内活化信号转导的重要分子,其缺陷可使早期前B细胞不能分化、成熟为mIgM阳性的B细胞(图19-2)。

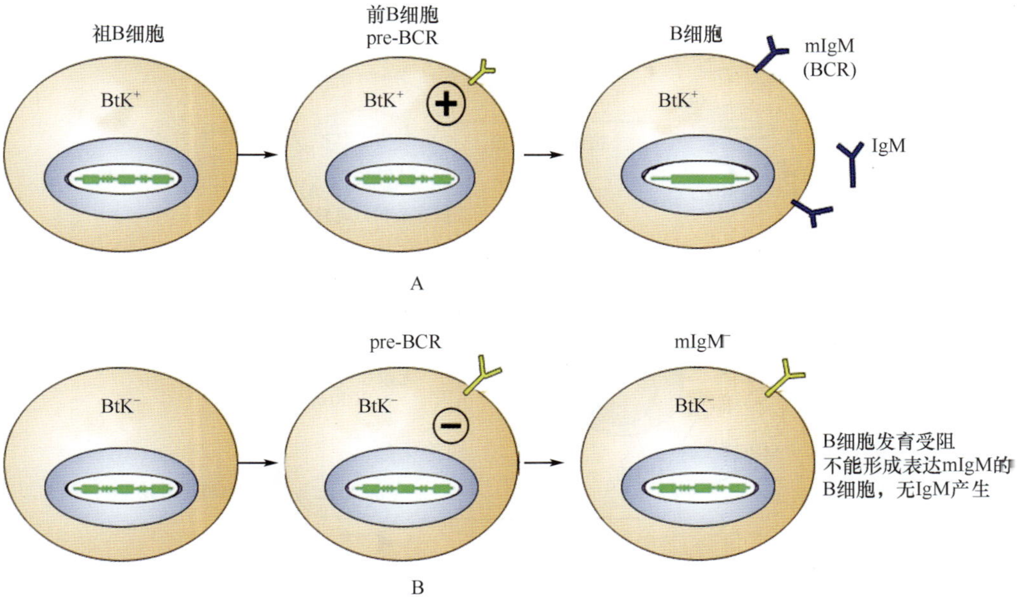

图19-2 X连锁无(低)丙种球蛋白血症发生机制

(图A)正常人Btk表达正常→前B细胞分化为表达mIgM的成熟B细胞;(图B)X连锁无(低)丙种球蛋白血症患者Btk缺陷→前B细胞不能分化为mIgM阳性的成熟B细胞

缺陷基因一般由表型正常的母亲传给儿子,即母亲是致病基因携带者。携带突变基因的男性婴儿不能合成正常Btk,出生后6~8个月,来自母体的抗体一旦耗竭即可发病。临床表现为反复、持久的化脓性细菌感染,血液中缺乏B细胞和免疫球蛋白(IgG<6000mg/L时称先天性低丙种球蛋白血症,<2000mg/L时称先天性无丙种球蛋白血症),外周淋巴组织无生发中心和浆细胞,接种抗原后不产生抗体。细胞免疫功能正常,对病毒、真菌、胞内寄生菌感染有抵抗力。可注射外源性人免疫球蛋白治疗该病。

2. 选择性IgA缺陷病 为常见PIDD。该病确切发病机制尚不清楚,可能与B细胞发育受阻,不能分化为分泌IgA的浆细胞有关。患者免疫异常的主要表现为:①B细胞能表达膜IgA,但血清IgA水平低于50mg/L,其他类别Ig水平正常,SIgA含量低;②细胞介导的免疫功能正常。

多数患者无明显症状,或仅表现为反复呼吸道、消化道、泌尿道感染;少数患者出现反复严重感染,伴有类风湿关节炎、SLE等AID和哮喘、过敏性鼻炎等超敏反应性疾病。该病预后良好,少数患者可自行恢复合成IgA的功能。50%患者血清含抗IgA自身抗体,故应避免注射含IgA的血制品,若不当给予IgA或输血可引起过敏性休克。

3. X连锁高IgM综合征(X-linked hyperimmunoglobulin M syndrome, XLHIM) 病因为X性染色体Xq26q区CD40L基因缺陷,使Th细胞CD40L表达缺失,丧失辅助B细胞活化的能力,B细胞停留于早期成熟B细胞(mIgM⁺)阶段,不能在抗原刺激下发生Ig类型转换,进一步成熟为mIgG⁺或mIgA⁺B细胞(图19-3)。该病临床表现为:血清含高水平IgM(>10 000mg/L 正常为1500mg/L),但无IgG、IgA、IgE等;外周血B细胞数目正常;反复发生化脓性感染。该病多为X性连锁隐性遗传,发病多见于男孩,但也有非X性连锁的高IgM综合征。临床治疗可试用肌内注射或静脉滴注人丙种球蛋白以补充IgG。

(二)原发性细胞免疫缺陷

该病因胸腺或T细胞分化障碍所致。由于B细胞对TD抗原产生应答有赖于T细胞辅助,故T细胞缺陷常伴有体液免疫功能下降。

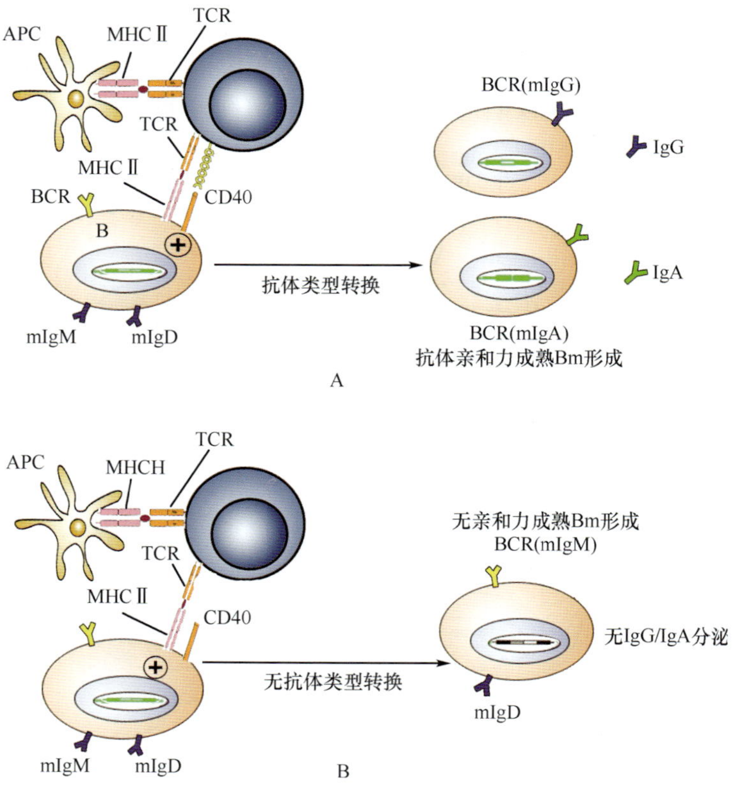

图 19-3 X 连锁高 IgM 综合征发生机制

A. 正常人 CD40L 表达正常→B 细胞可活化并发生 Ig 类型转换；B. X 连锁高 IgM 综合征患者 CD40L 表达缺陷→B 细胞活化障碍→仅分泌 IgM 类抗体而不发生类型转换

1. 先天性胸腺发育不良（congenital thymic aplasia） 亦称 DiGeorge 综合征或第Ⅲ、Ⅳ咽囊综合征，由于胎龄第 5～6 周时，第Ⅲ、Ⅳ咽囊受侵害，使胸腺与甲状旁腺发育不全所致。

患儿出生 24h 内常出现低钙血症、手足抽搐，或伴有心脏和大血管畸形，X 线或其他影像学检查可显示先天性胸腺发育不良或缺如。免疫学检查可见外周血 T 细胞数目显著降低，B 细胞数目正常，Ig 水平正常或降低，但接种类毒素后其抗体产生水平下降。患儿对病毒、真菌、胞内寄生菌感染抵抗力降低，一般在 5 岁前因严重胞内寄生性微生物感染而死亡。患儿若不慎接种活疫苗（如卡介苗、麻疹减毒活疫苗等），可致全身感染而死亡。胚胎胸腺移植对本病有一定疗效。

2. T 细胞信号转导缺陷 由于 T 细胞表面分子或胞内信号转导分子缺陷，使 T 细胞识别和信号转导异常，功能障碍。例如：①TCR/CD3 复合体表达缺陷，导致第一信号启动障碍；②CD3 分子 γ 链、ε 链、ζ 链缺失或 T 细胞内信号转导分子（如 NF-AT）基因缺陷和结构异常，导致 T 细胞激活信号转导障碍；③IL-2、IFN 等细胞因子及其受体基因缺陷，导致 T 细胞激活、增殖受阻；④共刺激分子（如 B7 家族）基因缺陷，导致 T 细胞激活的第二信号受阻；⑤ZAP-70 基因突变，导致 $CD8^+$ T 细胞发育受阻。

（三）原发性联合免疫缺陷

联合免疫缺陷（combined immunodeficiencies）是指 T、B 细胞均缺乏或功能缺陷。该病可由原发性淋巴细胞发育异常所致，或与其他先天性疾病伴随发生，其包括多种不同疾病，发病机制亦各异。其中，**重症联合免疫缺陷病**（severe combined immunodeficiency disease，SCID）是一组常染色体或 X 性连锁隐性遗传疾病，其临床表现各异，但均出现胸腺体积小、淋巴组织发育不全、Ig 缺乏等。患者出生 6 个月即出现发育障碍，易患严重感染而死亡。根据 SCID 的病因又可分为若干种。

1. X 连锁重症联合免疫缺陷病（X-linked SCID，XSCID） 约占 SCID 的 50%以上，多发生于男性患儿。其发生机制为：位于 Xq13.11-13.3 的 IL-2 受体 γ 链基因突变，γ 链表达异常，使 IL-2 受体亲和力降低，淋巴细胞活化受阻，T 细胞成熟障碍。γ 链还参与组成 IL-4、IL-7 受体，故 γ 链表达异常也导致 IL-4 受体和 IL-7 受体缺陷，B 细胞成熟受阻。

患儿多于出生后 6 个月发病，主要表现为 T 细胞和 NK 细胞缺失或显著减少；B 细胞数量可明显减少或正常，但几乎无功能；免疫球蛋白水平明显降低；细胞和体液免疫应答均下降；未经治疗的患儿常于一年内死于严重感染。造血干细胞移植可治愈本病，且很少发生 GVHR。

2. 伴有酶缺陷的联合免疫缺陷　亦为常染色体隐性遗传，因腺苷脱氨酶（ADA）基因（20 ql3）和嘌呤核苷磷酸化酶（PNP）基因（14 ql3-1）缺陷，导致核苷代谢障碍，dATP/dAMP 或 dGTP/dGMP 等毒性代谢产物蓄积，使早期 T、B 细胞停止分化和发育（图 19-4）。通过转导 ADA 基因或 PNP 基因可重建患儿免疫功能。

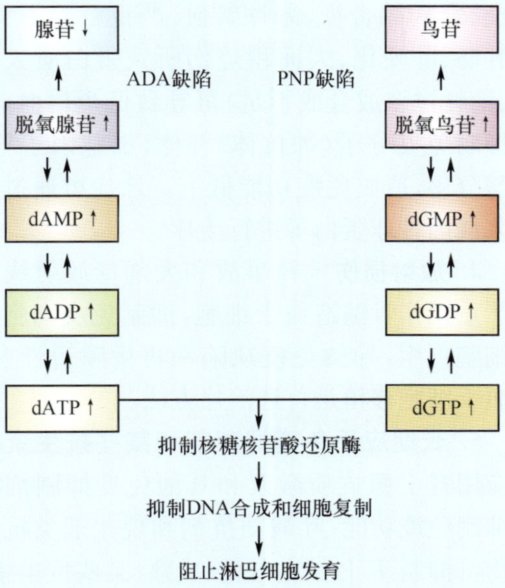

图 19-4　酶缺陷所致重症联合免疫缺陷发生机制

（图左）ADA 缺陷→腺苷和脱氧腺苷分解障碍→细胞内 dATP、dAMP 等大量积聚；（图右）PNP 缺陷→脱氧鸟苷转化为鸟嘌呤受阻→细胞内 dGMP 和 dGTP 等积聚。共同后果：毒性代谢产物积聚；DNA 合成所需核糖核苷酸还原酶被抑制→阻止淋巴细胞 DNA 复制

（四）原发性吞噬细胞缺陷

吞噬细胞缺陷主要是中性粒细胞缺陷，表现为数量缺乏或功能障碍。吞噬细胞吞噬病原体是机体抗感染免疫重要机制之一，故吞噬功能缺陷可导致机体对病原微生物（主要是化脓性细菌）易感性增高，尤其是机会菌感染。

1. 慢性肉芽肿病（chronic granulomatous disease，CGD）　该病较罕见，2/3 为 X 连锁隐性遗传，1/3 属常染色体隐性遗传。发病机制为：吞噬细胞内缺乏 NADPH 氧化酶系统，使葡萄糖氧化过程中不能生成足量超氧阴离子（O_2^-），导致胞内杀菌能力低下，吞入的过氧化氢酶阳性细菌（如葡萄球菌、大肠埃希菌、沙雷菌、白色念珠菌等）不能被杀灭，并在细胞内繁殖。由于吞噬细胞趋化与吞噬功能正常，致使杀菌能力低下的吞噬细胞在局部大量聚集，形成脓灶和肉芽肿，临床特征为反复发作的化脓性感染。硝基四氮唑蓝还原试验（NBT）和体外杀菌试验均为阴性，有助于确立诊断。本病尚无治疗方法，一般于 2 岁内死于严重化脓性感染，抗生素无法控制，骨髓移植亦无效。

2. 白细胞黏附缺陷病（leukocyte adhesion deficiency，LAD）　LAD 是由白细胞黏附分子表达障碍所致吞噬细胞游走、趋化功能缺陷，为常染色体隐性遗传。

LAD 可分为两型：①LAD-1，由于 CD18 基因突变或转录缺陷，使中性粒细胞、巨噬细胞、T 细胞和 NK 细胞表面 β2 整合素家族成员表达缺陷，导致吞噬细胞趋化、黏附和吞噬作用障碍，NK 细胞和 T 细胞趋化、激活和杀伤作用受损；②LAD-2，由于岩藻糖转移酶基因突变，导致选择素家族寡糖配体 Sialyl-Lewis^x（SLe^x）生成障碍，白细胞和内皮细胞表面缺乏能与选择素家族成员结合的 SLe^x，影响白细胞与内皮细胞间黏附作用。上述两型 LAD 临床特征相似，表现为反复发生细菌感染所致化脓性炎症或真菌感染所致非化脓性炎症。造血干细胞移植和转基因疗法可用于治疗 LAD。

（五）原发性补体缺陷

补体系统中几乎所有固有成分、调控蛋白及其受体均可发生遗传性缺陷，多属常染色体隐性遗传，少数为常染色体显性遗传。

1. 补体固有成分缺陷　补体激活途径的固有成分（C1q、C1r、C1s、C4、C2、C3、C5、C6、C7、C8、C9、P 因子、D 因子等）均可发生遗传缺陷。参与经典激活途径的早期成分 C1、C4、C2 缺陷可致循环免疫复合物清除障碍，常引发肾小球肾炎、SLE、类风湿关节炎等免疫复合物病。C3、P 因子、D 因子缺陷多致反复化脓性细菌感染，严重的 C3 缺陷可导致致死性感染。C5～C9 缺陷使机体对化脓性细菌（尤其是奈瑟菌属）易感性增高，常出现反复奈瑟菌属感染。

2. 补体调控蛋白缺陷

(1) C1抑制因子(C1 inhibitor, C1INH)缺陷:此病属常染色体显性遗传,又称遗传性血管神经性水肿(hereditary angioneurotic edema, HAE),是补体调节因子缺陷病中最常见者。C1INH缺陷可导致C2裂解产物C2a增多,血管通透性增高,出现反复发作的皮下组织和黏膜水肿,若发生会厌水肿可致窒息而死亡。

(2) 衰变加速因子(DAF)和CD59缺陷:DAF和CD59均借助糖基化的磷脂酰肌醇(GPI)而锚着于细胞膜上,可保护机体细胞免遭MAC攻击。若编码*N*-乙酰葡糖胺转移酶的PIG-A基因突变,细胞不能合成GPI锚,红细胞因缺乏DAF和CD59保护作用而发生补体介导的溶血,由此引发阵发性夜间血红蛋白尿(paroxysmal nocturnal hemoglobinuria, PNH)(图19-5)。

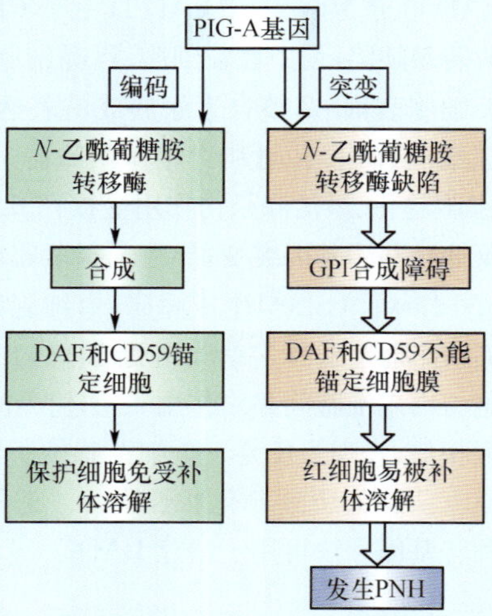

图19-5 阵发性夜间血红蛋白血尿发生机制

(图左)PIG-A基因编码*N*-乙酰葡糖胺转移酶→细胞合成的GPI、DAF和CD59借GPI锚着于细胞膜→保护机体细胞免遭MAC攻击;(图右)PIG-A基因突变→*N*-乙酰葡糖胺转移酶缺陷→GPI合成障碍→红细胞缺乏DAF和CD59保护→被补体溶解→PNH

3. 补体受体缺陷 红细胞或吞噬细胞CR1表达缺陷,导致清除免疫复合物的作用减弱,从而参与SLE等免疫复合物性AID发生。CR3、CR4缺陷则导致白细胞黏附、调理功能缺陷。

第三节 继发性免疫缺陷

(一) 继发性免疫缺陷的常见病因

继发性免疫缺陷可按病因学分为2类:①继发于原发疾病的免疫抑制;②干预原发病所引起的并发症,亦称医源性免疫缺陷。

1. 感染 多种病毒、细菌、真菌及原虫严重感染可导致机体免疫功能低下。例如:麻疹病毒、风疹病毒、巨细胞病毒、严重结核杆菌、麻风杆菌感染均可引起患者T细胞功能下降。此类免疫功能降低多为暂时性,但某些病毒可通过破坏淋巴细胞而导致持续的免疫缺陷(如AIDS)。

2. 恶性肿瘤 晚期恶性肿瘤可产生多种免疫抑制物质,且患者营养状况极差,均可抑制免疫功能。尤其是淋巴组织恶性肿瘤可直接损伤免疫器官并导致严重免疫功能障碍。

3. 低蛋白质血症 多种病理状态(如肾小球肾炎、肾病综合征、恶性贫血、严重营养不良、恶性肿瘤、肝硬化、大面积烧伤所致蛋白质大量丧失、消耗过多或合成不足)可导致低蛋白血症,明显抑制免疫分子(如抗体、补体、细胞因子等)合成与分泌,造成免疫功能低下。该症可通过输注血浆或丙种球蛋白等进行治疗。

4. 放射损伤 核事故和大剂量放射线照射可严重损伤骨髓造血干细胞,抑制免疫细胞和造血细胞再生,导致免疫缺陷和再生障碍性贫血。造血干细胞移植是首选治疗方法。

5. 长期应用免疫抑制剂和某些抗生素 长期应用肾上腺皮质激素和其他免疫抑制剂可全面抑制免疫功能;叶酸拮抗剂和烷化剂类抗肿瘤药物可抑制T/B细胞分化、成熟;某些抗生素(如氯霉素)可抑制抗体生成和T/B细胞对有丝分裂原刺激的增殖反应。

(二) 获得性免疫缺陷综合征的免疫学发病机制

获得性免疫缺陷综合征(acquired immunodeficiency syndrome, AIDS)俗称艾滋病,是因感染**人类免疫缺陷病毒**(human immunodeficiency virus, HIV)所致继发性免疫缺陷病,表现为细胞免疫严重缺陷、机会性感染、恶性肿瘤和神经系统病变等。AIDS发病的免疫学机制尚未完全阐明,本章仅介绍迄今获得的初步认识。

1. HIV入侵宿主细胞的机制 HIV易感细胞极为广泛,包括免疫细胞(如$CD4^+$ T细胞、$CD8^+$ T细胞、B细胞、单核/巨噬细胞、NK细胞、造血干细胞、DC等)、神经系统细胞和其他组织细胞。

HIV 通过与易感细胞表面相应受体结合而入侵,相关受体主要为:①CD4 分子,HIV 包膜糖蛋白(gp120)与 CD4 分子有高度亲和力,二者结合介导 HIV 侵入 $CD4^+$ 细胞,包括 $CD4^+$ T 细胞、单核/巨噬细胞、皮肤朗格汉斯细胞等;②趋化因子受体 CXCR4 和 CCR5,二者分别是 HIV-1 侵入 T 细胞和巨噬细胞的辅助受体(图 19-6),此外与 HIV 感染相关的趋化因子受体达 10 余种;③其他分子,包括 Fc 受体、补体受体、半乳糖神经酰胺受体等。

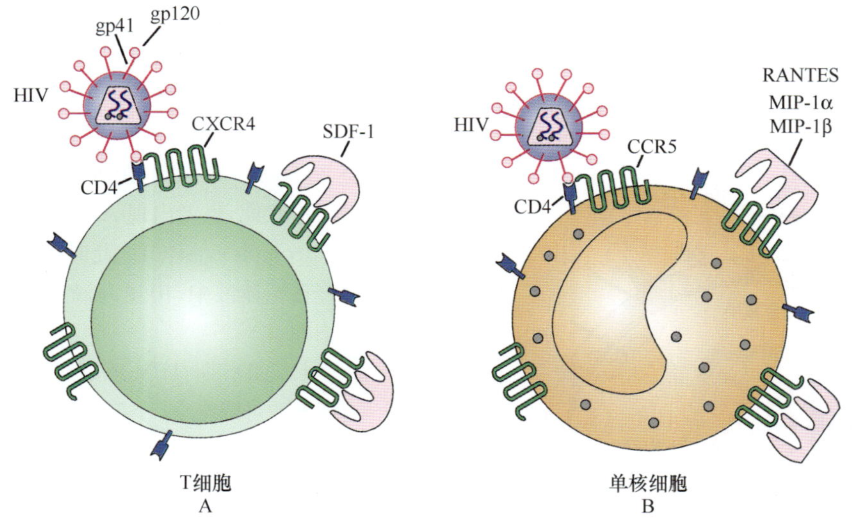

图 19-6　HIV 通过受体和共受体侵入靶细胞

HIV 入侵 $CD4^+$ 细胞的机制:(图 A)HIV 衣壳蛋白 gp120 与 T 细胞表面 CD4 和趋化因子受体 CXCR4(共受体)结合;(图 B)HIV 衣壳蛋白 gp120 与单核/巨噬细胞表面 CD4 和趋化因子受体 CCR5(共受体)结合。提示:CXCR4 和 CCR5 的配体可竞争性抑制 HIV 感染

2. HIV 感染所致免疫异常及其机制

(1) 损伤 $CD4^+$ T 细胞:HIV 可通过多种机制导致 $CD4^+$ T 细胞裂解或功能丧失(图 19-7):①HIV 在被感染的 $CD4^+$ T 细胞内大量复制,最终导致细胞死亡;②针对 HIVgp120 的特异性抗体和 CTL 攻击 HIV 感染的 $CD4^+$ T 细胞;③感染 HIV 的细胞表面表达 gp120 分子,可与旁邻 T 细胞 CD4 分子连接,导致细胞融合或形成多核巨细胞,加速细胞死亡;④gp120 或 gp120 抗原-抗体复合物与 T 细胞 CD4 分子结合,诱导细胞凋亡;等等。

(2) 损伤 $CD8^+$ T 细胞:HIV 感染早期 Th1 占优势(所分泌 IL-2、IFN-γ 可促进 $CD8^+$ T 细胞激活),随病情发展,转变为 Th2 细胞占优势(所产生 IL-4、IL-10 可抑制 $CD8^+$ T 活性),结果导致机体 $CD8^+$ T 细胞功能下降和数目减少。另外,HIV 还可能直接介导 $CD8^+$ T 细胞凋亡。

(3) 损伤巨噬细胞:HIV 也可感染 $CD4^+$ 巨噬细胞(图 19-6)。受感染的巨噬细胞通常不被杀死,并在较长时间内成为病毒储藏所。HIV 感染的巨噬细胞其趋化性、IL-1 产生能力及氧依赖性杀菌功能、抗原提呈能力均下降。HIV 感染脑内星型胶质细胞,并促进后者分泌神经毒性细胞因子,由此导致 HIV 性脑病。

(4) 损伤 DC:DC 通过表面 CD4 和趋化因子受体与 gp120 结合,或通过补体受体、Fc 受体被感染。感染 HIV 的 DC 成为病毒储藏所,并通过与 $CD4^+$ T 细胞结合而传播 HIV。

(5) 损伤 B 细胞:HIV gp120 属超抗原,可激活多克隆 B 细胞(包括自身反应性 B 细胞),并产生多种自身抗体。同时,由于 B 细胞功能紊乱和缺乏 $CD4^+$ Th 细胞辅助,使患者抗体应答能力降低。

(6) 损伤 NK 细胞:HIV 感染可损伤 NK 细胞活性,可能与 $CD4^+$ T 细胞功能受损及 HIV 感染所致细胞因子产生异常有关。

另外,HIV 感染可诱导机体产生多种细胞因子,后者可促进病毒宿主细胞表达 HIV 病毒蛋白,进一步加重 HIV 损伤效应,最终导致严重的细胞和体液免疫缺陷。

＊AIDS 相关知识

(1) 病原体：HIV 属逆转录病毒科，包括 HIV-1 和 HIV-2 两型。HIV-1 是全球 AIDS 的主要病原体。成熟的 HIV 颗粒的结构为(图 19-7)：①病毒核心，内含病毒 RNA、逆转录酶、整合酶和蛋白酶，外包衣壳蛋白和基质蛋白；②病毒外膜，镶嵌有病毒编码的包膜糖蛋白(glycoprotein，gp)，其中 gp120 和 gp41 在 HIV 附着和侵入易感细胞中发挥关键作用。

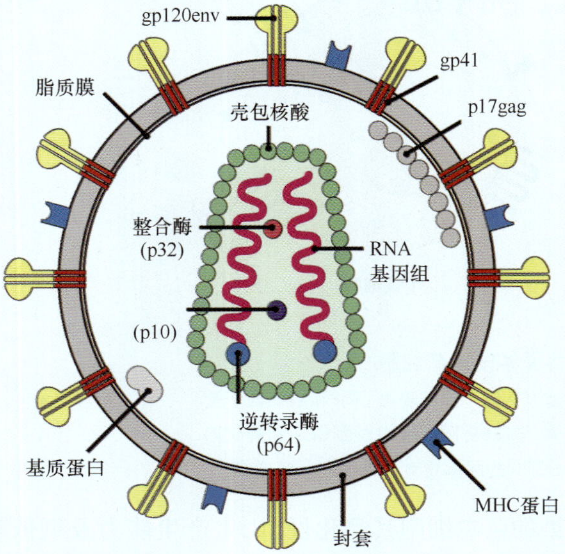

图 19-7　HIV 结构模式图

HIV 在体内增殖迅速，且易发生变异(尤其 HIV-1)。变异主要发生于编码包膜蛋白的 env 基因，可使 HIV 毒株在已产生免疫力的宿主体内逃避免疫攻击(如抵御中和抗体和 T 细胞对 HIV 的灭活与杀伤)，并干扰 CTL 对病毒感染细胞的识别。病毒易变异是影响机体对 HIV 产生有效免疫保护作用的重要原因，也成为研制 HIV 疫苗的主要障碍。

(2) AIDS 临床特点：HIV 感染临床过程可分为 4 期：

1) 急性期：感染后 2～6 周，出现急性 HIV 综合征，仅表现为流感样症状，但外周血出现高 HIV 血症，$CD4^+$ T 细胞呈一过性减少；其后，特异性 CTL 活化并杀伤病毒感染细胞，产生抗 HIV 抗体并中和病毒，使外周血 HIV 被清除，病毒血症缓解，外周血 $CD4^+$ T 细胞数有所恢复，但病毒可播散至淋巴组织和单核-吞噬细胞系统，并维持低滴度持续性复制。

2) 无症状潜伏期：一般为 6 个月至 4～5 年，也有长达 10～12 年者。机体的特异性免疫可有效抑制 HIV 复制，外周血 HIV 水平降低，患者无特殊临床症状。但病毒潜伏于淋巴组织并低滴度持续复制，使感染者成为 HIV 携带者。外周血抗病毒抗体阳性。随病毒复制积累，受感染 $CD4^+$ T 细胞逐步增多，细胞数目和功能逐渐降低。

3) 症状期：随 $CD4^+$ T 细胞数量和功能逐渐降低，机体免疫功能进行性减弱。$CD4^+$ T 细胞数降至 200～300 个/μl 时出现严重免疫功能缺陷，病程进入症状期，患者出现 AIDS 相关症候群(AIDS related complex，ARC)。此时病毒在体内大量复制，并释放至体液中，出现高滴度病毒血症，具有高度传染性。

4) AIDS 期：HIV 感染终末阶段，外周血 $CD4^+$ T 细胞数可降至 50 个/μl，CD4/CD8 比值严重倒置，DC 和巨噬细胞消失，Ig 水平显著降低，抗病毒抗体转阴。患者出现三大典型症状：①机会性感染，是重要致死原因之一，典型和常见病原体是卡氏肺囊虫；②恶性肿瘤，约 30%患者伴发 Kaposi 肉瘤，也常见恶性淋巴瘤等；③神经系统异常，60%以上患者出现 AIDS 痴呆症。AIDS 患者一般在 2 年内死亡。

(3) AIDS 诊断与防治

1) 诊断：①既往存在可能造成感染的高危行为；②检出病毒蛋白或其抗体、病毒 RNA 或cDNA，或分离出病毒株；③临床表现。

2) 预防：AIDS 主要通过性接触、血源性和母婴传播，危险人群是男同性恋、静脉吸毒者、接受污染血制品治疗者、患 AIDS 母亲所生孩子、感染 HIV 的异性恋伴侣。预防原则是：①禁毒并控制性传播；②严格管理血液及血制品；③对高危人群和献血员检测 HIV 抗原和抗体；④对意外感染者给予预防性治疗。

3)治疗原则：①抗病毒；②抗感染；③支持及对症治疗。

＊AIDS 疫苗研制

(1) HIV 灭活疫苗和 HIV 减毒活疫苗：灭活疫苗和减毒活疫苗可模仿具有生物活性的病毒，将整个病毒颗粒提呈给免疫系统，从而诱导有效的免疫应答。研制者通过删除对 HIV 复制必不可少的基因而建立变异缺陷株，使之在激发机体产生强应答的同时，又无播散 HIV 的危险。但是，至今仍难以借助 HIV 灭活疫苗诱导机体产生有效的细胞免疫应答。

(2) 亚单位疫苗:亚单位疫苗即重组病毒膜蛋白单体或多肽,其由一种或一种以上 HIV 蛋白的非传染性颗粒构成,含包装的逆转录病毒核酸序列,故安全性良好。但该疫苗属单体重组蛋白,刺激机体产生的中和抗体谱较窄,抗 HIV-1 野生株的作用有限。为提高此类疫苗的保护能力,有待继续研制接近天然 HIV-1 的重组糖蛋白,并深入阐明膜蛋白结构及其侵入靶细胞的机制。

(3) 活载体病毒蛋白疫苗:将编码病毒蛋白的基因插入其他活病毒(如痘苗病毒、杆状病毒和腺病毒)或细胞基因组中,用于感染动物或人体,使外源基因在宿主细胞表达,从而产生针对基因产物及载体的免疫应答。目前研究较多的是痘病毒疫苗,其可在宿主细胞胞质内复制,无致癌性,可诱导机体产生细胞和体液免疫应答,且疫苗易于生产和保存。存在的问题是,HIV 感染者免疫功能低下,载体一旦在体内发生变异,可威胁患者生命。

(4) DNA 疫苗:将插入并表达目的基因的质粒 DNA 注入人体,使之进入宿主细胞并持续表达外源蛋白,从而有效激发机体产生体液和细胞免疫应答。其优点是:可制成多价疫苗;易于改造以适应流行毒株;易制备和保存。因此,DNA 疫苗成为 HIV 疫苗研制的热点。猕猴试验已证实,该疫苗可阻止 SIV 感染所致 AIDS。在人类,也有 DNA 疫苗进入人体试验的报道。

由于对 HIV 致病机制和宿主对 HIV 应答机制的了解仍存在诸多空白,同时 HIV 抗原变异性很大,迄今尚未能研制成功有效控制 AIDS 的疫苗。为取得突破,还有赖于深入开展如下工作:阐明 HIV 流行特点及流行株变异规律;开展流行株克隆、测序;阐明 HIV 分子生物学特性;等等。

小 结

免疫缺陷指免疫系统一种或几种成分的缺陷或功能缺失。免疫缺陷病是由先天性免疫系统发育不良或后天损伤因素而引起免疫细胞发生、分化增殖、调节和代谢异常,导致机体免疫功能降低或缺陷的一组临床综合征。IDD 临床表现复杂多样,其相同特点为:易感病原体感染、恶性肿瘤以及自身免疫病和过敏性疾病。

PID 是由免疫系统遗传缺陷或先天性发育不全所致,可发生于免疫系统发育成熟的各个环节 按免疫缺陷性质不同可分为体液免疫缺陷、细胞免疫缺陷、联合性免疫缺陷、补体缺陷和吞噬细胞缺陷等。

SID 是由感染、肿瘤、药物或理化因子等引起免疫系统暂时或持续性损害所致免疫功能缺陷。AIDS 是严重威胁人类健康的 SIDD,其由 HIV 感染所致,表现为细胞免疫严重缺陷、机会性感染、恶性肿瘤和神经系统病变等。HIV 可导致 $CD4^{+}$ T 细胞裂解或功能损伤,并使巨噬细胞、DC、B 细胞及 NK 细胞活性受损。

HIV 疫苗研制目前仍未能获得突破,其原因为:有关 HIV 致病机制和宿主对 HIV 的免疫应答机制迄今尚未完全阐明;HIV 抗原变异性极大。

(李 一)

第二十章　免疫病理之五：移植免疫

移植(transplantation)是将某一个体(或部位)的细胞、组织或器官植入另一个体(或部位)，以维持和重建机体生理功能的过程。根据移植物性质可分为细胞移植、组织移植和实体器官移植。被移植的细胞、组织或器官称为移植物(graft)，提供移植物的个体称为供者(donor)，接受移植物的个体称为受者(recipient)或宿主(host)。若将移植物植入宿主原器官所在的正常解剖位置，称为原位移植(orthotopic transplantation)；移植物植入非正常解剖位置，称为异位移植(heterotopic transplantation)。所植入的移植物能否被宿主接受，与供者、受者的遗传背景有密切关系：若二者遗传背景相同，植入的移植物将被接受，并在受者体内发挥相应生理功能；若二者遗传背景存在差异，移植物通常会发生炎症反应和坏死，称为**移植排斥反应**(rejection response)。

人类探索移植的历史悠久：1596 年即成功进行最早的自体组织移植；18 世纪末开始皮肤移植的实践，但均因排斥反应而告失败；1908 年进行动物(猫)肾移植术，并证明异体移植物可在受者体内发挥功能；1943 年 Medawar 等进行了同胞兄妹间的皮肤移植术，发现再次移植可引起比初次移植更为强烈的排斥反应。其后，Medawar 等利用近交系小鼠进行了一系列皮肤移植实验(图 20-1)：将 A 系小鼠皮肤移植给 A 系小鼠，移植物将被接受；将 A 系小鼠皮肤移植给 B 系小鼠，7～10 天后移植物被宿主排斥，此为初次排斥反应(first set rejection)；同一 B 系小鼠再次移植 A 系小鼠皮肤，仅 3～4 天移植物即被宿主排斥，此为再次排斥反应(second set rejection)；同一 B 系小鼠对来自 C 系小鼠的皮肤移植物仅产生初次排斥反应；取已移植过 A 系小鼠皮肤的 B 系小鼠淋巴细胞，注射给未接受过 A 系小鼠皮肤移植的 B 系小鼠，可使后者在初次接受 A 系小鼠皮肤移植时即发生再次排斥反应，证明再次排斥反应主要由受者淋巴细胞所介导。据此，Medawar 等认为：同种异体皮肤移植排斥反应的本质，是受者免疫系统对供者移植物产生的一种特异性免疫应答，其具有特异性和记忆性。上述研究进展开创了移植免疫学先河。

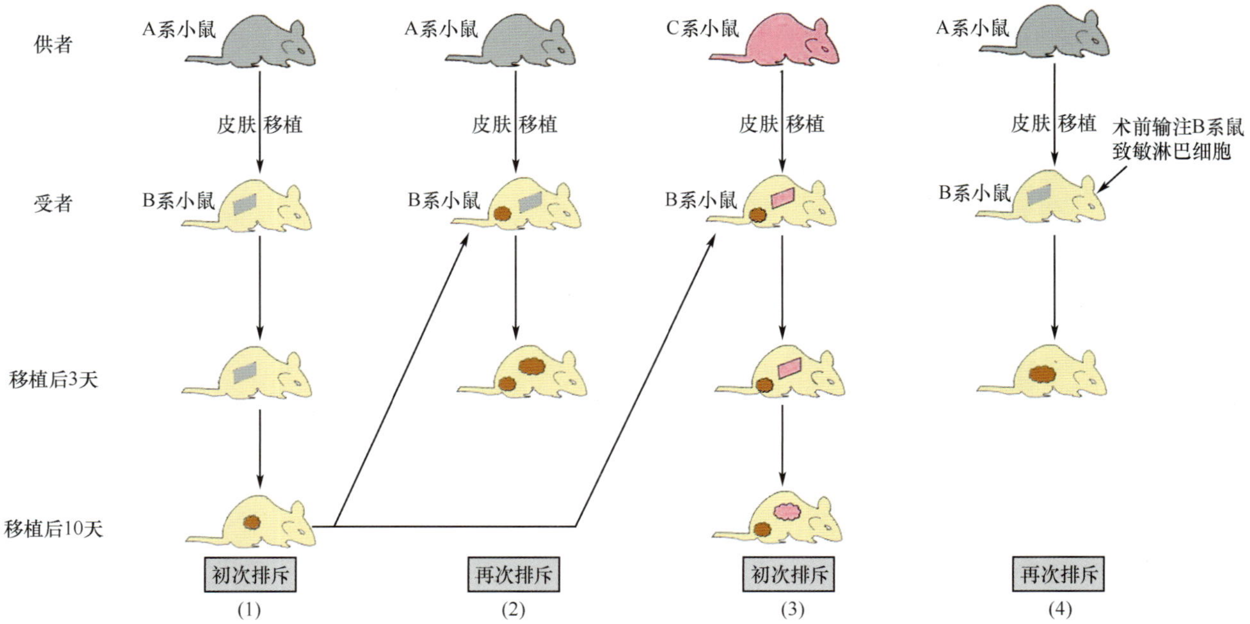

图 20-1　近交系小鼠皮肤移植实验

(1)A 系小鼠皮肤移植给 B 系小鼠 7～10 天后遭排斥(初次排斥)；(2)A 系小鼠皮肤再次移植给同一 B 系小鼠 3～4 天即遭排斥(再次排斥)；(3)曾接受 A 系小鼠皮肤移植的 B 系小鼠，对 C 系小鼠皮肤移植物仅产生初次排斥；(4)取已移植过 A 系小鼠皮肤的 B 系小鼠淋巴细胞→注入未接受过 A 系小鼠皮肤移植的 B 系小鼠→后者初次接受 A 系小鼠皮肤移植即发生再次排斥半个多世纪以来，现代临床移植学取得明显进展：1954 年美国医生 Murray 在同卵双生兄弟间成功进行第一次活体肾移植；1962 年借助 HLA 分型技术选择合适供体，首次选择无亲缘关系的供体肾进行异体移植，获得成功；80 年代初，由于环孢素 A 等免疫抑制剂问世，明显提高器官移植成功率。至今，除脑以外，同种异型肾、肝、心、肺、胰腺、骨髓和角膜等移植已在临床得到广泛应用。

临床与实验研究发现，不同类型移植其发生排斥反应程度各异。根据移植物来源及供、受者间遗传背景的差异，可将移植分为 4 种基本类型（图 20-2）：①**自体移植**（autologous transplantation），移植物来源于宿主本身，不产生排斥反应，如将烧伤患者的健康皮肤移植至烧伤部位；②**同系移植**（syngeneic transplantation），移植物来源于遗传基因与宿主完全相同的供者，一般也不产生排斥反应，如同系纯种动物或单卵双生个体间的移植；③同种异基因或**同种异型移植**（allogeneic transplantation），移植物来自同种、但遗传基因型有差异的另一个体，一般均会引起不同程度排斥反应，其反应强度与供、受者间遗传背景差异呈正相关；④**异种移植**（xenogeneic transplantation）：移植物来源于异种动物，由于供、受者间遗传背景差异较大，一般会引起强烈排斥反应，如猪器官到人的移植。

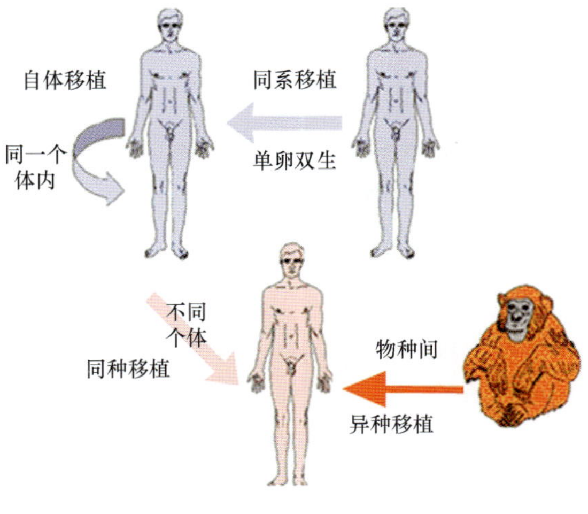

图 20-2 四种移植类型

①自体移植；②同系移植，移植物来源于遗传基因与宿主完全相同的供者；③同种异基因或同种异型移植，移植物来自同种、但遗传基因型有差异的另一个体；④异种移植，移植物来源于异种动物

目前，组织配型技术、供/受者支持技术、器官保存技术和外科手术方法均已相当成熟，同时高效免疫抑制剂被广泛应用，使得器官移植应用范围日趋扩大，成为治疗多种终末期疾病的有效手段。必须指出：移植术是一种医源性干预手段，故机体对移植物的免疫应答具有特殊性。本章重点介绍同种异型移植涉及的免疫学问题，包括：同种异型移植排斥反应的机制、临床类型；延长移植物存活的措施；移植免疫耐受的诱导；异种移植和干细胞移植等。

第一节 针对同种异型抗原的识别、提呈和效应机制

移植排斥反应本质上是受者免疫系统针对供者移植物产生的适应性免疫应答。同种异型移植是临床上最常见的移植类型，T 细胞是识别同种异型抗原并介导移植排斥反应的关键细胞。

（一）诱导移植排斥反应的同种异型抗原

同一种属不同个体之间，由不同等位基因表达的多态性产物，即为同种异型抗原，包括主要组织相容性抗原（MHC）、次要组织相容性抗原（mHC 抗原）、ABO 血型抗原和组织特异性抗原等。供、受者间同种异型抗原差异决定移植物的免疫原性，并因此介导排斥反应发生。

1. 主要组织相容性抗原 可引起强烈排斥反应的抗原称为主要组织相容性抗原（MHC 抗原）（见第七章）。人类 MHC 抗原即 HLA 抗原，由第 6 号常染色体短臂上一组紧密连锁的基因群所编码，广泛表达于机体所有有核细胞表面。人群中 HLA 具有极为复杂的多态性，使其成为同种异体移植中介导强烈排斥反应的最重要同种异型抗原。

2. 次要组织相容性抗原 在同种异型移植中，即使供、受者间 MHC 抗原完全相配，仍不可避免会发生排斥反应，只是速度较慢、程度较轻。引起较弱排斥反应的抗原称为次要组织相容抗原（mH 抗原），包括与性别相关的 mH 抗原（Y 染色体基因编码的产物）和由常染色体编码的 mH 抗原（如人的 HA-1、HA-2、HA-3、HA-4、HA-5 等），它们不能被受者 T 细胞直接识别，须以 MHC 限制性方式被识别。虽然单个 mH 抗原诱导的排斥反应一般较弱而缓慢，但若多个 mH 抗原不相符也会导致快速而强烈的排斥反应。因此，在 HLA 配型时如能兼顾 mH 抗原，可望改善移植术预后。

3. 其他同种异型抗原

（1）组织特异性抗原：指特异性表达于某一

器官、组织或细胞表面的抗原。例如：皮肤组织可特异性表达 SK 抗原，后者与自身 MHC 结合为复合物，移植后通过直接提呈方式激活受者 T 细胞，导致移植排斥反应。

不同组织、器官所表达的组织特异性抗原其免疫原性各异，故相同供、受者间进行不同组织器官移植，所发生的排斥反应程度亦各异，从强至弱依次为皮肤、肾、心、胰、肝。

(2) 血型抗原：人 ABO 血型抗原广泛分布于红细胞、血管内皮细胞和肝、肾等组织细胞表面，其中血管内皮细胞表达的 ABO 血型抗原在排斥反应发生中具有重要作用。ABO 血型不相符的宿主体内存在抗供者血型抗原的天然抗体，后者可迅速与血管内皮细胞表面 ABO 血型抗原结合，通过激活补体而损伤血管内皮细胞，形成血栓，导致超急性排斥反应，迅速损伤移植物。

（二）同种异型抗原的提呈与识别机制

与普通抗原相比，同种异型抗原诱导机体产生的免疫应答具有如下特点：①体内被激活的淋巴细胞克隆数极高，从而引发强烈免疫应答；②参与对同种异型抗原产生应答的细胞，包括供受者双方的 APC（主要是 DC）和淋巴细胞。因此，同种异型抗原的提呈和识别具有其特殊性。

移植器官与受者血管接通后，残留于移植物血管内的白细胞（包括 DC 和淋巴细胞）即进入受者血循环，并向受者外周淋巴器官迁移。上述供者来源的白细胞又称**过客白细胞**（passenger leukocyte），其中的 DC 是参与同种抗原提呈和识别的重要 APC。另外，受者来源 APC 也可进入移植物组织，通过摄取和提呈同种抗原而参与移植排斥反应。

长期以来，受者 T 细胞如何跨越 MHC 限制性而识别移植抗原，始终是困扰人们的难题。近年的研究进展已确认，受者 T 细胞 TCR 可通过直接识别和间接识别两条途径识别移植物组织细胞表面的同种异型 MHC 分子（图 20-3）。

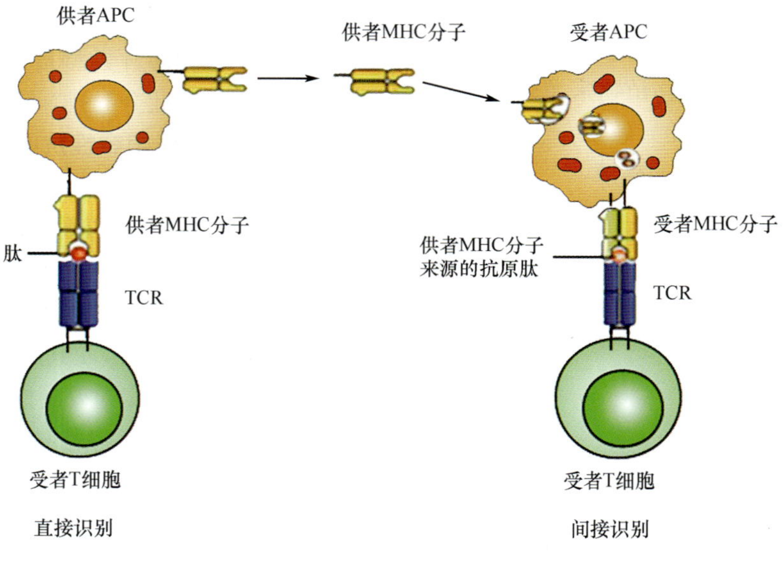

图 20-3 直接识别和间接识别示意图

（图左）直接识别：受者 T 细胞的 TCR 识别由供者 APC 提呈的抗原肽-供者 MHC 分子复合物；（图右）间接识别：供者 MHC 分子被受者 APC 摄取、加工、处理、提呈→受者 T 细胞的 TCR 识别受者 APC 表面的供者 MHC 分子来源的抗原肽-受者 MHC 分子复合物

1. 直接识别（direct recognition） 指受者 T 细胞可直接识别供者 APC 表面的抗原肽-同种异型 MHC 分子复合物。该途径是同种移植所特有的抗原提呈与识别方式，其在急性排斥反应早期发挥重要作用。

机体针对普通外源抗原产生应答的过程中，由于普通抗原所含 T 细胞表位数目有限，仅能激活约占机体 T 细胞库 1/10000 的克隆。但在同种移植直接识别途径中，被激活的同种反应性 T 细胞克隆约占 T 细胞库的 1%～10%，其机制为：①MHC 具有多基因性，供者 APC 表面均表达多个 MHC 基因座（如 HLA-DR、HLA-DQ、HLA-DP）等位基因的编码产物；②供者自身抗原肽或非供者自身的外源抗原肽种类极多，它们均可分别与供者的同种异型 MHC 分子结合，形成数目众多的抗原肽-同种异型 MHC 分子复合物，并被受者体内不同的特异性 T 细胞克隆所识别；③受者体内预存的某些记忆性 T 细胞克隆（如针对病毒等微生物抗原的记忆细胞）可交叉识别抗原肽-同种异型 MHC 分子复合物。

由于上述原因，体内参与同种抗原直接识别的 T 细胞克隆为数众多，同时直接识别不涉及受者抗原摄取、加工和处理，故免疫应答（排斥反应）快速发生。通过直接识别激活的 T 细胞亚群中，同种反应性 CTL 在急性排斥反应中发挥重要作用。

*** 对直接识别机制的认识**

按照经典的 MHC 限制性理论，MHC 型别相同的 APC 和 T 细胞间才能相互作用。同种抗原直接识别途径中，供者 APC 与受者 T 细胞间 MHC 型别各异，理论上二者不能发生相互作用。对直接识别机制与经典理论相悖这一现象，现代免疫学提出了某些解释。

晶体衍射技术证实，TCR 乃识别抗原肽和 MHC 分子的复合结构（pMHC），三者（TCR-p-MHC）的结合界面由 TCR 互补决定区（CDR）、MHC 分子抗原结合槽的 α 螺旋及抗原肽组成。已发现，任一 T 细胞克隆具有交叉识别不同 pMHC 的潜能，其可能的机制为：①TCR 识别具有简并性（degeneracy），可识别结构相似或相同的 pMHC（前提是某些抗原肽-供者 MHC 分子复合物可模拟抗原肽-受者 MHC 分子复合物）；②TCR 的 CDR 具有包容性（flexibility），可通过构型改变而识别不同 pMHC。由此，供者 APC 表面所表达含供者 MHC 分子的多种复合结构（即新表位），均可直接被受者同种反应性 T 细胞交叉识别。（图 20-4）

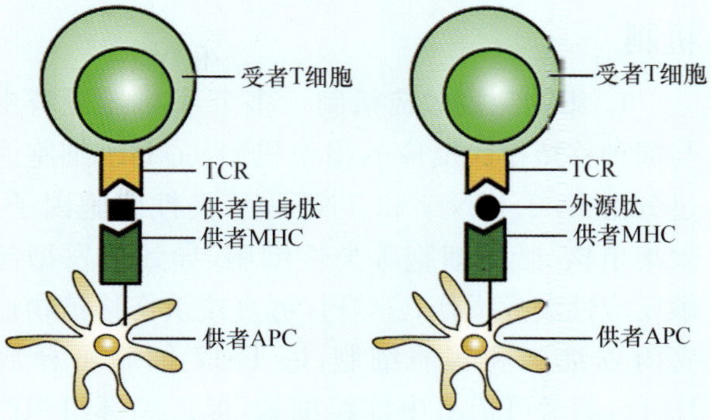

图 20-4　直接识别途径的靶结构

直接识别途径中，受者 T 细胞识别供者 APC 所提呈的 2 类复合结构：（图左）供者自身抗原肽-供者（同种异型）MHC 分子；（图右）非供者自身的外来抗原肽-供者（同种异型）MHC 分子

2. 间接识别（indirect recognition）　指受者 APC 提呈同种异型抗原肽供受者 T 细胞识别。同种异型 MHC 抗原在结构上不同于受者自身组织成分，故亦属“非己”抗原，也可按普通外来抗原的方式被提呈。其过程为：移植物细胞本身或移植物细胞表面同种 MHC 分子脱落，它们均可被受者 APC 摄取、加工和处理，形成供者 MHC 抗原肽-受者 MHC Ⅱ类分子复合物，继而提呈给受者 $CD4^+$ T 细胞，使之活化（图 20-5）。通过间接识别激活的 T 细胞亚群中，Th1 细胞（和 Th17 细胞）在排反应中发挥重要作用，继而激活巨噬细胞介导移植物损伤和修复。

间接识别与 T 细胞识别任何外源抗原的机制相同。移植物细胞表达的 MHC 分子是异源蛋白的主要来源，故供者与受者 MHC 分子间差异越大，则免疫原性越强，由此导致的同种异体免疫应答亦更强烈。间接识别在急性排斥反应中晚期和慢性排斥反应中发挥重要作用。

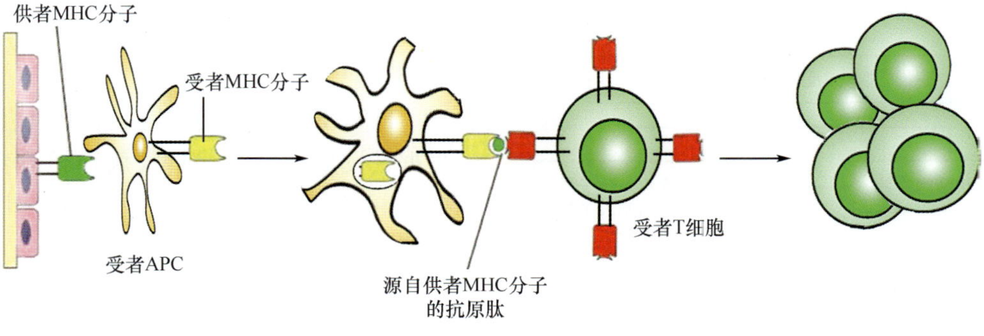

图 20-5　同种异型抗原的间接识别

移植物细胞从移植器官脱落或移植物细胞表面 MHC 分子脱落→被受者 APC 摄取、加工和处理→形成供者 MHC 来源的抗原肽-受者 MHC Ⅱ类分子复合物→被提呈给受者 $CD4^+$ T 细胞→使之活化

（三）（急性）同种移植排斥反应的效应机制

1. 细胞免疫效应机制 多个 T 细胞亚群参与同种移植排斥反应的损伤机制：①Th1 细胞通过分泌 IL-2、IFN-γ 和 TNF-α 等炎性细胞因子，聚集单核/巨噬细胞等炎性细胞，导致迟发型超敏反应性炎症损伤；②CTL 可直接杀伤移植物血管内皮细胞和实质细胞；③Th17 细胞可释放 IL-17，后者可招募中性粒细胞，促进局部组织产生炎症因子、趋化因子（IL-6、IL-8、MCP-1 等）并表达基质金属蛋白酶，介导炎性细胞浸润和组织损伤。

2. 体液免疫效应机制 体液免疫在急性排斥反应中发挥一定作用。急性排斥反应后期，机体产生抗同种异型组织抗原的抗体，其通过不同机制损伤移植物细胞：形成免疫复合物，通过激活补体而损害移植物血管内皮细胞；通过 ADCC、调理作用，介导或促进效应细胞对移植物细胞的杀伤和吞噬。

3. 移植排斥反应的固有免疫损伤机制 同种器官移植术中，诸多因素可启动移植物非特异性损伤，例如：①外科手术所致的机械性损伤；②移植物被摘取→植入受者体内→恢复血循环，此过程必然出现缺血和缺氧所致组织损伤；③移植物植入并恢复血循环所致缺血/再灌注损伤，通过大量产生氧自由基而损伤组织细胞。上述作用的综合效应是诱导细胞应激，继发炎性"瀑布式"反应，导致移植物组织细胞发生炎症、损伤和死亡。（图 20-6）

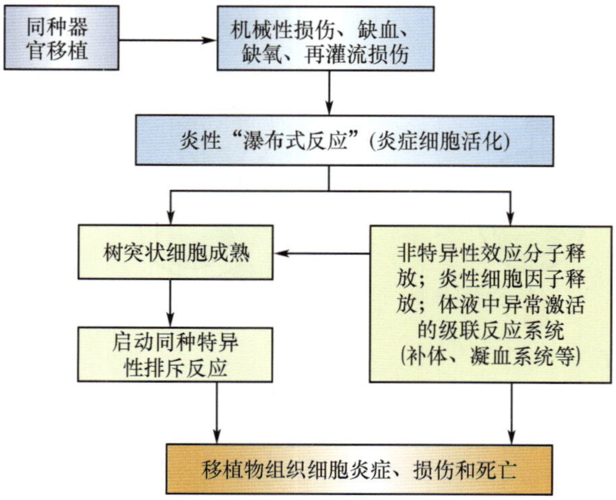

图 20-6 固有免疫直接、间接启动移植排斥反应

（1）参与同种排斥反应的非特异性效应分子：移植术中，损伤的组织细胞所释放某些因子和由于细胞应激而释放的多种炎症介质均参与排斥反应效应机制。例如：①体内坏死细胞可释放某些非特异性效应分子，即损伤相关的分子模式（DAMP），如热休克蛋白（HSP）、高迁移率族蛋白（HMGB1）等，它们与相应 PRR 结合，可促进 DC 和巨噬细胞成熟、活化，促进炎性细胞因子产生，诱导血管内皮细胞活化，增强移植组织细胞对缺血/再灌注损伤的敏感性；②激活的 DC 和巨噬细胞可产生大量炎性细胞因子和趋化因子，通过直接致炎效应或趋化炎症细胞的作用，导致移植物炎症性损伤；③某些脂类炎症介质[如环氧化酶 2（cyclooxygenase 2，COX2）、前列腺素、白三烯、血小板活化因子（platelet activating factor，PAF）等]、氧自由基等也可介导移植物炎症性损伤。

（2）参与同种排斥反应的固有免疫效应细胞：①中性粒细胞是参与早期炎症反应最重要的细胞成分，移植物局部所产生的 CXC 亚族趋化因子和 LTB4、补体 C5a 等协同作用下，中性粒细胞向发生缺血-再灌注损伤的移植物部位浸润，活化的中性粒细胞释放大量氧自由基和蛋白溶解酶等效应分子，可造成移植物组织损伤；②受者 NK 细胞表面杀伤细胞抑制受体不能识别移植物细胞表面同种异型 MHC 分子，从而使 NK 细胞激活并介导移植物损伤。

第二节 临床同种异基因移植排斥反应的类型

（一）宿主抗移植物反应（host versus graft reaction，HVGR）

HVGR 见于实质器官（如心、肾、肝等）移植，根据其发生的时间、强度、病理学改变特点及其机制，可分为超急性、急性及慢性排斥反应三种类型。兹以肾移植为例介绍如下。

1. 超急性排斥反应（hyperacute rejection，HAR） 指移植物与受者血管接通后数分钟至数小时内发生的不可逆性排斥反应，可分为经典（发生于移植后 24 小时内）和延迟性（发生于 24 小时后）超急性排斥反应。超急性排斥反应常见于移植术前反复多次输血、多次妊娠、长期血液透析或再次移植的个体。另外,人血清存在抗猪血管内皮细胞 α-1,3-Gal 抗原的天然抗体,故猪-人异种移植可发生超急性排斥反应。

超急性排斥反应发生机制是:受者体内预先存在针对供者同种异型抗原(如 HLA 抗原、ABO 血型抗原、血小板抗原等)的抗体(多属 IgM 类)。移植物与受者血管接通后,受者体内预存的抗体可随血流而迅速进入移植物,与其细胞(尤其是血管内皮细胞)表面相应抗原结合,通过激活补体系统而发挥如下效应:①形成膜攻击复合物,损伤移植物细胞;②触发凝血系统,导致微血管内凝血;③促进内皮细胞活化并分泌某些活性物质,启动凝血级联反应。上述效应可使血管通透性增高、中性粒细胞和血小板聚集、纤维蛋白沉积,引起出血、水肿、血管内凝血和血栓形成,导致移植器官急性坏死。

超急性排斥反应一旦启动即难以控制,免疫抑制药物的治疗效果不佳。预防超急性排斥反应的主要策略为:确保供者、受者 ABO 血型相配;借助受者血清与供者淋巴细胞的交叉配合试验进行筛选;对曾反复多次输血、多次妊娠、长期血液透析或再次移植的受者,在不同时期多次反复进行淋巴细胞交叉配型试验。

2. 急性排斥反应(acute rejection) 是同种器官移植中最常见的排斥反应,其特点为:一般在移植术后数日至两周左右出现,3 个月后反应逐渐减弱,但一年内常反复发生;在减量使用免疫抑制药物等情况下,术后很长时间仍可发生;病理特征为实质性细胞坏死,伴有淋巴细胞和巨噬细胞浸润。在早期临床症状不明显时,可应用免疫抑制药物阻断急性排斥反应发展,一旦移植物功能明显减退、症状明显时,药物治疗通常难以逆转病情。

急性排斥反应主要由细胞免疫应答所致:①早期,表达同种异型抗原的供者 APC(尤其是 DC)迁移至受者外周淋巴组织,以直接提呈方式激活同种反应性 $CD4^+$ T 细胞;②后期,受者 APC 在移植物局部摄取同种异型抗原,迁移至外周淋巴组织并以间接提呈方式激活 T 细胞。Th1、Th17 和 CTL 是主要的效应细胞。

在急性排斥反应后期,受者体内产生抗同种异型抗原的抗体和抗内皮细胞表面分子的抗体,它们介导损伤作用的机制是:①通过 ADCC、调理作用,促进效应细胞杀伤和吞噬移植物细胞;②与相应抗原形成抗原-抗体复合物,通过激活补体系统而损害移植物血管。

3. 慢性排斥反应(chronic rejection) 又称移植物慢性失功,多发生于移植术后数周、数月甚至数年,病程进展较缓慢,常呈隐匿性,其病变特点是组织结构损伤、纤维增生和血管平滑肌细胞增生,导致移植器官功能进行性丧失。自从 CsA 等免疫抑制剂被广泛应用,急性排斥反应得到有效控制,慢性排斥反应目前已成为影响移植物长期存活的主要障碍。慢性排斥反应是多种损伤效应的综合表现,其发生机制尚未完全清楚,主要涉及免疫学和非免疫学机制。

(1) 免疫学机制:反复发作的急性排斥反应可能是导致慢性排斥反应组织损伤的重要原因。细胞免疫和体液免疫均参与慢性排斥所致损伤,其病理学机制可能为:①特异性抗体或细胞免疫导致微血管内皮细胞损伤;②慢性迟发型超敏反应诱使巨噬细胞分泌平滑肌细胞生长因子,导致动脉血管内膜平滑肌细胞增生、动脉硬化、血管壁炎性细胞浸润等。

(2) 非免疫学机制:多种非免疫学因素参与慢性排斥反应发生,例如:移植术后早期出现缺血/再灌注损伤;移植器官去神经支配和血管损伤;免疫抑制药物毒性作用;受者并发高脂血症、高血压和慢性巨细胞病毒感染等。

慢性排斥反应对免疫抑制剂不敏感,从而成为影响移植物长期存活的主要原因。针对各种可能影响因素进行干预可延长移植物存活,例如:缩短冷、热缺血时间,减轻再灌注损伤;设计合理的免疫抑制剂给药方案,减少或减缓急性排斥反应发生;使用毒副作用较轻的新型免疫抑制药物等。

(二) 移植物抗宿主反应(graft versus host reaction,GVHR)

GVHR 主要见于骨髓、造血干细胞或其他免疫细胞移植。其机制是:存在于移植物中的(供者)淋巴细胞,可识别受者同种异型抗原并发动免疫攻击,从而诱发针对受者的排斥反应。引发 GVHR 的条件为:①移植物中含一定数量成熟淋巴细胞(尤其是 T 细胞);②宿主免疫功能低下(被抑制或免疫缺陷),不能清除移植物中淋巴细胞;③供者、受者组织相容性差,主要为 MHC 不相合,某些情况下 mHC 抗原不相合也可能导致 GVHR。

GVHR主要见于造血干细胞移植[包括骨髓移植(bone marrow transplantation,BMT)],是影响移植成功的首要因素。此外,某些富含淋巴细胞的器官(如胸腺、小肠和肝)移植以及免疫缺陷个体接受大量输血时,也可能发生。GVHR可损伤宿主组织和器官,引起**移植物抗宿主病**(graft versus host disease,GVHD)。

GVHD发生的主要机制是:骨髓移植物中T细胞识别宿主的同种MHC抗原,增殖分化为效应T细胞,对宿主组织或器官发动免疫攻击。近年报道,细胞因子网络失衡可能是造成GVHD组织损伤的重要原因:供者$CD4^+$ T细胞被激活,产生IL-2、IFN-γ、TNF-α等细胞因子并表达相应受体,反馈性促进供者T细胞进一步激活和产生更多细胞因子;过量细胞因子本身具有细胞毒作用,并可激活$CD8^+$ CTL、Mϕ、NK细胞等效应细胞,直接、间接杀伤宿主靶细胞。

急性GVHD主要引起皮肤、肝脏和胃肠道等多器官上皮细胞坏死,临床表现为皮疹、黄疸和腹泻等,严重者皮肤和肠道黏膜剥落,并易继发感染而致死亡。慢性GVHD可引起皮肤病、血小板减少、一个或多个器官纤维化和萎缩,导致器官功能进行性丧失。

骨髓移植物中供者来源的免疫细胞对受者体内残存的白血病细胞可发动攻击,此为**移植物抗白血病反应**(graft versus leukemia reaction,GVLR)。临床资料显示,自体或同基因骨髓移植者白血病复发率高,但HLA型别相合的异基因骨髓移植则复发率明显降低,提示GVHR对防止骨髓移植后白血病复发具有重要意义。GVLR可被视为特殊类型的GVHR,主要由次要组织相容性抗原、相对特异性的血细胞抗原、白血病特异性抗原及某些在白血病时表达增高的正常蛋白等所引起。

*** 造血干细胞移植**

造血干细胞(hematopoietic stem cell,HSC)主要来源于骨髓、外周血和脐带血,其具有自我更新能力,可分化为不同谱系的血细胞。造血干细胞移植(hematopoietic stem cell transplantation,HSCT)已被广泛用于治疗血液系统恶性疾病(如白血病、淋巴瘤)、遗传性血液病、某些经放疗或化疗的恶性实体肿瘤、先天性免疫缺陷和代谢失调等,以重建正常造血和免疫功能。

理论上,造血干细胞移植可同时导致HVGR和GVHR,但由于HSCT患者多伴严重免疫缺陷,故主要表现为GVHR。GVHD一旦发生,一般难以逆转,不仅导致移植失败,还可威胁受者生命。因此,移植术前须进行严格的HLA配型,或预先清除移植物中成熟T细胞,以避免或减轻GVHD的发生。

HLA的遗传特点决定了筛选造血干细胞供者的策略:由于HLA基因为单体型遗传,故在同胞兄弟姐妹中筛选出HLA全相合供者的几率最高;由于HLA具有高度多态性,故在无关个体中探寻合适的供者十分困难。为克服供者来源稀缺的困难,国际上多个国家和地区已建立造血干细胞捐赠者资料库,通过对大样本捐赠者进行HLA型别分析,为筛选合适供者提供线索。截止至2011年12月,由中国红十字总会主持建立的中国造血干细胞捐赠者资料库(简称中华骨髓库)已有入库资料180万人份,并为数千名患者筛选出HLA相合的供者。

第三节 同种异型移植排斥反应的防治

防治同种异型移植排斥反应的基本原则是:①供者与受者间HLA尽可能相符,以降低移植物组织抗原的免疫原性;②通过免疫抑制疗法抗排斥反应;③诱导受者对移植物建立特异性免疫耐受。

(一) 供者选择

1. 检测预存抗体 在ABO血型相同的基础上,取受者血清和供者淋巴细胞作交叉细胞毒试验,检测受者体内是否预先存在抗供者同种异型抗原的抗体,以避免发生超急性排斥反应。

2. HLA配型 HLA抗原是诱发同种排斥反应的主要同种抗原,故应尽可能选择与受者HLA型别相同或相近的供者。临床资料证明,供者、受者间HLA等位基因相合的数目越多,移植排斥反应越弱,移植物存活率越高。各HLA基因座在诱导排斥反应中的重要性依次为HLA-DR(DQ)、HLA-B和HLA-A。

鉴于HLA系统具有高度多态性,某些携带低频率HLA基因型的受者难以找到最佳配型的供者。为此,在大样本群体分析和临床观察的基础上，可选择"允许范围内不匹配"(permissible mismatch)的供者器官。

由于导致排斥反应的同种抗原不仅限于HLA，故有必要进行交叉配型，这对骨髓移植尤为重要。其原理为：供者和受者淋巴细胞互为反应细胞，分别与经照射的受者和供者淋巴细胞进行单向混合淋巴细胞培养，任何一组反应过强，均提示供者选择不当。

3. 移植物与受者预处理 供者APC直接提呈抗原是激发排斥反应的重要因素，故移植术前宜充分清除移植物中残留的过路白细胞，以减轻排斥反应。

供者、受者间ABO血型物质不符可能导致强烈的排斥反应。某些情况下，为逾越ABO屏障而进行实质器官移植，有必要对受者进行预处理。其方法为：术前给受者输入特异性血小板；借助血浆置换术去除受者体内抗红细胞A、B抗原的天然抗体；也可对受者进行脾切除或免疫抑制治疗。在HLA基因型不完全相合的骨髓移植中，可预先清除骨髓移植物中T细胞，以预防或减轻GVHR。

***移植物来源不足及其对策**

同种异体器官移植物来源严重短缺，成为临床移植术面临的困境之一。目前，已尝试多种策略以期满足临床需求。例如：①借助组织工程技术复制人类器官，目前已分别在体外成功复制气管、尿道、心脏及心脏瓣膜等；②人工器官，已报道研制成功人工肾、人工肝、人工心脏等；③异种移植。

理论上，与人亲缘关系最近的灵长类动物(如狒狒、黑猩猩等)是异种移植物的最佳来源。存在的问题是：灵长类种群数目稀少、繁殖率低、难以大规模培养；脏器体积较成人明显偏小；存在逆转录病毒感染的危险；可能引发伦理学争论。目前，猪被视为最具应用前景的异种器官供体动物，其优点是：种群数量众多，饲养与繁殖方便；脏器大小与成人接近；某些脏器(如心脏)主要解剖学和生理学指标与人相近。

但是，猪→灵长类动物的异种移植面临如下障碍：①灵长类动物血清中存在天然抗体，可识别猪血管内皮细胞表面半乳糖成分α-1,3-半乳糖苷(α-1,3-Gal)，猪源器官植入人体后，受者血清中天然抗体与相应异种抗原结合，可通过激活补体而介导补体依赖的细胞毒效应，导致超急性排斥反应；②潜在的病原体可能通过移植物而跨越种间屏障，传染给人类，已发现猪内源性逆转录病毒能感染人细胞；③猪源器官与人类生理学不相容性。

目前，已开展相关实验研究以克服猪→人器官移植所致超急性排斥反应，其基本原理为：借助亲和层析技术等清除人血清内的抗半乳糖天然抗体；敲除(knockout)猪的半乳糖转移酶基因，或借助反义技术抑制异种移植物细胞表达α半乳糖；阻断受者补体激活途径(见第四章)。迄今相关实验研究已取得某些进展，但异种移植的临床应用尚有待时日。

(二) 免疫抑制治疗

借助免疫抑制药物预防和治疗移植排斥反应，是临床器官移植的常规疗法。

1. 激素和抑制代谢药物 糖皮质激素的应用极为广泛，其具有抗炎作用，可降低移植物炎症反应，减轻排斥反应所致组织损伤。抗代谢药物(如硫唑嘌呤、环磷酰胺)可杀伤快速分化和增殖的细胞，可抑制T细胞增殖、分化，但也对造血干细胞等具有毒性。

2. 抑制T细胞活化的药物 此类药物多属大环内酯类免疫抑制剂[如环孢素A(CsA)、FK506和西罗莫司(rapamycin)等]，来源于一种真菌代谢产物，其作用机制为：通过抑制TCR信号转导相关的钙调磷酸酶(calcineurin)而抑制转录因子NF-AT，从而阻断IL-2基因转录并抑制T细胞增殖。另外，近年从中药冬虫夏草子囊菌亚门赤僵菌培养液提取出抗生素成分ISP-1，由此合成一种新型免疫抑制剂FTY720，其作用机制可能为：①诱导淋巴细胞凋亡；②诱导淋巴细胞归巢并抑制再循环；③介导Th2细胞偏移。

3. 抗体及其他生物制剂 应用抗IL-2受体(CD25)单抗、抗黏附分子(LFA-1、ICAM-1、VACM-1)单抗、抗T细胞表面标志(CD3、CD4、CD8)单抗等，可抑制免疫细胞活化及功能。

(三) 诱导移植耐受的策略及其原理

移植术后长期应用免疫抑制剂可导致严重的毒副作用，易继发肿瘤、感染等。理论上，诱导受者产生针对移植物的耐受是克服排斥反应的最佳策略。**移植耐受**(transplantation tolerance)指受者免疫系统对同种异型移植抗原物的特异性无应答，但对其他抗原的应答保持正常。诱导受者产生移植耐受的机制十分复杂，涉及免疫清除、免疫失能、免疫抑制和免疫调节等，本章仅简介目前已开展临床试验或动物实验的若干策略。

1. 诱导同种异基因嵌合体 在移植免疫学范畴,同种异基因嵌合状态指同种移植受者体内检出供者细胞或遗传物质的现象。

(1)建立同种异基因造血干细胞嵌合体:通过大剂量全身放射线照射以破坏宿主造血系统和免疫系统,然后进行同种异型造血干细胞移植,可建立同种异基因造血干细胞嵌合体。其机制为:供者造血干细胞在宿主体内发育为成熟淋巴细胞的过程中,经历阴性选择,使针对受者同种异型抗原的淋巴细胞克隆被清除,故重建后的宿主免疫系统对受者及供者组织抗原均产生耐受。

(2)建立混合嵌合体:在持续应用免疫抑制剂的情况下,多次给宿主输注供者造血干细胞细胞,可建立混合嵌合体。其机制是:功能低下的宿主免疫系统不能完全“消灭”移植物细胞,移植物中少量T细胞也不能引起GVHR,最终形成供、受者免疫细胞共存的混合嵌合状态。

2. 应用供者抗原主动诱导移植耐受 T细胞在胸腺内经历阴性选择的机制是:TCR识别并结合自身抗原肽-MHC分子复合物,诱导自身反应性T细胞凋亡,从而形成自身耐受。据此,通过向胸腺内注射供者抗原或进行同种胸腺移植,可使针对供者同种异型抗原的特异性T细胞在成熟过程中被清除。

3. 阻断共刺激通路诱导同种反应性T细胞失能 相关策略为:①应用CTLA-4Ig(为CTLA-4分子胞外区和抗体Fc段构成的融合蛋白),通过与B7-1、B7-2竞争性结合,可阻断CD28/B7共刺激通路;②应用抗CD40L单抗,阻断CD40L/CD40共刺激通路。

4. 诱生及过继“耐受性DC” 某些耐受性DC亚类(如未成熟DC或分泌IDO的DC),其低表达B7等共刺激分子和MHC Ⅱ类分子,并可分泌具有免疫抑制作用的细胞因子和效应分子。将此类DC过继输入给受者,可能诱导移植耐受。另外,将IL-10、TGF-β、CTLA4-Ig等基因导入DC,可增强DC诱导移植耐受的效应。

(四)移植后的免疫监测

感染和排斥反应是移植后早期的主要并发症和死亡原因,而药物毒性、慢性排斥反应和恶性肿瘤是器官移植的长期并发症。因此,移植术后的免疫监测十分重要,以期对移植排斥反应进行早期诊断和鉴别诊断,并准确评估抗排斥药物疗效,为合理使用免疫抑制剂和采取其他防治措施提供依据。目前的免疫学监测技术尚未能完全满足临床需要,通常须结合多项指标和临床表现进行综合分析。常用的监测指标为:淋巴细胞亚群数量、比例及其功能;移植物浸润细胞功能特征;移植物内细胞因子表达水平等。

*** 移植免疫相关的临床现象——母胎耐受**

母胎耐受的机制是长期困惑免疫学家的难题,例如:①同种异基因组织器官移植必然发生排斥反应,人是二倍体动物,胎儿携带父方HLA单体型,但胎儿作为特殊的同种移植物,却得以在母体内长期存活,直至安全分娩;②母体确实可产生针对父源HLA抗原的免疫应答,如多次妊娠的母体内可检出抗父亲异型HLA的抗体。因此,探讨母胎耐受的机制,有助于对移植排斥反应本质获得新的认识,并为探索诱导移植耐受的新策略提供依据。近年文献已对母胎耐受现象提出若干解释。

1. 胎盘的屏蔽作用

(1)解剖学屏蔽作用:胎盘(属于胎儿组织)可屏蔽母体T细胞识别胎儿组织,其机制为:①位于母胎界面的胎儿滋养层细胞不表达经典HLA Ⅰ、Ⅱ类分子,使其得以避免被母体T细胞识别和攻击;②滋养层细胞可表达HLA-G、HLA-E等非经典HLA Ⅰ类分子,通过与NK细胞表面抑制性受体(IKR)结合而抑制NK细胞对胎儿组织的杀伤作用。

(2)主动屏蔽机制:滋养层细胞表达高水平色氨酸代谢限速酶IDO,后者可分解母胎界面的色氨酸,而色氨酸乃T细胞活化所必需,从而可抑制T细胞活化。已发现,正常孕妇体内T细胞即使对胎儿组织所表达(来自父方)的同种异体HLA分子产生应答,但由于色氨酸被IDO所耗竭,使T细胞应答和激活被抑制。

2. 胎盘局部的免疫抑制状态 机制为:①滋养层细胞和子宫蜕膜可高表达补体C3和C4的抑制分子Crry,从而阻断补体经典激活途径;②子宫上皮细胞和滋养层细胞可分泌TGF-β、IL-4和IL-10等细胞因子,从而抑制Th1细胞所介导的排斥反应。

小 结

异体细胞、组织或器官移植通常会引起宿主抗移植物排斥反应，其本质上是一种针对同种异型移植抗原（主要是MHC/HLA抗原）的适应性免疫应答。根据器官移植术后排斥反应发生的时间、强度、病理学特点及机制，可分为超急性、急性和慢性排斥反应。

移植物抗宿主反应常见于骨髓移植，机制是：移植物中的淋巴细胞识别受者同种异型抗原并发动免疫攻击。

受者T细胞可识别供者APC表面（任何）抗原肽-供者同种异型MHC分子复合物，此为直接识别途径，在急性排斥反应早期发挥重要作用。受者T细胞也可识别由受者APC摄取、加工并提呈的供者MHC抗原肽-受者MHC分子复合物，此为间接识别途径，在急性排斥反应晚期发挥重要作用。

防治同种异型移植排斥反应的主要策略是选择MHC适配的供者并适当应用免疫抑制剂。影响移植术临床应用和推广的主要因素是移植排斥反应和移植物来源严重不足。为此，诱导移植耐受和探索以猪源器官为主的异种移植，成为移植学研究领域受关注的课题。

（章崇杰）

第二十一章　免疫病理之六：肿瘤免疫

肿瘤免疫学（tumor immunology）是研究肿瘤免疫原性、机体对肿瘤免疫应答、机体免疫状态与肿瘤发生发展相互关系及肿瘤免疫诊断、预防和治疗等内容的学科。

肿瘤免疫学历经数十年发展历程：20 世纪 50 年代，随着纯系小鼠培育成功，得以证实化学致癌剂甲基胆蒽（methylcholanthrene ，MCA）诱发小鼠肉瘤所表达的移植排斥抗原乃肿瘤特异性抗原；其后证实，其他致癌因素所致肿瘤也表达肿瘤抗原，且后者所诱导的免疫应答具有抗肿瘤作用，Thomas 据此于 1959 年首先提出"免疫监视"概念；60 年代，体外实验证实肿瘤患者的淋巴细胞、巨噬细胞和细胞毒性抗体等均具有抗肿瘤效应；70 年代，随单克隆抗体问世，肿瘤免疫诊断和免疫治疗迅速发展；80 年代以来，生物化学、细胞生物学及分子生物学的发展及新技术应用，进一步推动肿瘤免疫学发展。

目前，人们对肿瘤抗原的性质、肿瘤抗原提呈、肿瘤免疫应答启动、抗肿瘤免疫效应的分子机制及肿瘤逃逸机体免疫攻击等有了更深入了解。随着各种肿瘤抗原基因不断被发现并克隆成功，极大丰富了肿瘤免疫学理论，肿瘤免疫诊断和免疫治疗也展示出新的应用前景。

第一节　肿 瘤 抗 原

肿瘤抗原（tumor antigen）泛指肿瘤发生、发展过程中新出现或过度表达的抗原物质，其在肿瘤发生、发展及诱导机体产生抗瘤免疫应答中起重要作用，并可作为肿瘤免疫诊断的标志物和治疗的靶分子。肿瘤免疫理论及其临床应用主要取决于肿瘤细胞是否表达肿瘤抗原，故鉴定人类恶性肿瘤抗原并阐明其分子特征成为肿瘤免疫学研究的热点。

（一）肿瘤抗原分类

肿瘤抗原分类尚无统一标准，本节仅介绍两种常见分类方法。

1. 根据肿瘤抗原的特异性分类　根据肿瘤抗原的特异性，可分为肿瘤特异性抗原和肿瘤相关抗原。

（1）**肿瘤特异性抗原**（tumor specific antigen，TSA）：TSA 指仅表达于肿瘤细胞而不表达于正常细胞的抗原。最早是通过近交系小鼠间进行肿瘤移植排斥实验而证实肿瘤抗原的存在（图 21-1）：首先用化学致癌剂诱导小鼠产生肿瘤，待肿瘤长至一定大小时以手术切除；若将所切除的肿瘤组织移植给正常同系小鼠，可生长出肿瘤；若将此肿瘤移植至切除肿瘤的小鼠，或将此肿瘤移植给同系正常小鼠同时输注原有肿瘤小鼠的 $CD8^+$ T 细胞，则所移植的肿瘤被排斥。上述试验表明，该肿瘤携带可诱导机体产生特异性抗肿瘤应答的抗原。由于此类抗原是借助动物肿瘤移植排斥实验所证明，故又称**肿瘤特异性移植抗原**（tumor specific transplantation antigen，TSTA）。TSA 主要诱发 T 细胞免疫应答。

已证实，化学、物理和生物（如病毒）因素诱生的肿瘤和自发性肿瘤均可表达肿瘤特异性抗原，如 P815 肥大细胞瘤表达 P815A 和 P815B 抗原、Meth A 纤维肉瘤表达 MethA 抗原、多种肿瘤表达突变的癌基因 ras 等。

（2）**肿瘤相关抗原**（tumor associated antigen，TAA）：TAA 指并非肿瘤细胞特有、正常组织或细胞也可表达的抗原物质，但在细胞癌变时其含量明显增高。此类抗原仅表现为量的变化，而无严格的肿瘤特异性。TAA 通常可活化 B 细胞产生相应抗体。多数人类肿瘤抗原均为 TAA，如肝癌相关的甲胎蛋白、胃肠道肿瘤相关的癌胚抗原等。

2. 根据肿瘤产生的机制分类

（1）理化因素诱发的肿瘤抗原：某些化学制剂（甲基胆蒽、氨基偶氮染料、二乙基亚硝胺）或物理因素（如紫外线、X 射线等）可引起基因突变或激活潜伏的致癌病毒而诱发肿瘤，并表达新抗原。

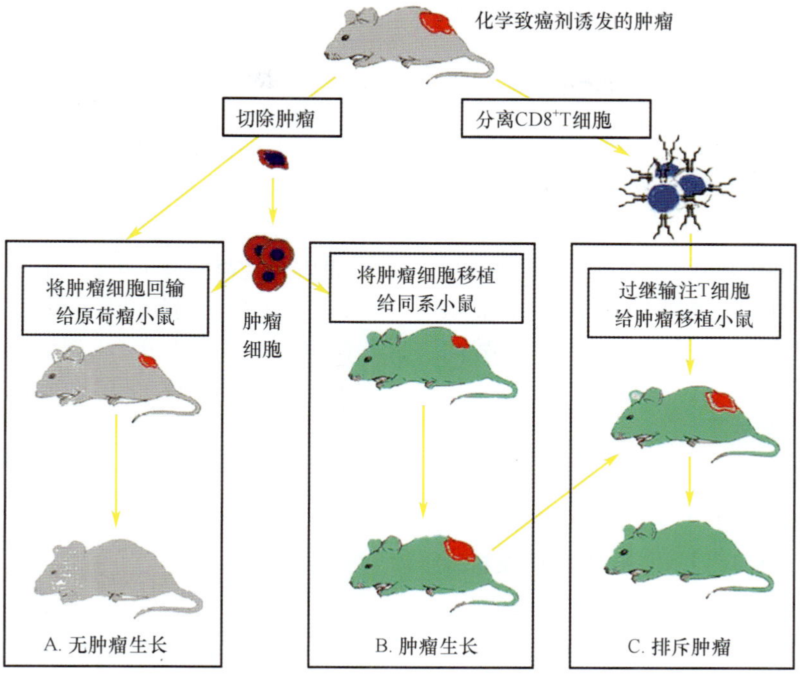

图 21-1　移植排斥实验证实存在肿瘤特异性抗原

此类抗原的特点是:特异性强;免疫原性弱;有明显个体特异性。用同一化学致癌剂或物理因素刺激,在不同个体甚至在同一个体不同部位所诱发的肿瘤,其抗原特异性各异。

(2) 病原体诱发的肿瘤抗原:某些肿瘤发生与病原体感染(尤其是病毒)相关(表 21-1),例如:人原发性肝癌与乙型肝炎病毒(HBV)、丙型肝炎病毒(HCV)相关;人宫颈癌与人乳头状瘤病毒(HPV)、单纯疱疹病毒(HSV)相关;人鼻咽癌、Burkitt 淋巴瘤与 EB 病毒(EBV)相关;人 T 细胞白血病与人嗜 T 细胞白血病病毒、Ⅰ和Ⅱ型人 T 细胞白血病病毒相关;小鼠乳腺癌与动物 B 型逆转录病毒相关;禽类和哺乳类动物白血病、肉瘤与动物 C 型逆转录病毒相关。实验研究也表明:宫颈癌、阴茎癌和肛门癌细胞可表达人类乳头瘤病毒(HPV)E6/E7 蛋白;淋巴瘤和霍奇金病瘤细胞可表达 EB 病毒 LMP2a 抗原。

目前对病毒与肿瘤发生的机制获得初步认识,已发现致癌病毒基因可整合到宿主细胞基因组中,从而诱导细胞恶变。与理化因素所诱生的肿瘤抗原不同,同一病毒所诱发的不同类型肿瘤,无论其组织来源或动物种类,均可表达相同病原体编码的抗原,且具有较强免疫原性。

(3) 自发性肿瘤抗原:自发性肿瘤指发病机制尚未阐明的肿瘤,多数人类肿瘤属此类。包括突变的基因产物、胚胎抗原、分化抗原和异常表达的正常成分等。

(二) 常见人类肿瘤抗原

1. 胚胎抗原　**胚胎抗原**(embryonic antigen)是胚胎发育期由胚胎组织产生的正常成分,出生后因其编码基因受阻遏而逐渐消失,或表达量很低。细胞癌变时,受抑制的基因脱阻遏,胚胎抗原重新合成,大量表达于肿瘤细胞表面,也可分泌到血清中,成为肿瘤诊断的重要辅助指标。人类肿瘤患者已发现多种胚胎抗原,其中对甲胎蛋白和癌胚抗原的研究最为深入。

(1) **甲胎蛋白**(alpha fetoprotein, AFP):AFP 属分泌型胚胎抗原,是 70kD 的糖蛋白,主要由胎肝和卵黄囊产生,正常成人血清含量极微($<5.8\mu g/L$),常规免疫学方法不易检出。肝细胞癌变时,血清 AFP 水平明显增加,常超过 $500\mu g/L$,可作为肝癌早期筛查、诊断、判断疗效和监视复发的重要指标。

(2) **癌胚抗原**(carcinoembryonic antigen, CEA):CEA 属膜结合型胚胎抗原,是 180kD 的糖蛋白,主要由胎儿胃肠道上皮组织、胰和肝细胞等合成,CEA 含量通常于妊娠前 6 个月内增高,出生后血清含量已很低,健康成年人血清

CEA 浓度<2.5μg/L。癌变细胞可分泌 CEA，血清 CEA 高于 20μg/L 提示可能发生消化道肿瘤。

2. 分化抗原 此类抗原是机体组织细胞发育过程中正常的表达分子。恶性肿瘤细胞分化异常，停滞于细胞发育的某个幼稚阶段，其形态和功能均类似于未分化的胚胎细胞，称为肿瘤细胞去分化（dedifferentiation）或逆分化（retro-differentiation）。因此，肿瘤细胞可表达正常组织细胞幼稚阶段的某些分化抗原（如酪氨酸酶等）。

3. 肿瘤-睾丸抗原（cancer-testis antigen，CTA） 是指表达于人多种恶性肿瘤，而在除睾丸以外正常成熟组织几乎不表达的一类肿瘤抗原。此类抗原能被自身 CTL 识别，进而诱发特异性免疫应答。CTA 首先在黑色素细胞瘤被发现，故称黑色素瘤相关抗原（melanoma associated antigen，MAA，又称 MAGE），其后发现也可表达于其他肿瘤（如非小细胞肺癌和膀胱癌等）。

4. 过度表达的抗原 组织细胞癌变后，可高表达多种正常蛋白或突变蛋白。

（1）前列腺特异性抗原（prostate specific antigen，PSA）和前列腺特异性膜抗原（prostate specific membrane antigen，PSMA）：PSA 存在于前列腺内质网、前列腺上皮细胞及分泌物中，正常前列腺及病变前列腺组织均表达 PSA，但通常血液中不能检出或仅检出极微量 PSA。一旦前列腺上皮细胞遭挤压或破坏，PSA 水平即增高。血清 PSA 是前列腺癌最敏感标志物之一，可用于人群普查、临床诊断和治疗监控。PSMA 属Ⅱ型跨膜糖蛋白，特异性表达于前列腺上皮细胞表面，前列腺癌细胞 PSMA 表达水平明显升高，被视为前列腺癌诊断和治疗的重要靶分子。

（2）Her-2/neu（即 erbB-2）：Her-2 是原癌基因，编码 185kD 跨膜蛋白，具有酪氨酸激酶活性，属人类表皮生长因子受体家族。Her-2 蛋白过度表达可作为判断乳腺癌预后的独立指标。此外，Her/neu 肿瘤抗原还可表达于卵巢癌、胃癌、食管癌、涎腺肿瘤、肺癌、胆管癌、膀胱癌、前列腺癌、结直肠癌等。

（3）G250：G250 抗原（又称 MN/CAⅨ），表达于所有肾透明细胞癌和大部分其他类型肾癌，88%的转移灶也表达该抗原，而正常肾组织和大多数其他正常组织均不表达。

*** 鉴定肿瘤抗原的新方法**

肿瘤抗原表达是诱导机体免疫应答的前提，也是探索肿瘤特异性诊断和治疗策略的关键，故鉴定肿瘤抗原成为肿瘤免疫研究领域关注的热点。

（1）T 细胞抗原表位克隆法：多数肿瘤抗原的免疫原性较弱，难以被检出、分离、纯化。近年借助 T 细胞克隆和分子生物学技术建立探寻肿瘤抗原的新方法：①用肿瘤细胞来源 cDNA 文库转染表达相应 HLA Ⅰ类分子的靶细胞，从肿瘤组织分离浸润性抗瘤 T 细胞（TIL），通过二种细胞相互作用，可用于鉴定 $CD8^+$ T 细胞识别的抗原表位；②从肿瘤细胞表面洗脱 HLA Ⅰ类分子所结合的表位肽，后者可与 APC 表面 HLA 分子结合，然后检测其与特异性抗瘤 T 细胞的反应性，通过对抗原表位肽进行纯化和测序，可从基因数据库鉴定出相关肿瘤抗原全序列，并鉴定 T 细胞抗原表位。1992 年 Boon 在克隆出肿瘤抗原 MAGE-1 基础上，鉴定出第一个 HLA 限制性抗 MAGE-1 的 T 细胞克隆及抗原表位，此成果被视为肿瘤免疫学的里程碑。

（2）重组 cDNA 表达文库的血清学分析法（serological analysis of recombinant cDNA expression library，SEREX）：该方法是 1995 年 Pfreundschuh 等建立的一种新的血清学克隆方法，其原理为：①人B 细胞可识别自身肿瘤抗原，故肿瘤患者血清中可能含有抗肿瘤抗原的特异性抗体；②建立肿瘤 cDNA 表达文库，使肿瘤抗原浓度成百倍增加，然后用肿瘤患者血清筛选文库；③阳性克隆中插入的 cDNA 被认为可能是对应于肿瘤抗原的编码基因，进一步分析阳性克隆，鉴定出相应特异性肿瘤抗原基因。借助上述方法，迄今已鉴定出 2000 余种肿瘤抗原。

第二节 机体免疫监视及抗肿瘤的免疫效应机制

（一）机体免疫监视功能

20 世纪 50 年代 Thomas 首次提出**免疫监视**（immune surveillance）概念，1970 年 Burnet 进一步完善该理论。其要点是：免疫系统能识别肿瘤细胞所表达的特异性抗原表位，从而清除体内自发产生的肿瘤细胞。但早期研究也曾获得相反证据，例如：无胸腺鼠及裸鼠中自发肿瘤发生率及化学致癌剂诱发肿瘤发生率并不比野生型鼠高。近年研究提供了存在免疫监视的若干实验依据:①敲除 IFN-γ 信号通路成分、穿孔素(perforin)及重组酶激活基因-1/2(recombinase activating gene-1/2,RAG1/2)的小鼠,对甲基胆蒽诱发肿瘤的敏感性增强;②RAG1/2 缺陷小鼠可自发产生肠道上皮性肿瘤;③结肠、直肠癌患者存活率与肿瘤局部浸润的淋巴细胞数目呈正相关。

目前一般认为:机体免疫监视功能有赖于固有免疫和适应性免疫相互配合,多种免疫细胞(如 NK 细胞、巨噬细胞、γδT 细胞、NKT 细胞、DC、T/B 细胞)及效应分子在免疫监视中发挥重要作用。正常人体每天有大量细胞(约 10^{11} 个)处于分裂状态,自发突变几率为 $10^{-9}\sim10^{-7}$,免疫系统可通过免疫监视而及时识别、清除突变细胞,一旦免疫监视功能低下,则可能发生肿瘤。

(二) 机体抗肿瘤的免疫效应机制

肿瘤细胞组织来源和产生方式不同,其免疫原性强弱各异,导致机体抗肿瘤免疫应答呈现不同特点:针对免疫原性强的肿瘤,适应性免疫应答发挥主要作用;针对免疫原性弱的肿瘤,固有免疫可能具有更重要意义。

1. 机体抗肿瘤的固有免疫效应机制

(1) 补体的溶细胞作用:肿瘤细胞能通过分泌 **C 反应蛋白**(C-reaction protein,CRP)等炎症介质,激活补体 MBL 途径,最后形成攻膜复合体而溶解肿瘤细胞。特异性抗体产生后,可与肿瘤细胞表面抗原结合,通过经典途径激活补体而溶解肿瘤细胞。

(2) NK 细胞的杀瘤效应:NK 细胞是机体抗肿瘤的第一道防线,其杀瘤效应无需抗原预先致敏、无肿瘤特异性、无 MHC 限制性。肿瘤细胞表面 MHC Ⅰ 类分子(NK 细胞抑制性受体的配体)一般表达低下或缺如,NK 细胞表面活化型受体可与肿瘤细胞表面多糖类配体结合并启动活化信号,使 NK 细胞发挥杀瘤效应。此外,抗肿瘤抗体也可发挥调理作用,并促进 NK 细胞的细胞毒作用(ADCC)。

(3) 巨噬细胞(Mϕ)的杀瘤效应:Mϕ 是重要的抗瘤效应细胞。肿瘤组织周围出现明显 Mϕ 浸润者,肿瘤转移发生率低,预后较好。已证实,激活的 Mϕ 才具有抗肿瘤活性,且其对正常组织细胞无作用。Mϕ 抗瘤作用的机制为:①活化的 Mϕ 可直接吞噬和杀伤肿瘤细胞,抗体或补体可通过调理作用增强其吞噬作用;②Mϕ可摄取、处理和提呈肿瘤抗原,诱导 T 细胞激活并发挥特异性抗瘤效应;③活化的 Mϕ 可产生、释放多种抗瘤效应分子(如溶酶体酶、NO、TNF-α 等),直接杀伤肿瘤细胞,或释放 IL-2、IFN-γ、CSF 等细胞因子,通过活化其他免疫细胞而发挥抗肿瘤效应。

(4) γδT 细胞的杀瘤效应:γδT 细胞可直接杀伤肿瘤细胞,其机制类似 CTL 及 NK 细胞,但不受 MHC 限制。γδT 细胞亦可通过分泌 IL-2、IL-4、IL-5、GM-CSF 和 TNF-α 等细胞因子而发挥抗肿瘤效应。

2. 机体抗肿瘤的适应性免疫效应机制 机体抗肿瘤的适应性免疫效应中,细胞免疫起主要作用,体液免疫通常仅起协同作用。(图 21-2)

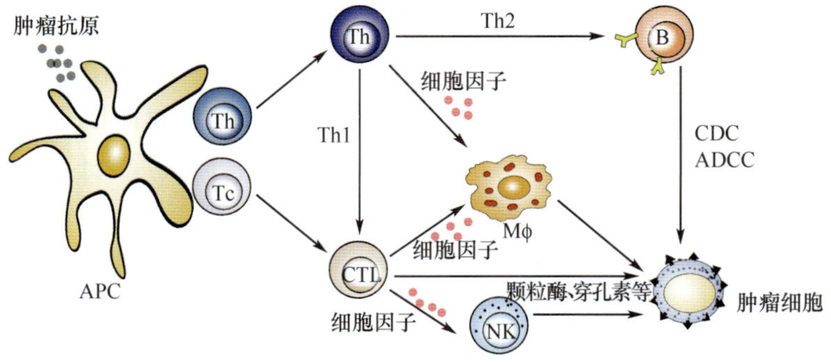

图 21-2 机体抗肿瘤的适应性免疫效应

(1) 细胞免疫效应机制

1) $CD8^+$ CTL:是机体抗肿瘤的主要效应细胞。肿瘤细胞或肿瘤细胞表面脱落的可溶性抗原被 APC 摄取,可通过交叉提呈途径,以肿瘤抗原肽-MHC Ⅰ 类分子复合物形式提呈给 $CD8^+$ CTL(图 21-2),后者被激活后发挥抗瘤效应,其机制为:①释放穿孔素、颗粒酶,介导肿瘤细胞溶解或凋亡;②活化的 CTL 表达 FasL,与瘤细胞表面 Fas 结合，介导细胞凋亡；③释放 TNF-α、IFN-γ 等细胞因子，直接或间接发挥抗瘤效应。

2) $CD4^+$ Th 细胞：肿瘤细胞或从肿瘤细胞表面脱落的可溶性抗原经 APC 摄取、加工、处理，以肿瘤抗原肽-MHCⅡ类分子复合物形式表达于 APC 表面。$CD4^+$ Th 细胞识别该复合物并被激活，通过释放某些细胞因子而直接发挥抗瘤作用，或参与 B 细胞、巨噬细胞、NK 细胞和 CTL 活化及其抗瘤效应。近年发现，$CD4^+$ CTL 也具有特异性杀伤肿瘤细胞的作用。

(2) 抗肿瘤的体液免疫效应机制：抗体可与肿瘤细胞表面抗原特异性结合，通过如下机制发挥效应：①特异性抗体与肿瘤表面抗原结合，通过激活补体经典途径而溶解肿瘤细胞；②抗体(IgG)Fab 段与肿瘤抗原结合，Fc 段与 NK 细胞表面 FcγR 结合，通过 ADCC 效应而杀伤肿瘤细胞；③抗肿瘤抗体与吞噬细胞表面 FcγR 结合，增强吞噬细胞的吞噬功能；④抗体可封闭肿瘤细胞表面某些受体，从而影响肿瘤细胞生物学行为，如抗肿瘤抗原 P185 的抗体能与瘤细胞表面 P185 结合，抑制肿瘤细胞增殖；抗转铁蛋白受体抗体可通过封闭肿瘤细胞表面转铁蛋白受体，抑制肿瘤细胞生长；⑤抗体与肿瘤细胞表面抗原结合，可使肿瘤细胞黏附特性发生改变甚至丧失，有助于抑制肿瘤细胞生长和转移。

体液免疫效应具有双重性：某些情况下，针对肿瘤的特异性抗体非但不能杀伤肿瘤细胞，反而通过覆盖肿瘤细胞膜表面肿瘤抗原而干扰效应细胞的杀瘤效应。此类可促进肿瘤生长的抗体被称为增强抗体(enhancing antibody)。

第三节　肿瘤逃逸机体免疫监视的机制

肿瘤与机体免疫系统间存在极为复杂的相互作用：①免疫系统具有监视、清除肿瘤细胞的能力；②肿瘤细胞在与机体免疫系统相互作用过程中，可通过多种机制逃避机体的免疫攻击。据此，Schreiber 和 Dunn 等于 2002 年提出肿瘤免疫编辑(tumor immunoediting)学说，其着眼于免疫系统在肿瘤形成中的双重作用，将肿瘤发展过程分为 3 个阶段：①清除阶段，即传统意义上机体对肿瘤的免疫监视；②平衡期，即肿瘤未被机体免疫系统完全清除，处于和免疫系统相持阶段，肿瘤的免疫原性在此阶段被免疫系统重新塑造；③逃逸期，指肿瘤克服免疫系统对其拮抗作用，从而进行性生长。因此，肿瘤的转归取决于肿瘤细胞与机体免疫系统间相互作用和相互博弈。

(一) 与肿瘤细胞自身相关的逃逸机制

1. 缺乏激发机体免疫应答所必需的成分

(1) 肿瘤抗原免疫原性弱及抗原调变：肿瘤特异性抗原乃肿瘤细胞中突变的基因所表达，其与正常细胞所表达蛋白的差异很小，甚至仅个别氨基酸不同，故免疫原性弱，难以诱导机体产生有效的抗肿瘤免疫应答。某些肿瘤细胞虽能表达大量 TAA，但多为胚胎期正常成分，机体对其存在天然免疫耐受，同样不能有效激发机体产生免疫应答。此外，宿主对肿瘤抗原产生免疫应答，可能导致某些肿瘤抗原表位减少或丢失，从而逃逸免疫系统识别和杀伤，此现象称为“**抗原调变**(antigen modulation)”。

(2) MHC 分子表达异常：某些肿瘤细胞表面 MHC Ⅰ类分子表达低下或缺失，难以激活肿瘤抗原特异性 CTL。某些肿瘤细胞可异常表达非经典 MHC Ⅰ类分子，其与 NK 细胞表面抑制性受体结合可启动抑制性信号，抑制 NK 细胞杀伤活性。

(3) 肿瘤细胞表面“抗原覆盖”或被“封闭”：“抗原覆盖”指肿瘤细胞表面抗原可能被某些非特异性物质覆盖。许多上皮性肿瘤(如乳腺癌、膀胱癌、直肠癌和卵巢癌)细胞表面可表达黏蛋白分子(如 MCU-1)，后者覆盖于肿瘤细胞表面，可干扰宿主淋巴细胞识别、杀伤瘤细胞。

另外，血清中存在封闭性抗体和可溶性肿瘤抗原，它们作为**封闭因子**(blocking factor)，可封闭瘤细胞表面抗原表位或效应细胞的抗原识别受体，使癌细胞逃脱免疫系统识别和攻击。

(4) 肿瘤抗原加工、处理和提呈障碍：某些肿瘤细胞不能将肿瘤抗原肽-MHC Ⅰ类分子复合物转运至细胞膜表面；某些肿瘤细胞内抗原加工提呈相关分子(LMP-1、LMP-2、TAP-1、TAP-2 等)表达降低或缺失，导致抗原加工、提呈障碍，使肿瘤逃逸机体免疫攻击。

(5) 肿瘤细胞共刺激分子/共抑制分子表达异常：某些肿瘤可表达 MHC Ⅰ类分子，但缺乏共刺激分子(如 B7、ICAM-1、LFA-3 等)，或高表达某些共抑制分子(如 PD-L1)，导致肿瘤特异性 T 细胞因缺乏共刺激信号而失能(anergy)，使肿瘤逃避特异性杀伤效应和机体免疫监视。

2. 肿瘤细胞“漏逸”　肿瘤生长早期，由于肿瘤细胞量少，不足以激发机体产生免疫应答。一旦肿瘤迅速生长，超越机体的抗肿瘤免疫效应，致使宿主无足够能力清除大量肿瘤细胞，此即肿瘤细胞“漏逸”(sneaking through)。

3. 肿瘤细胞高表达 FasL 或低表达 Fas　肿瘤细胞可通过下调 Fas 表达而逃避 CTL/NK 细胞所致凋亡。另一方面，肿瘤细胞可高表达 FasL，通过与活化 CTL 高表达的 Fas 结合，介导肿瘤特异性 CTL 凋亡，从而逃逸 CTL 特异性杀伤效应(图 21-3)。另外，肿瘤细胞可高表达多种具有抗凋亡效应的癌基因产物(如 Bcl-2 家族)，从而拮抗 CTL 介导的瘤细胞凋亡，利于瘤细胞异常增殖。

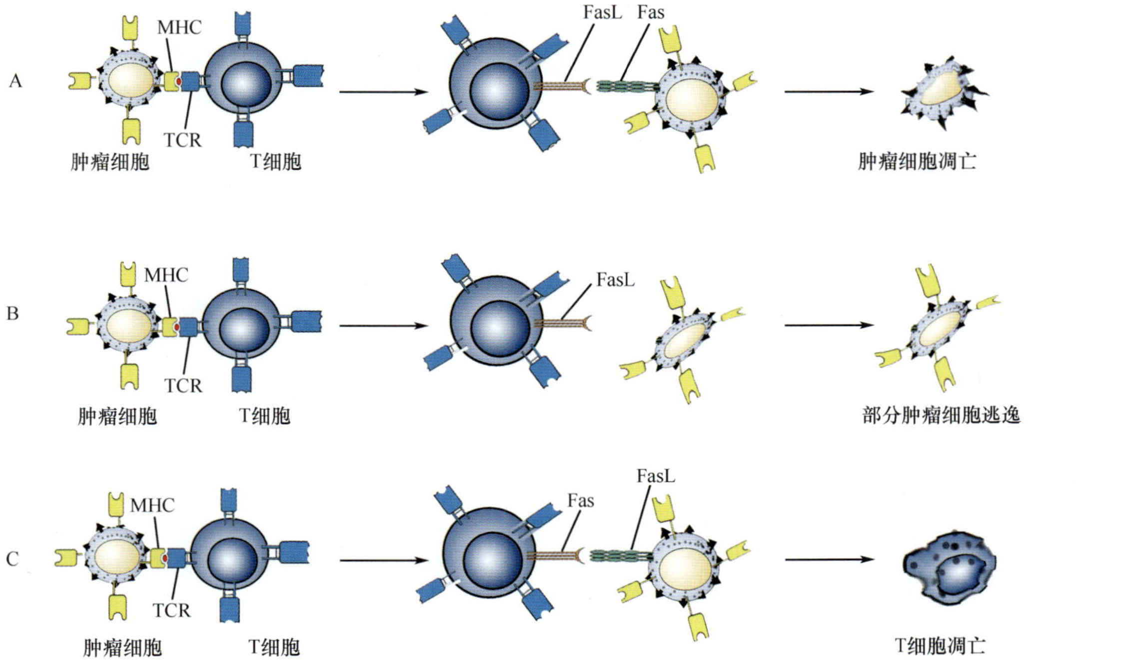

图 21-3　肿瘤细胞抗凋亡或诱导免疫细胞凋亡

A. 肿瘤特异性 T 细胞高表达 FasL，通过与肿瘤细胞表面 Fas 结合而介导瘤细胞凋亡；B. 肿瘤细胞表面 Fas 表达下降或缺失，逃逸特异性 T 细胞杀伤效应；C. 肿瘤细胞表面高表达 FaSL，与活化 T 细胞表面 Fas 结合，介导 T 细胞凋亡

4. 肿瘤细胞分泌免疫抑制性因子　某些肿瘤细胞可分泌 TGF-β、IL-10 等抑制性细胞因子，从而抑制机体抗肿瘤免疫应答及其效应。

***肿瘤干细胞与肿瘤免疫逃逸**

19 世纪中期即在显微镜下发现肿瘤细胞与干细胞十分形似。20 世纪中叶后期发现：并非所有肿瘤细胞均能无限增殖，仅小部分肿瘤细胞具有致瘤原性。鉴于恶变的肿瘤细胞在增殖和分化等方面与干细胞极为相似，故提出肿瘤干细胞(tumor stem cell)概念。肿瘤干细胞指肿瘤组织中极少一部分具有无限增生潜能、可自我更新的肿瘤细胞，它们在启动肿瘤形成、生长、侵袭及转移中起决定性作用，是肿瘤不断生长和扩散的源泉。肿瘤干细胞主要特征为，无限的自我更新能力、强大分化潜能、强致瘤能力、强耐药性。目前认为肿瘤细胞可分为 3 类：①具有无限增殖能力、且能形成新肿瘤克隆的肿瘤细胞，即肿瘤干细胞；②具有有限增殖能力、但不能形成新肿瘤克隆的肿瘤细胞；③不具有上述两种能力的肿瘤细胞。

研究表明，普通肿瘤细胞不存在致瘤性，仅肿瘤干细胞才是肿瘤生长的初始驱动细胞。肿瘤侵袭、转移实质上是肿瘤干细胞选择适宜组织器官“定居”的过程。

(二) 与机体免疫系统相关的肿瘤逃逸机制

1. 机体免疫系统功能障碍　先天性免疫缺陷、后天获得性免疫功能低下(如 HIV 感染或长期应用免疫抑制剂)的个体，其肿瘤发病率较高。

2. 肿瘤直接或间接抑制机体免疫功能　恶

性肿瘤可直接侵犯免疫器官，或通过激活抑制性免疫细胞或抑制效应性免疫细胞，导致免疫功能低下，从而逃避宿主免疫系统攻击。

(1) DC功能缺陷：肿瘤及其微环境可通过多种机制导致DC功能缺陷：①肿瘤患者体内DC数量减少；②分泌IL-10、TGF-β、VEGF和PGE2等抑制DC前体细胞发育，阻止其成熟和分化；③抑制DC(尤其肿瘤灶浸润的DC)MHCⅡ类分子和B7表达，降低其抗原提呈能力；④诱导调节性DC分化，介导免疫耐受。在上述因素综合作用下，肿瘤细胞得以逃避机体免疫监视。

(2) 效应性T细胞活化受阻或功能降低：部分肿瘤浸润的淋巴细胞(TIL)表面CD3分子ζ链缺失，导致不能被活化，此与肿瘤淋巴结转移及浸润程度密切相关。此外，TIL还伴有如下功能改变：信号转导分子(如Src、Syk家族的PTK)、IL-2和IL-2R等表达降低；合成细胞因子能力下降，等等。

(3) 调节性T细胞(Treg)数量增加：近年发现，肿瘤患者外周血Treg数量增加，肿瘤灶局部Treg聚集，此与肿瘤进展相关。Treg可通过直接接触或释放抑制性细胞因子(IL-10、TGF-β)而抑制效应性$CD4^+$和$CD8^+$ T细胞活化、增殖和功能，抑制NK细胞增殖、细胞因子分泌和细胞毒效应，并对单核/巨噬细胞、DC、B细胞等具有抑制或杀伤作用，从而促进肿瘤逃逸。

(4) 肿瘤微环境诱生**髓样来源的抑制细胞**(myeloid-derived suppressor cell, MDSC)：MDSC参与肿瘤逃逸，其机制为：①产生一氧化氮合成酶(iNOS)，导致NO、ROS产生增加，杀伤T细胞；②产生精氨酸酶(ARG1)，通过消耗精氨酸而抑制CD3合成，使T细胞信号转导受阻；③促进Treg细胞分化；④促进M1细胞向M2细胞(促肿瘤生长)转化；⑤抑制NK细胞分泌IFN-γ及胞毒活性；等等。

第四节 肿瘤免疫诊断和免疫治疗

(一) 肿瘤免疫诊断

肿瘤免疫诊断，指通过检测肿瘤标志物和其他免疫学指标，对肿瘤进行辅助诊断，或判断患者免疫功能状态及预后。肿瘤标志物包括TAA、TSA、激素、酶(同工酶)等。例如：检测AFP用于诊断原发性肝癌；检测CEA用于诊断某些消化道肿瘤；检测CA19-9用于诊断胰腺癌。

肿瘤标志物的临床意义为：①早期诊断和发现肿瘤；②提示肿瘤发生部位和组织来源；③鉴别肿瘤恶性程度；④监测临床治疗效果；⑤监测肿瘤复发。

多种实验技术可用于肿瘤免疫诊断：ELISA最常被用于检测血液及其他体液中肿瘤标记物；免疫组化、流式细胞术等可用于检测肿瘤细胞表面标记；原位杂交法、PCR等技术可用于测定癌基因、抑癌基因、端粒酶及细胞因子基因；抗肿瘤单克隆抗体与同位素结合物的体内示踪技术，有助于对肿瘤进行早期诊断和定位。

(二) 肿瘤免疫治疗

肿瘤免疫治疗指通过激发和增强机体免疫功能，从而控制和杀伤肿瘤细胞。迄今，免疫疗法仅能清除少量播散的肿瘤细胞，一般作为传统手术、化学药物、放射治疗的辅助疗法。近年来，随着对Treg细胞特性和功能研究的深入，发现抗肿瘤效应细胞和Treg细胞消长、平衡可决定肿瘤转归。据此，肿瘤免疫治疗原理是：增强效应细胞杀伤能力，同时抑制或清除调节性免疫细胞对肿瘤的庇护。目前的主要策略是提高效应细胞数量和功能，并探讨针对Treg细胞、MDSC的治疗方案。

1. 主动免疫治疗

(1) 非特异性主动免疫治疗：卡介苗(BCG)、短小棒状杆菌(PV)和左旋咪唑等具有免疫增强作用，可非特异性刺激机体免疫系统，强化抗肿瘤免疫效应。局部或全身给予IL-2、IL-12和IL-15等细胞因子，可促进免疫细胞活化，增强其抗肿瘤免疫效应。

(2) 特异性主动免疫治疗：应用肿瘤抗原或模拟肿瘤抗原刺激机体免疫系统，可激发或增强机体抗肿瘤的特异性免疫应答，阻止肿瘤生长、扩散和复发。此策略称为肿瘤特异性主动免疫治疗(specific active immunotherapy, SAIT)，常采用体内输注肿瘤疫苗而实现：①细胞性疫苗，包括灭活的肿瘤细胞疫苗、病毒处理的肿瘤细胞疫苗(异构苗)、基因修饰的肿瘤细胞疫苗、DC-肿瘤细胞嵌合体疫苗、肿瘤抗原肽或基因修饰的树突状细胞瘤苗等；②亚细胞疫苗，指从肿瘤细胞或经基因修饰的肿瘤细胞裂解物所提取的肿瘤细胞组分制备的肿瘤疫苗,如黑色素瘤细胞裂解物,经Ⅰ、Ⅱ期临床试验显示有一定疗效;③分子疫苗,包括肿瘤多肽疫苗、肿瘤相关的病毒疫苗、抗独特型抗体瘤苗、癌基因产物疫苗等;④基因疫苗,乃应用编码肿瘤抗原或相关分子的基因构建重组真核表达质粒,注入机体后可表达相应蛋白产物,从而诱发机体抗肿瘤免疫应答。

2. 抗体靶向治疗 其原理为:将化疗药物、毒素、放射性核素等细胞毒性物质与抗肿瘤单克隆抗体(McAb)偶联,以McAb为载体将细胞毒性物质携带至肿瘤灶,发挥杀瘤作用。肿瘤抗原、独特型表位、某些细胞因子受体及CD分子等肿瘤相关或特异性膜抗原均可作为靶分子。该疗法包括抗体导向的化学疗法、免疫毒素导向疗法、抗体导向酶解前体药物疗法、免疫超抗原疗法、双特异性抗体、基因工程抗体-毒素(或酶、细胞因子)融合蛋白、细胞内抗体疗法等。

另外,某些抗肿瘤抗原的单克隆抗体具有直接杀瘤效应,或通过ADCC与CDC效应杀伤肿瘤。

3. 免疫细胞过继治疗 原理为:将经体外诱导激活和扩增的抗瘤效应细胞输注给患者,提高其抗肿瘤免疫力,以达到治疗和预防复发的目的。所使用的效应细胞可来自自身或他人,主要为外周血单个核细胞及从切除的瘤组织或癌性胸腹水中所分离的淋巴细胞。激活剂包括细胞因子(常用IL-2)、抗CD3单抗、肿瘤抗原多肽等。

4. 细胞因子治疗 该疗法原理为:应用某些细胞因子直接杀伤肿瘤细胞或通过免疫调节而间接发挥抗瘤作用,包括:①直接给患者注射细胞因子;②将抗肿瘤药物、生物毒素或放射性核素与细胞因子偶联,细胞因子作为导向分子,将效应分子引导至表达相应细胞因子受体的肿瘤局部;③将细胞因子基因直接导入抗原提呈细胞或肿瘤细胞。目前临床常用的细胞因子为IL-2、TNF-α、CSF等。

5. 基因治疗 原理为:克隆某些可用于肿瘤治疗的目的基因,将其在体外转染受体细胞(肿瘤细胞或效应细胞),然后回输体内,或直接注射目的基因,使之在体内有效表达,增强机体抗肿瘤效应,或改善肿瘤微环境以增强抗肿瘤免疫力。目前常用抗肿瘤目的基因包括细胞因子、肿瘤抗原(如MAGE、CEA等)、MHC、共刺激分子基因,以及肿瘤自杀基因和抑癌基因(如rb、p53等)。

6. 抑制或清除调节性T细胞 清除体内过多的Treg细胞或减弱其对免疫功能的抑制作用,已成为肿瘤免疫治疗的重要策略。动物实验证明:应用抗CD25单抗清除$CD4^+CD25^+$ Treg细胞可缓解肿瘤生长;瘤内注射抗CD25单抗,清除肿瘤灶局部Treg细胞,同时阻断CCL22、CCR4趋化因子介导Treg细胞向肿瘤迁移的作用,并增强特异性CTL功能,此联合治疗方案可明显抑制肿瘤生长。

***炎症与肿瘤发生**

炎症是最常见的病理过程,炎症微环境持续存在的活性介质(如细胞因子、趋化因子等)及所引发的级联反应,可诱导细胞增殖、趋化炎症细胞和产生大量活性氧,进而导致DNA氧化损伤。发生DNA损伤或基因突变的体细胞在富含炎症细胞和炎症因子的微环境中继续失控性增殖,且修复程序紊乱,最终导致癌变。

已证实,多种肿瘤发生、发展与炎症相关。例如:人乳头状瘤病毒感染(HPV)与阴茎癌、外阴癌相关;盆腔炎、卵巢上皮炎症与卵巢癌相关;EB病毒感染与鼻咽癌相关;幽门螺杆菌感染性胃炎与胃癌相关;慢性胰腺炎与胰腺癌相关;慢性胆囊炎与胆囊癌相关;肝炎与肝细胞癌相关;炎症性肠病与结直肠癌相关;等等。因此,炎症和肿瘤相关性成为肿瘤学研究热点之一。

在探讨炎症与肿瘤发生相关性及其机制的同时,人们也尝试从"炎症"角度探寻防治肿瘤的新策略。例如:非甾体抗炎药可抑制COX-1、COX-2活性而降低前列腺素产生,通过阻断局部炎性反应,在癌变早期具有一定预防作用;长期应用NSAID可使结肠癌患病风险下降40%~50%,对肺癌、食管癌、胃癌也有一定预防作用。此外,在"炎症促进肿瘤"过程中发挥关键作用的炎症细胞、炎症因子(如肿瘤相关性巨噬细胞、TNF-α、CSF-1等),也被视为肿瘤治疗的潜在靶点。

小　结

肿瘤抗原泛指肿瘤发生、发展过程中新出现或过度表达的抗原物质。根据肿瘤抗原的特异性,可将肿瘤抗原分为肿瘤特异性抗原和肿瘤相关抗原。肿瘤抗原在肿瘤发生、发展和诱导机体抗肿瘤免疫应答中起重要作用。

机体免疫系统通过“免疫监视”而识别、清除肿瘤细胞。免疫监视依赖于固有免疫和适应性免疫系统相互配合：固有性免疫通过补体、NK细胞、巨噬细胞、γδT细胞、NKT细胞等发挥作用；适应性免疫中，体液免疫通过抗体介导的ADCC、调理作用等发挥抗瘤作用，细胞免疫通过$CD4^+$ T细胞分泌多种细胞因子和$CD8^+$ T细胞特异性杀瘤作用而发挥效应。其中细胞免疫发挥主要作用。

肿瘤细胞可通过不同机制逃避机体免疫攻击：①肿瘤本身因素，包括肿瘤细胞缺乏激发机体免疫应答所必需的成分、肿瘤细胞“漏逸”、肿瘤细胞抗凋亡或诱导免疫细胞凋亡、肿瘤细胞分泌免疫抑制性因子等；②机体方面因素，包括DC功能缺陷、效应性T细胞的活化抑制或功能降低、调节性T细胞数量增加等。

肿瘤免疫治疗是通过激发和增强机体免疫功能，以控制和杀伤肿瘤细胞，主要包括主动免疫治疗、抗体靶向治疗、过继免疫治疗、细胞因子治疗及基因治疗等。

（张利宁）

第五篇　免疫学应用

免疫学从其建立之日始，所取得的每一项重要进展均对临床医学和生物技术产业产生巨大推动作用，形成极富生命力的"基础研究—临床医学和应用研究—高科技开发"发展模式。免疫学理论和技术与临床实践紧密结合，表现为：①疫苗被广泛用于预防各类感染性疾病，使多种烈性传染病的流行被有效控制，为人类健康和生存作出重大贡献；②以抗原-抗体反应为基础的各种免疫学技术，被广泛用于临床诊断、疗效监测及预后判断等；③以免疫学理论为指导，免疫疗法已开始用于治疗肿瘤、自身免疫病、免疫缺陷病、超敏反应、移植排斥反应和各种感染性疾病。

本篇主要介绍免疫学检测技术原理及其在临床诊断和监测中的应用、疫苗种类及其在疾病预防中的应用、免疫相关干预策略在疾病治疗中的应用。

第二十二章　免疫学应用之一：免疫学检测原理及临床应用

免疫学检测乃借助免疫学、细胞生物学、分子生物学等理论或方法，对抗原、抗体、免疫细胞及细胞因子等进行定性或定量检测。临床实践中，免疫学检测可用于免疫相关疾病（如感染性疾病、免疫缺陷病、自身免疫病、肿瘤、移植排斥、超敏反应性疾病等）的诊断、病情监测和疗效评价等。本章重点介绍常用免疫学检测技术的基本原理及其临床应用。

第一节　基于抗原-抗体反应的检测方法

抗原-抗体反应（antigen-antibody reaction）是指抗原与相应抗体在体内、外发生的高度特异性结合反应。在合适条件下所进行的体外反应中，抗原与相应抗体特异性结合可呈现某种反应现象（如凝集、沉淀）。由于试验所用抗体存在于血清中，故又称**血清学反应**（serological reaction）。

基于抗原-抗体反应的检测技术主要应用于如下方面：①用已知抗原检测未知抗体，如检测患者血清中抗病原微生物抗体、抗 HLA 抗原的抗体、血型抗体以及各种自身抗体，可用于诊断或辅助诊断相关疾病；②用已知抗体检测未知抗原，如检测各种病原微生物及其大分子产物，可用于检出、鉴定病原微生物或对某些疾病进行辅助诊断；③定性或定量检测体内各种大分子物质（如各种血清蛋白、可溶性血型物质、多肽类激素、细胞因子及肿瘤标志物等），用于相关疾病的诊断或辅助诊断；④用已知抗体检测半抗原物质（如某些药物、激素和炎性介质等），用于监测患者血清中药物浓度或运动员体内违禁药品水平等。

（一）抗原-抗体反应的特点

1. 特异性　一种抗原通常仅能与由它刺激所产生的抗体结合，这种抗原-抗体结合反应的专一性称为特异性。由于**抗原-抗体反应具有高度特异性**，故可精确区分物质间极细微的差异。抗原-抗体发生特异性结合反应的物质基础是抗原表位与免疫球蛋白高变区的抗原结合部位间存在互补性，二者结合力取决于二者空间构型互补的程度，可表示为：①亲和力（affinity），指抗体单价 Fab 片段与单价抗原表位的结合能力，可用抗原-抗体反应的平衡常数 K 定量表示；②亲合力(avidity)，指多价抗体与抗原(含多个表位)分子间亲和力的总和。

天然抗原表面通常有多种抗原表位，每种表位均能刺激机体产生一种特异性抗体。因此，一个复杂的抗原分子能刺激机体产生多种特异性抗体。若两种抗原分子间有一个或数个相同(或相似)的表位，则针对一种抗原的抗体可与另一种抗原发生反应，此即**交叉反应**(cross reaction)。一般而言，多克隆抗体比单克隆抗体更易发生交叉反应。为避免交叉反应干扰免疫学诊断，常采用吸收反应制备单价特异性抗血清，其原理是：将某一多价特异性抗血清与共同抗原(或称交叉抗原)反应，然后去除所形成的抗原-抗体复合物。应用颗粒性抗原进行的吸收反应，称为**凝集吸收反应**。

2. 抗原-抗体结合的带现象与可见性 天然抗原分子表面一般含多种抗原表位，可与多个抗体分子结合，即为多价。单体形式的抗体分子有 2 个 Fab 段，能结合 2 个相同的抗原表位，则为两价。抗原-抗体反应中，抗原-抗体复合物生成量与反应物浓度有关，并由此出现带现象(见图 22-1)。因此，在凝集反应或沉淀反应中，确定反应体系中抗原、抗体的最适比例十分重要。

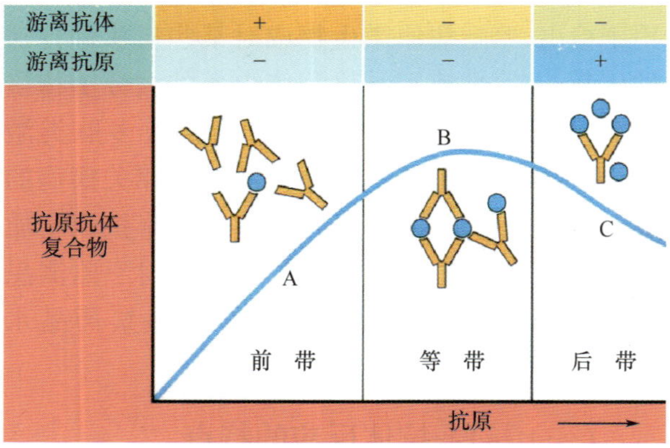

图 22-1 抗原-抗体结合的带现象

抗原或抗体过剩→过剩一方的结合价不能被完全占据→形成游离的小分子复合物或易解离复合物→不能被肉眼察见→前带(prozone)(A. 抗体过剩)或后带(postzone)(C. 抗原过剩)现象；抗原、抗体比例合适→抗体分子 2 个 Fab 段分别与 2 个抗原表位结合→相互交叉连接成网格状复合体→反应体系中不存在游离抗原或抗体→形成肉眼可见的反应物(沉淀物或凝集物)→等带现象(B)

3. 可逆性 抗原与抗体结合乃分子表面的可逆性非共价结合。一定条件下(如低 pH、高浓度盐、冻融等)，抗原-抗体复合物可被解离，其解离度与抗体超变区和相应抗原表位三维空间构型的互补程度(亲和力)呈负相关。解离的抗原、抗体仍保持原有理化特性和生物学活性，据此可借助亲和层析法纯化抗原或抗体。

抗原-抗体结合过程可分为两个阶段：①特异性结合阶段，其反应迅速，在数秒钟至数分钟内完成，但无可见反应；②可见反应阶段，表现为凝集、沉淀和细胞溶解等，历时数分钟至数小时。

(二) 影响抗原-抗体反应的因素

抗原和抗体的性质、活性及浓度，以及多种实验因素均可影响抗原-抗体反应。

1. 电解质 抗原和抗体有对应的极性基团，能相互吸附并由亲水性变为疏水性。适当电解质的存在使抗原-抗体复合物失去电荷而凝聚，出现可见反应，故免疫学试验中多用生理盐水或含盐缓冲液稀释抗原或抗体。

2. 酸碱度 抗原-抗体反应最适 pH 是 6～8。超出此范围可影响抗原、抗体理化性状，出现假阳性或假阴性。

3. 温度 适当温度可增加抗原与抗体分子碰撞机会，加快二者结合速度。抗原-抗体反应最适温度为 37℃。某些抗原-抗体反应有其独特的最适温度，如冷凝集素在 4℃左右最宜与红细胞结合，20℃以上反而解离。此外，适当震荡或搅拌也可促进抗原-抗体分子接触，提高结合速度。

4. 抗原和抗体性质 抗体特异性和亲和力是决定抗原-抗体反应的关键因素。从免疫动物早期所获抗血清其亲和力一般较低，而后期所获抗血清一般亲和力较高；单克隆抗体亲和力较低，一般不适用于低灵敏度的沉淀反应和凝集反应。此外，抗原的理化性质、抗原表位多寡和种类等均可影响抗原-抗体反应。抗原和抗体浓度、比例对抗原-抗体反应的影响最大，是决定性因素。

(三) 抗原-抗体反应检测方法

根据抗原性质、结合反应所出现现象、参与反应的成分等因素，可将基于抗原-抗体反应的检测方法分为凝集反应、沉淀反应、补体参与的反应及免疫标记技术等。

1. 凝集反应(图 22-2) 细菌、红细胞等颗粒性抗原（凝集原）与相应抗体（凝集素）结合，或可溶性抗原（亦可用抗体）吸附于与免疫无关的载体形成致敏颗粒后再与相应抗体（或抗原）结合，在一定条件下出现肉眼可见的凝集物，此为**凝集反应**（agglutination）。

（1）**直接凝集**（direct agglutination）：将细菌或红细胞与相应抗体直接反应，两者比例适合时，可出现细菌或红细胞凝集现象。

（2）**间接凝集**（indirect or passive agglutination）：将可溶性抗原或抗体包被在载体颗粒表面，再与相应抗体或抗原进行特异性反应，出现颗粒物凝集现象。

（3）**间接凝集抑制试验**（indirect agglutination inhibition test）：将待测抗原（或抗体）与特异性抗体（或抗原）混合，再加入相应致敏载体悬液；若待测抗原与抗体对应，即发生中和，后续加入的相应致敏载体颗粒不再被凝集，使本应出现的凝集现象被抑制。此实验灵敏度高于一般间接凝集试验。

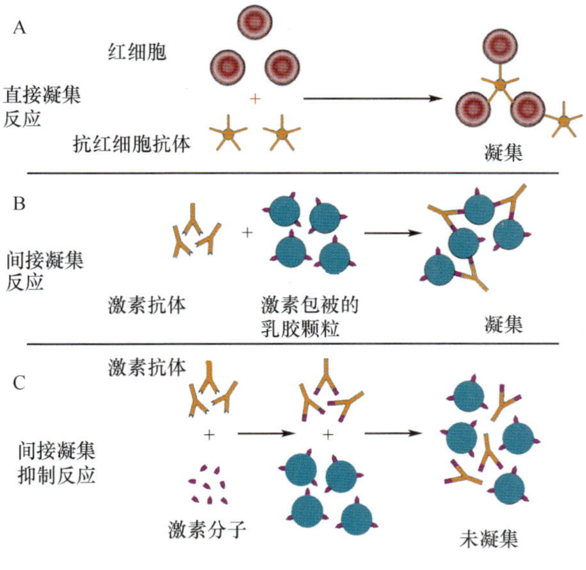

图 22-2　各种凝集反应示意图

A. 直接凝集反应：红细胞与相应抗体直接反应→红细胞凝集；B. 间接凝集反应：激素分子包被聚苯乙烯乳胶颗粒→与抗激素抗体反应→颗粒凝集现象；C. 间接凝集抑制反应：激素分子与抗激素抗体预先混合→与包被激素的载体颗粒反应→不出现凝集现象（阳性反应）

（4）**协同凝集试验**（co-agglutination test）：人血清 IgG Fc 段可与**葡萄球菌 A 蛋白**（staphylococcal protein A，SPA）结合，将已知特异性抗体 IgG 结合至 SPA，IgG Fab 段暴露在金黄色葡萄球菌菌体表面，其与相应抗原特异性结合，导致金黄色葡萄球菌凝集。

（5）**微粒捕获酶免疫分析技术**（microparticle enzyme immunoassay，MEIA）：用已知特异性抗体致敏的免疫微粒与生物素-亲和素-酶放大系统结合，酶作用于荧光底物，通过检测荧光强度判断未知抗原含量。MEIA 可用于检测肿瘤标志物、激素、抗病毒抗体等微量可溶性抗原。

2. 沉淀反应　可溶性抗原与相应抗体结合，在一定条件下出现肉眼可见的沉淀物，此为**沉淀反应**（precipitation reaction）。参与反应的抗原称沉淀原，抗体称为沉淀素。沉淀原体积小，相对反应面积大，故试验时宜稀释抗原，以避免后带现象。

（1）**双向免疫扩散**（double immunodiffusion）：将抗原和抗体分别加入琼脂凝胶小孔，二者在相遇处形成沉淀线（图 22-3）。若反应体系中含两种以上抗原-抗体系统，则小孔间可出现两条以上沉淀线。本法常用于抗原或抗体的定性检测、组成和两种抗原相关性分析。此法耗时长，灵敏度较低，但特异性高。

（2）**免疫电泳**（immunoelectrophoresis）：将待检血清标本进行琼脂凝胶电泳，使血清中各蛋白组分被分为不同区带，然后按电泳方向平行挖一小槽，加入相应抗血清，与已分成区带的蛋白抗原成分做双向免疫扩散，在各区带相应位置形成沉淀弧（图 22-4）。根据对照正常血清所形成沉淀弧的数量、位置和形态，可分析标本中所含抗原成分的性质和含量。该法常用于分析血清蛋白种类，以观察 Ig 异常增多或缺失。

（3）**免疫比浊**（immunonephelometry）：在一定量抗体中分别加入递增量抗原，所形成免疫复合物致液体混浊，浊度与复合物的量呈正相关，可用浊度测量，通过绘制标准曲线而推算出样品中抗原含量。

3. 补体参与的反应　抗体与红细胞表面抗原结合，激活反应体系中补体成分，根据溶血现象判定试验结果。**补体结合试验**（complement fixation test，CFT）属此类反应，可用于检测多种细菌、病毒的抗原或抗体，因易受试验条件影响，已渐被其他方法取代。

4. 免疫标记技术（immunolabelling technique）指用荧光素、酶、放射性核素或化学发光物质等标记抗体或抗原，进行抗原-抗体反应的检测技术，具有灵敏度高、快速、可定性、定量、定位等优点。

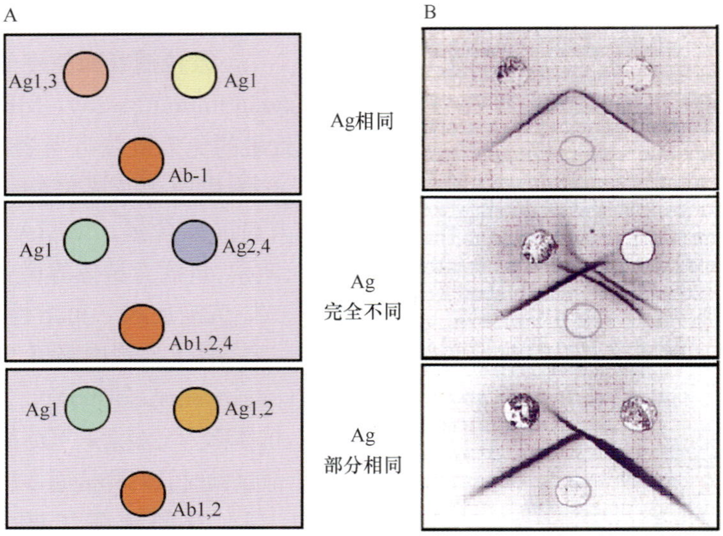

图 22-3 双向免疫沉淀示意图

抗原和抗体分别从小孔向周围扩散，在两孔之间相遇，形成免疫复合物的沉淀线（A 为示意图，B 为实例图）

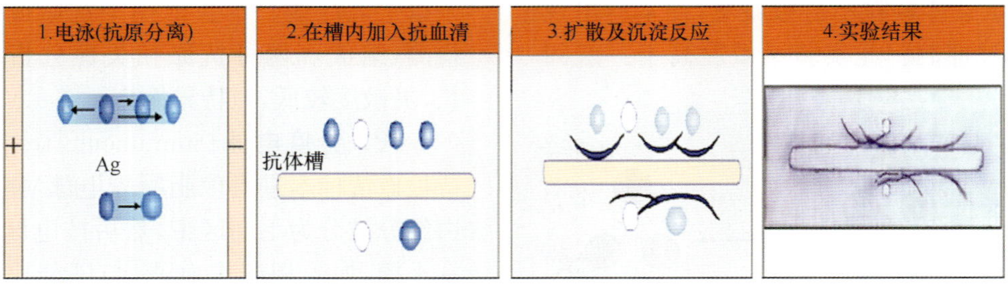

图 22-4 免疫电泳示意图

按电泳速度不同可将样品中各抗原成分分离→于槽内加入相应混合抗体→抗原与抗体进行双向免疫扩散→形成多条沉淀线

（1）**免疫荧光法**（immunofluorescence，IF）：用荧光素标记抗体，再与待检标本中抗原反应，所形成抗原-抗体复合物在荧光显微镜下散发荧光，借此对抗原进行定性或定位。

该技术可分为两类：①直接荧光法，优点是特异性强，但检查任一抗原均须制备相应荧光素标记抗体；②间接荧光法，优点是敏感度较高，且制备一种荧光素标记的第二抗体即可检测多种抗原，但非特异性反应较强。（图 22-5）

（2）**酶免疫测定**（enzyme immunoassay，EIA）：指用酶标记的抗体进行抗原-抗体反应，该法将抗原-抗体反应的特异性与酶催化作用的高效性相结合，借助显色反应判定结果，颜色深浅与待检抗原、抗体水平相关。一般应用酶标测定仪测定光密度（OD）值以反映抗原含量，灵敏度可达 ng/ml 至 pg/ml 水平。常用于标记的酶为**辣根过氧化物酶**（horseradish peroxidase，HRP）和

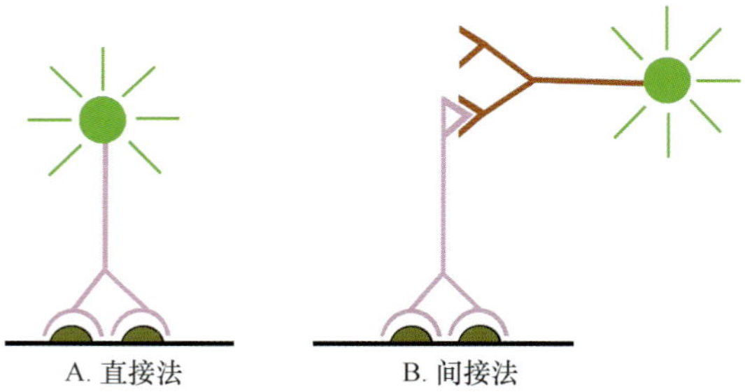

图 22-5 免疫荧光法示意图

A. 直接法：荧光素直接标记的已知抗体→检测细胞涂片或组织中的相应抗原；B. 间接法：一抗与标本中的抗原结合→洗涤后再用荧光素标记的二抗染色

碱性磷酸酶（alkaline phosphatase，AP）等。常用方法为：

1）**酶联免疫吸附试验**（enzyme linked immunosorbent assay，ELISA）：将已知抗原或抗体吸附于固相载体表面，在固相表面进行抗原-抗体反应，通过洗涤将固相表面的抗原-抗体复合物与液

相中游离成分分离。(图 22-6)

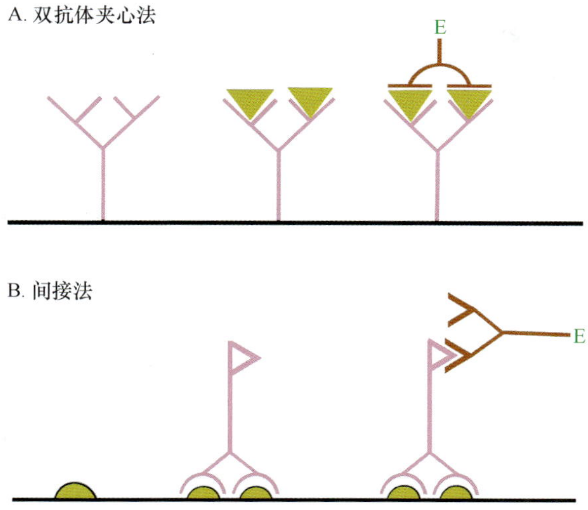

图 22-6　酶联免疫吸附试验示意图

A. 双抗体夹心法：用已知抗体包被固相→加入待检标本→洗涤去除未结合成分→加入酶标记的特异性抗体→加底物后显色；B. 间接法：用已知抗原包被固相→加入待检标本→再加酶标记的二抗→加底物后显色

2）**酶联免疫斑点试验**(enzyme linked immunospot assay，ELISPOT)：将已知抗细胞因子抗体包被固相载体，加入不同来源的待检细胞，细胞所分泌细胞因子与包被抗体结合，在细胞周围形成抗体-抗原(细胞因子)复合物；然后加入酶标记的抗细胞因子(不同表位)抗体，通过底物显色反应测定结合于固相载体上的细胞因子水平，并可在光镜下观察分泌细胞因子的细胞(图 22-8)。该法可用于检测效应细胞所分泌的单一细胞因子，避免生物活性测定法中多种具有相同生物学活性的细胞因子彼此干扰。若用已知抗原包被固相，也可测定分泌特异性抗体的 B 细胞频率。(图 22-7)

3）**BAS-ELISA**：生物素(biotin)是广泛分布于动、植物体内的生长因子。亲和素(avidin)是卵蛋白及某些微生物所含的蛋白质，由 4 个亚单位组成。生物素与亲和素间具有高亲和力，且均能偶联抗体、抗原和辣根过氧化物酶而不影响其生物学活性。**生物素-亲和素系统**(biotin-avidin system，BAS)中，借助所形成的亲和素-生物素-酶复合物追踪生物素标记的抗原或抗体，通过酶催化底物显色，可检出相应抗体或抗原(图 22-8)。由于抗原或抗体分子可偶联多个生物素，且 1 个亲和素分子可结合 4 个生物素分子，从而具有放大效应，有助于提高检测灵敏度。

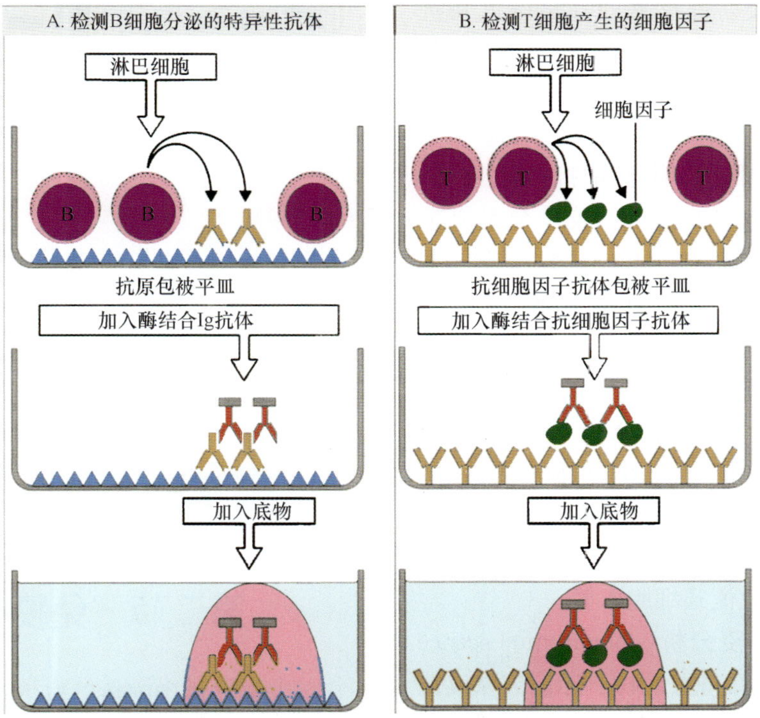

图 22-7　ELISPOT 原理示意图

A. 检测 B 细胞分泌的特异性抗体：用已知抗原包被固相载体→B 细胞所分泌抗体与之结合→加入酶标记的抗 Ig 抗体→底物显色反应→检测 B 细胞所分泌特异性抗体；B. 检测 T 细胞所分泌细胞因子：用抗细胞因子抗体包被固相载体→加入不同来源的细胞→细胞所分泌细胞因子与包被抗体结合→再加入酶标记的抗细胞因子抗体→底物显色反应→测定结合在固相载体上的细胞因子(定性或半定量)

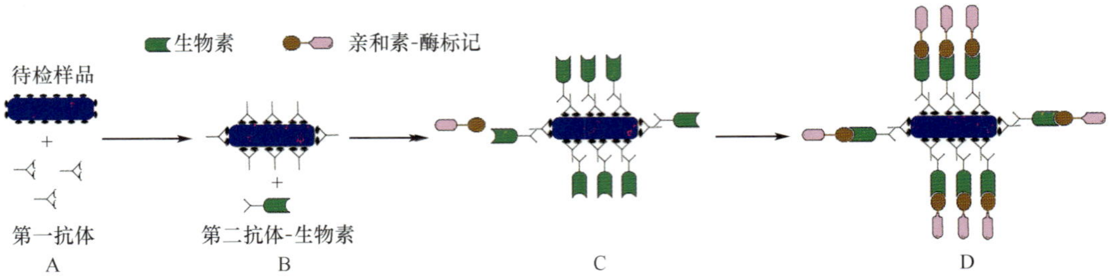

图 22-8 BSA 试验示意图

(A)将待检样品与第一抗体结合→(B)加入生物素标记的第二抗体→(C)加入亲和素-酶复合物→(D)加底物显色→定性或半定量检测相应抗原

ELISA 技术的优点是灵敏度高、操作简便、稳定性强，可自动化检测。

(3) **免疫组化技术**(immunohistochemistry technique)：应用标记的抗体与组织或细胞抗原反应，借助形态学观察，对组织或细胞表面抗原进行定性、定量、定位检测。常用技术包括酶免疫组化(辣根过氧化物酶标记)、免疫金组化(胶体金颗粒标记)、免疫电镜技术(铁蛋白、胶体金、过氧化物酶标记)等。

(4) **放射免疫测定法**(radioimmunoassay, RIA)：指用放射性核素标记抗原或抗体进行免疫学检测。该法兼有放射性核素的高灵敏度和抗原-抗体反应的特异性，灵敏度达 pg/ml 水平，常用于测定微量物质。

(5) **免疫胶体金技术**(immune colloidal gold technique, ICT)：采用胶体金标记抗体或抗原，以检测未知抗原或抗体的方法。胶体金是氯金酸($HAuCl_4$)在还原剂如枸橼酸钠或鞣酸作用下聚合形成特定大小的金颗粒，其由于静电作用而形成稳定胶体状态，不影响蛋白质生物特性。胶体金在弱碱环境下带负电荷，可与蛋白质正电荷牢固结合。胶体金可标记很多大分子物质(如血清蛋白、免疫球蛋白、糖蛋白、激素等)。胶体金标记技术制作简便，方法敏感、特异，不使用放射性同位素，可用于光镜或电镜，广泛应用于各种液相、固相免疫分析及流式细胞术等。

(6) **化学发光免疫分析**(chemiluminescence immunoassay, CLIA)：将发光物质标记抗原或抗体，发光物质在反应剂(如过氧化阴离子)激发下生成激发态中间体，当回复至稳定的基态时发射光子，通过自动发光分析仪测定光子产量，可反映待检样品中抗体或抗原含量。该法灵敏度高，常用于检测血清超微量活性物质。

(7) **免疫印迹法**(immunoblotting)：该法又称 **Western 印迹法**，其结合凝胶电泳与固相免疫技术，将借助电泳所区分的蛋白质转移至固相载体，再应用酶免疫、放射免疫等技术进行检测。该法能对分子大小不同的蛋白质进行分离并确定其相对分子质量，常用于检测多种病毒的抗体或抗原(图 22-9)。

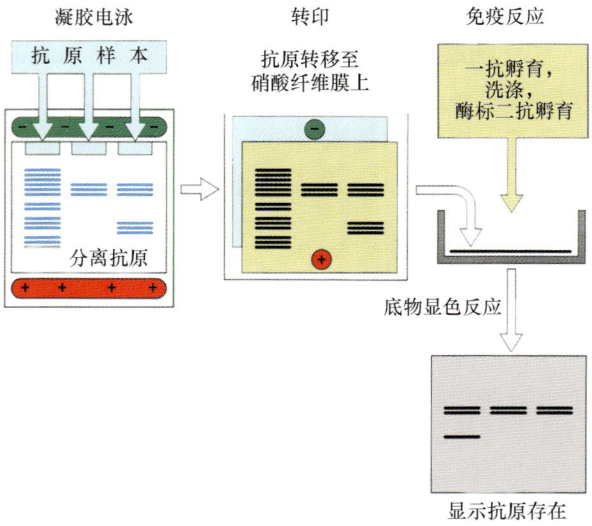

图 22-9 免疫印迹示意图

电泳→分离分子量不同的抗原成分→转移至硝酸纤维膜→将第一抗体加至膜上→洗涤后加入酶标记的抗 Ig 抗体(第二抗体)→底物显色反应→定性或半定量测定抗原

第二节 免疫细胞检测

检测免疫细胞数量与功能，是判断机体免疫功能状态的重要指标。人体外周血是免疫细胞的主要来源，实验动物还可检测胸腺、脾脏、淋巴结等标本。

(一) 免疫细胞及其亚类计数

1. 外周血单个核细胞的分离 外周血单个

核细胞(peripheral blood mononuclear cell,PBMC)包括淋巴细胞和单核细胞,常用葡聚糖-泛影葡胺(又称淋巴细胞分离液)密度梯度离心法进行分离。其原理为:红细胞和多形核白细胞比重(约1.092)大于PBMC(约1.075),将抗凝血叠加于分离液(比重1.077)液面,通过低速离心可将不同比重的细胞分层:红细胞沉于管底;多形核白细胞密集布于红细胞层与分离液之间;血小板悬浮于血浆中;PBMC则密集于血浆层与分离液界面。

2. 淋巴细胞亚群的分离 淋巴细胞为不均一群体,可借助其表面标志及功能差异而分为不同群和亚群。

(1) 尼龙棉柱分离法:将淋巴细胞悬液通过尼龙棉柱,B细胞易与尼龙棉黏附而滞留于柱上,T细胞则不黏附,借此可分离T细胞与B细胞。

(2) E花环分离法:成熟的人T细胞表面表达CD2,即绵羊红细胞(SRBC)受体,能与SRBC结合而形成花环,花环形成细胞因比重增大而沉于管底,经密度梯度离心可与其他细胞分离;用低渗法裂解花环中的SRBC,即获得纯化的T细胞。

(3) 洗淘法(panning):将抗特定细胞表面标志的抗体包被聚苯乙烯培养板,加入淋巴细胞悬液,表达相应表面标志的细胞即与抗体结合于培养板表面,通过洗涤而将其与悬液中其他细胞分离。

(4) **流式细胞术**(flow cytometry,FCM):指借助荧光激活细胞分类仪(fluorescent activated cell sorter,FACS)对细胞进行快速鉴定和分类的技术。其原理为:样品与经多种荧光素标记的抗体反应,通过接收不同波长的荧光素发射光,可同时分析细胞表面多个膜分子表达及其水平。该法可检测各类免疫细胞、细胞亚类及其比率。此外,微滴通过电场时出现不同偏向,借助光电效应可分类收集所需细胞群或亚群。该技术分离细胞准确快速、分选纯度高(99%),不损伤细胞活性,并可直接统计出各类细胞的相对含量。

(5) 磁分离技术:将特异性抗体与磁性微粒交联,称为**免疫磁珠**(immune magnetic bead,IMB)。其原理为:①直接分离法,IMB与表达相应膜抗原的细胞结合,应用强磁场分离IMB及其所吸附细胞,从而对特定细胞进行阴性或阳性分选;②间接分离法,用二抗包被IMB,与任何已结合鼠源性一抗的细胞进行反应,从而分离细胞。

3. 淋巴细胞亚群计数 乃依据淋巴细胞表面标志不同而进行分类计数。常用方法有免疫荧光技术(IF)及细胞毒试验、流式细胞术(FCM)、花环试验及免疫酶染色技术等。

(1) 免疫荧光技术:①直接免疫荧光技术,用标记荧光素的抗细胞膜分子的单抗直接与淋巴细胞反应;②间接免疫荧光法,用鼠源单抗(一抗)与人淋巴细胞反应,再用标记荧光素的抗鼠IgG(二抗)进行染色。荧光显微镜下观察结合有荧光素标记抗体的细胞,亦可用FCM自动计数荧光阳性细胞百分率。

(2) 微量细胞毒试验:亦称**补体依赖的细胞毒试验**(complement dependent cytotoxicity assay,CDC)。在补体存在下,应用特异性McAb与细胞表面相应膜分子作用,通过激活补体而使细胞溶解,借助活细胞和死细胞对染料着色的差异,可判断待检细胞是否表达特定膜分子,从而进行细胞亚群计数。

4. 树突状细胞诱生和分离 人DC约占外周血单个核细胞总数的0.5%~1.0%。分离外周血单个核细胞,用贴壁法进行富集,经GM-CSF和IL-4诱导可获DC。通过检测CD1a和CD83膜分子而鉴定DC。

(二) 淋巴细胞功能测定

1. 测定淋巴细胞功能的体外试验

(1) 淋巴细胞增殖试验:淋巴细胞增殖的刺激物包括:①非特异性刺激物,如各种丝裂原(PHA、ConA、PWM、LPS等)、抗淋巴细胞表面标志(CD2、CD3等)的抗体及某些细胞因子等;②特异性刺激物,主要是特异性可溶性抗原和细胞表面抗原。不同刺激物可刺激不同淋巴细胞亚群分化、增殖,从而反映不同淋巴细胞亚群的功能状态。

1) ^{3}H-TdR掺入法:胸腺嘧啶是合成DNA的原料。PBMC增殖过程中加入氚标记的胸腺嘧啶核苷(^{3}H-TdR),随胞内DNA、RNA合成增加,^{3}H-TdR可掺入细胞新合成的DNA中,所掺入放射性核素的量与细胞增殖水平呈正相关,借助液体闪烁仪测定样品的放射活性(以脉冲数表示),可反映细胞增殖状况。该法灵敏可靠、结果客观、重复性好,但需特殊仪器,且易发生放射性污染。

2）MTT 法：MTT 的化学名 3-(4,5-二甲基-2-噻唑)-2,5-二苯基溴化四唑，其掺入细胞后可作为胞内线粒体琥珀酸脱氢酶的底物参与反应，形成褐色甲臜颗粒并沉积于胞内或细胞周围，甲臜生成量与细胞增殖水平呈正相关。甲臜可被盐酸异丙醇或二甲基亚砜完全溶解，用酶标测定仪检测细胞培养物 OD 值，可反映细胞增殖水平。该法灵敏度较低，但操作简便，且无放射性污染。

3）形态学计数法：淋巴细胞受丝裂原刺激而转化为淋巴母细胞，其形态和结构发生明显改变：细胞体积增大，胞质丰富，内含颗粒，有空泡；核质染色质疏松，出现 1～3 个核仁。通过染色镜检，可计算转化的淋巴细胞所占百分率（正常人约 70%）。该法简便易行，但重复性、客观性差。

（2）细胞毒试验：CTL、NK 细胞具有杀伤靶细胞的作用。通过检测杀伤活性可反映 CTL、NK 细胞的功能状态。

1）^{51}Cr 释放法（图 22-10）

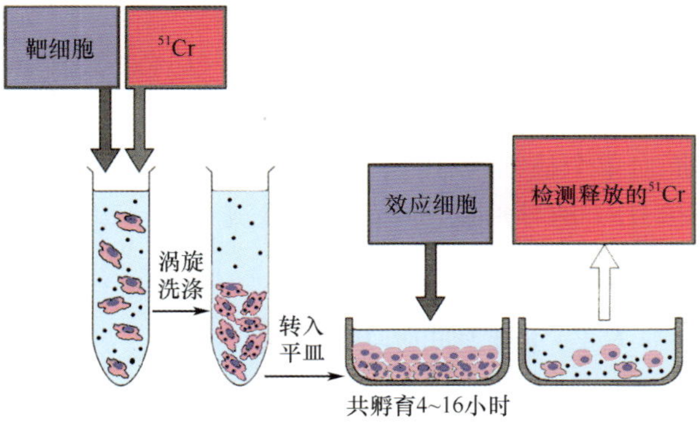

图 22-10 ^{51}Cr 细胞毒试验示意图

$Na_2{}^{51}CrO_4$ 标记靶细胞→标记物在胞内可与胞质蛋白质牢固结合→已标记的细胞受损或死亡→释出^{51}Cr→检测^{51}Cr 放射活性→反映效应细胞的杀伤活性

2）乳酸脱氢酶（LDH）释放法：效应细胞与靶细胞相互作用，借助比色法测定靶细胞膜受损后从胞内所释出的乳酸脱氢酶活性，其水平反映效应细胞的杀伤活性。该法操作快捷，自然释放率低。

3）细胞凋亡检测

A. 琼脂糖电泳法：凋亡细胞中，内源性核酸内切酶将 DNA 在核小体单位间切断，产生 180～200bp（核小体单位长度）及其倍数的寡核苷酸片段，在琼脂糖电泳中呈现阶梯状 DNA 区带图谱，借此可反映细胞凋亡。

B. TUNEL 法：细胞培养物中加入末端脱氧核苷酸转移酶（terminal deoxyribonucleotidyl transferase，TdT）和生物素标记的核苷酸，TdT 能在游离的 DNA 3′端缺口连接标记的核苷酸，借助亲和素-生物素-酶放大系统，在 DNA 断裂处显色，从而指示凋亡细胞。

C. 流式细胞术：凋亡细胞因核断裂，呈亚二倍体，用 FACS 分析二倍体数目，可指示细胞凋亡程度；因凋亡细胞膜受损，膜磷脂成分暴露，可与荧光标记的膜联合蛋白（annexin V）结合，FACS 分析可检出悬浮细胞中凋亡细胞频率。

（3）分泌功能测定：酶联免疫斑点试验（ELISPOT）检测细胞因子分泌细胞（见前文）。

2. 测定淋巴细胞功能的体内试验 机体对特定抗原产生初次细胞免疫应答，再用相同抗原做**皮肤试验**，出现以局部红肿为特征的**迟发型超敏反应**。细胞免疫正常者一般出现阳性反应，而细胞免疫低下者则呈阴性反应。皮肤试验可辅助诊断某些病原微生物感染（结核杆菌、麻风杆菌）、免疫缺陷病等，并可用于判断免疫接种的效果（如卡介苗）。

第三节 免疫分子检测

（一）免疫球蛋白测定

1. 体外用已知抗原检测相应抗体 可用于多种感染性疾病的辅助诊断及流行病学调查（见前述），也可检测自身抗体作为某些自身免疫病的辅助诊断。

2. 用已知抗体对各类免疫球蛋白进行定性、定量测定 可用于判断机体体液免疫功能或用于诊断与 Ig 异常相关的疾病。免疫比浊法可用于检测血清含量高的 IgG、IgA、IgM；ELISA、RIA 等检测 IgD、IgE。免疫电泳等方法可用于诊断免疫球蛋白异常性疾病。

（二）补体测定

免疫比浊法检测血清含量高的 C3、C4、B 因子等，ELISA、RIA 等检测含量低的补体组分。血清总补体活性测定常采用 50% 补体溶血法（50% complement haemolytic activity，CH50），其原理是：用 SRBC 和抗 SRBC 形成抗原-抗体复合物，通过激活补体经典途径而溶解 SRBC。若待检血清补体含量减少或成分缺失，可影响溶血结果,通常以50%溶血所需的最小补体量表示总补体活性。

(三) 细胞因子检测

1. 免疫学测定法　用特异性抗体定量或半定量检测细胞因子(ng/ml)。该方法特异性高、操作简便、无需使用依赖性细胞株。

(1) 分泌性细胞因子检测:可借助抗体夹心法、ELISA、免疫斑点法、放射免疫法(RIA)、免疫印迹法等进行检测。

(2) 胞内细胞因子检测:采用FCM免疫荧光技术或ELISIPOT,可在单细胞水平检测不同细胞亚群内产生的细胞因子。

2. 生物活性测定法　该法原理为:不同细胞因子具有特定的生物学活性,借助相应指示系统,如选用各种依赖性细胞株或靶细胞,同时与标准品对照测定,从而得知样品中细胞因子活性水平,一般以活性单位(U/ml)表示。

(1) 促进细胞增殖和增殖抑制法:将不同稀释度待测样品或细胞因子标准品与特定细胞株共培养,然后检测发生增殖的细胞数。

(2) 抗病毒活性测定法:用细胞因子样品处理易感细胞使之形成抗病毒状态,然后用适量病毒攻击细胞,通过检测病毒复制量或病毒引起细胞病变的程度而判断样品中细胞因子活性。

(3) 直接杀伤法:某些细胞因子对特定靶细胞具有溶细胞或抑制细胞生长的活性。检测细胞因子的溶细胞/细胞毒活性可用乳酸脱氢酶释放法、^{51}Cr释放法、细胞凋亡检测法等。检测抑制生长活性的方法为:将不同稀释度待测样品或细胞因子标准品与细胞株共培养,通过检测存活的靶细胞数,并与对照组比较而计算抑制细胞生长的百分率;或以OD值对样品稀释度作图,绘制标准品的剂量反应曲线,可测定待测样品含量。

(4) 趋化活性测定法:某些细胞因子能诱导中性粒细胞、单核/巨噬细胞和淋巴细胞等定向迁移,可借助趋化试验或化学增活现象检测。**趋化性**指细胞循化学介质浓度梯度做定向移动,可采用琼脂糖或微孔小室趋化试验测定细胞因子趋化活性;**化动性**(chemokinesis)指细胞随机运动,可采用琼脂糖小滴化学动力学试验检测。

3. 分子生物学测定法　借助聚合酶链反应(PCR)、实时定量PCR、RNA印迹法、核酸酶保护分析法和原位杂交法等,检测胞内细胞因子mRNA,其敏感性、特异性均高。

细胞因子测定在科研和临床被广泛应用,可作为特定疾病诊断和鉴别诊断的辅助指标、评估机体免疫功能状态、判断治疗效果及预后等。

(四) CD分子、表面受体和黏附分子的检测

相关检测指标可用于鉴别免疫细胞及其亚类,并了解其分化、活化状况。用已知抗CD分子、表面受体或黏附分子的抗体可鉴定细胞表面相应膜分子,常用方法有间接免疫荧光法、流式细胞术等。某些CD分子、受体分子和黏附分子还存在可溶性形式,可采用ELISA等免疫学方法测定其含量。

(五) HLA分型

基因检测已成为HLA分型的主流技术,常用者为指纹图谱技术、聚合酶链反应(PCR)、序列特异性寡核苷酸探针(PCR-SSOP)、聚合酶链反应限制性片段长度多态性(PCR-RFLP)、聚合酶链反应单链构象多态性(PCR-SSCP)、聚合酶链反应序列特异性引物(PCR-SSP)、单核苷酸多态性分析(SNP)等。

HLA分型广泛用于器官移植配型、输血反应和法医鉴定。

第四节　免疫学诊断与监测

免疫学诊断即用免疫学方法确定疾病相关因子、监测疾病过程、判断疗效及预后。

(一) 疾病相关因子检测

应用已知抗体(或抗原)检测未知抗原(或抗体),从而对感染性、非感染性致病因子或疾病相关因子进行诊断或辅助诊断。

1. 用已知抗体检测未知抗原

(1) 病原体及其抗原组分:在体外,用已知抗体可确定病原体及其抗原组分的属、型及血清型。

(2) 肿瘤抗原:对**肿瘤标志物**(tumor marker)进行定性、分型、定量与定位,可用于肿瘤诊断和辅助诊断,例如:流式细胞术检测**白细胞表面分化抗原**(CD分子),用于白血病及淋巴瘤分型和分期;检测**甲胎蛋白**(AFP)用于原发性肝癌的

辅助诊断；检测**癌胚抗原**（CEA）诊断消化道肿瘤；应用放射性核素标记抗体进行体内示踪及肿瘤组织定位；借助免疫组化技术对病理组织切片进行检测；等等。

（3）红细胞血型抗原：应用针对不同红细胞血型及亚型的单克隆抗体，可准确进行红细胞型别鉴定，以确保输血安全性。

2. 用已知抗原检测未知抗体

（1）抗病原特异性抗体：用细菌或病毒的特异性抗原检测血清中相应抗体（如抗 HIV 抗体等），可用于诊断病原体感染。某些情况下，须对病原特异性抗体进行定量（抗体滴度）或确定免疫球蛋白类别。

（2）抗变应原抗体：通过体外或体内试验检测抗变应原抗体，可用于确定引起超敏反应的变应原。体外试验中应用不同变应原与患者血清反应，以检出血清总 IgE、变应原特异性 IgE，并确定变应原；体内试验则应用提取的变应原进行皮试，通过观察机体反应而确定引起超敏反应的抗原，有助于诊断Ⅰ型超敏反应。

（3）自身抗体：检测抗核抗体、类风湿因子有助于诊断系统性红斑狼疮、类风湿关节炎。一般情况下，正常人或老年人体内可检出低水平生理性自身抗体，若检出高滴度、且与病情相关的病理性自身抗体（或自身应答性淋巴细胞），有助于诊断自身免疫病。

（4）细胞毒抗体：移植术前须进行交叉组织配型，原理为：将受者血清与供者淋巴细胞共同作用并加入补体，若死亡细胞超过一定比例，提示患者体内有预存的、针对移植物细胞的细胞毒抗体。该抗体可介导超急性排斥反应，提示受者不宜接受该供者的移植物。

（二）免疫功能检测

免疫功能检测一般仅用于辅助诊断、病程监测及预后判断。例如：$CD4^+$ T 细胞数目减少用于艾滋病辅助诊断；免疫球蛋白水平升高用于多发性骨髓瘤辅助诊断等。另外，监测机体免疫功能改变，有助于判断某些疾病的病程变化、疗效和预后，并可能为探索某些疑难病症的机制和制定治疗方案提供依据。

1. 体液免疫功能

（1）免疫球蛋白：检测血清免疫球蛋白及其类别（尤其是 IgG、IgA 和 IgM）和水平，可为诊断免疫缺陷病和免疫增生性疾病提供重要参数。例如：Bruton 病出现低免疫球蛋白或无免疫球蛋白血症；多发性骨髓瘤和巨球蛋白血症血清免疫球蛋白水平异常增高；某些感染性疾病及自身免疫病血清免疫球蛋白水平增高；过敏体质患者血清 IgE 水平增高。检测针对疫苗或感染因子的特异性抗体及其水平，可较为准确地反映机体特异性体液免疫功能状态。

（2）B 细胞数量与功能：应用抗 BCR 抗体，借助免疫荧光法可检测 B 细胞数量与亚群，主要用于判断原发性或继发性免疫缺陷的体液免疫功能。小鼠 B 细胞可用 LPS 为刺激物，人则用 SPA 及抗 IgM 抗体刺激，测定 B 细胞增殖或转化。

2. 细胞免疫功能

（1）T 细胞总数与亚群：一般检测 $CD3^+$ T 细胞总数及 $CD4^+$ 和 $CD8^+$ T 细胞亚群；根据 $CD4^+$ T 细胞所分泌的细胞因子谱区分为 Th1 和 Th2 细胞。此外，可检测某些特定的 T 细胞表面标志，如 CD25 一般为活化 T 细胞的标志。

（2）T 细胞功能：

1）非特异性增殖反应：应用 PHA、ConA 等丝裂原刺激 T 细胞而发生非特异性增殖反应，可反映 T 细胞功能水平。

2）对特异性抗原的 T 细胞增殖反应：经特定抗原刺激的 T 细胞，若在体外再次接触相同抗原，可发生明显增殖（淋巴细胞转化试验），体内皮肤试验则可出现局部反应（迟发型超敏反应）。最常用者是结核菌素试验（PPD 皮试），可判断受试者对结核菌感染的免疫力。由于正常人群一般均已接种过卡介苗或感染（及隐性感染）过结核菌，并由此产生针对结核菌的免疫力，故 PPD 皮试常被用做判断机体细胞免疫状态的指标。此外，此增殖反应也可被用于检测变应原。

3）细胞介导的细胞毒试验：可检测 CTL、NK 细胞的杀伤活性。

4）测定 T 细胞产生的细胞因子。

3. 细胞因子（及其受体）和黏附分子水平 细胞因子水平变化可影响机体免疫功能。黏附分子和细胞因子受体水平可作为判断某些疾病进程的指标。

4. 非特异性免疫功能 包括检测补体系统

各组分、NK 细胞活性、巨噬细胞及其分泌产物(NO、溶菌酶等)、中性粒细胞吞噬活性、红细胞功能等。

(1) 趋化功能测定。

(2) 吞噬和杀菌功能检测：将中性粒细胞与可被吞噬而利于计数的颗粒物质(如金黄色葡萄球菌)混合孵育一定时间，颗粒物质被中性粒细胞吞噬，计算吞噬率和吞噬指数可反映吞噬细胞的吞噬功能。另外，溶细胞法能直接反映细胞杀菌功能；**硝基四氮唑蓝**(nitroblue tetrazolium，NBT)还原试验可检测中性粒细胞的胞内杀菌能力；化学发光法可测定中性粒细胞吞噬功能及其代谢活性。

(三) 免疫学监测

免疫学监测有助于判断感染性疾病转归与预后。例如：监测乙型肝炎病毒抗原与抗体的消长，有助于判断乙型肝炎预后；HIV 感染者 $CD4^+$ T 细胞计数有助于 AIDS 的诊断、病情分析和疗效判断。

检测肿瘤患者免疫功能状态及监测肿瘤相关抗原改变，有助于了解肿瘤发展并判断预后。例如：白血病缓解期免疫功能骤然下降，常预示复发；监测免疫细胞或肿瘤抗原有助于制定治疗方案和评估疗效(尤其对接受放疗或化疗的肿瘤患者)。

HLA 分型与交叉配型有助于选择器官移植供者；移植后监测受者免疫学指标，有利于早期发现移植排斥反应，以及时采取有效措施。此外，免疫监测对选择免疫抑制剂种类、剂量、确定疗程、评估疗效等均有意义。

对易于蓄积中毒或成瘾药物进行监测，有助于指导临床治疗。

小　结

临床医学实践中，免疫学检测技术可用于疾病诊断、病情监测与疗效评价。免疫学技术乃基于高度特异性的抗原-抗体反应。用于检测抗原或抗体的方法称为血清学试验，主要有凝集反应、沉淀反应、补体参与的反应，以及在此基础上发展的免疫标记技术。检测免疫细胞数量与功能，是判断机体免疫功能状态的重要指标。免疫细胞检测包括免疫细胞及其亚类计数、淋巴细胞功能和免疫分子的检测。

(王　玲)

第二十三章　免疫学应用之二:免疫防治

借助免疫学技术或免疫制剂预防和治疗疾病,此为免疫学防治。随着免疫学理论和技术迅速发展,免疫学防治在临床实践中得到广泛应用,并显示出极为广阔的发展潜力。

第一节　免疫预防

免疫预防(immunoprophylaxis)指通过人工输入抗原物质而刺激机体产生免疫效应物质,或直接输入免疫效应物质,从而特异性清除致病因子,达到预防疾病的目的。免疫预防在人类与传染性疾病的斗争中已发挥极为重要的作用,使包括天花在内的许多烈性传染病被消灭或被有效控制。目前,全球性计划免疫的推行为提高儿童和人群健康水平做出巨大贡献。

主要借助两种方式使机体获得特异性免疫:①自然免疫,指机体感染病原体后建立的特异性免疫,也包括胎儿或新生儿经胎盘或乳汁从母体获得抗体;②**人工免疫**(artificial immunization),即免疫预防,指采用人工方法,将疫苗、类毒素或含特异性抗体和细胞的免疫制剂接种人体,以增强宿主抗病能力。

人工免疫分为两类:①**人工主动免疫**(artificial active immunization),将疫苗和类毒素等抗原物质接种机体,诱导免疫系统产生特异性抗体和(或)致敏淋巴细胞,从而预防感染;②**人工被动免疫**(artificial passive immunization),给人体注射含特异性抗体的免疫血清或细胞因子等制剂,使宿主迅速获得特异性免疫力,以治疗或紧急预防感染。二者主要区别见表23-1。

表23-1　人工主动免疫与人工被动免疫的比较

	人工主动免疫	人工被动免疫
免疫物质	抗原	抗体或细胞因子等
免疫力产生时间	较慢,2～4w	快,立即
免疫力维持时间	较长,数月至数年	短,2～3w
主要用途	预防、治疗	治疗或紧急预防
常用制剂	疫苗、类毒素	抗毒素、胎盘球蛋白、丙种球蛋白、CK、McAb

用于人工接种的物质称为生物制品,其中最重要者当属**疫苗**(vaccine)。理想疫苗的标准是:①安全,无致病性和接种后无异常反应,死疫苗应予彻底灭活并避免无关蛋白或内毒素污染,活疫苗要求遗传性状稳定,无回复突变,无致癌性;②有效,可诱导多数人产生可靠的保护性免疫,使群体抗感染能力增强;③实用,接种方式可被不同人群所接受,接种程序宜简化(如口服疫苗、多价疫苗等),易于保存和运输,价格相对低廉。

本章简要介绍已获应用或正在研制中的主要疫苗种类。

(一)以完整病原体和毒素制备的疫苗

以灭活或减毒的完整病原体(如细菌、病毒)或细菌毒素等制备的疫苗得到最广泛应用,习惯上称为常规疫苗,其主要分类及特点如下:

1. 死疫苗(dead vaccine)　亦称**灭活疫苗**(inactivated vaccine),是用物理、化学方法杀死病原微生物而制成的制剂。死疫苗已失去感染力和致病性,但保留一定免疫原性,由此诱导的免疫应答可抵御自然感染的病原微生物。死疫苗具有安全、易于保存与运输等优点。

2. 减毒活疫苗(live-attenuated vaccine)　简称**活疫苗**(live vaccine),是用无毒或弱毒的活病原微生物所制成,无毒性和致病性,但保留其免疫原性及在体内生长、繁殖的能力。与死疫苗相比,其特点为:可在体内增殖,所需接种剂量小,且仅需一次接种;接种过程类似隐性或轻度感染,接种局部及全身反应较轻;免疫效果较好。死疫苗与活疫苗的区别见表23-2。

3. 类毒素(toxoid)　细菌外毒素经0.3%～0.4%甲醛溶液处理失去毒性而保留其免疫原性,此即类毒素,可诱导机体产生抗外毒素抗体(即抗毒素)。常用类毒素有破伤风类毒素与白喉类毒素。类毒素可与死疫苗混合制成联合疫苗(如白喉-百日咳-破伤风三联疫苗)。将类毒素接种动物可获抗毒素血清(如抗破伤风毒素与抗

表 23-2　死疫苗与活疫苗的区别

区别要点	死疫苗	活疫苗
制剂	杀死的病原体	活的、弱毒或无毒的病原体
接种剂量及次数	量大,2~3 次	量小,多为 1 次
副作用	大	小
免疫效果	较差,6 个月至 2 年	较好,3~5 年
细胞免疫效应	不产生	产生
稳定性	稳定,易保存,有效期约 1 年	不稳定,难保存,4℃冰箱保存数周
常用疫苗	霍乱、伤寒、百日咳、斑疹伤寒钩端螺旋体病、流行性脑膜炎、狂犬病、甲型肝炎、流感、甲型肝炎及乙型脑炎等疫苗	卡介苗(BCG)、鼠疫耶氏菌低毒株、腮腺炎、麻疹、脊髓灰质炎、风疹、水痘、带状疱疹等疫苗

白喉毒素血清),经纯化、精制为抗体,可用于紧急预防和治疗相关疾病。

以完整病原体制备的疫苗对人类预防及消灭传染病已做出极大贡献,但此类疫苗存在诸多缺点:①死疫苗接种剂量相对较大且需重复接种,注射局部或全身反应相对较严重;②活疫苗存在回复突变的可能性(尽管几率极低),对疫苗保存时间和保存温度有较严格要求;③完整病原体含抗原表位数量多且作用复杂,可能引起超敏反应和交叉反应(如疫苗后脑炎等)。

(二)新型疫苗

以能诱导有效保护性反应的抗原成分制备疫苗,称为组分疫苗(第二代疫苗)。

1. 亚单位疫苗(subunit vaccine)　指去除病原体中与诱导保护性免疫无关、甚至有害的组分,仅应用其有效的免疫原成分制备疫苗。例如:用百日咳杆菌丝状血凝素(FHA)等保护性成分制备无细胞百日咳疫苗,其内毒素含量仅为全菌体疫苗的 1/2000,副作用明显减少而保护效果相同;用流感病毒血凝素和神经氨酸酶制备流感疫苗;用乙肝表面抗原制备乙肝疫苗。

2. 结合疫苗(conjugate vaccine)　细菌多糖和脂多糖是重要的致病物质,但二者均属 TI-Ag,不能有效诱导再次抗体应答,故免疫保护效果差。结合疫苗是将细菌荚膜多糖水解物或脂多糖与蛋白载体交联,使之成为 TD-Ag,可诱导机体产生记忆性细胞和 IgG 类抗体,明显增强免疫保护效果。现已获准使用的有脑膜炎奈瑟菌疫苗、肺炎球菌疫苗及 B 型流感杆菌疫苗。

3. 合成肽疫苗(synthetic peptide vaccine)　亦称抗原肽疫苗,其原理为:借助实验和计算机预测,获得 B 细胞和 T 细胞识别的表位序列,据此设计和合成免疫原性多肽,进而制备合成肽疫苗。为增强合成肽疫苗的免疫原性并诱导有效保护性应答,可采取下列策略:①借助蛋白质分子模拟技术,合理设计新型疫苗;②对多个表位进行合理组合和搭配;③辅以合适载体与佐剂。

4. 基因工程疫苗　乃借助基因工程技术制备的疫苗,其可诱导有效保护性免疫,且不含感染性物质。

(1) **重组蛋白疫苗**(recombinant protein vaccine):制备原理为:对编码有效免疫原的基因进行克隆,将其插入适当原核或真核表达载体并在宿主菌或真核细胞内大量表达。该疫苗主要优点是:安全,不在体内增殖,亦不含病原体相关的致病因子(如病毒核酸)。已获准使用的此类疫苗有重组乙肝表面抗原疫苗、莱姆病疫苗等。

(2) **重组减毒活疫苗**(recombinant attenuated live vaccine):制备原理为:去除病原体(多为病毒)基因组中与毒力相关及与毒力回复突变相关的基因;将编码免疫原分子的基因插入减毒的病原体载体基因组中,制成减毒活疫苗。该疫苗优点是:①经减毒处理的病原体载体安全性可靠;②易于构建可诱导多种保护作用的多价疫苗;③所表达的目的抗原可循载体感染途径而进入机体。目前已尝试将编码乙肝病毒、麻疹病毒免疫原的基因插入痘病毒载体,或将编码痢疾杆菌免疫原的基因插入脊髓灰质炎病毒载体。

(3) **转基因植物口服疫苗**(oral vaccine in transgenic plants):制备原理为:将编码免疫原的基因导入可食用植物细胞基因组中,使植物可食部分能稳定表达相应免疫原,机体食入该植物即相当于免疫接种。由于转基因植物保留天然免疫原形式,通过模拟自然感染而进行接种,故能有效激发体液免疫和黏膜免疫。常用植物有蕃茄、马铃薯、黄瓜和香蕉等。此类疫苗优点是可口服，易被儿童接受，价廉。

（三）核酸疫苗

核酸疫苗（nuclear acid vaccine）属第三代疫苗，亦称**基因疫苗**，包括DNA疫苗和RNA疫苗。其原理为：将编码免疫原的目的基因插入细菌表达质粒，直接接种该重组质粒，后者在体内转染宿主细胞并表达目的抗原，通过诱导免疫保护应答而发挥效应。其优点为：简便；无需体外表达、纯化抗原和应用佐剂；可在体内持续表达，从而持续刺激机体，免疫效果较好。2001年我国已启动疟疾和HIV DNA疫苗的临床试验。

此类疫苗作用机制尚未完全阐明，对其体内应用安全性也有待进一步验证，例如：抗DNA抗体的产生；诱导宿主细胞转化和癌变的可能性；是否可能导致免疫功能紊乱。

*** 问题与思考**

我国计划免疫程序规定，小儿出生至6周岁须接种乙型肝炎疫苗3次、BCG1次、脊髓灰质炎疫苗4次、白百破疫苗4次、白破疫苗1次、麻风疫苗1次、麻腮风疫苗1次、乙脑减毒活疫苗2次或乙脑灭活疫苗4次、A群流脑疫苗2次、A+C流脑疫苗2次、甲型肝炎减毒活疫苗1次或甲型肝炎灭活疫苗2次。请思考：①上述疫苗接种属哪种类型的人工免疫，其理论基础是什么；②为何一种疫苗通常须反复接种；③先天性细胞免疫缺陷的患儿接种BCG可能导致何后果，须进行哪些免疫检测？

第二节 免疫治疗

免疫治疗（immunotherapy）是借助免疫学手段或制剂，通过主动或被动免疫，使患者失衡的免疫系统恢复正常，从而达到治疗目的。免疫治疗包括特异性治疗、非特异性治疗、免疫重建或免疫替代疗法。用于免疫治疗的制剂包括细胞因子、单克隆抗体及其交联物、基因工程抗体、过继免疫细胞和分子疫苗等。

（一）特异性免疫治疗

特异性免疫治疗的主要效应物质为抗体和致敏淋巴细胞，可分为主动免疫与被动免疫。

1. 主动免疫治疗 通过向体内输入抗原性物质（如疫苗）而诱导机体产生免疫效应物质，以发挥免疫功能，此为**主动免疫治疗**（active immunotherapy）。该法传统上用于预防疾病，近年开始用于治疗疾病，被称为**治疗性疫苗**（therapeutic vaccine）。

（1）**肿瘤疫苗**（tumor vaccine）：指用经加工、处理的肿瘤细胞（瘤苗）或肿瘤抗原肽所制备的疫苗，其能刺激机体，产生肿瘤特异性CTL或细胞毒性抗体，从而杀伤肿瘤细胞。

（2）融合疫苗：肿瘤细胞与DC融合获得融合疫苗，DC融合瘤细胞在共刺激信号存在的条件下，加工、处理、提呈TAA和TSA，诱导特异性抗瘤CTL，逆转肿瘤抗原的免疫逃逸。

（3）治疗感染性疾病的疫苗：近年开始研制针对艾滋病、乙型肝炎和结核的治疗性疫苗，其技术关键之一是筛选出可有效诱导抗病毒免疫应答、但不导致免疫损伤的抗原表位。

（4）治疗自身免疫病的疫苗：其原理是诱导免疫耐受。例如：应用髓磷脂碱性蛋白（MBP）致敏的T细胞作为疫苗，治疗多发性硬化症；口服Ⅱ型胶原治疗类风湿关节炎。

为增强治疗性疫苗疗效，可采取如下策略：对疫苗靶抗原进行改造和组合；设计单表位或多表位基因疫苗；模拟天然病原体感染；多水平基因修饰；不同疫苗交替免疫；研制新型、联合应用疫苗和基因治疗。

2. 被动免疫治疗（passive immunotherapy） 指通过输入抗体或激活的效应细胞，直接清除致病性抗原或杀伤抗原特异性靶细胞。

（1）抗体：**抗毒素**（antitoxin）或抗病毒抗体可中和毒素和病毒（如破伤风抗毒素治疗破伤风）；抗CD3、CD4、CD25抗体防治急性移植排斥反应；抗CD4抗体治疗自身免疫病；抗CD20抗体治疗淋巴瘤；抗TNF抗体治疗中毒性休克及自身免疫病；抗HER-2抗体治疗乳腺癌；抗IgE抗体治疗支气管哮喘和过敏性鼻炎。

迄今所使用的抗体多来源于动物，其缺点是：属异种蛋白；分子量大、穿透性差；体内半衰期短。研制人源化抗体及各种基因工程抗体有助于克服上述缺点。

（2）人免疫球蛋白：是从大量混合血浆或胎盘血中分离、制备的免疫球蛋白浓缩制剂：①胎盘丙种球蛋白(placental γ-globulin),从健康产妇胎盘血液中提取,主要含 IgG;②人血浆丙种球蛋白(plasma γ-globulin),来自正常人血清,主要含 IgG 和 IgM。

另外,从某些恢复期患者(如乙型肝炎、SARS 等)采集含高效价抗病原微生物抗体的血浆,可制成特异性免疫球蛋白,用于预防特定病原微生物感染。

(3) T 细胞:输注**肿瘤浸润的淋巴细胞**(tumor infiltrating lymphocyte, TIL)、**淋巴因子激活的杀伤细胞**(lymphokine activated killer, LAK)或**细胞因子诱导的杀伤细胞**(cytokine induced killer cell, CIK)等治疗肿瘤;输注调节性 T 细胞(Treg)防治移植排斥反应和自身免疫病。

(4) 体外修饰的 DC:输注未成熟 DC 和某些耐受性 DC 亚群,可防治移植排斥反应和自身免疫病;输注肿瘤抗原刺激的 DC 可用于抗肿瘤。

(二) 非特异性免疫治疗

1. 免疫增强剂 指可刺激免疫系统、增强免疫应答的制剂,用于治疗感染、肿瘤、免疫缺陷病等免疫功能低下相关疾病。

(1) 微生物及其产物:卡介苗(BCG)、胞壁酰二肽(MDP)、短小棒状杆菌、溶血性链球菌 Su(OK-432)等微生物组分或其代谢产物可作为免疫佐剂而发挥治疗作用。其中,BCG、短小棒状杆菌可活化巨噬细胞,增强其吞噬、杀伤能力,促进 IL-1、IL-2 等细胞因子释放,在抗肿瘤和抗感染中具有确切疗效。

CpG DNA 又称 CpG 基序,是细菌 DNA 片段中具有免疫激活作用的特定碱基序列,可活化 NK 细胞、APC 及 T 细胞等,产生较强特异性细胞免疫和体液免疫。CpG DNA 作为佐剂或 DNA 疫苗组分,可用于治疗非霍奇金淋巴瘤、黑色素瘤及肾癌等。

(2) 植物多糖:多种植物多糖(如云芝多糖、香菇多糖、枸杞多糖等)可促进淋巴细胞增殖并产生细胞因子,用于抗肿瘤和感染的辅助治疗。

(3) 中草药:多种中草药(如人参、黄芪、枸杞、刺五加、淫羊藿等)可明显增强机体免疫功能。目前,某些中药有效成分乃至单体已被分离鉴定(如人参皂苷、黄芪多糖等),并显示双向、多效免疫调节作用。

(4) 细胞因子:细胞因子生物学效应极为复杂、多样,使其临床应用受到限制。少数作用相对专一的细胞因子已得到应用。例如:IFN、GM-CSF、IL-2 及 IL-12 等可分别用于治疗病毒感染、增强抗肿瘤疗效及化疗后造血与免疫功能恢复。

(5) 化学合成药物:左旋咪唑(levamisole)可明显增强机体免疫功能,其机制为:活化巨噬细胞、增强 NK 细胞活性、促进 T 细胞产生细胞因子;西咪替丁(cimetidine)、异丙肌苷(isoprinosine)等也可增强免疫功能,后者主要用于抗病毒辅助治疗。

2. 免疫抑制剂 指可抑制机体免疫功能的制剂,常用于防治器官移植排斥反应、自身免疫病及过敏性疾病等。

(1) 化学合成药物:包括烷化剂、抗代谢类药(如环磷酰胺、硫唑嘌呤、甲氨蝶呤等)可用于防治移植排斥反应及自身免疫病。

(2) 肾上腺糖皮质激素:是经典的抗炎药物和免疫抑制剂。作用机制为:有效减少外周血 T、B 细胞数量;明显降低抗体水平(尤其对初次抗体应答);抑制巨噬细胞活性,抑制迟发型超敏反应。此类药物是治疗严重Ⅱ、Ⅲ、Ⅳ型超敏反应和自身免疫病的首选药物,也可用于防治移植排斥反应。

(3) 抗生素:①环孢素 A(cyclosporin A, CsA),是从真菌代谢产物中提取的药物,可阻断 T 细胞转录 IL-2 基因,抑制 IL-2 依赖的 T 细胞活化,从而选择性抑制 Th 细胞;②雷帕霉素(rapamycin, RPM)可阻断 IL-2 启动 T 细胞增殖。上述药物均可用于抗移植排斥。

(4) 中草药:雷公藤、青蒿素、苦参、汉防己、川芎等均具免疫抑制作用,尤以雷公藤及其组分(雷公藤多苷)疗效最为确切,可用于治疗移植排斥反应和多种自身免疫病。

(三) 免疫重建与免疫替代疗法

先天或后天免疫缺陷,可通过输入造血干细胞(来自骨髓、胚胎肝细胞、脐血或外周血)而重建免疫系统,此为**免疫重建**(immunological reconstitution)。

免疫替代疗法即输入机体缺乏的免疫活性物质,以暂时维持其免疫功能。例如,给性联先天无丙种球蛋白血症患者持续输入正常人免疫球蛋白,可在较长时间内维持生命。

综上所述,免疫学理论和技术已被广泛应用于临床治疗与预防,并在实践中显示其不可替代的重要性(尤其是免疫预防)。

* 免疫生物治疗展望

1. 适应证

(1) 肿瘤的免疫生物治疗:生物治疗已被视为与手术、化疗、放疗并列的第四种疗法。目前,细胞因子治疗、单克隆抗体治疗、肿瘤疫苗(肿瘤细胞疫苗、树突状细胞疫苗、肿瘤抗原肽疫苗等)已在临床试验中得到广泛应用。另外,借助基因工程技术直接纠正肿瘤细胞免疫相关基因结构及功能缺陷,以增强机体抗肿瘤免疫应答并杀伤肿瘤细胞,是肿瘤生物治疗研究的方向。

(2) 免疫相关疾病的免疫生物治疗:抗炎细胞因子、炎症细胞因子抑制剂等治疗自身免疫病、移植排斥反应、过敏性疾病等免疫相关疾病已取得明显进展。此外,输注抑制性免疫细胞(如调节性T细胞、髓样来源的抑制细胞等)可望在临床得到应用。

(3) 病毒性疾病的免疫生物治疗:应用细胞因子、抗体、抗病毒疫苗及抗病毒基因治疗病毒性感染(HIV、HBV、HCV等)可望获得突破性进展。

2. 免疫生物治疗亟待解决的问题

(1) 缺乏合适靶标:许多疾病其病因及发病机制尚未明了,难以确定关键的分子靶标,由此导致的后果是:①多数疾病乃由多因素、多基因参与所致,难以仅通过调控一种或数种因子(或基因)表达而被治愈;②免疫生物治疗主要着眼于调控宿主自身免疫功能,其疗效有限,通常与其他疗法联合应用。

(2) 毒副作用:生物治疗药物有一定毒副作用,且存在个体差异,需进行个体化治疗。

(3) 费用昂贵:受制于技术、工艺和材料等条件,生物工程产品成本较高,价格昂贵,使其广泛应用受到限制。

小 结

免疫学预防指通过给予免疫制剂而特异性清除致病因子,达到预防疾病的目的。人工免疫常用于疾病的特异性预防和治疗,包括人工主动免疫和人工被动免疫。人工免疫所使用的生物制剂是用微生物及其提取成分、代谢产物及人或动物免疫血清、细胞等制成。

免疫治疗即借助物理、化学和生物学手段,人为增强或抑制机体免疫功能,以达到治疗疾病目的。免疫治疗可分为特异性与非特异性免疫治疗、主动免疫和被动免疫治疗、免疫增强和免疫抑制疗法、免疫重建与免疫替代疗法等。

(王 玲)

附录Ⅰ　重要的细胞因子及趋化因子特征

名称	产生细胞	功能
白细胞介素(IL)		
IL-1α、IL-1β	单核/巨噬细胞、DC、T 细胞、B 细胞、NK 细胞、血管内皮细胞、成纤维细胞、平滑肌细胞	激活淋巴细胞;体内诱导发热和急性期反应、刺激中性粒细胞产生;增强白细胞与内皮细胞间黏附
IL-2	T 细胞	刺激 T 细胞、B 细胞和 NK 细胞增殖和分化
IL-3	T 细胞、肥大细胞、嗜酸粒细胞	刺激多种干系血细胞克隆生长
IL-4	肥大细胞、T 细胞、骨髓基质细胞	促进 B/T 细胞、单核细胞生长和发育;促进 Ig 类型转换成 IgG1 和 IgE
IL-5	T 细胞、肥大细胞、嗜酸粒细胞	诱导嗜酸粒细胞形成和分化;促进 B 细胞增殖和分化;促进 Ig 类型转换成 IgA
IL-6	T 细胞、B 细胞、巨噬细胞、骨髓基质细胞、成纤维细胞、内皮细胞、星形细胞	促进 B 细胞和 T 细胞分化;加速肝脏合成急性期蛋白
IL-7	骨髓基质细胞、胸腺基质细胞和脾细胞	刺激 T、B 细胞前体细胞生长
IL-8	单核细胞、淋巴细胞、粒细胞、血管内皮细胞、成纤维细胞和肝细胞	趋化和激活中性粒细胞;趋化嗜碱粒细胞和某些淋巴细胞亚群细胞;促进血管生成
IL-9	活化的 $CD4^+$T 细胞	刺激 T 细胞、肥大细胞和红细胞前体细胞增殖
IL-10	激活的 $CD4^+$ 和 $CD8^+$ 的 T 细胞	刺激 B 细胞、胸腺细胞和肥大细胞的增生;抑制 Th1 细胞的生成;抑制多种细胞因子合成
IL-11	骨髓基质细胞、成纤维细胞	刺激巨核细胞和巨噬细胞前体细胞生长;促进破骨细胞形成;体内促进血小板数量增加,抑制促炎细胞因子产生
IL-12	单核/巨噬细胞和 DC	诱导 Th1 细胞分化;刺激 T 细胞、NK 细胞产生 IFN-γ;增强 NK 细胞活性
IL-13	激活的 T 细胞、肥大细胞、NK 细胞	促进 B 细胞增殖、分化;促进 IgE 生成;抑制促炎细胞因子产生
IL-14	T 细胞	刺激活化 B 细胞增殖;抑制抗体生成
IL-15	单核/巨噬细胞,树突状细胞	刺激 T、B 细胞增殖;促进 NK 细胞的发育和激活
IL-16	T 细胞	趋化 $CD4^+$ T 细胞、单核细胞和嗜酸粒细胞;抑制 HIV 感染 $CD4^+$ 细胞
IL-17	$CD4^+$T 细胞	诱导上皮细胞、内皮细胞、成纤维细胞合成分泌 IL-6、IL-8、G-CSF、PGE_2;促进 ICAM-1 表达
IL-18	巨噬细胞、DC、角质细胞	促进 Th1 分化;刺激 T 细胞产生干扰素;增强 NK 细胞活性
IL-19	LPS 刺激的单核细胞	IL-10 家族成员
IL-20		作用于表皮组织
IL-21	激活的 $CD4^+$ T 细胞	调控 T 细胞、B 细胞增殖;影响 NK 细胞分化、成熟及细胞毒效应
IL-22	激活的 T 细胞	抑制 Th2 细胞产生 IL-4
IL-23	激活的 DC	与 IL-12 生物活性相似
IL-24	黑色素瘤细胞	促进 P53 非依赖性肿瘤细胞凋亡
IL-25		IL-17 家族成员
IL-26		IL-10 家族成员

续表

名称	产生细胞	功能
IL-27	APC活化早期产生	促进初始 $CD4^+$ T细胞增殖；协同IL-12诱导T细胞产生INF-γ；促进NK细胞产生IFN-γ
IL-28A(IFN-λ2)		抗病毒效应
IL-28B(IFN-λ3)		抗病毒效应
IL-29 (IFN-λ1)		抗病毒效应
IL-30(IL-27)	参见IL-27	参见IL-27
IL-31	Th2细胞	活化多种Stat分子；参与变态反应和炎症性疾病
IL-32		诱导TNF-α和MIP-2表达；活化NF-κB;诱导p38 MAPK磷酸化
IL-33 (IL-1F11)	平滑肌细胞、支气管上皮细胞中组成性表达；皮肤和肺成纤维细胞、角化细胞中诱导性表达；激活的DC和巨噬细胞少量表达	结合IL-1受体家族成员ST2；活化NFkB和MAPK；促进产生Th2细胞因子；参与变态反应，是跨膜ST2配体
干扰素(IFN)		
IFN-α	淋巴细胞、巨噬细胞、浆细胞样DC	促进MHCⅠ类分子表达；抗病毒；抑制细胞增殖
IFN-β	成纤维细胞、上皮细胞、内皮细胞	促进MHCⅠ类分子表达；抗病毒；抑制细胞增殖
IFN-γ	T细胞、NK细胞	刺激T细胞、B细胞、巨噬细胞和NK细胞生长和分化；上调APC表达MHC分子；促进Th1细胞分化；抗病毒
肿瘤坏死因子		
TNF-α	单核细胞、巨噬细胞、T细胞、成纤维细胞	强促炎作用；调节细胞增殖和分化；杀伤转化细胞
TNF-β	激活的T细胞、B细胞	介导炎症；影响伤口愈合
集落刺激因子		
GM-CSF	T细胞、巨噬细胞、成纤维细胞和内皮细胞	刺激粒细胞和单核细胞前体等多种谱系造血细胞增殖、分化；促进粒细胞和单核细胞功能
G-CSF	巨噬细胞、成纤维细胞、骨髓基质细胞	刺激中性粒细胞生长和分化
M-CSF	单核细胞、成纤维细胞、上皮细胞、淋巴细胞	刺激骨髓单核细胞前体细胞和巨噬细胞分化、成熟
SCF	骨髓基质细胞	促进造血干细胞和造血祖细胞分化
EPO	肾细胞	刺激红细胞前体细胞分化、成熟
TPO	肝、肾、骨骼肌	刺激骨髓巨核细胞生长和分化；调节血小板生成
CXC趋化因子		
IL-8	单核细胞、淋巴细胞、粒细胞、血管内皮细胞、成纤维细胞和肝细胞	趋化和激活中性粒细胞；趋化嗜碱粒细胞和某些淋巴细胞亚群细胞；促进血管生成
Mig	巨噬细胞	趋化、活化T细胞
SDF-1	基质细胞	趋化T细胞、DC和 $CD34^+$ 细胞
CC趋化因子		
MIP-1α	单核细胞、T细胞、肥大细胞、成纤维细胞	抗病毒；与HIV-1竞争结合受体；促进Th1反应
MIP-1β	单核细胞、巨噬细胞、中性粒细胞、内皮细胞	与HIV-1竞争结合受体
MCP-1	单核细胞、巨噬细胞、成纤维细胞、角化细胞	激活巨噬细胞；刺激嗜碱粒细胞释放组织胺；促进Th2反应
RANTES	T细胞、血小板、内皮细胞	刺激嗜碱粒细胞脱颗粒；激活T细胞
C趋化因子		
Lymphotactin	T细胞	淋巴细胞移行
CXXXC趋化因子		
Franctalkine	单核细胞、内皮细胞	白细胞和内皮细胞黏附
生长因子		
TGF-β	多种有核细胞	抑制细胞生长；IgA类别转换因子

附录Ⅱ 重要的黏附分子一览表

表附Ⅱ-1 整合素家族β1、β2、β3组成员及其配体

分组	成员	α/β亚单位分子量(kD)	亚单位结构	分布	配体
VLA组(β1组)	VLA-1	210/130 (CD49α/CD29)	α1β1	M,Ta,神经细胞,平滑肌	CO,LN
	VLA-2	155-165/130(CD49b/CD29)	α2β1	L,M,Pt,Fb,En	CO,LN
	VLA-3	130+25/130CD49d/CD29)	α3β1	M,T,B	FN,LN,CO,EP
	VLA-4	150/130 (CD49c/CD29)	α4β1	L,Thy,Mo,Eos	FN,VCAM-1,MadCAM-1
	VLA-5(FNR)	135+25/130(CD49e/CD29)	α5β1	Thy,T,M,Pt,Ba	FN
	VLA-6(LMR)	120+30/130(CD49f/CD29)	α6β1	Thy,T,M,Pt,Ep	LN
	α7β1	100+30/130(CD49g/CD29)	α7β1	黑色素瘤,肌细胞	LN
	VNR-β1	125+24/130(CD51/CD29)	αvβ1	Pt,En,Meg	FN
白细胞黏附受体组(β2组)	LFA-1	180/95(CD11a/CD18)	αLβ2	L,My	ICAM-1、2、3
	Mac-1(CR3)	170/95(CD11b/CD18)	αMβ2	NK,My	iC3b,Fg,ICAM-1
	P150,95(CR4)	150/95(CD11d/CD18)	αXβ2	My,NK,Ta,Ba	iC3b,ICAM-1,Fg
	AD32	150/95(CD11c/CD18)	αDβ2	Leu,Mac	ICAM-3
血小板糖蛋白组(β3组)	VNR-β3	125+21/105(CD51/CD61)	αVβ3	Pt,En,Meg	VN, Fg, vWF, CD31, TSP, FN,LN,OPN
	gpⅡ/bⅢa	125+22/105(CD41/CD61)	αⅡbβ3		Fg,FN,vWF,TSP
β4组	α6β4	120+30/105(CD49f/CD104)	α6β4	表皮细胞,Ep,En	osteoponin, CD31,LN,EP
β5组	VNR-β5	120+24/100(CD51/—)	αvβ5	Fb,某些肿瘤细胞	VN,FN
β6组	Avβ6	125+24/106(CD51/—)	αvβ6	某些肿瘤细胞	FN
β7组	α4β7(LPAM-1)	80+70/110 (CD49d/—)	α4β7	黏膜淋巴细胞,NK,Eos	FN,VCAM-1,MadCAM1E
	Aeβ7	150+25/120 (CD103/—)		肠道黏膜淋巴着色细胞,IEL	
β8组	Avβ8	125+24/95(CD51/—)	αvβ8	?	?

注:B(B细胞)、Ba(活化B细胞)、En(内皮细胞)、Eos(嗜酸粒细胞)、Ep(成纤维细胞)、L(淋巴细胞)、Leu(白细胞)、M(单核细胞)、Mac(巨噬细胞)、Meg(巨核细胞)、My(髓样细胞)、NK(自然杀伤细胞)、Thy(胸腺细胞)、FN(纤连蛋白)、LN(层黏连蛋白)、TSP(血小板反应蛋白)、VLA(迟现抗原)、CO(胶原)、VN(玻连蛋白)、Fg(血纤维蛋白原)、vWF(威勒布兰德因子)、osteopontin(骨桥蛋白)、EP(表皮整合配体蛋白)、LFA-1(淋巴细胞功能相关抗原1)、ICAM(细胞间黏附分子)、VCAM-1(血管细胞黏附分子)、MadCAM(黏膜地址素细胞黏附分子)

表附Ⅱ-2 选择素及其配体

选择素	分布	配体	功能
L-选择素(CD62L)	PMN、单核细胞、淋巴细胞	CD15s(sLe^x)、外周淋巴结、HEV上PNAd、PSGL-1	白细胞与内皮细胞黏附,参与炎症、淋巴细胞归巢到外周淋巴结
P-选择素(CD62P)	血小板、巨核细胞、活化的血管内皮细胞	CD15s(sLe^x)、CD15、PSGL-1	白细胞与内皮细胞和血小板黏附
E-选择素(CD62E)	活化内皮细胞、中性粒细胞	CD15s(sLe^x)、淋巴细胞上CLA、白细胞PSGL-1、骨髓样细胞ESL-1	白细胞与内皮细胞黏附,向炎症部位游走,肿瘤细胞转移

注:CLA(皮肤淋巴细胞相关抗原)、ESL(E选择素配体)、PMN(形核中性粒细胞)、PNAd(外周淋巴结地址素)、PSGL(P选择素糖蛋白配体)、sLex(唾液酸化的路易斯寡糖^x)

表附Ⅱ-3 IgSF黏附分子及其配体

IgSF 黏附分子	分布	配体
LFA-2(CD2)	T 细胞、胸腺细胞、NK 细胞	LFA-3(IgSF)
LFA-3(CD58)	白细胞、红细胞、内皮细胞、上皮细胞、成纤维细胞	LFA-2(IgSF)
ICAM-1(CD54)	内皮细胞、上皮细胞、活化 T 细胞、B 细胞、树突状细胞、单核细胞、成纤维细胞	LFA-1(整合素家族)
ICAM-2(CD102)	内皮细胞、T 细胞、B 细胞、髓样细胞	LFA-1(整合素家族)
ICAM-3(CD50)	白细胞	LFA-1(整合素家族)
CD4	辅助性 T 细胞亚群	MHC Ⅱ(IgSF)
CD8	杀伤性 T 细胞亚群	MHC Ⅰ(IgSF)
MHC Ⅰ	所有有核细胞、血小板	CD8(IgSF)
MHC Ⅱ	活化内皮细胞、活化 T 细胞、B 细胞、树突状细胞、巨噬细胞	CD4(IgSF)
CD28	T 细胞、活化 B 细胞	B7-1,B7-2(IgSF)
CTLA-4(CD152)	活化 T 细胞	B7-1,B7-2(IgSF)
B7-1(CD80)	活化 B 细胞、活化单核细胞	CD28,CTLA-4(IgSF)
NCAM-1(CD56)	NK 细胞、神经元	VAL-4(整合素家族)
VCAM(CD106)	内皮细胞、树突状细胞、巨噬细胞	PECAM-1(IgSF)
PECAM-1(CD31)	白细胞、血小板、内皮细胞	PECAM-1(IgSF)
CD158a	NK 细胞,某些 T 细胞亚群	MHC Ⅰ(IgSF)
CD158b	NK 细胞,某些 T 细胞亚群	MHC Ⅰ(IgSF)
CD158c	NK 细胞	MHC Ⅰ(IgSF)
NKB1(p70)	NK 细胞	MHC Ⅰ(IgSF)

注:NCAM(神经细胞黏附分子)、PECAM(血小板内皮细胞黏附分子)

附录Ⅲ　免疫学词汇中英文对照

英文全名	缩略语	中文名
50% lethal dosage		50%致死剂量
accelerated rejection		加速排斥反应
accessibility		易接近性
accessory cell	AC	辅佐细胞
acid FGF	aFGF	酸性成纤维细胞生长因子
acquired immunity		获得性免疫
acquired immunodeficiency syndrome	AIDS	获得性免疫缺陷综合征
activating receptor		激活性受体
activation-induced cell death	AICD	活化诱导的细胞死亡
activation-induced cytidine deaminase		激活诱导的胞苷脱氨酶
active immunization		主动免疫
active immunotherapy		主动免疫治疗
acute phase protein	APP	急性期蛋白
acute rejection		急性排斥反应
acute immune complex type glomerulonephritis		急性免疫复合物型肾小球肾炎
adaptive		获得性
adaptive immunity		适应性免疫
addressin		地址素
adenosine deaminase	ADA	腺苷脱氨酶
adhesion molecule	AM	黏附分子
adjuvant		佐剂
adoptive cellular immunotherapy	ACI	过继细胞免疫治疗
adoptive immune therapy	AIT	过继免疫治疗
adreno cortico tropic hormone	ACTH	促肾上腺皮质激素
affinity		亲和力
Ig affinity maturation		Ig 亲和力成熟
agar diffusion test		琼脂扩散试验
agglutination		凝集反应
AIDS-related complex	ARC	艾滋病相关症候群
alkaline phosphatase	AP	碱性磷酸酶
alkaline phosphatase anti-alkaline phosphatase	APAAP	碱性磷酸酶抗碱性磷酸酶
allele		等位基因
allergen		变应原
allergic inflammation	AI	超敏反应性炎症
allergic pneumonia		变应性肺炎
allergic rhinitis		变应性鼻炎
allergin		变应素
allergy		变态反应
allogeneic antigen		同种异体抗原
allogeneic transplantation		同种异体移植
allograft		同种异体移植物
allotype		同种异型
alpha-fetoprotein	AFP	甲胎蛋白
alternative pathway		旁路激活途径
anaphylactic shock		过敏性休克
anaphylaxis		过敏反应
anchor residue		锚定残基
anchor site		锚定位
anergy		失能
angioedema		血管性水肿
ankylosing spondylitis	AS	强直性脊柱炎
annexin		膜联合蛋白
antibody	Ab	抗体
antibody dependent cell-mediated cytotoxicity	ADCC	抗体依赖性细胞介导的细胞毒作用
antibody directed enzyme prodrug therapy	ADEPT	抗体导向酶解前药治疗
antibody forming cell	AFC	抗体形成细胞
antigen	Ag	抗原
antigen-antibody reaction		抗原-抗体反应
antigen binding site	ABS	抗原结合位点
antigen presentation		抗原提呈
antigen presenting cell	APC	抗原提呈细胞
antigen processing		抗原加工或处理
antigen-binding fragment	Fab	抗原结合片段
antigenic determinant	AD	抗原决定基
antigenic modulation		抗原调变
antigenic specificity		抗原特异性
antigenic valence		抗原结合价
antigenicity		抗原性
anti-idiotype		抗独特型
antiidiotype antibody	AIdAb	抗独特型抗体
anti-infectious immunity		抗感染免疫

续表

英文全名	缩略语	中文名	英文全名	缩略语	中文名
antinuclear antibody	ANA	抗核抗体	Bacille Calmette-Guerin	BCG	卡介苗
anti-parallel β sheet		反向平行的β片层	bactericidin		杀菌素
antigen-reactive cell clone	ARC	抗原反应性细胞克隆	bare lymphocyte syndrome	BLS	裸细胞综合征
antitoxin		抗毒素	basic FGF	bFGF	碱性成纤维细胞生长因子
apoptosis		凋亡	basophilic granulocyte, basophil		嗜碱粒细胞
apoptosis active factor	Apaf	凋亡活化因子	Bence-Jones protein		本周蛋白
apoptosis-associated speck-like protein	ASC	凋亡相关颗粒样蛋白	bifunctional antibody	BfAb	双功能抗体
artificial active immunization		人工主动免疫	binding cleft		结合槽
artificial immunization		人工免疫	biological response modifier	BRM	生物应答调节剂
artificial passive immunization		人工被动免疫	biotin		生物素
ataxia-telangiectasia	AT	共济失调毛细血管扩张综合征	biotin avidin system	BAS	生物素-亲和素系统
			bispecific antibody	BsAb	双特异性抗体
atopic individual		特应性个体	blocking factor		封闭因子
atopy		特应性	blood-placenta barrier		血-胎屏障
attenuated vaccine		减毒活疫苗	blood-thymus barrier		血-胸腺屏障
autoaggressive T lymphocyte		自身攻击性T细胞	blood-brain barrier		血-脑屏障
			bone marrow		骨髓
autoantibody		自身抗体	bovine serum albumin	BSA	牛血清白蛋白
autoantigen		自身抗原	bronchial asthma		支气管哮喘
autocrine		自分泌	bronchus associated lymphoid tissue	BALT	支气管相关淋巴组织
autograft		自体移植(物)			
autoimmune disease	AID	自身免疫病	bursa of fabricius		法氏囊
autoimmune polyglandular syndrome		自身免疫性多腺体综合征	C1 inhibitor	C1INH	C1抑制因子
			C3 nephritic factor	C3Nef	C3肾炎因子
autoimmune regulator	AIRE	自身免疫调节因子	C4 binding protein	C4bp	C4结合蛋白
autoimmunity		自身免疫	C8 binding protein	C8bp	C8结合蛋白
autologous transplantation		自体移植	Ca^{2+}-dependent cell adhesion molecule family	Cadherin	钙离子依赖的黏附分子家族
autophagy		自噬			
autoreactive B cell	ARB	自身反应性B细胞	cachectin		恶液素
autoreactive T cell	ART	自身反应性T细胞	cadherin		钙黏蛋白或钙黏素
autosomal dominant	AD	常染色体显性遗传	cancer/testis antigen	CTA	肿瘤-睾丸特异性抗原
autosomal recessive	AR	常染色体隐性遗传	carcinoembryonic antigen	CEA	癌胚抗原
avidin		亲和素	carrier		载体
avidin-biotin-peroxidase complex	ABC	亲和素-生物素-过氧化物酶复合物	carrier effect		载体效应
			cation protein		阳离子蛋白
avidity		亲合力	cell adhesion molecule	CAM	细胞黏附分子
azidothymidine	AIT	叠氮胸腺嘧啶	cell-mediated immunity	CMI	细胞介导的免疫
B cell antigen receptor	BCR	B细胞抗原受体	cellular immunity		细胞免疫
B cell differentiation factor	BCDF	B细胞分化因子	cellular oncogene	c-onc	细胞癌基因
B cell receptor	BCR	B细胞受体	central immune organ		中枢免疫器官
B cell receptor complex		B细胞受体复合物	central memory T	Tcm	中枢记忆细胞
B lymphocyte		B淋巴细胞	central SMAC		中心SMAC
B lymphocyte chemoattractant	BLC	B细胞趋化因子	chemiluminescence enzyme immunoassay	CLEIA	化学发光酶免疫测定

续表

英文全名	缩略语	中文名	英文全名	缩略语	中文名
chemiluminescence immunoassay	CLIA	化学发光免疫测定	common variable immunodeficiency	CVID	普通易变型免疫缺陷病
chemokine		趋化因子	complement	C	补体
chemokinesis		化学增活现象	complement control protein	CCP	补体调控蛋白
chemotactic peptide		趋化性肽	complement dependent cytotoxicity	CDC	补体依赖的细胞毒作用
chimera		嵌合体	complement fixation test		补体结合试验
chimeric antibody		嵌合抗体	complement haemolytic activity	CH	补体溶血法
chlorambucil		苯丁酸氮芥	complement receptor	CR	补体受体
cholera toxin B subunit	CTB	霍乱毒素亚单位	complementarity-determining region	CDR	互补决定区
cholera toxin	CT	霍乱毒素	complementary DNA	cDNA	互补 DNA
chromosomal translocation		染色体转位	complete Freund's adjuvant	CFA	完全弗氏佐剂
chronic granulo matous disease	CGD	慢性肉芽肿病	concanavalin A	Con A	刀豆素 A
chronic rejection		慢性排斥反应	conformation		构象
chronic vascular rejection	CVR	慢性血管排斥反应	conformational epitope		构象表位
circulatory immune complex	CIC	循环免疫复合物	congenital immunodeficiency		先天性免疫缺陷
class		类	congenital thymic aplasia		先天性胸腺发育不良
class Ⅱ transcription activator		Ⅱ类分子转录活化因子	conjugated vaccine		结合疫苗
class Ⅱ-associated invariant chain peptide	CLIP	Ⅱ类分子相关的恒定链肽段	consensus motif		共同基序
class switch		类别转换	constant gene segment		C 基因片段
classical pathway		经典途径	constant region	C 区	恒定区
clonal abortion		克隆流产	co-receptor		共受体
clonal anergy		克隆失能	corticomedullary junction	CMJ	皮髓质交界处
clonal deletion		克隆清除	costimulatory molecule		共刺激分子
clonal deletion theory		克隆清除学说	counter immunoelectrophoresis		对流免疫电泳
clonal ignorance		克隆忽视	C-reactive protein	CRP	C 反应蛋白
clonal selection theory		克隆选择学说	cross reaction		交叉反应
cluster of differentiation	CD	分化群	cryptic epitope		隐蔽表位
clusterin	SP40/40	群集素	crystallizable fragment	Fc	可结晶片段
co-agglutination test		共凝集试验	CTL activation antigen-4	CTLA-4	细胞毒性 T 细胞活化抗原 4
co-dominant		共显性	C-type lectin receptor		C 型凝集素受体
collagen	CA	胶原	cutaneous immune system	CIS	皮肤免疫系统
collectin		胶原凝集素	cutaneous lymphocyte-associated antigen	CLA	皮肤淋巴细胞相关抗原
colony forming unit	CFU	集落形成单位	cyclic adenosine monophosphate	cAMP	环腺苷一磷酸
colony stimulating factor	CSF	集落刺激因子	cyclin-dependent kinase	CDK	周期依赖性激酶
combinatorial joining		组合多样性	Cyclooxygenase	COX	环氧合酶
combined immunodeficiency		联合免疫缺陷	cyclophosphamide		环磷酰胺
common γ chain	γC	共同 γ 链	cyclosporin A	CsA	环孢素 A
common chain		公有链	cysteine-containing aspartate-specific protease	Caspase	半胱-天冬氨酸蛋白酶
common epitope		共同构象表位	cysteine	C	半胱氨酸
common mucosal immune system		共同黏膜免疫系统			
common precursor hematopoietic stem cell	HSC	共同前体造血干细胞			

续表

英文全名	缩略语	中文名	英文全名	缩略语	中文名
cytokine	CK	细胞因子	donor		供者
cytokine receptor	CKR	细胞因子受体	donor lymphocyte infusion	DLA	供者淋巴细胞输注
cytokine storm		细胞因子风暴	donor-specific transfusion	DST	供者特异性输血
cytokine synthesis inhibitory factor	CSIF	细胞因子合成抑制因子	dot immunobinding assay	DIBA	斑点免疫结合试验
			double diffusion		双向扩散
cytokine-induced killer cell	CIK	细胞因子诱导的杀伤细胞	double immunodiffusion		双向免疫扩散
cytotoxic T lymphocyte	CTL	细胞毒性 T 细胞	double negative cell	DN	双阴性细胞
cytotoxic T lymphocyte antigen 4	CTIA4	细胞毒 T 细胞毒抗原 4	double positive cell	DP	双阳性细胞
			double recognition		双识别
cytotoxic T-cell differentiation factor	CDF	细胞毒性 T 细胞分化因子	double singal		双信号
			early antigen	EA	早期抗原
cytotoxic type		细胞毒型	early retrotransposon	Etn	早期逆转座子
damage associated molecular pattern	DAMP	损伤相关分子模式	eczema		湿疹
			effector T cell	Te	效应 T 细胞
danger model theory		危险模式理论	embryonic antigen		胚胎抗原
dead vaccine		死疫苗	endocrine		内分泌
death domain	DD	死亡结构域	endocytosis		胞吞作用
death effect domain	DED	死亡效应结构域	endogenous antigen		内源性抗原
death receptor	DR	死亡受体	endogenous danger signal		内源性危险信号
death inducing signal complex	DISC	诱导死亡的信号复合物	endogenous pyrogen	EP	内源性致热原
			endothelial-leucocyte adhesion molecule	ELAM	内皮白细胞黏附分子
decay accelerating factor	DAF	衰变加速因子			
decline phase		下降期	enhancing antibody		增强抗体
dedifferentiation		去分化	enterocyte		肠上皮细胞
defensin		防御素	enzyme immunoassay	EIA	酶免疫测定
degeneracy		简并性	enzyme immunohistochemistry	EIH	酶免疫组织化学
degranulation		脱颗粒	enzyme linked fluoroimmunoassay	ELFIA	酶联荧光免疫测定
delayed type hypersensitivity	DTH	迟发型超敏反应			
deletion		缺失	enzyme linked immunoelectrotransfer blot	ELIB	酶联免疫电泳转移印迹法
dendritic cell	DC	树突状细胞			
dendritic cell chemokine 1	DC-CK-1	树突状细胞趋化因子-1	enzyme linked immunosorbent assay	ELISA	酶联免疫吸附法
dendritic cell β-chemokine-1	DCβ-CK1	树突状细胞 β 趋化因子-1			
determinant		决定基	enzyme linked immunospot	ELISPOT	酶联免疫斑点试验
diacylglycerol	DAG	二酰基甘油	enzyme multiplied immunoassay technique	EMIT	酶放大免疫测定技术
differentiation antigen		分化抗原			
dimorphic		二相性	eosinophil, eosinophihic granulocyte	Eos	嗜酸粒细胞
direct agglutination		直接凝集试验			
direct recognition		直接识别	eosinophil chemotactic factor of anaphylaxis	ECF-A	过敏性嗜酸粒细胞趋化因子
direct template theory		直接模板学说			
discrimination		排他性	epiligrin	EP	骨架蛋白
disseminated intravascular coagulation	DIC	弥散性血管内凝血	epithelial growth factor	EGF	表皮生长因子
			epithelial growth factor receptor	EGFR	表皮生长因子受体
diversity		多样性	epitope		表位
diversity segment		D 基因片段	epitope spreading		表位扩张
domain		结构域	Epstein-Barr virus	EBV	EB 病毒
domain epitope		表位扩张			

续表

英文全名	缩略语	中文名
erythropoietin	EPO	红细胞生成素
exogenous antigen		外源性抗原
experimental autoimmune encephalomyelitis	EAE	实验性自身免疫性脑脊髓炎
experimental allergic encephalomyelitis	EAE	实验性过敏性脑脊髓炎
extracellular matrix	ECM	细胞外基质
Fas associated protein with death domain protein	FADD	Fas 相关的死亡域蛋白
Fas ligand	FasL	Fas 配体
Fc receptor	FcR	Fc 受体
fetal calf serum	FCS	胎牛血清
fetal sulfoslycoprotein antigen	FSA	胚胎性硫糖蛋白抗原
fibrinogen	FB	纤维蛋白原
fibroblast growth factor	FGF	成纤维细胞生长因子
fibroblast-induced cytokine	FIC	成纤维细胞诱生细胞因子
fibronectin	FN	纤维连接蛋白
ficolin	FCN	纤维胶原素
first set rejection		初次排斥反应
flexibility		包容性
flocculation precipitation test		絮状沉淀检测法
flow cytometer	FCM	流式细胞仪
fluorescein activated cell sortor	FACS	荧光激活细胞计数仪
fluorescein isothiocyanate	FITC	异硫氰酸盐荧光素
focal adhesion kinase	FAK	黏着斑激酶
follicle dendritic cell	FDC	滤泡树突状细胞
follicular B cell	FOB	滤泡 B 细胞
follicular helper T cell	Tfh	滤泡辅助性 T 细胞
forbidden clone		禁闭克隆
Forssman antigen		Forssman 抗原
fragment of antigen binding	Fab	抗原结合片段
fragment crystallizable	Fc	可结晶片段
framework region	FR	骨架区
gammopathy		丙种球蛋白病
gene in germ-line		胚系基因
gene rearrangement		基因重排
genetic engineering antibody		基因工程抗体
genotype		基因型
germinal center		生发中心
glycoprotein	gP	胞膜糖蛋白
glycosylation dependent cell adhesion molecule	GlyCAM	糖酰化依赖性细胞黏附分子
graft		移植
graft versus host disease	GVHD	移植物抗宿主病
graft versus host reaction	GVHR	移植物抗宿主反应
graft versus leukemia reaction	GVLR	移植物抗白血病反应
granulocyte chemoattractant protein	GCP	粒细胞趋化蛋白
granulocyte-CSF	G-CSF	粒细胞集落刺激因子
granulocyte-macrophage CSF	GM-CSF	粒细胞/巨噬细胞集落刺激因子
granuloma		肉芽肿
granzyme	Gzm	颗粒酶
growth factor	GF	生长因子
growth related gene	GRG	生长相关基因
growth related oncogene	GRO	生长相关癌基因
gut-associated lymphatic tissue	GALT	肠黏膜相关淋巴组织
haplotype		单体型
hapten		半抗原
Hashimoto's thyroiditis		桥本甲状腺炎
Hassall's corpuscle		哈氏小体
heat shock protein	HSP	热休克蛋白
heave chain constant region	C_H	重链恒定区
heave chain variable region	V_H	重链可变区
heavy chain	H	重链
heavy chain disease	HCD	重链病
helper T lymphocyte	Th	辅助性 T 细胞
hematopoietic stem cell	HSC	造血干细胞
hematopoietic stem cell transplantation	HSCT	造血干细胞移植
hemopoietic inductive microenvironment	HIM	骨髓造血微环境
hereditary angioneurotic edema	HAE	遗传性血管神经性水肿
heterogeneity		异质性
heterograft		异种移植(物)
heterophilic antigen		异嗜性抗原
heterotopic transplantation		异位移植
high endothelial venule	HEV	高内皮静脉
high mobility group protein B1	HMGB1	高迁移率族蛋白 B1
high zone tolerance		高区带耐受

续表

英文全名	缩略语	中文名	英文全名	缩略语	中文名
hinge region		铰链区	immune complex disease	ICD	免疫复合物病
histamine		组胺	immune complex type		免疫复合物型
histocompatibility antigen		组织相容性抗原	immune co-stimulator	ICOS	诱导性共刺激分子
histocompatibility-2	H-2	(小鼠)组织相容性-2 系统	immune defence, immunological defence		免疫防御
homing		归巢			
homing receptor		归巢受体	immune deviation		免疫偏离
homogeneous enzyme immunoassay	HEI	均相酶免疫测定	immune electron microscope	IEM	免疫电镜
homograft		同种移植(物)	immune homeostasis		免疫自稳
homologous restriction factor	HRF	同源限制因子	immune magnetic bead	IMB	免疫磁珠
			immune response	Ir	免疫应答
homeostatic chemokine		内环境稳定相关的趋化因子	immune response gene	Ir gene	免疫应答基因
			immune surveillance		免疫监视
homologous restriction		同源限制性	immune system		免疫系统
horseradish peroxidase	HRP	辣根过氧化酶	immunity		免疫
host		宿主	immunotoxin	IT	免疫毒素
host versus graft reaction	HVGR	宿主抗移植物排斥反应	immunoblotting		免疫印迹
human anti-murine antibody	HAMA	人抗鼠抗体	immunocyte		免疫细胞
human gamma globulin	HGG	人 γ-球蛋白	immunodeficiency	ID	免疫缺陷
human immunodeficiency virus	HIV	人类免疫缺陷病毒	immunodeficiency disease	IDD	免疫缺陷病
			immunoelectrophoresis	IEP	免疫电泳
human leucocyte antigen	HLA	人类白细胞抗原	immunofluorescence technique	IF	免疫荧光技术
human mucosal lymphocyte antigen	HMLA	人黏膜淋巴细胞抗原			
			immunogen		免疫原
human T cell leukemia virus	HTLV	人类 T 细胞白血病病毒	immunogenic epitope		免疫原性表位
			immunogenicity		免疫原性
humoral immunity		体液免疫	immunoglobulin	Ig	免疫球蛋白
hybridoma		杂交瘤	immunoglobulin superfamily	IgSF	免疫球蛋白超家族
hygiene hypothesis		卫生假说			
hyper IgM syndrome	HIGM	高 IgM 综合征	immunoglobulin-like transcript	ILT	免疫球蛋白样转录物
hyperacute rejection	HAR	超急性排斥反应			
hypersensitivity		超敏反应	immunogold labeling technique		免疫金标记技术
hypervariable region	HVR	超变区			
idiotype		独特位,独特型	immunohistochemistry technique		免疫组化技术
idiotypic antigen		独特型抗原			
idiotypic determinant		独特型决定簇	immunolabelling technique		免疫标记技术
Ig superfamily	IgSF	免疫球蛋白超家族			
IgE binding factor	IgE-BF	IgE 结合因子	immunological enhancement		免疫促进
IL-1 receptor antagonist	IL-1ra	IL-1 受体拮抗剂			
immature DC	imDC	未成熟 DC	immunological reconstitution		免疫重建
immediate hypersensitivity		速发型超敏反应	immunological synapse		免疫突触
immune adherence	IA	免疫黏附	immunological tolerance, immunotolerance		免疫耐受
immune associated antigen	Ia	免疫相关抗原			
immune colloidal gold technique	ICT	免疫胶体金技术	immunonephelometry		免疫比浊法
immune complex	IC	免疫复合物	immunoproliferative disease		免疫增生病

续表

英文全名	缩略语	中文名
immunoprophylaxis		免疫预防
immunopotentiating reconstituted influenza virosome	IRIV	再造流感病毒小体
immunoradiometric assay	IRMA	免疫放射测定
immunoreactivity		免疫反应性
immunoreceptor tyrosine-based active motif	ITAM	免疫受体酪氨酸活化基序
immunoreceptor tyrosine-based inhibitory motif	ITIM	免疫受体酪氨酸抑制基序
immunoregulation		免疫调节
immunoselection		免疫选择
immunostimulating complex	ISCOM	免疫刺激复合物
immunotherapy		免疫治疗
immunotolerance split		免疫耐受分离
inactive vaccine		灭活疫苗
inbred mice		近交系小鼠
incomplete Freund's adjuvant	IFA	不完全弗氏佐剂
indirect agglutination inhibition test		间接凝集抑制试验
indirect or passive agglutination test		间接或被动凝集试验
indirect recognition		间接识别
indirect template theory		间接模版学说
inducible co-stimulator	ICOS	诱导性共刺激分子
inducible Treg		诱导型调节性T细胞
infectious-nonself	INS	"感染-非己"模式
inflammasome		炎症小体
inflammatory chemokine		炎性趋化因子
inhibitory receptor		抑制性受体
innate immunity		固有免疫
innate molecular pattern	IMP	固有分子模式
innate-like lymphocyte	ILL	固有免疫样淋巴细胞
inositol biphosphate	IP2	二磷酸肌醇
inositol phospholipid	IP	磷脂酰肌醇
inositol triphosphate	IP3	三磷酸肌醇
insulin dependent diabetes mellitus	IDDM	胰岛素依赖性糖尿病
insulin like growth factor	IGF	胰岛素样生长因子
integrin		整合素
intercellular adhesion molecule	ICAM	细胞间黏附分子
interdigitating cell		并指状细胞
interdigitating dendritic cell	IDC	并指树突状细胞
interferon	IFN	干扰素
interferon-γ-inducible protein	γIP	γ干扰素诱生蛋白
interleukin	IL	白细胞介素
interleukin 1 receptor antagonist	IL-1Ra	IL-1受体拮抗剂
interleukin-1β converting enzyme	ICE	IL-1β转化酶
internal image of antigen		抗原内影像
intra-epithelial lymphocyte	IEL	上皮内淋巴细胞
intron-A		重组α干扰素
invariant chain	Ii	恒定链
ipilimumab		单克隆抗体
isotope		独特型
isotype		同种型
joining chain		连接链
joining segment		J基因片段
junctional flexibility		连接多样性
Kaposi's sarcoma	KS	Kaposi肉瘤
killer activatory receptor	KAR	杀伤细胞激活受体
killer immunoglobulin-like receptor	KIR	杀伤细胞免疫球蛋白样受体
killer inhibitory receptor	KIR	杀伤细胞抑制受体
kilobase	kb	千碱基对
kilodalton	kDa	千道尔顿
kininogenase		激肽原酶
knockout		基因敲除
L chain constant region	C_L	轻链恒定区
lag phase		潜伏期
lamina propria lymphocyte	LPL	固有层淋巴细胞
laminin	LM	层黏蛋白
Langerhans cell	LC	朗格汉斯细胞
large granular lymphocyte	LGL	大颗粒淋巴细胞
large multifunctional protease	LMP	巨大多功能蛋白酶
lectin pathway		凝集素激活途径
leucocyte adhesion deficiency	LAD	白细胞黏附缺陷
leucocyte common antigen	LCA	白细胞公共抗原
leucocyte migration inhibitory factor	LIF	白细胞移动抑制因子
leukemia inhibitory factor	LIF	白血病抑制因子
leukocyte differentiation antigen	LDA	白细胞分化抗原
leukocyte Ig-like receptor	LIR	免疫球蛋白样转录物

续表

英文全名	缩略语	中文名	英文全名	缩略语	中文名
leukotactin-1	Lkn-1	白细胞趋化因子-1	lymphoma		淋巴瘤
leukotriene	LT	白三烯	lymphoproliferation		淋巴增生
levamisole		左旋咪唑	lymphotactin		淋巴细胞趋化蛋白
light chain	L	轻链	lymphotoxin	LT	淋巴毒素
light chain constant region	C_L	轻链恒定区	lysosome		溶酶体
			lysozyme		溶菌酶
light chain variable region	V_L	轻链可变区	macroglobulin		微球蛋白
lineage		谱系	macrophage	Mϕ	巨噬细胞
linear epitope		线性表位	macrophage chemotactic factor	MCF	巨噬细胞趋化因子
linkage disequilibrium		连锁不平衡			
linked recognition		联合识别	macrophage colony-inhibitory factor	MCIF	巨噬细胞集落抑制因子
linker		接头			
lipopolysaccharide	LPS	脂多糖	macrophage inflammatory protein	MIP	巨噬细胞炎症蛋白
lipoteichoic acid		磷壁酸			
live vaccine		活疫苗	macrophage migration inhibitory factor	MIF	巨噬细胞移动抑制因子
live-attenuated vaccine		减毒活疫苗			
locus		(基因)座位	macrophage-activating factor	MAF	巨噬细胞活化因子
log phase		对数期			
long-acting thyroid stimulator	LATS	长效甲状腺刺激素	macrophage-derived chemokine	MDC	巨噬细胞来源的趋化因子
low molecular weight polypeptide	LMP	低分子量肽	major basic protein	MBP	主要碱性蛋白
			major histocompatibility antigen		主要组织性相容性抗原
low zone tolerance		低区带耐受			
LPS-blinding protein	LBP	血清 LPS 结合蛋白	major histocompatibility complex	MHC	主要组织相容性复合体
luminescence immunoassay	LIA	发光免疫测定			
lupus erythematosus cell	LEC	红斑狼疮细胞	mannose-binding lectin	MBL	甘露聚糖结合凝聚素
lymph node		淋巴结	mannosyl-fucosyl receptor	MFR	甘露糖酰基-岩藻糖酰基受体
lymphatic dendritic cell	LDC	淋巴树突状细胞	mantle zone		外套区域
lymphocyte and monocyte chemoattractant	LMC	淋巴细胞和单核细胞趋化因子	marginal zone		边缘区
			marginal zone B cell	MZB	边缘区 B 细胞
lymphocyte function associated antigen	LFA	淋巴细胞功能相关抗原	mast cell		肥大细胞
			mast cell growth factor	MCGF	肥大细胞生长因子
lymphocyte homing		淋巴细胞归巢	mature B cell		成熟 B 细胞
lymphocyte homing receptor		淋巴细胞归巢受体	mature DC	mDC	成熟 DC
			MBL-associated serine protease	MASP	MBL 相关的丝氨酸蛋白酶
lymphocyte mediated cytotoxicity test		淋巴细胞介导的胞毒性试验	melanoma antigen-encoding gene	MAEG	恶性黑色素瘤抗原编码基因
lymphocyte recirculation		淋巴细胞再循环			
lymphocyte transformation test	LTT	淋巴细胞转化试验	melanoma growth-stimulatory activity	MGSA	黑色素瘤生长刺激活性
lymphocytic leukemia		淋巴细胞白血病	melanoma associated antigen		黑色素相关抗原
lymphoid progenitor		淋巴样祖细胞	membrane antigen	MA	膜抗原
lymphokine	LK	淋巴因子	membrane attack complex	MAC	膜攻击复合物
lymphokine activated killer cell	LAK	淋巴因子激活的杀伤细胞	membrane cofactor protein	MCP	膜辅因子蛋白
			membrane immunoglobulin	mIg	膜表面免疫球蛋白

续表

英文全名	缩略语	中文名
membrane inhibitor of reactive lysis	MIRL	膜反应性溶破抑制物，CD59
membranous cell	M 细胞	M 细胞
memory		记忆性
memory B lymphocyte	Bm	记忆性 B 细胞
memory T lymphocyte	Tm	记忆性 T 细胞
mesenteric lymph node		肠系膜淋巴结
methotrexate		甲氨蝶呤
MHC restriction		MHC 限制性
microfold cell		M 细胞 微皱褶细胞
minimal recognition unit	MRU	最小识别单位
minor histocompatibility antigen	MHA	次要组织相容性抗原
minor lymphocyte stimulating antigen	MLSA	次要淋巴细胞刺激抗原
MIP-related protein	MRP	MIP-相关蛋白
mitogen		丝裂原
mitogen activated protein kinase	MAPK	丝裂原激活的蛋白激酶
mixed lymphocyte culture	MLC	混合淋巴细胞培养
mixed lymphocyte reaction	MLR	混合淋巴细胞反应
molecular mimicry		分子模拟
monoclone antibody	McAb	单克隆抗体
monocyte	Mon	单核细胞
monocyte chemoattractant and activating factor	MCAF	单核细胞趋化和活化因子
monocyte chemotactic protein-1	MCP-1	单核细胞趋化蛋白-1
monocyte/macrophage Ig-like receptor	MIR	免疫球蛋白样转录物
monokine	MK	单核因子
monokine induced by interferon-γ	Mig	γ-干扰素诱导的单核因子
mononuclear phagocyte system	MPS	单核-吞噬细胞系统
monotactin-1	Mtn-1	单核细胞趋化因子-1
mucin-like family		黏蛋白样家族
mucosa-associated lymphoid tissue	MALT	黏膜相关淋巴组织
mucosal addressin	Mad	黏膜地址素
mucosal addressin cell adhesion molecule	MAdCAM	黏膜地址素细胞黏附分子
mucosal immunity		黏膜免疫
mucosal immune system	MIS	黏膜免疫系统
multiple allele		复等位基因
mucosal tolerance		黏膜耐受
multiple hematopoietic stem cell	MHSC	多能造血干细胞
multiple myeloma		多发性骨髓瘤
multiple sclerosis	MS	多发性硬化
muramyl dipeptide	MDP	胞壁酰二肽
myelin associated glycoprotein	MAG	髓磷脂相关糖蛋白
myelin basic protein	MBP	髓碱性蛋白
myeloid DC	MDC	髓系 DC
myeloid-derived suppressor cell	MOSC	髓样来源的抑制细胞
myeloid progenitor		骨髓祖细胞
myeloperoxidase	MPO	髓过氧化物酶
naïve T cell		初始 T 细胞
nasal-associated lymphoid tissue	NALT	鼻相关淋巴组织
natural killer cell	NK	自然杀伤细胞
natural selection theory		自然选择学说
natural Treg		天然调节性 T 细胞
negative selection		阴性选择
neonatal Fc receptor	FcRn	新生 Fc 受体
nephritic factor	NeF	肾炎因子
nerve growth factor	NGF	神经生长因子
neutrophil		中性粒细胞
Nitroblue tetrazolium	NBT	硝基四氮唑蓝
NOD-like receptor	NLR	NOD 样受体
non-professional APC		非专职 APC
nonspecific immunity		非特异性免疫
nuclear factor of kappa B	NF-κBV	κ 基因结合的核因子
nude mice		裸鼠
oncogene		癌基因
oncostatin M	OSM	抑瘤素 M
opsonin		调理素
opsonization		调理作用
oxygen burst		氧爆发
P-selection glycoprotein ligand-1	PSGL-1	P 选择素糖蛋白配体
panning		洗淘法
papain		木瓜蛋白酶
paracrine		旁分泌
paroxysmal nocturnal hemoglobinuria	PNH	夜间血红蛋白尿
passenger leukocyte		过客白细胞
passive immunization		被动免疫

续表

英文全名	缩略语	中文名	英文全名	缩略语	中文名
pathogen associated molecular pattern	PAMP	病原相关分子模式	polymorphism		多态性
pattern-recognition receptor	PRR	模式识别受体	polymorphonuclear neutrophil	PMN	多形核中性粒细胞
pepsin		胃蛋白酶	positive selection		阳性选择
peptide binding region		肽结合区	postzone		后带
peptide editing		肽编辑	precipitation		沉淀反应
peptide-MHC	pMHC	抗原肽-MHC 复合物	pre-monocyte		前单核细胞
peptidoglycan		肽聚糖	primary B blast		初级 B 母细胞
perforin	PF	穿孔素	primary immune response		初次免疫应答
peripheral blood mononuclear cell	PBMC	外周血单个核细胞	primary immunodeficiency disease	PIDD	原发性免疫缺陷病
peripheral immune organ		外周免疫器官	private chain		私有链
peripheral node addressin	PNAd	外周淋巴结地址素	pro B cell		祖 B 细胞
peripheral SMAC		外周 SMAC	professional APC		专职 APC
peroxidase anti-peroxidase	PAP	过氧化物酶抗过氧化物酶	programmed cell death	PCD	程序性细胞死亡
Peyer's patch	PP	集合淋巴结	pro-inflammatory cytokine		促炎细胞因子
phagocytosis		吞噬作用	properdin	P	备解素,P 因子
phagolysosome		吞噬溶酶体	prostate specific membrane antigen	PSMA	前列腺特异性膜抗原
phagosome		吞噬体	proteasome		蛋白酶体
phenotype		表型	proteasome subunit beta-type	PSMB	β 型蛋白酶体亚单位
phytohemagglutinin	PHA	植物血凝素	protein kinase C	PKC	蛋白激酶 C
pinocytosis		胞饮作用	proto-oncogene		原癌基因
placental γ-globulin		胎盘丙种球蛋白	prozone		前带
plaque forming cell	PFC	空斑形成细胞	public idiotype		公有独特型
plaque forming cell assay	PFCA	空斑形成细胞(溶血空斑)试验	purified protein derivative	PPD	纯化蛋白衍生物
plasm γ-globulin		人血浆丙种球蛋白	purine nucleoside phosphorylase	PNP	嘌呤核苷酸磷酸化酶
plasma cell	PC	浆细胞	radioimmunoassay	RIA	放射免疫测定法
plasmacytoid DC	pDC	浆细胞样 DC	radioimmunoguided surgery	RIGS	放射免疫导向手术治疗
plasmocyte antigen-1	PCA-1	浆细胞抗原-1	rapamycin	RPM	西罗莫司
plate phase		平台期	reactive nitrogen intermediate	RNI	活性氮中间物
platelet activating factor	PAF	血小板激活因子	reactive oxygen intermediate	ROI	活性氧中间物
platelet basic protein	PBP	血小板碱性蛋白	reactogenicity		反应原性
platelet derived growth factor	PDGF	血小板源生长因子	receptor cross link		受体交联
platelet factor	PF	血小板因子	receptor editing		受体编辑
pokeweed mitogen	PWM	美洲商陆	receptor-interacting protein	RIP	受体相关作用蛋白
polarization		极化	receptor-mediated endocytosis		受体介导的内吞作用
polyclonal antibody		多克隆抗体			
polyethyleneglycol	PEG	聚乙二醇			
polygeny		多基因性			
polymerase chain reaction	PCR	多聚酶链式反应			
polymeric immunoglobulin receptor	pIgR	多聚免疫球蛋白受体			

续表

英文全名	缩略语	中文名
recipient		受者
recirculation		再循环
recombinant attenvated live vaccine		重组减毒疫苗
recombinant protein vaccine		重组蛋白疫苗
recombination activation	RAG	重组活化基因
reduced upon activation normal T expression and secreted	RANTES	正常T细胞表达和分泌的、活化时减少的因子
regulatory B cell	Breg	调节性B细胞
regulatory DC		调节性DC
regulatory T cell	Treg	调节性T细胞
rejection response		移植排斥反应
repertoire		库
reshaped antibody		改型抗体
retrodifferentiation		逆分化
respiratory burst		呼吸爆发
rheumatic fever		风湿热
rheumatoid arthritis	RA	类风湿关节炎
rheumatoid factor	RF	类风湿因子
rocket electrophoresis		火箭电泳
s protein	SP	s蛋白
scavenger receptor	SR	清道夫受体
secluded/sequestered antigen		隐蔽/隔离抗原
second set rejection		再次排斥反应
secondary immunodeficiency disease	SIDD	继发性免疫缺陷病
secondary response		再次免疫应答
secreted Ig	SIg	分泌型抗体
secretory IgA	SIgA	分泌性IgA
secretory piece	SP	分泌片
selectin family		选择素家族
selective IgA deficiency		选择性IgA缺陷
self-nonself		自己-非己
self tolerance		自身耐受
septic shock		中毒性休克
serological reaction		血清学反应
serum anaphylaxis		血清过敏症
serum sickness		血清病
severe combined immunodeficiency	SCID	重症联合免疫缺陷
severe combined immunodeficiency disease	SCIDD	重症联合免疫缺陷病
side chain theory		侧链学说

英文全名	缩略语	中文名
single chain Fv	ScFv	单链抗体
single diffusion		单向扩散
single domain antibody		单域抗体
single positive cell	SPC	单阳性细胞
skin-associated lymphoid tissue	SALT	皮肤相关的淋巴样组织
slow reacting substance of anaphylaxis	SRS-A	过敏性慢反应物质
sneaking through		逃逸
soluble adhesion molecule		可溶性黏附分子
soluble cytokine receptor	sCKR	可溶性细胞因子受体
soluble FasL	SFasL	可溶性FasL
soluble IL-2 receptor	sIL-2R	可溶性IL-2受体
soluble TNF-α	STNF-α	可溶性TNG-α
somatic hypermutation		体细胞高频突变
specificity		特异性
specific active immunotherapy	SAIT	特异性主动免疫治疗
specific immunity		特异性免疫
specific macrophage arming factor	SMAF	特异性巨噬细胞武装因子
spleen		脾
staphylococcal toxic shock syndrome toxin	TSST	金黄色葡萄球菌中毒性休克综合征外毒素
staphylococcus enterotoxin	SE	金黄色葡萄球菌肠毒素
staphylococcus protein A	SPA	金黄色葡萄球菌蛋白A
stem cell factor	SCF	干细胞因子
stimulator		免疫刺激剂
subclass		亚类
subtype		亚型
subunit vaccine		亚单位疫苗
supramolecular adhesion complex	SMAC	超分子黏附复合物
superantigen	SAg	超抗原
superfamily		超家族
suppressor of cytokine signaling	SOCS	细胞因子信号转导抑制因子
suppressor T cell	Ts	抑制性T细胞
surface marker		表面标志
surface membrane immunoglobulin	SmIg	膜表面免疫球蛋白
syngeneic transplantation		同系移植
synthetic peptide vaccine		合成肽疫苗
systemic autoimmunity syndrone		系统性自身免疫综合征

续表

英文全名	缩略语	中文名
systemic immunity		全身性免疫
systemic lupus erythematosus	SLE	系统性红斑狼疮
T cell antigen receptor	TCR	T 细胞抗原受体
T cell growth factor	TCGF	T 细胞生长因子
T cell receptor	TCR	T 细胞受体
T cell vaccine	TCV	T 细胞疫苗
T follicular helper cells	Tfh	$CD4^+$ 滤泡辅助 T 细胞
T lymphocyte		T 淋巴细胞
TAP-associated protein		TAP 相关蛋白
T-cell repertoire		T 细胞库
T-cell activation protein	TCA	T 细胞活化蛋白
TD antigen, thymus dependent antigen		胸腺依赖性抗原
template theory		模板学说
the clonal selection theory acquired immunity		获得性免疫的克隆选择学说
therapeutic vaccine		治疗性疫苗
thrombopoietin	TPO	血小板生成素
thymic dendritic cell	TDC	胸腺树突状细胞
thymic epithelium cell	TEC	胸腺上皮细胞
thymocyte		胸腺细胞
thymopoietin		胸腺生成素
thymosin		胸腺素
thymulin		胸腺肽
thymus		胸腺
thymus dependent antigen	TD-Ag	胸腺依赖性抗原
thymus dependent area		胸腺依赖区
thymus independent antigen	TI-Ag	胸腺非依赖性抗原
thymus independent area		非胸腺依赖区
thymus stromal cell	TSC	胸腺基质细胞
thyroid stimulating hormone	TSH	甲状腺刺激激素
thyroid stimulating immunoglobulin	TSI	甲状腺刺激性免疫球蛋白
tissue-specific antigen		组织特异性抗原
TNF-RI associated protein with death domain	TRADD	TNF 受体Ⅰ相关死亡结构域蛋白
tolerance		耐受性
tolerogen		耐受原
tolerogenic DC	Tol-DC	耐受性 DC
Toll-like receptor	TLR	Toll 样受体
toxoid		类毒素
transferability		转移性
transferrin receptor	TfR	转铁蛋白受体
transforming growth factor	TGF	转化生长因子
translational medicine		转化医学
transmembrane cytokine		跨膜型细胞因子
transmembrane TNF-α	tmTNF-α	跨膜 TNF-α
transplantation		移植
transplantation antigen	TA	移植抗原
transplantation tolerance		移植耐受
transporter associated with antigen processing	TAP	抗原处理相关转运蛋白
transporter of antigenic peptide	TAP	抗原多肽转运蛋白
trichosanthin	TCS	天花粉蛋白
tumor antigen		肿瘤抗原
tumor associated antigen	TAA	肿瘤相关抗原
tumor immunoediting		肿瘤免疫编辑
tumor immunology		肿瘤免疫学
tumor infiltrating lymphocyte	TIL	肿瘤浸润的淋巴细胞
tumor marker		肿瘤标志物
tumor necrosis factor	TNF	肿瘤坏死因子
tumor rejection antigen	TRA	肿瘤排斥抗原
tumor specific antigen	TSA	肿瘤特异性抗原
tumor specific rejection antigen	TSRA	肿瘤特异性排斥抗原
tumor specific transplantation antigen	TSTA	肿瘤特异性移植抗原
tumor stem cell		肿瘤干细胞
tumor suppressor gene		肿瘤抑制基因
tumor vaccine		肿瘤疫苗
type Ⅲ hypersensitivity		Ⅲ型超敏反应
type Ⅳ hypersensitivity		Ⅳ型超敏反应
type Ⅰ hypersensitivity		Ⅰ型超敏反应
type Ⅱ hypersensitivity		Ⅱ型超敏反应
ubiquitous self-antigen		共同自身抗原
urticaria		荨麻疹
vaccination		疫苗接种
vaccine		疫苗
van der waals bond		范德华力
variability		变异度
variable gene segment		V 基因片段
variable lymphocyte receptors		多变淋巴细胞受体
variable region	V	可变区
vascular addressin		血管地址素
vascular cell adhesion	VCAM	血管细胞黏附分子
vascular endothelial cell	VEC	血管内皮细胞
vascular endothelial growth factor	VEGF	血管内皮细胞生长因子

续表

英文全名	缩略语	中文名	英文全名	缩略语	中文名
veiled cell	VC	隐蔽细胞	X-linked agammaglobulinemia	X-LA	X连锁无(低)丙种球蛋白血症
very late appearing antigen	VLA	很晚出现的抗原	X-linked hyper immunoglobulin	XLHIM	X连锁高IgM综合征
viral like particle	VLP	病毒颗粒	α2macroglobulin	α2m	α2巨球蛋白
viral oncogene	v-onc	病毒癌基因	β2 microglobulin	β2m	β2微球蛋白
vitronectin	VN	玻璃粘连蛋白	β barrel		β桶状结构
Wiskott-Aldrich syndrome	WAS	Wiskott-Aldrich综合征	β sandwich		β三明治结构
xenoantigen		异种抗原	γ-interferon inducible protein-10	γIP-10	γ-干扰素诱导蛋白-10
xenogenetic transplantation		异种移植			

主要参考书目

曹雪涛. 2011. 免疫学前沿进展 . 第 2 版. 北京:人民卫生出版社

高晓明. 2006. 免疫学教程. 北京:高等教育出版社

龚非力. 2007. 医学免疫学 . 第 2 版. 北京:科学出版社

何维. 2010. 医学免疫学(八年制教材). 第 2 版. 北京:人民卫生出版社

金伯泉. 2005. 分子与细胞免疫学 . 第 2 版. 北京:科学出版社

金伯泉. 2008. 医学免疫学 . 第 5 版 . 北京:人民卫生出版社

甄志亚. 1991. 中国医学史. 北京. 人民卫生出版社

周光炎. 2007. 免疫学原理 . 第 2 版. 上海:上海科学技术文献出版社

Abbas AK, Lichtman AH, Pillai S. 2011. Cellular and Molecular Immunology. 7th ed. Philadelphia: W. B. Sauders

Murphy K, Travers P, Walport M. 2011. Janeway's Immunobiology. 8th ed. New York: Garland Sci

Roitt I, Brostoff J, Male D. 2006. Immunology. 11th ed. Edinburgh: Mosby

中文索引

英文索引